Richard Michaelis / Gerhard Niemann
Entwicklungsneurologie und Neuropädiatrie

Entwicklungsneurologie und Neuropädiatrie

Grundlagen und diagnostische Strategien

Richard Michaelis
Gerhard Niemann

Unter Mitarbeit von
Ingeborg Krägeloh-Mann und Heidi Mayrhofer-Kahle

42 Abbildungen, 23 Tabellen

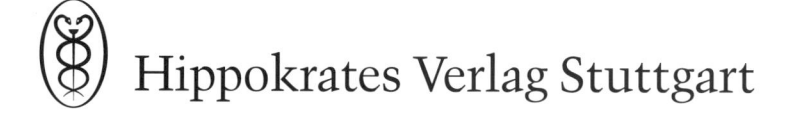

Hippokrates Verlag Stuttgart

Die Deutsche Bibliothek – CIP-Einheitsaufnahme

Michaelis, Richard:
Entwicklungsneurologie und Neuropädiatrie : Grundlagen und diagnostische Strategien / Richard Michaelis ; Gerhard Niemann. Unter Mitarb. von Ingeborg Krägeloh-Mann und Heidi Mayrhofer-Kahle. – Stuttgart : Hippokrates-Verl., 1995
   ISBN 3-7773-1142-1
NE: Niemann, Gerhard:

Anschrift der Verfasser:
Prof. Dr. med. Richard Michaelis
Dr. med. Gerhard Niemann
Dr. med. Heidi Mayrhofer-Kahle
Universitäts-Kinderklinik
Abteilung Neuropädiatrie,
Entwicklungsneurologie, Sozialpädiatrie
Frondsbergstraße 23
72070 Tübingen

Priv.-Doz. Dr. med. Ingeborg Krägeloh-Mann
Kinderklinik Schwabing
Kölner Platz 1
80804 München

Wichtiger Hinweis: Wie jede Wissenschaft ist die Medizin ständigen Entwicklungen unterworfen. Forschung und klinische Erfahrung erweitern unsere Erkenntnisse, insbesondere was Behandlung und medikamentöse Therapie anbelangt. Soweit in diesem Werk eine Dosierung oder eine Applikation erwähnt wird, darf der Leser zwar darauf vertrauen, daß Autoren, Herausgeber und Verlag große Sorgfalt darauf verwandt haben, daß diese Angabe dem Wissensstand bei Fertigstellung des Werkes entspricht.
Für Angaben über Dosierungsanweisungen und Applikationsformen kann vom Verlag jedoch keine Gewähr übernommen werden. Jeder Benutzer ist angehalten, durch sorgfältige Prüfung der Beipackzettel der verwendeten Präparate und gegebenenfalls nach Konsultation eines Spezialisten festzustellen, ob die dort gegebene Empfehlung für Dosierungen oder die Beachtung von Kontraindikationen gegenüber der Angabe in diesem Buch abweicht. Eine solche Prüfung ist besonders wichtig bei selten verwendeten Präparaten oder solchen, die neu auf den Markt gebracht worden sind. Jede Dosierung oder Applikation erfolgt auf eigene Gefahr des Benutzers. Autoren und Verlag appellieren an jeden Benutzer, ihm etwa auffallende Ungenauigkeiten dem Verlag mitzuteilen. Geschützte Warennamen (Warenzeichen) werden nicht besonders kenntlich gemacht. Aus dem Fehlen eines solchen Hinweises kann also nicht geschlossen werden, daß es sich um einen freien Warennamen handele.

ISBN 3-7773-1142-1
© Hippokrates Verlag GmbH, Stuttgart 1995
Jeder Nachdruck, jede Wiedergabe, Vervielfältigung und Verbreitung, auch von Teilen des Werkes oder von Abbildungen, jede Abschrift, auch auf fotomechanischem Wege oder im Magnettonverfahren, in Vortrag, Funk, Fernsehsendung, Telefonübertragung sowie Speicherung in Datenverarbeitungsanlagen, bedarf der ausdrücklichen Genehmigung des Verlages.
Printed in Germany 1995
Satz und Druck: Druckerei P. Schäuble, Stuttgart-Botnang

Inhaltsverzeichnis

Vorwort 11

Teil I Grundlagen

1. **Stadien der Hirnentwicklung und ihre Störungen** 16
   - Erste Pränatalphase 17
     - Normale Entwicklung 17
     - Entwicklungsstörungen 18
   - Zweite Pränatalphase 19
     - Normale Entwicklung 19
     - Entwicklungsstörungen 23
   - Dritte Pränatalphase 25
     - Normale Entwicklung 25
     - Entwicklungsstörungen 27
   - Intrauterin erworbene Hirnläsion 30
   - Zusammenfassung 30
2. **Zentrale Läsionen bei unreifen und reifen Neugeborenen** 32
   - Frühgeborene 32
     - Periventrikuläre Matrixblutungen 32
     - Periventrikuläre Leukomalazien (PVL) 32
   - Reife Neugeborene 34
     - Infektionen 34
     - Hypoxisch-ischämische Enzephalopathie 34
     - Gefäßverschlüsse 35
     - Geburtstraumatische Komplikationen 35
     - Natale Hypoxien (Asphyxien) 35
   - Zusammenfassung 36
3. **Die Regenerationsfähigkeit und Plastizität des zentralen Nervensystems** 38
   - Zusammenfassung 40
4. **Die Suche nach der Ursache einer zentralen Läsion oder Funktionsstörung** 41
   - Anamnestische Hinweise 41
   - Vorgehen bei unklarer Diagnose 42
   - Zusammenfassung 43
5. **Entwicklung und Entwicklungsbeurteilung** 45
   - Entwicklungstheorien 45
     - Entwicklungsmodell I 46
     - Entwicklungsmodell II 46
   - Entwicklungsverläufe 48
     - Körpermotorik 48
     - Handmotorik 50
     - Kognitive Fähigkeiten 51
     - Sprache und Sprechen 53
     - Soziale Kompetenz 55
   - Methoden der Entwicklungsbeurteilung 56
     - Entwicklungstests 57
     - Entwicklungs-Screening 58
     - Erfassung entwicklungsgefährdeter Kinder nach Risikoanamnese und/oder Risikobefunden 58
     - Spielsituation zur Überprüfung der kognitiven und sprachlichen Entwicklung 59
     - Das Prinzip der „essentiellen Grenzsteine" 62
   - Zusammenfassung 69
6. **Die neurologische Untersuchung von Säuglingen und Kindern im Vorschulalter** ... 71
   - Besonderheiten der neurologischen Untersuchung in den ersten beiden Lebensjahren ... 72
   - Neurologische Untersuchung des Säuglings und Kleinkindes ... 75
   - Neurologische Auffälligkeiten . 76
   - Neurologische transitorische Symptome 79
   - Häufige neurologische Erkrankungen in den ersten beiden Lebensjahren 80
   - Neurologische Untersuchung des Vorschulkindes 81
   - Zusammenfassung 83

Teil II Entität oder Fiktion?

1. **Die sogenannten Zerebralparesen** 86
   Die Kontroverse über Ätiologie und Definition der Zerebralparesen 87
   Definition und Klassifikation .. 88
   Ätiologie und Prävalenz 90
   Die Untergruppen der spastischen Zerebralparesen 91
      Kongenitale spastische Hemiparesen 91
      Spastische Tetraparesen 93
      Nicht klassifizierbare Zerebralparesen 98
      Minimale spastische Zerebralparesen 99
   Neurologische Krankheitsbilder, die häufig als Zerebralparesen fehlgedeutet werden 99
      Spastische Monoparesen 99
      Spastische Paraparesen 99
      Hypotone Zerebralparese ... 100
   Das Symptom der Spitzfußstellung 101
   Zusammenfassung 101

2. **Das sogenannte MCD-Syndrom** 104
   Gibt es ein MCD-Syndrom? ... 106
   Hinweise auf ein MCD-Syndrom 108
   Diagnostische Möglichkeiten .. 112
      Anamnese 112
      Neurologische Untersuchung 112
      Beurteilung der Begabungsstruktur 114
   Minderbegabung und MCD-Syndrom 114
   Mögliche Ursachen 116
   MCD-Syndrom als Normvariante 120
   Zusammenfassung 123

Teil III Klinisch-diagnostische Strategien

1. **Was kann man sagen, wenn man nichts über die Diagnose weiß: Allgemeine Einordnungsstrategien** 126
   Übersicht 126
   Erläuterungen 127
      Sammeln der wichtigsten Daten 127
      Erste Analyse 127
      Verlauf und Dynamik 128
      Ätiopathogenetische Zuordnung 129

2. **Dysmorphien, Anomalien, Dysplasien** 130
   Definitionen 131
   Klinische Konsequenzen 131
      Untersuchung weiterer Organsysteme 133
      Gezielte Suche nach Anomalien 133
   Diagnostische Strategie-Syndromsuche 133
      Erläuterungen 133
      Beispiele 134
   Dokumentation – Untersuchungen – Weiteres Vorgehen 137
   Zusammenfassung 137

3. **Makro- und Mikrozephalie** . 139
   Makrozephalie 139
      Definitionen 139
      Diagnostische Strategie 139
      Differentialdiagnostischer Zugang 141
      Weitere diagnostische Schritte 143
      Ursachen 143
      Zusammenfassung 148
   Mikrozephalie 149
      Definitionen 149
      Diagnostische Strategie 149
      Differentialdiagnostischer Zugang und ätiopathogenetisches Spektrum 151
      Diagnostik 152

Zusammenfassung 153
4. Körperlänge und Gewicht .. 154
   Großwuchs 154
      Diagnostischer Zugang 154
      Ursachen 154
      Zusammenfassung 155
   Minderwuchs 156
      Definition 156
      Diagnostischer Zugang 156
      Ursachen 156
   Gewicht 157
      Adipositas 157
      Untergewicht 158
5. Kopfschmerzen 159
   Differentialdiagnostischer
   Zugang 160
      Verlauf und Manifestation .. 160
      Begleitbefunde 160
      Vorgeschichte und Dispositionen 161
      Provokationsfaktoren 162
   Ursachen 163
   Diagnostik 166
   Zusammenfassung 167
6. Paroxysmal-transitorische Störungen (Bewußtsein, Tonus, Motorik, Gleichgewicht) 168
   Differentialdiagnostischer
   Zugang 169
      Hauptsymptome 169
      Auslöser 170
      Dispositionen 170
      Manifestationsalter 171
      Schlafgebundene Störungen . 171
   Ursachen 173
   Diagnostik 176
   Zusammenfassung 177
7. Okuläre und visuelle Symptome 179
   Pupillenreaktion 179
      Anatomie und Physiologie .. 179
      Untersuchungsgang und Wertung der Befunde 180
   Optokinetischer Nystagmus ... 182
      Klinische Untersuchung 182
   Visusstörungen 182
      Klinische Untersuchung 182

   Ursachen 183
   Ätiopathogenetische Zuordnung 184
   Tapetoretinale Degeneration,
   Retinitis pigmentosa 185
   Okulomotorikstörungen 185
      Strabismus 185
      Augenmuskel- und Blickparesen 187
      Unwillkürliche Augenbewegungen 188
      Differentialdiagnostischer
      Zugang 188
      Nystagmus 190
      Nystagmus und neurometabolisch-degenerative Krankheiten 191
   Zusammenfassung 192
8. Hörminderung 194
   Beurteilung des Hörvermögens 194
   Differentialdiagnostischer
   Zugang 195
   Ursachen 196
   Anamnese, Befunde und Diagnostik 198
      Anamnese 198
      Befunde 199
      Diagnostik 199
   Zusammenfassung 199
9. Fazialisparese 201
   Neuroanatomie 201
   Differentialdiagnostischer
   Zugang 201
      Fazialisparese oder? 202
      Periphere oder zentrale
      Parese? 202
      Isolierte Fazialisparese oder
      Begleitsymptome? 202
      Uni- oder bilaterale Fazialisparese? 203
      Erworbene oder kongenitale
      Fazialisparese? 203
   Von der peripheren Fazialisparese zur Borreliose 204
   Weitere Ursachen 205
   Diagnostik 205
   Zusammenfassung 205

10. Bewegungsstörungen: Definitionen, Einteilung, allgemeine differentialdiagnostische Kriterien 208
Korrelate von Bewegungsstörungen 208
Dyskinesien – Koordinationsstörungen – Paresen 208
Allgemeine Differentialdiagnose der Paresen 210

11. Ataxie 211
Klinische Untersuchungsbefunde 211
Differentialdiagnostischer Zugang 212
   Welches System ist betroffen? 212
   Verlauf und Manifestation .. 213
   Manifestationsalter und Begleitsymptomatik 215
Ursachen 217
Anamnese 223
Labordiagnostik und weitere Zusatzuntersuchungen 224
Zusammenfassung 225

12. Dyskinesien 227
Dystonie 229
   Definition 229
   Einteilungskriterien und differentialdiagnostischer Zugang . 230
   Ursachen 231
   Bedeutung der Kernspintomographie 234
   Weitere Diagnostik und Dokumentation 234
   Zusammenfassung 235
Athetose 235
Chorea 236
   Definition und phänomenologische Abgrenzung 236
   Differentialdiagnostischer Zugang 236
   Ursachen 237
   Zusammenfassung 239
Ballismus 239
Myoklonien 240
   Definitionen und phänomenologische Abgrenzung 240

   Differentialdiagnostische Fragen 240
   Ursachen 241
   Zusammenfassung 244
Tremor 244
   Definition und phänomenologische Abgrenzung 244
   Differentialdiagnostischer Zugang 245
   Ursachen 246
   Anamnese und klinische Befunde 247
   Zusammenfassung 248
Tics 249
   Definition 249
   Klinische Einordnung 249
   Zusammenfassung 250
Differentialdiagnostische Fallstricke 250
   Dyskinesien und psychosomatische Symptome 250
   Dyskinesien und Epilepsie .. 251

13. Erworbene Hemiparese ... 253
Akute Hemiparese
Differentialdiagnostischer Zugang 254
   Die Situation bei Erstmanifestation 254
   Dispositionen und Grundkrankheiten 255
   Topischer Aspekt 256
   Manifestationsalter 257
   Rezidivierende Symptomatik 257
   Hemiparese und Epilepsie . 257
Chronisch-progrediente Hemiparese 259
   Differentialdiagnostischer Zugang 259
   Ursachen 260
   Diagnostik 262
   Zusammenfassung 263

14. Hypotonie des Säuglings und des Neugeborenen ... 264
Differentialdiagnostischer Zugang 264
   Zentrale oder periphere Hypotonie? 264
   Verlauf und Manifestation .. 266

Begleitsymptomatik	267
Ursachen	267
Zusatzuntersuchungen und Beratung	269
Zusammenfassung	270

15. Hypotone Paresen jenseits des Säuglingsalters 271

Klinische Untersuchung	272
Beobachten	272
Erhebung weiterer Befunde .	272
Zusammenfassung der Angaben und Befunde zur Parese .	273
Differentialdiagnostischer Zugang	273
Welches System ist betroffen?	273
Verlauf	274
Weitere differentialdiagnostisch wertvolle Parameter . .	276
Ursachen und Beispiele	276
Anamnese	280
Familienanamnese	280
Eigenanamnese	281
Zusatzuntersuchungen	281
Zusammenfassung	282

16. Weitere Para- und Tetraparesen 284

Paraparese	284
Differentialdiagnostischer Zugang	284
Ursachen und Diagnostik . . .	285
Tetraparese	286
Zusammenfassung	287

17. Geistige Behinderung (Psychomotorische Retardierung und kognitive Entwicklungsstörung) 288

Definitionen und Ursachenspektrum	288
Klinisches Bild, Frühsymptome	289
Differentialdiagnostischer Zugang	290
Progrediente versus stationäre Enzephalopathie	290
Dysmorphien und weitere wegweisende Befunde	290
Manifestationsalter	291
Ursachen	292
Anamnese	295
Diagnostik	296
Zusammenfassung	298

18. Sprachentwicklungsstörungen 300

Einordnung der Sprachentwicklungsstörung	300
Klassifikationen	301
Definitionen	301
Differentialdiagnostischer Zugang	302
Anamnese	303
Untersuchungen	304
Zusammenfassung	304

19. Wenn es diagnostisch nicht weitergeht 306

Vorwort

Das hier vorgelegte Buch ist aus der kinderneurologischen Praxis für die kinderneurologische Praxis entstanden. Unsere Absicht war und ist, Probleme, Techniken und Strategien der entwicklungsneurologisch-neuropädiatrischen Arbeit vorzustellen und zu diskutieren. Wir sind uns dabei bewußt, daß im deutschen Sprachbereich für die Kinderneurologie ein verbindlicher Konsens über Definitionen, Art und Qualität neurologischer Untersuchungen und diagnostischer Ökonomie bisher nicht zustandegekommen ist. Deshalb war es unser Bemühen, zu einer solchen Konsensbildung einen Beitrag zu leisten. Ob dieses Ziel erreicht wurde, mögen die Leserinnen und Leser des Buches und die Zukunft entscheiden.

Von Anfang an war ein Buch der Basisinformationen und der diagnostischen Strategien geplant. Anliegen der Autoren ist es *nicht* gewesen, nosologische Entitäten neuropädiatrischer Erkrankungen oder entwicklungsneurologische Therapiekonzepte zu beschreiben. Das angestrebte Ziel und vor allem Teil III könnten daher auf die Kurzformel gebracht werden: „Vom Symptom zur Diagnose". Weiterführende Informationen zu einem bestimmten Krankheitsbild müssen daher in den entsprechenden Publikationen nachgeschlagen werden.

Der Inhalt des Buches stellt die entwicklungsneurologisch-neuropädiatrischen Konzepte und Strategien der Tübinger Abteilung vor, wie sie sich in 20jähriger Arbeit entwickelt und geordnet haben. Wenn auch die wissenschaftlich fundierten Grundlagen gerade der Entwicklungsneurologie noch unvollständig sind, so hat sich doch eine pragmatische Konzeption des methodischen Vorgehens in der täglichen Arbeit bewährt. Insofern könnte dem Buch eine gewisse Subjektivität vorgehalten werden. Wir hoffen jedoch zum einen, daß mit der Beschränkung auf wenige Autoren eine geschlossene Darstellung erreicht werden konnte, die diesen möglichen Nachteil balanciert. Zum anderen haben wir uns darum bemüht, den Stand der internationalen Diskussion zu dokumentieren und uns an ihr kritisch oder zustimmend zu orientieren. Bei der Auswahl der englischsprachigen Literatur wurde gerade diesem Aspekt Rechnung getragen. Ansonsten haben wir versucht, wenn irgend möglich, deutschsprachige Arbeiten und Bücher zu zitieren, die ohne größere Schwierigkeiten erreichbar sind und einen raschen Zugriff auf weiterführende Informationen erlauben. Die Literatur wurde bewußt auf die wichtigsten Zitate beschränkt. Eine weitgehende Vollständigkeit der gesamten Thematik konnte und sollte nicht angestrebt werden. Die Teile I und II des Buches sind von Richard Michaelis, der Teil III von Gerhard Niemann verfaßt worden.

Ein Buch mit einem durchgehend strategischen Konzept ist auf kritische Leserinnen und Leser angewiesen. Für Ergänzungen und Hinweise, die dem Buch in Zukunft konzeptionell zugute kommen könnten, sind wir dankbar.

Für viele Hilfen haben wir zu danken. Frau Prof. Dr. I. Krägeloh-Mann hat mit ihren speziellen Kenntnissen zur Gestaltung der Kapitel über die Zerebralparesen (II/1) und des Kapitels über das MCD-Syndrom (II/2) beigetragen, Frau Dr. H. Mayrhofer-Kahle zum Kapitel Entwicklung und Entwicklungsbeurteilung (I/5). Bei den zum Teil langjährigen ärztlichen und therapeutischen Mitarbeiterinnen und Mitarbeitern der Abteilung wissen wir uns in besonderer Dankesschuld für die nie endenden kreativen und kritischen Diskussionen, die unabhängig von der Gestaltung dieses Buches von Anfang an Tradition der Abteilung sind. Vieles, was in diesem Buch Gestalt gewonnen hat und formuliert wurde, geht letztendlich auf diese langjährige Diskussionskultur zurück. Daß es gelungen ist, trotz der täglichen beruflichen Belastung ein Buch zu beginnen und fertigzustellen, das in seiner Konzeption neue Wege beschreitet, ist dem Verständnis und der Unterstützung aller Mitarbeiterinnen und Mitarbeiter der Abteilung zu verdanken, auch und besonders derer, die für das Buch unsere Terminkalender zu organisieren und immer wieder zu ändern hatten: Frau A. Baur, Frau H. Doleschal, Frau W. Steimle und Frau R. Voth. Frau M. Rümmele hat unverdrossen, genau und geduldig große Teile des Manuskripts immer wieder entziffert und neu gestaltet, dafür gebührt ihr besonderer Dank, ebenso wie Herrn Weber für seine sorgfältige photographische Arbeit. G. und H. Binder haben das ihrige zum schließlichen Gelingen beigetragen. Ihr Feriendomizil im bukolischen Herzen Oberschwabens, mit Blick auf See, Wiesen, Felder und bewaldete Hügel, erwies sich als immer wieder notwendiges Refugium, um konzentriert und durchgehend an Text und Fertigstellung des Buches arbeiten zu können. Schließlich bleibt uns noch die angenehme Pflicht, dem Hippokrates Verlag und seiner Lektorin, Frau D. Seiz, zu danken für die Ermunterung, gerade ein solches Buch zu schreiben, für die Geduld, darauf zu warten, und für die Ausstattung des Buches.

Richard Michaelis, Gerhard Niemann
Tübingen, Sommer 1995

Abkürzungen

ACTH: Adreno-corticotropes Hormon
ASR: Achillessehnenreflex

BNS: Blitz-Nick-Salaam-Anfälle = West-Syndrom

CT: Computer-Tomographie

D: Diagnose bzw. Diagnostik
DD: Differentialdiagnose

EBV: Epstein-Barr-Virus
EEG: Elektroenzephalographie
EMG: Elektromyographie
ERG: Elektroretinogramm

GA: Gestationsalter

HIV: Human Immundeficiency Virus
HWS: Halswirbelsäule

M.: Morbus

MCD: Minimale cerebrale Dysfunktion
MER: Muskeleigenreflexe
MRT: Magnet-Resonanz-Tomographie = Kernspintomographie
MS: Multiple Sklerose

N.: Nervus
Nc: Nucleus
NLG: Nervenleitgeschwindigkeit

PSR: Patellarsehnenreflex

SEP: Somato-sensibel evozierte Potentiale
SSPE: Subakute sklerosierende Panenzephalitis
SSW: Schwangerschaftswoche (Gestationsalter)
SSM: Schwangerschaftsmonat

VEP: Visuell evozierte Potentiale

Teil I
Grundlagen

1. Stadien der Hirnentwicklung und ihre Störungen

Nur die Kenntnis der wichtigsten Stadien der Hirnentwicklung erschließt ein einigermaßen zutreffendes Verständnis für die Entstehung von Fehlbildungen, Funktionsstörungen und Läsionen des Zentralnervensystems. Daß damit ein besonders komplexes Thema zu behandeln ist, wird verständlich, wenn wir uns kurz dem Gedanken überlassen, daß kein lebendes Organ auf der Erde eine höhere Entwicklungsstufe und damit auch keine kompliziertere Struktur und Funktion erreicht hat als das menschliche Gehirn. Nicht ausreichende Kenntnisse über die Entwicklung des Gehirns und über die große Zahl möglicher Schädigungsfaktoren sind bei Ärzten und bei Personen, die die kindliche Entwicklung zu beurteilen und zu kommentieren haben, nicht selten. Sie zeigen sich beispielsweise in der oft zu hörenden Argumentation – vor allem bei leeren Anamnesen – als Ursache für die Behinderung eines bestimmten Kindes sei ein Sauerstoffmangel anzuschuldigen, „auch wenn er nicht bemerkt worden sei". Immer noch werden fälschlicherweise Geburtskomplikationen als Ursachen für eine spätere Behinderung eines Kindes angesehen, worauf noch zurückzukommen sein wird. Solche Aussagen bringen Eltern dazu, sich auf die verzweifelte Suche nach einer geburtshilflichen oder neonatologischen Komplikation zu machen, die ihnen ihrer Meinung nach verschwiegen wird; und von ärztlicher Seite wird immer noch viel zu häufig unterlassen, über weitere mögliche Ursachen der Entstehung einer Behinderung nachzudenken und danach zu suchen. Bei einer solchen Ausgangssituation wundert es nicht, wenn schließlich Eltern und Ärzte glauben, ihre unterschiedlichen Vorstellungen vor Gericht bringen zu müssen.

In diesem Kapitel sollen daher zunächst die Entwicklung des Gehirns und die Gefährdung seiner Funktionen in den drei wichtigsten Entwicklungsphasen vor der Geburt dargestellt werden.

Die Entwicklung des Zentralnervensystems verläuft zunächst nach einem zeitlich und räumlich streng geordneten, genetisch festgelegten Programm. Nach heutigem Verständnis muß davon ausgegangen werden, daß das sich entwickelnde Nervensystem in jeder Entwicklungsphase als vollkommene und für die jeweilige Entwicklungsphase bestens vorbereitete Funktionseinheit anzusehen ist *(17)*. Damit sind bisher gültige Vorstellungen nicht mehr adäquat, das Gehirn entwickle sich von primitiven Vorstufen zu einem schließlich reifen, in voller Komplexität funktionierenden, sich nicht mehr verändernden Organ.

Das Gehirn als funktionelles System ist bis in das Alter hinein in der Lage, sich an geänderte innere und äußere Anforderungen anzupassen, also darauf adaptiv zu antworten, eine Leistung, die mit einem reinen Reifungsmodell (s. Kap. I/5: Entwicklungstheorien) nicht erklärt werden kann.

Die Unterteilung dieses Kapitels erfolgt vorwiegend nach klinischen Belangen, denen die Stadien der Entwicklung des Zentralnervensystems mehr oder weniger genau zugeordnet werden können *(12)*. Die pränatale Entwicklung wird hierzu in die drei bekannten Trimenonphasen aufgeteilt:

1. Pränatalphase:
15. postkonzeptioneller Tag (Entstehung des 3. Keimblattes) bis Ende der 12. Schwangerschaftswoche (Ende der Organogenese)
2. Pränatalphase:
Anfang der 13. Woche bis Ende der 28. Woche
3. Pränatalphase:
Anfang der 29. Woche bis Ende der 40. Woche

Die Zeitangaben in der 1. Pränatalphase beziehen sich auf das postkonzeptionelle Alter. Ab der 2. Pränatalphase ist das fetale Alter nach dem 1. Tag der letzten Regel angegeben.

Erste Pränatalphase

Normale Entwicklung des Zentralnervensystems

Induktion der neuronalen Zellteilung. Das Zentralnervensystem stammt von Ektodermzellen ab. Aus den Ektodermzellen, die über dem Chordamesoderm liegen, werden durch „Induktion" vom Chordamesoderm die Ektodermzellen zu potentiellen Nervenzellen, aus denen sich dann später alle Zellen des zentralen und peripheren Nervensystemes entwickeln. Die potentiellen Nervenzellen bilden die Neuralplatte, die sich beiderseits seitlich hochwölbt (20. Tag), um sich dann von kranial nach kaudal fortschreitend bis zum 25. Tag dorsal zu schließen. Das jetzt entstandene und in die Tiefe verlagerte Neuralrohr wird vom Ektoderm wieder überdeckt.

Proliferationsphase. Im einreihigen, das Neuralrohr innen auskleidenden Zylinderepithel beginnt eine intensive Zellteilung (Proliferation). Die Proliferation der Neuroblasten ist in ihrem zeitlichen und räumlichen Ablauf streng organisiert. Die Region im Neuralrohr und der Zeitpunkt, in der ein Neuroblast entsteht, bestimmen bereits mehr oder weniger endgültig die spätere Funktion der Nervenzelle. Nerven-

Tab. 1 Entwicklung des Zentralnervensystems in der 1. Pränatalphase

Zeitachse	Makrostrukturen des ZNS	Mikrostrukturen des ZNS
Konzeption		
18. Tag	Bildung der Neuralplatte	
20. Tag	Bildung der Neuralrinne	
23. Tag	Schluß des vorderen Neuroporus	
25. Tag	Schluß des hinteren Neuroporus	Proliferationsphase: Intensive Zellteilung im Zylinderepithel des geschlossenen Neuralrohres (Proliferation)
35. Tag	5 Gehirnbläschen sichtbar	
50. Tag	Zerebellumanlage sichtbar	Migrationsphase: 2 kurz aufeinanderfolgende Wellen intensiver Proliferation in der 8.–15. Woche. Folge: siehe Makrostrukturen ab 10. Woche
10. Woche	Rasche Größenzunahme des Cortex mit Ausnahme des Frontalhirns	Purkinjezellen erscheinen im Zerebellum
12. Woche = Ende 3. Monat	Äußere Hirnform in Grundstrukturen ausgebildet	Erste Synapsen (Reflexbögen) im Rückenmark. Erste Myelinstrukturen im Rückenmark. Astrozyten, Oligodendrogliazellen differenzierbar

und Gliazellen scheinen aus denselben Stammzellen zu entstehen. Sicher ist, daß die Gliabildung zeitlich parallel zur Neuronenbildung verläuft, jedoch um Jahre später beendet wird als die Bildung der Neuronen.

Aus unbekannten Gründen endet die Proliferationsphase plötzlich, nachdem 34 Zellgenerationen entstanden sind. Offenbar garantiert nur eine so hohe Rate der Zellteilung die adäquaten Funktionen des menschlichen Gehirns. Andererseits übertrifft die Anzahl der durch die Proliferationsphase entstandenen Neurone bei weitem die Zellzahl, die später funktionell benötigt wird. Bis zu 50 % der Neurone werden vor allem während der Phase der Synaptogenese (s. S. 26) selektiv wieder zugrunde gehen. Die Proliferationsphase endet etwa in der 25. Schwangerschaftswoche.

Migrationsphase. Eine Nervenzelle, die ihre Teilungsphase beendet hat, beginnt sofort, die Teilungszone des Neuroepithels zu verlassen und in die Richtung ihres Destinationsortes auszuwandern. Die Migration ist damit ebenfalls streng an die zeitlichen und räumlichen Sequenzen der Neuronenentstehung im Neuralrohr gebunden. Sie findet jedoch ganz vorwiegend in der 2. Pränatalphase statt, weswegen dort näher auf sie eingegangen wird. In *Tabelle 1* ist die Entwicklung des Zentralnervensystems während der 1. Pränatalphase in ihren wichtigsten Schritten zusammengefaßt *(15)*.

Entwicklungsstörungen

Schädigende Faktoren, die in der 1. Pränatalphase wirksam werden, führen zu charakteristischen morphologischen und funktionellen Ausfällen. Dazu gehören u. a. *(7, 15)*:

1. Dysraphische und Mittelhirn-Fehlbildungen (Enzephalozelen, Anenzephalien, Spina-bifida-Formen), Holoprosenzephalien, Arhinenzephalie, Fehlbildungen vom Arnold-Chiari- und vom Dandy-Walker-Typ, Anlagestörungen der zerebellären Foramina, hydrozephale Fehlbildungen, Agenesien und Dysplasien des Zentralnervensystems, totale oder partielle Agenesien des Zerebellums, zentrale Teratome, Phakomatosen

2. Mikrenzephalie (zu kleines Gehirn), Mikrozephalie (zu kleiner Hirnschädel): Bedingt durch genetische Fehlprogrammierung oder durch schädigende Faktoren (u. a. Virusinfektionen, Toxine, Medikamente, schädigende Strahlendosen) in der Proliferationsphase, durch Fehlbildungen des Zentralnervensystems oder durch Chromosomenaberrationen

3. Dysmorphien und Anomalien des Gesichtes, multiple, teils schwere, teils leichte Fehlbildungen anderer Organe mit Beteiligung des zentralen Nervensystems.

Alle diese spezifischen, pathomorphologischen Korrelate führen vor allem zu einer geistigen Retardierung, auch zu Anfallsleiden oder gelegentlich zu einer Pyramidenbahn-Symptomatik. Die Störungsbilder sind allerdings nicht spezifische Folgen der Gehirnschädigung in der 1. Pränatalphase.

Fehlbildungen und funktionelle Defizite des Zentralnervensystems lassen sich in der Praxis fast nie auf bestimmte schädigende Faktoren zurückführen. Die klassische Symptomatik des Gregg-Syndroms nach einer Rötelnerkrankung der Mutter in der Frühschwangerschaft bildet eher die Ausnahme, nicht die Regel. Ein Mangel an Folsäure scheint bei der Entstehung der Meningozelen mitbeteiligt zu sein. Die Antwort des Zentralnervensystems auf die Vielfalt möglicher pathogener Einwirkungen kann nur nach wenigen vorgegebenen Reaktionsschemata erfolgen. So können dysraphische Störungen durch exogene Schädigungsfaktoren entstehen, sie wurden aber auch familiär gehäuft oder bei Chromosomenaberrationen gefunden; dies soll ebenso für holoprosenzephale Fehlbildungen gelten. Auch scheinen Virusinfektionen dysraphische Störungen auslösen zu können. Zentrale Agenesien und Dysgenesien entstehen unter den gleichen Bedingungen.

Ist schon zu einer sehr frühen Gestationszeit eine bestimmte Neuronengruppe beispielsweise durch eine Infektion ausgefallen, die ein definiertes Hirngebiet hätte bilden sollen, kann eine „Pseudoagenesie" entstehen, ohne daß die sonst für eine Infektion typischen gliösen Reaktionen zu finden sind *(7)*. Infektionen der frühen Embryonalzeit können aber auch Ursache sein für zerebelläre Hypoplasien, dysraphische Störungen und Störungen bei der Ausbildung der Liquorkanäle. Bestimmte toxische Effekte und Erkrankungen der Mutter (Diabetes, Medikamente, Toxine, Alkohol) können ebenfalls zu Fehlbildungen des Zentralnervensystems in dieser frühen Phase Anlaß geben. *Tabelle 1* zeigt, daß dysraphische Fehlbildungen bereits vor dem 25. postkonzeptionellen Tag zu datieren sind, Störungen der Kleinhirnentwicklung vor der 10. Woche. Am Ende der 12. Woche hat sich die äußere Hirnform in ihren Grundstrukturen weitgehend ausgebildet (Organogenese).

Zweite Pränatalphase

Normale Entwicklung des Zentralnervensystems

Die 2. Pränatalphase umfaßt den Abschnitt vom Beginn der 13. Gestationswoche bis zum Ende der 28. Woche. Während dieses Zeitabschnittes bilden sich die Makrostrukturen so weit aus, daß sie gegen Ende dieser Phase der endgültigen Grundstruktur des Zentralnervensystems sehr ähnlich geworden sind. Die Migration der Neurone aus dem Neuroepithel des

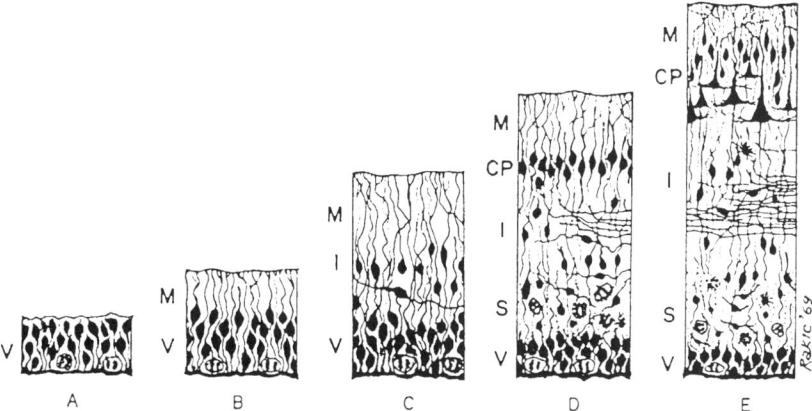

Abb. 1 V = Neuralrohrepithel, Ventrikularzone, M, CP = Nervenzellen, zukünftige Rindenareale, I = Intermedialzone, S = Subventrikuläre Zone,
A, B.: Zellteilung in der Neuroblastenschicht, beginnende Migration mit Hilfe radial sich anordnender Gliafasern.
C, D.: Aussprossung von Dendriten bei sich differenzierenden Nervenzellen, Ausbildung horizontaler Fasersysteme.
E.: Sich differenzierende kortikale Nervenzellen, weiterhin Neurone in der Migration an Gliafasern, die jetzt die älteren Neuronenlagen und Fasersysteme durchdringen und überwinden müssen *(19)*.

Neuralrohres in die Kortexgebiete hinein findet ebenfalls schwerpunktmäßig in dieser Phase statt.

Die spätere Funktion eines in die Migration eintretenden, eben entstandenen Neurons wird weitgehend am Ort der Entstehung der Zelle, also im Neuralrohr, induziert, weniger offenbar durch die neurobiologischen Interaktionen, in die das Neuron an seinem endgültigen Ort einbezogen wird *(2)*. Differenzierungsprozesse der Neurone laufen jedoch bis in die 3. Pränatalphase und bis in das 1. Lebensjahr hinein weiter.

Die 2. Pränatalphase wird durch folgende Entwicklungsschritte der Mikrostrukturen charakterisiert:

Migration, Aufbau von geschichteten Gewebsverbänden, Ausdifferenzierung der Neurone, Axonwachstum, Dendritenwachstum, beginnende Synaptogenese, Myelinisierung.

Migration. Die Migration der noch undifferenzierten, in ihrer Bestimmung jedoch bereits weitgehend determinierten Nervenzellen beginnt sofort, nachdem die Zellteilungsvorgänge abgeschlossen sind. Bis heute wird der Ablauf der Migration noch nicht in allen seinen Schritten verstanden. Die noch undifferenzierte Nervenzelle – eine einfache bipolare Zelle – klettert an einer radial angeordneten Gliafaser hoch. Die Gliafasern spannen sich zwischen der Basalmembran des Proliferationsepithels des Neuralrohres und der pialen Kortexoberfläche aus. (*Abb. 1* und *2*).

Hat die Nervenzelle ihren Platz im Kortex erreicht, organisieren sich die einer Gliafaser zugeordneten Nervenzellen zu einer kortikalen „Neuronensäule", die später eine Funktionseinheit bilden wird (Modulorganisation des Kortex). Die Neuronenmigration verläuft in zeitlich festgelegten Wellen, wobei jede Welle bis zur Oberfläche des sich bereits gebildeten Kortex vordringt. Die äußerste, pianächste Neu-

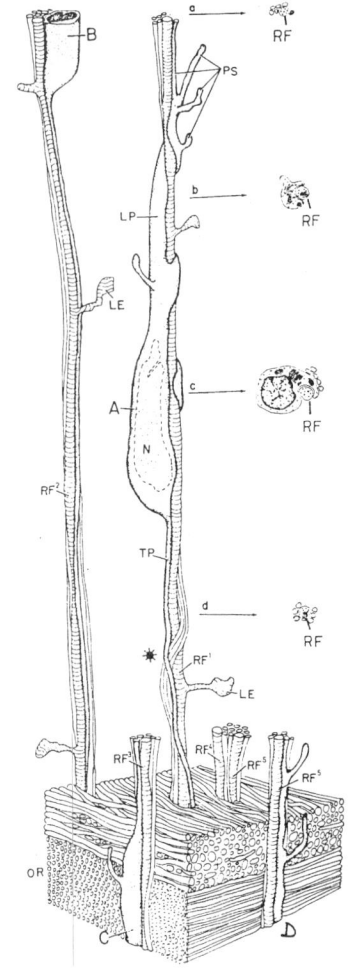

Abb. 2 Darstellung von vier Nervenzellen, die je an einer Gliafaser nach oben, Richtung Rinde, klettern. Der Neuroblast C durchdringt eben eine horizontale Faserschicht (OR = Optische Radiation). Mit zytoplasmatischen Ausstülpungen suchen die Zellen A, C, D Wege zu ihrer endgültigen Position. Erst wenn diese erreicht ist, löst sich die Nervenzelle von der Basalmembran des Neuralrohres, mit der sie während der ganzen Migration in Verbindung bleibt *(19)*. RF = Gliafaser, bei *a, b, c, d* im Querschnitt, LP und PS = Destinationsort suchende Ausstülpungen des migrierenden Neurons.

ronenschicht des Kortex ist damit auch jeweils die jüngste der Neuronenschichten. Da der Kortex durch die einwandernden Neurone im Durchmesser zunimmt, wird für die jüngeren Migrationswellen der zu bewältigende Weg wesentlich länger und schwieriger. Neuronenverbände, die später in die Migration eingeschleust werden, haben auf ihrem Weg zunehmend Hindernisse zu überwinden, wie sich bildende Fasersysteme, aussprossende Dendriten bereits etablierter Neurone und Neuronenverbände, Kapillaren und Blutgefäße *(Abb. 2)*. Auf diese Weise entsteht im Kortex ein Zeit-Lokalisations-Gefüge, an dem der Stand der Enwicklung, aber auch Störungen derselben abgelesen werden können. Warum evolutionär diese komplizierte und störanfällige Technik der Hirnrindenbildung entstanden ist und welche Zwecke damit verfolgt werden sollen, entzieht sich bisher unserem Verständnis. Die Migrationsphase beginnt etwa in der 8. und endet etwa in der 30. Schwangerschaftswoche, für das Frontalhirn um die 35. Woche.

Aufbau geschichteter Gewebsverbände. Die Ausbildung spezifisch geschichteter neuraler Gewebsverbände ist für viele Gehirnbezirke typisch, sie verläuft jedoch in den verschiedenen Gehirnbereichen nach unterschiedlichen Mustern ab. Der Aufbau geschichteter Gewebsverbände scheint für die späteren Basisfunktionen des Zentralnervensystems von essentieller Bedeutung zu sein.

Neuronale Zelldifferenzierung. Unter dem Begriff Differenzierung wird der Entwicklungsprozeß verstanden, den eine Nervenzelle nach Abschluß der Migrationsphase bis zu ihrer endgültigen morphologischen und funktionellen Ausreifung durchläuft. Dazu gehören: Differenzierungsprozesse der Ultrastrukturen des Neurons (Zellkern, Plasma), der Einbau des Neurons in das adäquate neuronale Netz, das Axon- und Dendritenwachstum, die Synapsenbildung und damit auch die Fähigkeit, Transmittersubstanzen zu bilden und zur Informationsüberleitung aufnehmen oder abgeben zu können.

Der neuronale Differenzierungsprozeß läuft zunächst noch vorwiegend genetisch gesteuert ab. Mit weiter fortschreitender Differenzierung gewinnen jedoch mehr und mehr epigenetische, d. h. nicht genetisch determinierte Faktoren Zugriff auf die Ausreifung eines individuellen Neurons. Bisher wird noch wenig verstanden, wie das Axon die Stelle seines endgültigen Kontaktes erreicht. Eine spezifische chemische Markierung, eine chemische Codierung des Wachstumsweges, konstruktiv vorgegebene Kanäle, spezifische Mukoidmoleküle als Markersubstanzen, immunologische Codierungen und schlicht ein Kampf der Axone um adäquate Synapsen werden als Mechanismen, die die Wachstumsrichtung des Axons beeinflussen, diskutiert *(13, 20)*. Jedenfalls wachsen Axone nach einer nur kurzen Suchphase ziemlich direkt auf ihre Zielneurone zu. Am apikalen Dendritenbaum erscheinen dünne Fortsätze, sogenannte dendritische Dornen oder „Spines", die die Stellen synaptischer exzitatorischer Kontakte bilden. Bis zur 26. Woche werden mehr und mehr Spines sichtbar, sie bleiben aber weiterhin lang und dünn. Der Dendritenbaum mit seinen synaptischen Verknüpfungen kann offenbar nur durch kontinuierlich einlaufende Afferenzen in seiner Struktur gehalten werden. Gehen Afferenzen verloren, atrophiert der Dendritenbaum teilweise *(Abb. 3)*.

Myelinisierung. Der Myelinisierung axonaler Anteile des Neurons wurde bisher eine entscheidende Bedeutung für die Funktion des Zentralnervensystems zugesprochen. Alle wichtigen Bahnen des Zentralnervensystems sind jedoch bereits etabliert und funktionstüchtig, bevor die entsprechenden Bahnen vollständig myelinisiert werden. Die Bedeutung der

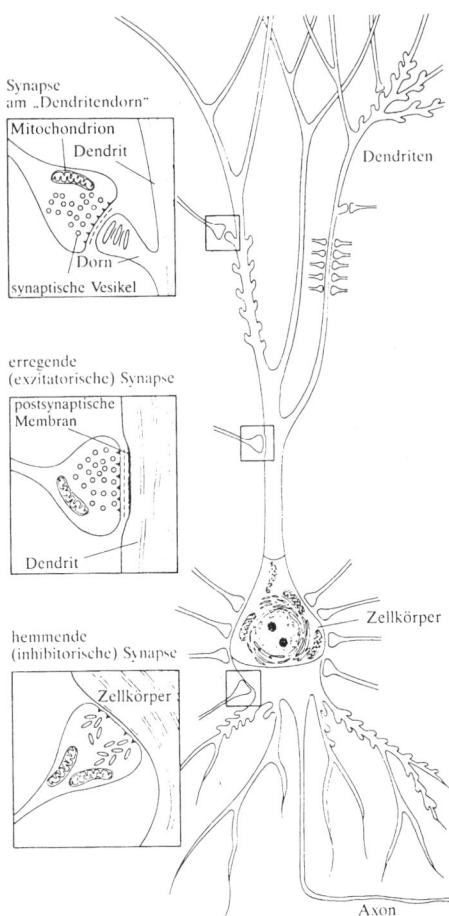

Abb. 3 Schematische Darstellung verschiedener Synapsentypen an einer Nervenzelle. Sowohl Synapsen an dendritischen „Dornen" (oben) als auch solche, deren Endknöpfchen runde Vesikel enthalten (Mitte), sind vermutlich exzitatorisch (erregend); Synapsen mit Axonenendigungen, in denen abgeflachte Vesikel zu finden sind (unten), dürften inhibitorisch (hemmend) wirken. Hemmende Synapsen kommen vor allem am Zellkörper vor, besonders in der Nähe des Axonhügels, an dem das Axon entspringt. An Dendriten findet man dagegen im allgemeinen exzitatorische Synapsen (21).

Myelinisierung wird heute vor allem in der Leitfähigkeit und der Isolierung des Axons gesehen, was der Qualität der Informationsübertragung zugute kommt. Ein beträchtlicher Anteil des sogenannten „Wachstumsspurts" des Gehirnes korreliert mit dem Grad der zunehmenden Myelinisierung. Jedoch trägt zum Wachstumsspurt auch die verstärkte Synapsenbildung bei.

Seitdem mit der Magnet-Resonanz-Tomographie eine genauere Beurteilung der Dichte der Myelinsubstanz im Gehirn möglich ist, wird immer wieder bei schwerbehinderten Kindern eine ganz erhebliche Rarifizierung der Myelinstrukturen gesehen; dabei kann allerdings bisher nicht gesagt werden, ob es sich hierbei um eine primäre Anlagestörung des Myelinaufbaues handelt oder ob pathologische Stoffwechseldefekte den Auf- und Einbau von Myelin beeinträchtigen oder verhindern.

Den Astrozyten wurde lange nur eine stützende und strukturierende Funktion zugestanden. Nach heutigen Kenntnissen spielen Astrozyten jedoch eine entscheidende Rolle bei allen physiologischen und pathologischen Prozessen des Gehirns ebenso wie bei der Gehirnentwicklung (9). Die Astrozyten besitzen Schlüsselfunktionen im Umsatz und Transport von Transmittersubstanzen (GABA, Glutamat), sie sind an den Immunreaktionen des Gehirns beteiligt, sie bestimmen die Homöostase des Ionenhaushaltes in der Nervenzelle (Zwischenspeicher für Kaliumionen). Die Leitfunktionen späterer Astrozyten als radiäre Fasersysteme während der Migration wurde bereits erwähnt. Hinweise existieren, daß Funktionsbeeinträchtigungen der Astrozyten (angeboren und erworben) an einer ganzen Reihe zentralnervös bedingter Krankheitsbilder beteiligt sein könnten.

In *Tabelle 2* sind die wichtigsten Entwicklungsschritte der Makro- und Mikrostruk-

Tab. 2 Entwicklung des Zentralnervensystems in der 2. Pränatalphase

Zeitachse	Makrostrukturen des ZNS	Mikrostrukturen des ZNS
13. Woche	Striatum wird durch einwachsende Fasersysteme in N. caudatus und Putamen getrennt	Proliferation Migration
4. Monat	Ausdehnung der glatten Hemisphären nach dorsal, über Zwischen-Mittel-Rautenhirn	Erster Zellaufbruch im Kaudalbereich der Neuroblasten-Matrix des Neuralrohres sichtbar
16. Woche	Balken wird sichtbar, zunächst rostral, dann rasch nach dorsal wachsend, dabei den 3. Ventrikel überwölbend, Pyramidenbahnen sichtbar	Weitere Ausdifferenzierung der Nervenzellen sobald endgültiger Bestimmungsort erreicht ist
17. Woche	Pons und durchlaufende lange Fasersysteme sichtbar; Kreuzung Pyramidenbahnen	Proliferation im Matrixbereich der Vorderhörner für Neurone der frontalen Kortexbereiche
5. Monat	Deszendierende Pyramidenbahnen etwa bei Th4	Dendritenwachstum und beginnende Ausdifferenzierung des Dendritenbaumes
20. Woche	Erste Kortexwindungen	
24. Woche	Vorwölbung Prä- und Postzentralregion des Kortex durch einwandernde Neurone	Ende der Proliferation; in bestimmten Hirnabschnitten vielleicht etwas später
26. Woche	Balkenwachstum nach dorsal beendet. Zunehmende Furchung. Verstärkte Ausdifferenzierung der Frontalregion	Lange, dünne „Spines" bilden exzitatorische Synapsen
28. Woche		Migration weitgehend, bis auf Frontalhirnbereich, beendet

turen des Zentralnervensystems in der 2. Pränatalphase zusammengestellt.

Entwicklungsstörungen

Schädigungen des Zentralnervensystems in der 2. Pränatalphase führen zu charakteristischen morphologischen Ausfällen. Die funktionellen Läsionen sind dagegen für diese Entwicklungsphase sehr viel weniger typisch. Folgende morphologischen und funktionellen Störungsbilder entstehen in dieser Phase (7, 15):

1. Partieller oder vollständiger **Balkenmangel** (mangelhafte oder fehlende Verbindung beider Hemisphären)

2. **Lissenzephalie, Agyrien, Pachygyrien, Migrationsstörungen** wie laminäre und noduläre Heteropien, **Polymikrogyrien** (7).

Alle diese Störungsbilder sind Folgen mehr oder weniger stark ausgeprägter Migrationsstörungen.

3. **Porenzephalie, Hydranenzephalie pränataler Entstehung.**

Porenzephalien lassen sich Störungen der Hirnentwicklung um den 5. bis 6. Schwangerschaftsmonat zuordnen. Den Porenzephalien und Hydranenzephalien soll ein grundsätzlich gleicher Entstehungsmechanismus (fetale Gefäßverschlüsse) zugrunde liegen. Mit anderen Fehlbildungen des Zentralnervensystems sind sie nicht kombiniert. Beide Formen wurden aber auch als Folge intrauteriner Infektionen und nach fetaler Anoxie beschrieben. Die porenzephalen und hydranenzephalen Defekte sind dann hier von gliösem Gewebe begrenzt. Nach intrauterinen Infektionen zeigen sie außerdem das Bild chronischentzündlicher Prozesse und zentraler Nekrosen.

4. **Chronisch-entzündliche fokale Prozesse, reaktive Verkalkungen, Gliosen, sekundär-entzündlicher Hydrozephalus.**

Röteln, Zytomegalie, Toxoplasmose, Herpes simplex, Lues, Listeriose lösen in der zweiten Pränatalphase keine Fehlbildungen mehr aus, es kommt nun vielmehr zu einer entzündlichen Abwehrreaktion des Hirngewebes. Eine Mikrozephalie wird die Folge sein, wenn durch die Infektion größere Teile der zentralnervösen Strukturen zugrunde gegangen sind. Bei einer Rötelinfektion treten in dieser Phase keine Defektsyndrome mehr auf, eine Schädigung des Innenohres und eine mäßige geistige Retardierung werden als die häufigsten Folgen beschrieben. In der 2. Pränatalphase können Infektionen des Zentralnervensystems außerdem zu einer Beeinträchtigung der Liquordynamik und zu einem Verschlußhydrozephalus führen, dessen infektiöse Genese auch histopathologisch nachweisbar ist, im Gegensatz zu den infektionsbedingten Hydrozephalusformen der 1. Pränatalphase, die häufig eine Dysgenesie vortäuschen.

Die genannten pathogenen Einwirkungen auf das Gehirn münden in folgende neuropädiatrisch relevante Störungsbilder:

- Geistige Retardierung.

Über die Zuordnung von Störungen der zentralnervösen Entwicklung während der 2. Pränatalphase zu geistigen Retardierungen ist noch wenig bekannt. Ausgeprägte Migrationsstörungen führen jedoch zu einer geistigen Behinderung und zu schweren Epilepsien. Denkbar ist allerdings, daß auch ein gestörter Aufbau von geschichteten Gewebsverbänden, Störungen der Ausdifferenzierung der Neurone, Störungen des Axon- und Dendritenwachstumes, Störungen in der Synaptogenese und defizitäre Astrozyten- und Transmitterfunktionen zu einer geistigen Behinderung führen können. Klinisch-diagnostisch lasssen sich solche Funktionsmängel jedoch noch nicht nachweisen.

- Läsionen der pyramidalen und extrapyramidalen Anteile des Zentralnervensystems, vor allem durch pränatale Gefäßverschlüsse und Infektionen.
- Epilepsien

Zu den Migrationsstörungen ist zu ergänzen, daß es der betroffenen Neuronenwelle nicht gelungen ist, auf ihrem Weg zum Kortex die bereits etablierten Schichten der Neurone der vorangegangenen Wellen zu überwinden. Damit bleiben die sonst tieferliegenden, früher in die Migration eingeschleusten großen kortikalen Neurone an der Kortexoberfläche liegen. Familiär gehäuftes Auftreten einer Agyrie wurde beschrieben, so daß auch vererbbare Faktoren die Migration stören können. Auffällig ist, daß häufig Migrationsstörungen mit neurodegenerativen Erkrankungen und Syndromen einhergehen (2): Zu den metabolischen Erkrankungen mit Migrationsstörungen gehören u.a. das Zellweger-Syndrom, das Menkes-Syndrom, die GM-2-Gangliosidose. Migrationsstörungen finden sich weiterhin bei verschiedenen neurokutanen Syndromen (u. a. Inkontinentia pigmenti, Neurofibromatose von Recklinghausen, Hypomelanosis Ito, tuberöse Hirnsklerose), bei Chromosomenanomalien (u. a. Trisomie 18, 21), beim Aicardi-Syndrom, beim Joubert-, Potter-, Smith-Lemli-Opitz- und Cornelia de Lange-Syndrom sowie bei ähnlichen Fehlbildungssyndromen. Schließlich wurden auch bei einigen neuromuskulären Erkrankungen Migrationsstörungen beschrieben,

u. a. beim Fukuyama-Syndrom, bei der myotonen Dystrophie und bei Arthrogryposen, wenn die spinalen Vorderhornzellen mitbeteiligt waren. Aber auch toxische Stoffe können den Migrationsablauf gezielt stören, wie dies beispielsweise für Alkohol nachgewiesen wurde *(16)*.

Dritte Pränatalphase

Normale Entwicklung des Zentralnervensystems

Der Zeitabschnitt der 3. Pränatalphase beginnt mit der 29. und endet mit der 40. Woche. Die Makrostrukturen des Zentralnervensystems verändern sich während dieser Zeit nicht mehr. Das Gehirn nimmt jedoch weiterhin rapide an Volumen zu. Im Bereich der Mikrostrukturen steht die zunehmende Verzweigung des Dendritenbaumes im Vordergrund, die synaptischen Verknüpfungen werden rasch dichter, die Myelinisierung schreitet fort. Frühgeborene, teils sehr unreif, teils nur wenig vom Termin entfernt, werden in diesem Zeitabschnitt geboren. Natale und neonatale Komplikationen, die zu zentralen Läsionen führen, treffen damit ein morphologisch weitgehend komplettes, in seinen Mikrostrukturen sich aber noch weiter differenzierendes zentrales Nervensystem. Etwa ab der 31. Woche lassen sich morphologische Seitenunterschiede im Bereich beider temporalen Gyri *(Heschl)* nachweisen. Doppelten transversen Gyri rechts steht eine größere temporale Rindenfläche links gegenüber. Solche morphologischen Unterschiede müssen im Zusammenhang mit der späteren Sprachentwicklung und mit den asymmetrisch verteilten Aufgaben der rechten und der linken Hemisphäre gesehen werden. Die Frontallappen scheinen weniger streng in ihren Funktionen spezialisiert zu sein gegenüber anderen Kortexarealen, vielleicht, weil sie die Aufgabe haben, die speziellen Funktionen der einzelnen Kortexareale zu kontrollieren und sie in ein bestimmtes Handlungsmuster zu integrieren.

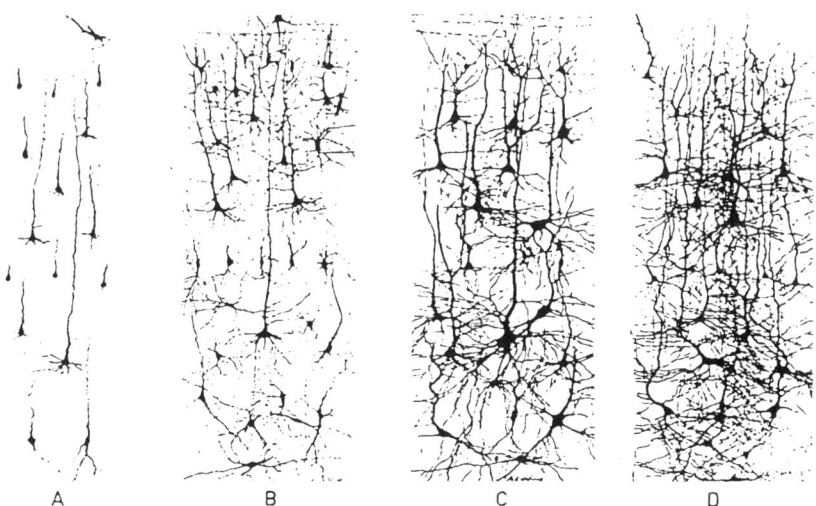

Abb. 4 Stadien der menschlichen Hirnreifung. Das entsprechende Areal der Hirnrinde (Stirnhirn, Area FD nach *v. Economo*) in vier Stadien, von links nach rechts: A = bei Geburt, B = nach 3 Monaten, C = nach 15 Monaten, D = nach 24 Monaten. Die Zahl der Zellen vermehrt sich nicht, jedoch die Differenzierung der Dendriten nimmt enorm zu. Zur gleichen Zeit findet auch die Synaptogenese statt *(1)*.

Die Mikrostrukturen dieses Altersabschnittes werden durch eine Vervollständigung der Migration in den Bereich des Frontalhirns, der Synaptogenese und durch Regressionsprozesse von Nervenzellen charakterisiert.

Synaptogenese. Bis zur Geburt scheinen alle kortikalen Neurone ihren endgültigen Standort gefunden zu haben. Die Ausbildung und Differenzierung der synaptischen Verknüpfungen und die Bildung der Spines laufen dagegen bis in das 1. Lebensjahr hinaus weiter. Mikroskopisch sichtbar wird dieser Prozeß an der Umwandlung langer, dünner Spines zu kurzen, dicken Spines an den Dendriten, die eine ökonomischere und differenziertere Übertragung synaptischer Potentiale ermöglichen. Durch Verzweigung der Dendriten und durch Bildung neuer Spines wird die Oberfläche der Dendriten ganz beträchtlich vergrößert. Aus einem sehr lockeren Geflecht synaptischer Verknüpfungen zum Zeitpunkt der Geburt und in den Monaten danach ist bis zum Ende des 2. Lebensjahres ein dichtes, filzartiges Netz entstanden *(Abb. 4)*.

Sind alle Synapsen ausgebildet, verfügt ein kortikales Neuron über Tausende von Spines. Die Gesamtzahl der Synapsen eines Neurons samt seiner Dendriten soll im Kortex des Erwachsenen etwa 38 000 betragen. Die synaptischen Verknüpfungen werden von exogenen sensorischen Reizen, durch biochemische Bedingungen, hormonelle Einflüsse und immunologische Prozesse bestimmt.

Über die funktionelle Organisation des Kortex, die darüber entscheidet, in welcher Weise Informationen verarbeitet werden, bestehen unterschiedliche Ansichten. Die „Modul-Hypothese" geht davon aus, daß die Struktur der Großhirnrinde durch das Grundmodell eines Moduls charakte-

Tab. 3 Entwicklung des Zentralnervensystems in der 3. Pränatalphase und später

Zeitachse	Makrostrukturen des ZNS	Mikrostrukturen des ZNS
29. Woche	Zunehmende Ausdifferenzierung der Gyri	Ausdifferenzierung des Dendritenbaumes, dünne werden zu dicken Spines
31. Woche	Morphologisch sichtbare Unterschiede im Aufbau der rechten und linken temporalen Gyrierung (Heschl-Windungen)	Synapsenbildung und Vernetzung Etwa 50 % der Neurone, deren Synapsen keinen Kontakt gefunden haben, gehen wieder zugrunde (Überschußbildung von Neuronen) Zunehmende Myelinisierung
40. Woche	Balken vollständig	
	Inselregion nicht mehr sichtbar. Alle Gyri ausgebildet	Alle kortikalen Neurone haben ihren endgültigen Standort gefunden
		Fasersysteme des Frontalhirnes bis 8. Lebensmonat nicht myelinisiert
		Wachstumsspurt am Ende des 3. Lebensjahr beendet
		Myelinisierung bis zum 2. Lebensjahrzehnt (?)
		Wahrscheinlich lebenslange synaptische Transformation in Grenzen und in bestimmten Gebieten möglich

risiert ist, bei dem eine Standardverschaltung von mehreren hundert bis einigen tausend Nervenzellen in einem zylindrischen, senkrecht auf die Kortexoberfläche orientierten System zusammengefaßt ist. Die Vernetzung solcher Module zu Funktionseinheiten setzt allerdings eine gezielte und genaue Programmierung der verschiedenen kortikalen Funktionseinheiten voraus.

Andere Autoren *(4)* argumentieren dagegen, daß die Neuronenverschaltung weitgehend zufällig sei, was sowohl der morphologische Bauplan der Rinde als auch statistische Überlegungen nahelegen würden. Die überwiegende Mehrheit der Synapsen im Kortex sollen von Pyramidenzellen stammen, die über ihre Axone Erregungen an eine andere Pyramidenzelle weitergeben. Aus der reichen Verzweigung der Verbindungen zwischen den Pyramidenzellen sei abzuleiten, daß die meisten Verbindungen im Kortex über wenige synaptische Schritte wieder auf das Ausgangsneuron zurückführen. Damit sei eine große Zahl von geschlossenen Neuronenkreisen im Kortex etabliert, im Gegensatz zur Modulverschaltung, bei der Erregungskreise im Bereich eines Moduls organisiert werden müssen. Durch seine ausgiebige Selbstverkabelung arbeite der Kortex als assoziativer Speicher. Seine volle Funktionsfähigkeit erhalte er in der Auseinandersetzung mit der Umwelt. Ein sehr viel einfacheres Schema einer überall gleichen Verschaltung sei damit gegeben, die durch mehr oder weniger starke Abwandlungen hemmender Einflüsse Funktionskreise etabliere, mit denen auch Mechanismen erklärt werden könnten, die eine raffinierte Vorverdrahtung (wie bei der Modul-Verschaltung) zu verlangen scheinen.

Regressionen. Wie bereits erwähnt, werden Neurone während der Proliferationsphase in hohem Überschuß gebildet. Die einzelnen Neurone scheinen miteinander um synaptische Kontakte konkurrieren müssen. Neurone, die nicht in der Lage sind, eine bestimmte Anzahl von Synapsen zu bilden, gehen zugrunde. Im Durchschnitt beträgt die selektive Absterberate an Neuronen ungefähr 50 %. Warum und zu welchem Zweck eine solch hohe Absterberate sich differenzierender Neurone in Kauf genommen wird, versuchen einige Theorien zu erklären, deren wesentliche Inhalte hier zusammengestellt sind *(14)*:

1. Nicht benötigte Neurone könnten Informationsträger für andere, sich differenzierende Neurone sein.
2. Das sich entwickelnde Zentralnervensystem benötigt für seine adäquate Funktion die in der Proliferation entstandene Menge an Neuronen zunächst als Redundanz. Nachdem sich das neuronale Netz ausgebildet hat, könnten die Funktionen mit sehr viel weniger Nervenzellen aufrechterhalten werden, was einer Ökonomisierung der Hirnfunktion gleichkäme.
3. Die sehr große Zahl an Neuronen, die nach den adäquaten synaptischen Verknüpfungen suchen, sichert die Präzision der Verknüpfung, da die nichtadäquaten synaptischen Bindungen dann wieder zurückgenommen werden können.
4. Absterbende Neurone könnten nicht genügend „Wachstumsfaktoren" von ihren Zielzellen erhalten.

Tabelle 3 faßt die Entwicklung der Makro- und Mikrostrukturen des Zentralnervensystems während der 3. Pränatalphase zusammen.

Entwicklungsstörungen

Schädigungen in der letzten Pränatalphase führen zu Läsionen der Makro-, aber auch zu Störungen der Mikrostrukturen, deren Charakter jedoch erst in den letzten Jahren zunehmend besser erkannt wird. Folgende morphologischen und funktionellen Ausfälle können der 3. Pränatalphase zugeordnet werden:

1. **Porenzephalien und Hydranenzephalien**
Sie entstanden meist durch zentrale Gefäßverschlüsse in der 3. Pränatalphase, wobei auch heute noch nicht völlig verstanden wird, warum intrauterin überhaupt zentrale Gefäßverschlüsse, die z. B. bei der Entstehung der spastischen Hemiparesen eine pathogenetisch wichtige Rolle spielen, eintreten.

2. **Chronisch-entzündliche Prozesse, akute Infektionen** des Zentralnervensystems mit sekundär-reaktiven Verkalkungsherden und Gliosen; sekundär-entzündlich bedingter Hydrozephalus (bedingt durch Infektionen der Mutter, die auf das Kind übertragen werden wie Listeriose, B-Streptokokken, Koliinfektionen, Aids, Lues, Herpesvirus u. a.).

3. **Plazentainsuffizienz** (u. a. Gestosen)

4. **Kreislaufkollaps und Schock** sie führen zu einer Minderdurchblutung des Uterus durch Zentralisation des Blutkreislaufes

5. **Gefäßverschlüsse, pränatale Hypoxien**

Die Folgen der genannten Störfaktoren zeigen sich als
- Mikrozephalien
- Läsionen des pyramidalen und extrapyramidalen Bahnensystems
- Geistige Retardierung
- Epilepsien

Porenzephalien, Hydranenzephalien sowie chronisch entzündliche zentrale Prozesse und sekundäre Hydrozephalusformen entstehen durch dieselben Infektionen und durch die gleichen pathogenetischen Bedingungen, wie sie bereits für die 2. Pränatalphase beschrieben wurden. Offenbar besteht während der 3. Pränatalphase eine Tendenz zu zentralen Gefäßverschlüssen, vor allem im Bereich der Arteria cerebri media und ihrer Äste, die ebenfalls zu Porenzephalien kleineren oder größeren Ausmaßes führen können.

Mit Hilfe der Sonographie konnte gezeigt werden, daß intrauterin Hirnblutungen, aber auch hypoxische, ischämische Ereignisse bei Kindern in der 3. Pränatalphase nicht so sehr selten vorkommen müssen, ohne daß über die auslösenden Ursachen etwas bekannt ist, und ohne daß irgendwelche Auffälligkeiten oder Komplikationen im Verlauf der Schwangerschaft von der Mutter oder von ärztlicher Seite bemerkt wurden.

Infektionen durch Zytomegalievirus sind auch in der 3. Pränatalphase nicht selten. Infektionen durch Toxoplasma gondii und Rötelnvirus können zu einem früheren Zeitpunkt stattgefunden haben, ohne daß das Kind bisher daran erkrankte. Ist die Infektion jedoch virulent geblieben, kann sie auch noch in der 3. Pränatalphase manifest werden *(14)*. Typisch für die 3. Pränatalphase ist die Infektion durch Listerien, die zu einer Sepsis und zu einer Meningoenzephalitis beim Neugeborenen führt.

Mangel und Fehlernährung haben nach heutigem Wissen beim Menschen wohl keinen Einfluß auf die Proliferationsphase der Neuroblasten. Eine größere Gefahr für die Mikrostrukturen des Zentralnervensystems droht jedoch in der 3. Pränatalphase durch eine Beeinträchtigung des Dendritenwachstums und der Synaptogenese. Ist nach der Geburt das Nahrungsangebot für das Kind ausreichend, kann das Wachstumsdefizit aufgeholt werden, nicht jedoch, wenn eine Mangel- und Fehlernährung über die Zeit des Wachstumsspurts des Gehirnes bestehen bleibt, also bis über das 2. Lebensjahr hinaus. Mit der Entstehung einer Mikrozephalie und einer geistigen Retardierung ist dann zu rechnen.

Intrauterine Mangelversorgung. Die Anamnese hypotropher Neugeborener und deren Mütter gibt Anlaß, die Entstehung einer intrauterinen Hypotrophie des Kindes multifaktoriell zu sehen, da u. a. soziale Stellung, Armut, Alter der Mutter, Komplikationen bei vorausgegangenen Schwangerschaften sowie Störungen der Frühschwangerschaft in der Anamnese solcher Kinder häufiger zu finden sind.

Intrauterine Hypotrophien werden vor allem durch eine Plazentainsuffizienz ausgelöst. EPH-Gestosen und die damit verbundenen Plazentainsuffizienzen versetzen den Feten in den Zustand einer chronischen Mangelversorgung und führen gelegentlich zu direkter Lebensbedrohung. Von einer länger anhaltenden intrauterinen Mangelsituation sind hauptsächlich die Mikrostrukturen des Zentralnervensystems gefährdet, hierbei vor allem das Dendritenwachstum, die Dendritenverzweigung, die Synaptogenese und die Myelinisierung. Eine mehr oder weniger ausgeprägte geistige Retardierung ist Folge, seltener dagegen markante neurologische Auffälligkeiten, beispielsweise im Sinne spastischer Paresen. Weitere Faktoren, die zur intrauterinen Mangelsituation führen können und über die berichtet wurde, sind u. a. Alkohol, Nikotin, Propranolol, Steroide, Antiepileptika, Heroin, aber auch zyanotische Vitien und chronische Nierenerkrankungen der Mutter.

Welche Bedingungen letztendlich zu einer geistigen Behinderung führen und welche morphologischen und funktionellen defizitären Substrate einer solchen zugrunde liegen, ist weitgehend unbekannt. Einzelne Befunde über Störungen der Mikrostrukturen in Gehirnen von Kindern mit nicht klassifizierbaren geistigen Retardierungen und bei Kindern mit Trisomie-Syndromen bieten jedoch Hinweise darauf, wie Stö-

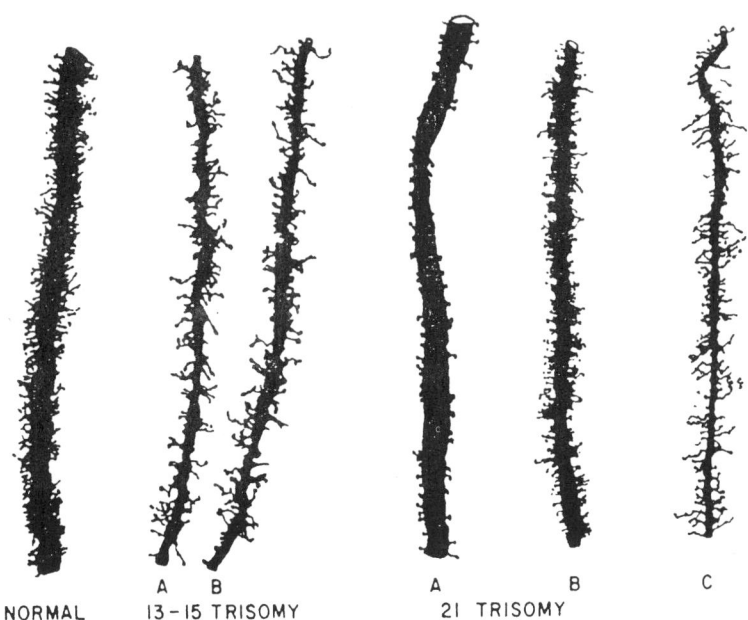

Abb. 5 Dornen-Anomalie bei Schwachsinn. Golgipräparate von apikalen Dendriten aus der motorischen Hirnrinde (Schicht V, Pyramidenzellen) beim Normalen und beim Schwachsinnigen. Beachte die Abnormität der dendritischen Dornen („Spines") bei Trisomie 13–15 (Patau-Syndrom) und bei Trisomie 21 (Mongolismus). A, B und C bezeichnen Varianten der abnormen Dornenbildung *(1)*.

rungen kognitiver Funktionen entstehen könnten. Bei diesen Kindern wurden dendritische Spines gefunden, die lang und dünn geblieben waren. Sie hatten nicht die Umwandlung zu dicken, kurzen Spines durchlaufen. Außerdem war auch die Zahl der Spines beträchtlich reduziert *(Abb. 5).* Es ist vorstellbar, daß ein Verlust an synaptischer Modulation um 20–30 % nicht ohne Effekt auf die kognitiven Funktionen des Zentralnervensystems bleibt *(1).*

Die Entwicklung der Dendritenverzweigung und der Spines scheint gengesteuert zu sein, worauf die Befunde bei Kindern mit Trisomien hinweisen. Ebenso wichtig für das Überleben der Dendriten und für die endgültige Reifung der Spines sind aber auch funktionierende Afferenzen. Ein Ausfall zentraler und peripherer Afferenzen führt entweder zu einem Entwicklungsdefizit der betroffenen Dendriten und deren Spines, oder das bereits reife Dendriten-Spine-System verfällt einer sekundären Atrophie. Daß dabei auch Funktionen der Neurotransmitter tangiert werden, ist anzunehmen.

Intrauterin erworbene Hirnläsion

Die modernen bildgebenden Verfahren und hier vor allem die Sonographie und die Magnet-Resonanz-Tomographie haben gezeigt, daß unter bestimmten, die Mutter erheblich beeinträchtigenden Bedingungen bereits intrauterin periventrikuläre Blutungen und hypoxische Ischämien entstehen können, deren Endstadien bis zu multizystischen Enzephalopathien, Porenzephalien, Hydranenzephalien führen können. Als Ursachen wurden schwere hypotensive Schockzustände der Mütter beschrieben, ausgelöst durch anaphylaktische Reaktionen, beispielsweise nach Expositionen mit Bienengift oder Medikamenten, nach unfallbedingten und suizidalen Kohlenmonoxidvergiftungen, nach septischen Infektionen oder nach Unfällen mit anschließendem Schocksyndrom *(6).* Aber auch bei Zwillingsschwangerschaften wurden zentrale Nekrosen bei einem Zwilling, u. a. bedingt durch arterio-arterielle oder veno-venöse Anastomosen beschrieben *(5).*

Nicht so selten werden sonographisch jedoch bei unreifen und reifen Neugeborenen Echodensitäten und periventrikuläre Leukomalazien in den ersten Lebenstagen entdeckt, für deren Entstehung keinerlei Hinweise zu finden sind. Magnet-Resonanz-Untersuchungen zeigten darüber hinaus bei Kindern mit spastischen Paresen, die zum Termin geboren und deren mütterliche und die eigene Anamnese völlig unbelastet waren, daß um die 30.–34. Woche unbemerkt intrauterine periventrikuläre Nekrosen entstanden sein müssen, da an den typischen Lokalisationen (oberhalb und lateral der Seitenventrikel) die charakteristischen Glianarben einer periventrikulären Leukomalazie zu erkennen sind *(11).* Die genannten Ereignisse können zum vorzeitigen Ende der Schwangerschaft führen, oder sie wird, unauffällig verlaufend, die 40. Woche erreichen, ohne daß irgendwelche Hinweise für eine bereits gestörte Hirnentwicklung bestanden haben.

Zusammenfassung

In den ersten 12 Wochen der Schwangerschaft, der sogenannten Phase der Organogenese, entsteht durch „Induktion" aus Ektodermzellen eine neurogene Zellpopulation, die, auf der Neuralplatte liegend, nach innen verlagert wird. Das parallel daneben liegende Ektoderm wölbt sich beiderseits der Neuralplatte hoch, um sich dann über die Neuralplatte zu schließen. Die 1. Pränatalphase wird vor allem von zwei Entwicklungsschritten charakterisiert:

1. Zellteilung (Proliferation) der Neuroblasten und Gliazellbildung,
2. die äußeren Hirnstrukturen sind in ihren Grundanlagen bis zum Ende der 12. Woche ausgebildet.

Störungen in dieser Entwicklungsphase führen zu dysraphischen Fehlbildungen und Mittelhirnfehlbildungen, zu Agenesien und Dysplasien.

In der 2. Pränatalphase (13. Woche bis 28. Woche) entwickeln sich die großen Faser- und Konnektionssysteme sowie die größeren Furchungen des Kortex. Bis zur 24. bis 26. Woche ist die Proliferationsphase abgeschlossen, die zeitlich in etwa mit der Migrationsphase (Auswanderung der entstandenen Nervenzellen hin zu ihrem Destinationsort) parallel läuft. Nervenzellen, die ihre morphologisch definierte Lokalisation gefunden haben, fangen sofort an, ihre endgültige strukturelle Ausbildung und ihre synaptischen Verknüpfungen auszubilden und ihre definitiven Funktionen aufzunehmen.

Störungen des Entwicklungsprozesses der 2. Pränatalphase äußern sich als Aufbaustörungen der großen Bahnungssysteme (u. a. Balkenmangel), Migrationsstörungen, Strukturstörungen des Kortex. Infektionen, toxische Schädigungen und zentrale Gefäßverschlüsse sowie chronisch entzündliche Prozesse führen zu Porenzephalien, Hydranenzephalie, zu zentralen Verkalkungen und Gliosen sowie zu sekundärentzündlichem Hydrozephalus.

Die 3. Pränatalphase beginnt mit der 29. Woche und endet mit der 40. Schwangerschaftswoche. In dieser Phase bildet sich der Balken vollständig aus, die endgültige Ausdifferenzierung der Gyri wird erreicht. Der Dendritenbaum der einzelnen Nervenzellen differenziert sich aus unter der Bildung funktionstüchtiger „Spines", mit denen die Zelle ihre synaptischen Kontakte mit anderen Zellen strukturiert. Alle kortikalen Neurone haben bis zur 40. Woche ihre endgültige Position gefunden. Etwa 50 % der gebildeten Neurone werden wieder eliminiert. Die dritte Pränatalphase kann durch folgende Ereignisse in ihrem Ablauf beeinträchtigt werden: Hypoxien, akute und chronische (bereits pränatal erfolgte) Infektionen, Plazentainsuffizienzen, prä- und perinatale Gefäßverschlüsse.

Literatur s. S. 44

2. Zentrale Läsionen bei unreifen und reifen Neugeborenen

Die Gehirne Frühgeborener und reifer Neugeborener zeigen eine morphologisch unterschiedliche Vulnerabilität, abhängig vom jeweiligen Reifezustand. Bei Frühgeborenen ist vor allem das **periventrikuläre Marklager** (Keimlager, subependymale Matrix) von Durchblutungsstörungen bedroht. Außerdem ist die zentrale Autoregulation der Gehirndurchblutung noch labil und leichter durch perinatale Komplikationen zu destabilisieren. Bei reifgeborenen Kindern ist es der **Kortex**, der an bestimmten Prädilektionsstellen durch hypoxisch-ischämische Durchblutungsstörungen gefährdet ist.

Frühgeborene

Zwei Ereignisse sind es vor allem, die die Unversehrtheit des Gehirnes Frühgeborener bedrohen: Hämorrhagien im Bereich der subependymalen Matrix und die Entstehung periventrikulärer Leukomalazien *(8)*.

Periventrikuläre Matrixblutungen

Wie bereits erwähnt, ist das periventrikuläre Marklager bis knapp zur 35. Schwangerschaftswoche ein hochaktives Proliferations- und Migrationsgebiet, das wegen des erheblichen Energieverbrauchs reich vaskularisiert wird. Die optimale Blutversorgung erfordert ein adäquates Gefäßsystem, das nach Beendigung der Migration nicht mehr in diesem Maße benötigt und daher zurückgebildet wird. Das Kapillar- und Venensystem ist deswegen morphologisch auch nur von provisorischer Qualität; es kann auf stärkere Druck- und Hypoxiebelastungen nicht angemessen reagieren, es muß dies bei ungestörter intrauteriner Situation auch nicht tun. Hypoxische Episoden, verminderte Durchblutung dieses Gebietes, Blutdruckschwankungen, stärkere Schwankungen im Säure-Basen-Haushalt schädigen unter und kurz nach der Geburt das fragile kapilläre und venöse Gefäßendothel. Dadurch entstehen zunächst petechiale Blutungen, die im weiteren Verlauf konfluieren und zu den sonographisch nachweisbaren periventrikulären Blutungsstadien I–IV führen. Die Stadien I und II haben, wenn sie sich nicht vergrößern und sich später zurückbilden, eine gute Prognose im Hinblick auf die weitere Entwicklung. Auch das Stadium III (Ventrikelblutung mit Ventrikelerweiterung und evtl. posthämorrhagischem Hydrozephalus) bedeutet noch nicht von vorneherein eine schlechte Prognose, wohl aber Stadium IV (intrazerebrale Blutung), das entweder nicht überlebt wird oder eine komplette Tetraparese mit schwerer Mehrfachbehinderung nach sich zieht.

Periventrikuläre Leukomalazien (PVL)

Periventrikuläre Leukomalazien entstehen aus Perfusionsstörungen des Marklagerbereiches. Auslösende Faktoren sind Ischämien des Marklagers durch Blutdruckabfall, gestörte Autoregulation der Hirndurchblutung, Schwankungen des CO_2-Druck-Gradienten. Diese wiederum entstehen durch Apnoen und Bradykardien, durch Polyglobulie, durch akut einsetzende oder später auftretende septische Infektionen, durch Lungenfunktionsstörungen, aber auch durch Medikamente, durch Streßsituationen wie Transport nach der

Geburt, unangemessene Pflegemaßnahmen, Unterkühlung sowie durch inadäquate Infusions-, Azidose- und Transfusionstherapien also durch Faktoren, die in der Lage sind, periventrikuläre Matrixblutungen auszulösen.

Besondere Prädilektionsstellen für PVL sind die Gebiete oberhalb der Frontal- und/oder der Okzipitalhörner der Seitenventrikel sowie die lateralen Matrixbereiche der Seitenventrikel.

Durch die periventrikuläre Matrix oberhalb und seitlich der Frontalhörner ziehen jedoch in nächster Nähe die Anteile der Pyramidenbahnen, die die Vorderhornzellen des Rückenmarks für die Beinmuskulatur erreichen, und in etwas weiterem lateralen Abstand die übrigen Anteile der Pyramidenbahnen, die bei größeren Läsionen ebenfalls in Mitleidenschaft gezogen werden. Durch die periventrikuläre Matrix lateral der Okzipitalhörner zieht die Sehstrahlung zur okzipitalen Sehrinde. Die anatomische Lage dieser Bahnen läßt verstehen, warum sich bei Frühgeborenen als Folge periventrikulärer Matrixblutungen oder hypoxisch-ischämischer Insulte periventrikuläre Leukomalazien und später beinbetonte spastische Tetraparesen oder komplette Tetraparesen entwickeln, aber auch Sehstörungen und Augenfehlstellungen. Die Verhältnisse sind schematisch in *Abbildung 6* dargestellt *(11)*.

In den periventrikulären Matrix-Gebieten, die von Perfusionsstörungen betroffen wurden, entwickeln sich kleine Nekrosen, die konfluieren können und Zysten bilden; diese wiederum schrumpfen später und lösen damit lokale oder generelle Ventrikelerweiterungen aus. Größere Nekrosen wandeln sich zu ausgedehnteren porenzephalen Zysten um. An den Randgebieten größerer Nekrosen können sekundäre Einblutungen entstehen, die schließlich auch zu Ventrikeleinbrüchen führen.

Kleinere Echodensitäten bei der sonographischen Untersuchung in den ersten Lebenstagen, die dann bald wieder ver-

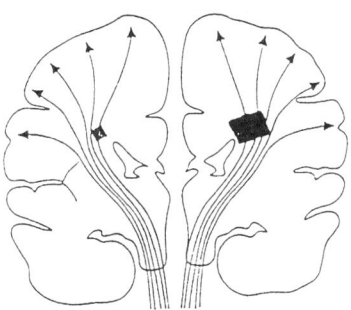

Abb. 6 Schematische Darstellung der periventrikulären Leukomalazien (PVL) im koronaren Schnitt. Rechts ist eine ausgedehnte, links eine umschriebenere periventrikuläre Gliosezone dargestellt, die verständlich macht, daß je nach Ausdehnung der PVL nur die Beine oder Rumpf, Arme und Gesicht betroffen werden (Krägeloh-Mann, nach *Volpe [22]*)

schwinden, scheinen ohne Bedeutung für die spätere Prognose des betroffenen Kindes zu sein. Für die Prognose relevante Zysten werden frühestens nach zwei Wochen sichtbar. Sie entwickeln sich in den Regionen, in denen schon früher sichtbare Echodensitäten festzustellen waren.

Die Ausführungen über die Entstehung periventrikulärer Blutungen und periventrikulärer Leukomalazien machen deutlich, daß auch die Qualität der Intensivtherapie Frühgeborener Einfluß auf die Entstehung derartiger Komplikationen haben muß. Eine solche Feststellung ist notwendig, da bei Entwicklungsbeurteilungen frühgeborener Kinder die Qualität der durchgeführten neonatalen Intensivtherapie selten hinterfragt, sondern im Gegenteil als konstante qualitative Größe unterstellt wird.

Auf weitere Komplikationen, die auch für das Zentralnervensystem Frühgeborener von Bedeutung sein können, wird im Abschnitt über die zentralen Läsionen reifer Neugeborener eingegangen.

Reife Neugeborene

Das Gehirn des reifen Neugeborenen wird nahezu ausschließlich durch drei Komplikationen geschädigt:

1. Sauerstoffmangel
2. Geburtstraumatische Läsionen
3. Infektionen

Die früher häufige Bilirubinenzephalopathie ist unter den heutigen geburtshilflichen und neonatalen Bedingungen bei Früh- und Reifgeborenen sehr selten geworden. Folgende morphologische, neurologische und funktionelle Läsionen des Zentralnervensystems können natalen und neonatalen Komplikationen bei Reifgeborenen zugeordnet werden:

1. Chronisch-entzündliche sowie akut-entzündliche Prozesse mit sekundären reaktiven gliösen Narben und sekundär entzündlich bedingtem Hydrozephalus
2. Ulegyrien (Glianarben), Status marmoratus, parasagittale kortikale Nekrosen, selektive neuronale Nekrosen; fokale und multifokale Hirnnekrosen mit teilweise nachfolgender zystischer Enzephalopathie, Hydranenzephalie *(22)*.
3. Subdurale Hämatome, Einrisse in Tentorium und Falx, Verletzungen des Rückenmarkes
4. Sekundäre Mikrozephalie nach natalen und postnatalen hypoxisch-ischämischen Enzephalopathien
5. Läsionen des pyramidalen und extrapyramidalen motorischen Systems; Anfallsleiden, Mehrfachbehinderungen.

Infektionen

Neben den bereits bei den einzelnen pränatalen Phasen genannten Viren und Bakterien verursachen verschiedene andere Erreger auch heute noch bei Früh- und Reifgeborenen natale und neonatale Infektionen, die das Zentralnervensystem miteinbeziehen. Das sind: Coxsackie B, Herpes simplex, E. coli, Staphylokokken, Listerien und Streptokokken der Gruppe B. Besonders Koli- und Streptokokkeninfektionen können unter oder unmittelbar nach der Geburt mit kaum bemerkbaren Symptomen beginnen, um dann innerhalb allerkürzester Zeit eine lebensbedrohliche Verschlechterung des Kindes herbeizuführen.

Hypoxisch-ischämische Enzephalopathie

Natale und neonatale, leichte und schwere Asphyxien können unter ungünstigen Umständen in das Symptombild einer hypoxisch-ischämischen Enzephalopathie übergehen. Sauerstoffmangel, Durchblutungsstörungen und Stoffwechselentgleisungen führen dann am Gehirn zu typischen Läsionen, die allerdings häufig nicht allein, sondern in Kombination mit anderen Läsionen das zentrale Schädigungsbild bestimmen.

Bei selektiven neuralen Nekrosen entsteht ein ausgeprägter Neuronenverlust in Kortex, Thalamus, Basalganglien und Hirnstamm *(22)*. Der Status marmoratus (Neuronenverlust, Gliose, Hypomyelenisierung der Basalganglien und des Thalamus) sowie die Verteilung der Ulegyrien (kortikale Glianarben) folgen dem arteriellen Verteilungsmuster, ebenso wie die parasagittalen kortikalen Läsionen, die typischerweise an den Grenzen von Endstromgebieten zu finden sind. Langanhaltende Asphyxien ohne primären Blutdruckabfall lösen durch eine Schädigung der Blut-Hirnschranke ein Hirnödem mit nachfolgenden Krampfanfällen aus.

Die schwersten Formen einer hypoxisch-ischämischen Enzephalopathie gehen in fokale und multifokale Hirnnekrosen über, die sich dann zu Porenzephalien oder zu multizystischen Enzephalomalazien umwandeln. Neugeborene mit einer hypoxisch-ischämischen Enzephalopathie bieten klinisch immer das Bild einer schweren neonatalen Komplikation. Bleibende Folgen sind Anfallsleiden, schwerste spastische Tetraparesen, schwerste Mehrfachbehinderungen, Mikrozephalie. Bei allen Kindern, die das klinische Bild einer hypoxisch-ischämischen Enzephalopathie bieten oder eine solche durchgemacht haben, sollten, nicht zuletzt aus forensischen Gründen, sonographische Kontrollen erfolgen. Nach etwa einem Vierteljahr und am Ende des 1. Lebensjahres ist eine Computertomographie notwendig, um den Schweregrad der zentralen Läsion zu überprüfen und den Verlauf zu dokumentieren *(3)*.

Gefäßverschlüsse

Einseitige keilförmige Kortexnekrosen, die häufig computertomographisch bei Kindern mit spastischen Hemiparesen nachgewiesen werden, sind in ihrer Entstehung nur schwer zu verstehen, da oft die Anamnese keinerlei Hinweise für irgendwelche pränatalen, natalen oder neonatalen Komplikationen bietet. Möglicherweise entstehen kurz vor oder während der Geburt Embolien in der Plazenta oder in den fetalen Venen, die in das Gefäßsystem des Kindes eingeschwemmt werden und zum Verschluß vor allem der vorderen und mittleren Zerebralarterien führen, die über den Rechts-Links Shunt des fetalen Kreislaufes erreichbar sind. Spontane Gefäßverschlüsse beschränken sich nicht nur auf reife Neugeborene, sie sind auch bei Frühgeborenen zu finden. Gefäßverschlüsse können darüber hinaus durch prä- und perinatale Infektionen und offenbar auch durch intensivtherapeutische Maßnahmen ausgelöst werden *(14)*.

Geburtstraumatische Komplikationen

Zerebrale Läsionen entstehen bei reifen Neugeborenen auch nach geburtstraumatischen Komplikationen. Verletzungen des Rückenmarkes, Einrisse in das Tentorium und in die Falx, Einrisse der großen Brückenvenen und Arm-Plexusparesen sind Folgen unangemessener mechanischer Einwirkungen, die teils durch den Geburtsverlauf selbst, teils durch geburtshilfliche Maßnahmen entstanden sein können. Subdurale Hämatome und subarachnoidale Blutungen sind Geburtsfolgen, ohne daß immer offensichtliche Gründe dafür zu finden sind. Sie werden in aller Regel, aber nicht immer, wenn auch manchmal über Monate, ohne Folgen resorbiert.

Bei reifen Neugeborenen sind durch die genannten Komplikationen vorwiegend der Kortex und die motorischen Zentren betroffen, so daß vor allem die pyramidale und die extrapyramidale Motorik im Sinne spastischer Paresen mit mehr oder weniger ausgeprägten Dyskinesien beeinträchtigt sind. Je nach Art und Schwere der Komplikation treten Störungen der zentralen Informationsverarbeitung und der kognitiven Funktionen hinzu, so daß eine geistige Behinderung resultiert. Ein begleitendes Anfallsleiden verschlechtert die Prognose, vor allem im Hinblick auf die geistige Entwicklung, eine Mikrozephalie entsteht fast immer.

Natale Hypoxien (Asphyxien)

In den letzten Jahren wurde, vor allem von amerikanischen Autoren die generelle Bedeutung der Asphyxie für die Entstehung bleibender Behinderungen in Frage gestellt, worauf wir im Kapitel über die Zerebralparesen zurückkommen werden (II/7). Als Folge solcher Diskussionen wird heute eine typische hypoxisch induzierte klinische Symptomatik beim Neugeborenen gefordert, wenn eine Asphyxie/Hypoxie als die das Gehirn schädigende Ursache akzeptiert werden soll *(3)*. Diese Symptomatik sei hier zusammengefaßt:

1. Symptome der hypoxisch-ischämischen Enzephalopathie
   Leicht: Hyperreaktivität, Hyperreflexie, Zittrigkeit

Mittelgradig: Lethargie, Muskelhypotonie
Hochgradig: Koma, Muskelhypotonie, enge, nicht auf Licht reagierende Pupillen, Krampfanfälle
2. Neugeborenenkrämpfe in den ersten 48 Stunden
3. Symptome des Organversagens (Nieren-, Leberfunktionsstörungen, pulmonale Insuffizienz, Myokardischämie mit Hypotension, gastrointestinale Insuffizienz, Hirnödem)

Ein schweres Postasphyxie-Syndrom mit Multiorganversagen wird häufig nicht überlebt. Wenn doch, entstehen ein Residualsyndrom mit einer schweren kompletten spastischen Tetraparese und Mehrfachbehinderung, ein oft medikamentös schwer einstellbares Anfallsleiden und eine Mikrozephalie.

Eine – auch schwere – perinatale Asphyxie muß nicht immer die Ursache einer Entwicklungsstörung oder einer Behinderung sein. Vorschnelle Schlüsse zur Ätiologie einer Entwicklungsbeeinträchtigung bei einem Kind, das eine Asphyxie durchgemacht hat, sind nicht erlaubt, bevor nicht alle Informationen über die Entstehung, über die Schwere der Asphyxie und über die Symptomatik des Kindes in den der Asphyxie folgenden Stunden und Tagen zusammengetragen wurden. Eine bewährte, meist zutreffende Faustregel besagt: Wenn eine perinatale Asphyxie zu einer relevanten hypoxischen Läsion am Zentralnervensystem eines reifen oder fast reifen Neugeborenen geführt hat, dann muß in aller Regel das neurologische Bild einer spastischen Parese daraus entstanden sein, da eine Hypoxie in diesem Altersabschnitt vor allem die Kortexgebiete der Pyramidenbahnen schädigt. Entwickelt sich bei einem Kind mit einem perinatalen Asphyxieereignis eine motorische Retardierung mit einer zentralen motorischen Hypotonie (Muskeleigenreflexe gut auslösbar) und mit einer geistigen Retardierung, ist diese Entwicklungsbeeinträchtigung dagegen mit hoher Sicherheit nicht durch die vorausgegangene Asphyxie bedingt. Mit höherer Wahrscheinlichkeit bestimmen eine pränatale Ursache, ein Syndrom, eine Fehlbildung oder eine andere neurologische Erkrankung das Retardierungsbild dieses Kindes, die Asphyxie ist nur als ein Begleitphänomen der schon erfolgten pränatalen zentralen Störung zu werten.

Zusammenfassung

Typisch für zentrale Läsionen Frühgeborener sind periventrikuläre Matrixblutungen und periventrikuläre Leukomalazien, die mit der Magnet-Resonanz-Tomographie an sehr typischen Stellen (oberhalb der Frontal- und/oder der Okzipitalhörner sowie lateral des Matrixbereiches der Seitenventrikel) nachweisbar sind. Die periventrikulären Matrixblutungen entstehen ganz vorwiegend kurz vor, unter, oder in den ersten Tagen nach der Geburt. Die reiche Vaskularisierung des periventrikulären Bereiches prädestiniert eine solche Blutungslokalisation. Die Prädilektionsstellen zentraler Läsionen bei reifen Neugeborenen sind im Kortexbereich und im Bereich der Stammganglien zu finden, wobei offenbar Gebiete mit einer „Wasserscheidensituation" der Durchblutung besonders hypoxiegefährdet sind. Die ganz vorwiegenden Schädigungsursachen sind Sauerstoffmangel-Situationen (die in ihrer schwersten Form zu hypoxisch-ischämischen Enzephalopathien führen), akute oder bereits pränatal erworbene chronische Infektionen und Geburtstraumata.

Bei reifgeborenen Kindern mit unauffälliger mütterlicher und eigener Anamnese kann sich im Laufe des ersten Lebensjahres trotzdem eine beinbetonte spastische Tetraparese oder eine spastische Hemiparese zeigen, deren Ätiologie zunächst unverständlich bleibt. Bei vielen dieser

Kinder lassen sich heute jedoch mit der Magnet-Resonanz-Tomographie periventrikuläre Leukomalazien nachweisen, die in Position und Ausdehnung praktisch identisch sind mit denen, die bei Frühgeborenen gefunden werden. Zu vermuten ist daher, daß unbemerkt zwischen der 28. und 34. Schwangerschaftswoche intrauterin periventrikuläre Durchblutungsstörungen bei diesen Kindern erfolgt sind, die den Verlauf der weiteren Schwangerschaft jedoch nicht beeinträchtigt haben, und die weder von den Müttern noch ärztlicherseits bei den Schwangerschaftsvorsorgeuntersuchungen bemerkt worden sind.

Literatur s. S. 44

3. Die Regenerationsfähigkeit und Plastizität des zentralen Nervensystems

Das Bemühen, Kindern mit angeborenen oder natal-neonatal erworbenen Behinderungen zu helfen, hat in den letzten Jahren eine große Zahl an Therapie-Regimes entstehen lassen, deren Initiatoren teilweise große Hoffnungen auf die Wirksamkeit der von ihnen inaugurierten Therapie geweckt haben. Die meisten begründen ihre therapeutischen Erfolge mit der Theorie der nahezu unbegrenzten Regenerationsfähigkeit oder Plastizität des noch unreifen menschlichen Gehirnes. Häufig liegen diesen Vorstellungen überholte Theorien über den Ablauf der Gehirnentwicklung zugrunde. Den Eltern gegenüber werden Aussagen gemacht, die dahingehend lauten, daß andere Zentren des Gehirns durch die Behandlung dazu gebracht werden könnten, die Aufgaben der ausgefallenen Zentren zu übernehmen. Eltern behinderter Kinder hören dies nur zu gerne. Sie werden dadurch in ihrer Hoffnung auf Besserung bestärkt, weil ihnen die oft simplen Erläuterungen zur Entstehung der Behinderung und deren Behandlung auch ohne medizinische Vorkenntnisse rasch einleuchten. Schwerer nachvollziehbar sind den Eltern demgegenüber häufig die ärztlichen Auskünfte, die sie eher verwirren und mit vielen Fragen und Vorstellungen zur Entstehungsursache der Behinderung ihres Kindes alleine lassen.

Die Suche in der wissenschaftlichen Literatur nach verläßlichen und überzeugenden Hinweisen auf die Plastizität und Regenerationsfähigkeit des menschlichen Gehirnes bringt nur dürftige Daten zutage, auf die sich therapeutische Schulen berufen könnten. Sie gründen sich vor allem auf Tierversuche oder auf Versuche bei Erwachsenen und auf Bahnungsexperimente einzelner durchtrennter Nervenfasern, die durch Aussprossung und Verzweigung wieder den Kontakt mit gleichen oder anderen Fasern gewinnen *(10, 18)*.

Unzweifelhafte funktionelle Besserungen auf therapeutische Maßnahmen hin müssen wohl unabhängig von morphologischen Restitutionen und von einer generellen zentralen Umschichtung der Arbeitsverteilung bestimmter Hirngebiete gesehen werden. Wie bei der Darstellung der Hirnentwicklung bereits erwähnt wurde, endet die Teilungsphase der Neuroblasten abrupt etwa um die 26. Woche. Danach entstehen keine für unsere Probleme relevanten Nervenzellen mehr, die entstandenen Nervenzellen haben ihre Teilungsfähigkeit verloren. Der Verlust der Teilungsfähigkeit wird mit der extremen Spezialisierung der menschlichen Nervenzelle erklärt, gleichsam als Preis dafür. Verbesserungen der motorischen, sprachlichen oder kognitiven Kompetenzen als spontane Regenerationsleistung oder mit planender Hilfe einer funktionstrainierenden Therapie werden nur in denjenigen Hirngebieten erzielt werden können, die sich sowieso für eine spezifische Leistung entwickelt haben. Als morphologisches Substrat für Funktionsverbesserungen kommen noch am ehesten Umbauvorgänge im synaptischen Netzwerk in Betracht, das die Fähigkeit zur Umorganisation mehr oder weniger ausgeprägt lebenslang behält und das sich durch äußere Anforderungen und Training – eben durch Lernen – in einem gewissen Rahmen den Lebensanforderungen anzupassen vermag.

Die pathomorphologisch erkennbare Läsion, ob gering oder sehr ausgedehnt, scheint für Regenerationsprozesse nur eine begrenzte Bedeutung zu besitzen. Die zentralen Läsionsbefunde und die funktionellen Auswirkungen bei Kindern mit angeborenen spastischen Hemiparesen geben Anlaß zu solchen Überlegungen. Gleichgültig, ob große zystische Formationen im Gehirn im Computertomogramm nachweisbar oder nur geringe Läsionen zu finden sind: das entscheidende neurologische Korrelat besteht aus einer mehr oder weniger deutlich ausgeprägten spastischen Hemiparese. Eine zunächst naheliegende enge Korrelation mit der Schwere des zentralen Defektes und der Schwere der halbseitigen Behinderung besteht also nicht. Bei linksseitigen Hemisphärenläsionen wird durch Übernahme der Sprache auf die rechte Hirnhälfte das Sprechen ohne Schwierigkeiten erlernt und sicher beherrscht. Die rechte Hemisphäre besitzt demnach in der frühen Kindheit noch die Potenz, Sprache als zentrale Leistung in der rechten oder der linken Hirnhälfte zu etablieren. Kommt jedoch ein Anfallsleiden hinzu, sind die Kompensationsmechanismen allerdings deutlich reduziert.

Die neurobiologischen Mechanismen, aufgrund derer Funktionsverbesserungen mit und ohne Therapie zustande kommen, sind noch weitgehend unbekannt. Regenerationen neuromorphologischer Strukturen spielen dabei wohl die geringste Rolle. Zugegebenermaßen fällt es schwer, die nicht sehr enge Korrelation zwischen der Größe und Lokalisation der pathomorphologischen Läsion, die sich heute im Computer- oder mit dem Magnet-Resonanz-Tomogramm gut darstellen läßt, und dem Ausmaß der Funktionsausfälle zu akzeptieren: große, sichtbare zentrale Defekte und geringe Funktionsausfälle oder schwere Funktionsausfälle bei wenig auffälligen Befunden der bildgebenden Verfahren. Irgendwelche Korrelationen zwischen der Schwere der zentralen Läsion und dem Schweregrad der Funktionsaus-

fälle müssen existieren. Bisher kennen wir aber noch nicht die tatsächlich determinierenden Ausfalls- oder Ausgleichsmechanismen. Gelegentlich sind die Korrelationen jedoch sehr eng, wie bei Kindern mit schwersten Behinderungen, die eine hypoxisch-ischämische Enzephalopathie mit großen zentralen Läsionen überlebt haben, oder bei Kindern, bei denen die pathomorphologische Korrelation und Größe periventrikulärer Leukomalazien mit der Schwere einer beinbetonten oder kompletten Tetraparese gut übereinstimmen.

Zusammenhänge zwischen Läsion und Funktion lassen sich in der Neurologie des Erwachsenen, dessen Gehirn sich nicht mehr weiterentwickelt, sehr viel deutlicher nachweisen und auch prognostisch besser beurteilen *(10)*.

Mit der hier eher zurückhaltenden Beurteilung der Regenerationsfähigkeit und Plastizität des kindlichen Gehirnes wird jedoch nicht einem Therapiepessimismus – allerdings auch nicht einem unkritischen Therapieoptimismus – das Wort geredet. Konsequente therapeutische Maßnahmen werden immer zu mehr oder weniger deutlichen, manchmal sogar auch überraschenden funktionellen Verbesserungen führen. Die Effektivität therapeutischer Maßnahmen sollte in Zukunft durch Erarbeitung entsprechender Therapiekriterien übereinstimmend beurteilt und dokumentiert werden können. Auch auf diesem Gebiet der Therapie ist eine Qualitätskontrolle in Zukunft unverzichtbar. Unabhängig von dieser Forderung muß jedoch von ärztlicher Seite akzeptiert werden, daß der psychologische und emotionale Effekt kleinerer oder größerer Therapiefortschritte bei Eltern eine ganz andere und sehr viel günstigere Einschätzung des therapeutischen Bemühens auslösen wird als die eher nüchterne ärztliche Beurteilung. Die Diskrepanz in der Beurteilung der Effektivität einer Therapie sollte nicht dazu benützt werden, die Eltern zu verunsichern oder zu entmutigen. Allerdings ist es auch ärztliches Anliegen, Eltern, Familie und Kind vor offensichtlich inadäquaten Erwartungen und Überforderungen zu bewahren, die mit Sicherheit beim Kind Verhaltensstörungen nach sich ziehen werden und die den Zusammenhalt der Familie gefährden.

Zusammenfassung

Der Regenerationsfähigkeit der Plastizität des menschlichen Gehirns sind enge Grenzen gesetzt. Andere Hirnanteile können nach dem heutigen neurobiologischen Wissen keine Funktionen übernehmen, die durch schädigende Einflüssen an anderen Stellen eingeschränkt wurden oder verlorengegangen sind. Eine gewisse morphologische und funktionelle Erholung ist in den direkt beeinträchtigten Hirnarealen vorstellbar, wie Beobachtungen vor allem bei Erwachsenen und experimentell bei Tieren gezeigt haben, solange nicht ein zu weitgehender Verlust der notwendigen neurozellulären Substanz eingetreten ist. Die eingeschränkte Regenerationsfähigkeit kann als Preis für die hohe Spezialisierung des menschlichen Gehirnes verstanden werden, die sowohl die Nervenzellen, aber auch deren spezifische Funktionen umfaßt. Des weiteren besteht, zumindest bei den bildgebenden Verfahren, im Kindesalter oft nur eine sehr mäßige Korrelation zwischen der Schwere des Läsionsbefundes und der Schwere der funktionellen Ausfälle, was besonders bei Kindern mit angeborenen spastischen Hemiparesen auffällt. Die therapeutischen Möglichkeiten der Beeinflussung einmal verlorengegangener neuromorphologischer Strukturen und der von ihnen abhängigen Funktionsausfälle sind damit begrenzt. Dem Therapieoptimismus, wie er heute propagiert wird, kann aus unmittelbarer Erfahrung heraus nur mit Zurückhaltung begegnet werden. Eine Qualitätssicherung therapeutischer Maßnahmen wird eine der wichtigsten Aufgaben der nächsten Zukunft sein müssen, um gerade für betroffene Kinder verläßlichere therapeutische Aussagen machen zu können.

Literatur s. S. 44

4. Die Suche nach der Ursache einer zentralen Läsion oder einer zentralen Funktionsstörung

Eltern und nicht selten auch Ärzte sind schnell der Meinung, daß die Behinderung oder Entwicklungsauffälligkeit eines Kindes nur geburtsbedingt sein könne, vor allem dann, wenn irgendwelche Unregelmäßigkeiten während der Geburt aufgetreten waren. Aber auch bei ganz unauffälliger mütterlicher und kindlicher Anamnese und bei völlig komplikationsloser Geburt werden von Eltern, Ärzten, Therapeuten, Juristen und von Personen, die in der Frühförderung oder sonderpädagogisch tätig sind, vor allem geburtsbedingte Komplikationen als Ursache für eine Behinderung verantwortlich gemacht. Eine besonders einfältige Argumentation ist heute immer noch zu hören: Auch wenn kein Sauerstoffmangel bemerkt worden sei, müsse die Behinderung des Kindes doch auf einen Sauerstoffmangel unter der Geburt zurückgeführt werden. In einer solchen Argumentation leben Relikte von Erfahrungen weiter, die auf Zeiten zurückgehen, in denen die Geburtshilfe mangels anderer Alternativen den Geburtsverlauf nur abwartend begleiten konnten, um die Geburt schließlich mit einer Zange oder einer Sectio zu beenden. Bei den heutigen Möglichkeiten, einen Geburtsverlauf elektronisch zu überwachen und die Geburt bei drohender Gefahr für das Kind rechtzeitig und rasch zu beenden, sind solche pauschalen Schuldzuweisungen an die Geburtshilfe nicht mehr gerechtfertigt.

Anamnestische Hinweise

Schwere geburtshilfliche Komplikationen, die zu einer bleibenden Behinderung eines Kindes führen, sind in aller Regel leicht anamnestisch herauszufinden, da für das Kind, falls die Folgen der Asphyxie für das Zentralnervensystem gravierend waren, so gut wie immer eine Intensivbehandlung auf einer Neugeborenenstation notwendig werden wird. Ob ein fahrlässiges, schuldhaftes Handeln oder Nichthandeln des Geburtshelfers ursächlich vorgelegen hat, ist eine andere Frage. Sie zu klären bleibt, wenn fraglich, ausschließlich gutachterlichen Stellungnahmen und richterlichen Urteilen vorbehalten.

Häufig sind es aber Kinder, die bereits pränatalen Komplikationen ausgesetzt waren, die Chromosomenaberrationen tragen oder die durch andere Faktoren in ihrer Vitalität eingeschränkt und weniger resistent gegen die physischen Belastungen unter der Geburt sind, die heute mit Hilfe der Überwachungstechniken unter der Geburt auffallen, und deren Geburt dann operativ und rasch beendet wird. Gefährlich und heimtückisch sind immer noch die kurz vor, unter oder sofort nach der Geburt sich entwickelnden septisch verlaufenden Infektionen mit β-hämolysierenden Streptokokken, die nicht immer rechtzeitig erkannt werden. Eine vor und unter der Geburt eingetretene Sepsis des Neugeborenen kann zu einer akuten und dramatischen Verschlechterung des kindlichen Kreislaufes Anlaß geben bis hin zum raschen Tod des Kindes. Bei Nichterkennen des foudroyanten septischen Verlaufes kann fälschlicherweise eine Geburtskomplikation für den tatsächlichen Verlauf angeschuldigt werden.

Akute Verschlechterungen des Neugeborenen innerhalb von Minuten oder nach

einigen Stunden nach einer unauffälligen Geburt können u. a. durch folgende Ereignisse ausgelöst werden:
- Kardio-respiratorische Anpassungsschwierigkeiten
- Amnioninfektionssyndrom, Sepsis
- Lungenunreife
- Stoffwechselentgleisungen (Galaktosämie, Isovalerianazidämie)
- Herzvitien, Herzrhythmusstörungen
- Schwere Anämien
- Hypoglykämien und Polyglobulien bei hypotrophen Reifgeborenen oder bei Müttern diabetischer Kinder
- Schwere komatöse oder hypotone Zustände (Prader-Willi-Syndrom, Myotone Dystrophie, Leihmyasthenie, Zellweger-Syndrom)

Bei allen geburtsbedingten Komplikationen, intrapartalen und neonatalen Asphyxien sowie bei dramatischen Verschlechterungen der Vitalität eines Neugeborenen sollte eine genaue fortlaufende Dokumentation aller Symptome, der pflegerischen und therapeutischen Maßnahmen, der Überwachung vitaler Parameter, des neurologischen Befundes und der diagnostischen Maßnahmen sowie der möglichen und zumutbaren bildgebenden Verfahren erfolgen, nicht zuletzt auch aus forensischen Gründen, die heute eine zunehmend bedeutsamere Rolle spielen *(3)*.

Vorgehen bei unklarer Diagnose

Sehr viel schwieriger stellt sich bei einem entwicklungsbeeinträchtigten Kind die Suche nach einer Diagnose bei vollständig leerer Anamnese der Mutter, der Familie, und des Kindes dar. Für Eltern, Verwandte und Freunde, die mit gutgemeinten Ratschlägen glauben helfen zu müssen, besteht oft ein krasser und belastender Gegensatz zwischen der Schwere der kindlichen Behinderung und dem ärztlichen Unvermögen, zu einer endgültigen Diagnose zu kommen, obwohl alle heute zur Verfügung stehenden diagnostischen Möglichkeiten ausgeschöpft worden waren. Auch für die ärztliche Seite ist eine solche Situation schwierig, da den Eltern gegenüber Auskunft über die Entstehung der Behinderung ihres Kindes zu geben ist, ohne feste Daten dafür in der Hand zu haben. Wie ist mit solch ungelösten diagnostischen Situationen – auch im Hinblick auf die Eltern – zu verfahren? Die Versuchung liegt nahe, bei einer Beschreibung der Symptome wie „hypotone" oder „dyskinetische" Zerebralparese stehen zu bleiben und sich nicht mehr um die eigentliche Diagnose zu bemühen. Eine andere Alternative besteht darin, die Diagnose einer Krankheit zu wählen, die der Symptomatik des Kindes ähnelt oder nahekommt. Jedenfalls wird oft versucht, zu einer diagnostischen Zuordnung zu kommen, ob diese nun tatsächlich auch zutrifft oder nicht.

Im Laufe der Jahre hat sich bei uns eine andere Strategie bewährt. Offene Diagnosen bleiben offen, auch den Eltern gegenüber, so lange bis schließlich, manchmal nach Jahren, die richtige Diagnose gestellt werden kann, da sich neue Erkenntnisse, neue diagnostische Verfahren, weitere eigene Erfahrungen einstellen, oder weil sich das Krankheitsbild gewandelt und damit typisch geworden ist. Das bewußte Aushalten einer immer noch offenen Diagnose stimuliert bei jeder neuen Vorstellung des Kindes erneut diagnostische Aktivitäten und gibt Anlaß zu weiteren Diskussionen und Nachforschungen. Mit der Länge der Beobachtungsdauer wird sich eine derartige Strategie lohnen durch den hohen dabei erworbenen Lerneffekt und durch den Zuwachs an Erfahrung über das gesuchte Krankheitsbild. Voraussetzung für eine solche Strategie ist allerdings, daß zu den Eltern ein Vertrauensverhältnis aufgebaut werden konnte, das getragen wird von der Sicherheit der Eltern, daß die betreuende Institution weiterhin ernsthaft an der Lösung der Diagnose arbeitet. Zeitaufwendige und sensibel geführte Gespräche sind notwendig, um den Eltern zu erklären, warum so und nicht anders verfahren wird. Dazu gehört aber auch, Eltern an andere Institutionen zu überweisen, die auf bestimmten Gebieten über besondere Erfahrung verfügen, oder Eltern zuzugestehen, daß sie von sich aus und auf eigene Initiative hin andere diagnostische oder therapeutische Wege suchen. Den Eltern sollte dieses Recht, auch wenn dies gelegentlich Empfindlichkeiten auslöst, gewährt werden mit der Versicherung, daß sie jederzeit zurückkommen dürfen, wenn sie dies wünschen sollten.

Bieten bildgebende Verfahren, Stoffwechseldiagnostik, Chromosomenuntersuchungen und Syndromvergleiche keinerlei Anhaltspunkte für die Ursache einer mehr oder weniger isolierten leichteren oder schwereren Behinderung, dann darf rückschließend daran gedacht werden, daß Störungen in der Ausbildung der Mikrostrukturen des Zentralnervensystems die Ursachen sein könnten oder Störungen der zentralen Transmitterfunktionen, die heute noch nicht diagnostisch faßbar sind. Offen bleibt allerdings, welche distinkten Faktoren für die zentralen Funktionsstörungen tatsächlich verantwortlich waren. Das gleiche Problem stellt sich beispielsweise auch Eltern und Ärzten, wenn erklärt werden soll, welche pränatalen Ursachen zu einem Vitium cordis geführt haben. Auf diese Fragen muß im Elterngespräch eingegangen werden, da Mütter nach solchen Auskünften versuchen, jeden einzelnen Tag ihres 1. Trimenons aus der Erinnerung heraufzuholen, in der Absicht, eine Ursache, ein Ereignis zu finden, das ihrer Meinung nach zu der Störung der Entwicklung geführt haben könnte. Vielleicht bestehen aber auch bestimmte Schuldgefühle bei der Mutter oder bei den Eltern, an denen die eingetretene pränatale Entwicklungsstörung des Gehirns gleichsam magisch festgemacht wird. Gespräche mit den Eltern müssen daher auch das Ziel haben, persönliche Schuldgefühle abbauen zu helfen.

Zusammenfassung

Die Ursachen einer zentralen Läsion oder zentraler Funktionsstörungen sind gelegentlich nur schwierig aufzudecken und zu benennen. Die häufig genannte unbesehene Ursache einer erfolgten Sauerstoffmangelschädigung des Gehirns kann heute nicht mehr akzeptiert werden, ohne sie durch Fakten zu belegen. Komplikationen bei Frühgeborenen zeigen sehr typische zentrale Schädigungsmuster, andere, ebenfalls typische, sind bei reifgeborenen Kindern zu finden. Chromosomenanomalien, Syndrome, zentrale Fehlbildungen, Infektionen, intrauterine Mangelsituationen, eine schwere oder chronische Erkrankung der Mutter, Stoffwechselentgleisungen sind als Ursachen von zentralen Funktionsbeeinträchtigungen ebenfalls zu bedenken und, wenn möglich, nachzuweisen. Die außerordentlich komplexe Entwicklung des Zentralnervensystems legt vor allem dann Störungen der Mikrostrukturen des Gehirns nahe (Proliferation, Migration, Synaptogenese), wenn andere Störungsmodalitäten diagnostisch weitgehend ausgeschlossen wurden. Auf die Schwierigkeiten der Eltern eines Kindes mit zentralen Funktionsausfällen, die vorhandene oder fehlende Diagnose zu verstehen, muß besonders sorgfältig und sensibel eingegangen werden.

Literatur

1. Akert, K.: Probleme der Hirnreifung. In: Teilleistungsstörungen im Kindesalter, hrsg. von R. Lempp. Huber, Bern/Stuttgart (1979)
2. Barth, P. G.: Disorders of neuronal migration. J. Canad. Sci. Neurol. 14, 1–16 (1987)
3. Bernsau, U., Jung, G., Karle, G., Michaelis, R., Mickan, H., Peiffer, J. (1993/94): Unterscheidungsmöglichkeiten pränataler, intrapartaler und neonataler Hirnschädigungen. pädiat. prax. 46 (1993/4) 433–442
4. Braitenberg, V., Schüz, A.: Hohe Ordnung oder größtmögliches Durcheinander? Spektrum der Wissenschaften, Mai 1989, 74–86
5. Bejar, R., Vigliocco, G., Gramajo, H., Solana, C., Benirschke, K., Berry, C., Coen, R., Resnik, R.: Antenatal origin of neurologic damage in newborn infants. II Multiple gestations. Amer. J. Obstet. Gynecol. 162 (1990) 1230–1236
6. Cohen, M., Roessmann, U.: In utero brain damage: Relationship of gestational age to pathological consequences. Develop. Med. Child Neurol. 36 (1994) 263–270
7. Friede, R. L.: Developmental Neuropathology, Springer, Berlin 1975
8. Jorch, G.: Periventrikuläre Leukomalazie. Mschr. Kinderheilkd. 141 (1993) 567–572
9. Kimelberg, H. K., Norenberg, M. D.: Astrozyten und Hirnfunktion. Spektrum der Wissenschaft. Heft 6, (1989) 52–61
10. Kolb, B., Wishaw, I. Q.: Fundamentals of Human Neuropsychology. 3rd ed., Freeman, New York 1990
11. Krägeloh-Mann, I., Hagberg, B., Petersen, D., Riethmüller, J., Gut, E., Michaelis, R.: Bilateral spastic cerebral palsy – pathogenetic aspects from MRI. Neuropediatrics 23 (1992) 48
12. Langman, J.: Medizinische Embryologie, 7. Aufl. Thieme, Stuttgart 1984
13. Layer, P. G., Willbold, E.: Embryonic chikken retinal cells can regenerate all cell layers in vitro, but ciliary pigmented cells induce their correct polarity. Cell Tissue Res. 258 (1989) 233–242
14. Michaelis, R.: Prä- und perinatale Einflüsse auf das Zentralnervensystem. In: Kinder- und Jugendpsychiatrie in Klinik und Praxis, hrsg. von Remschmidt, H., Schmidt, M.H., Bd. 1. Thieme, Stuttgart 1988
15. Neuhäuser, G.: Mißbildungen und Entwicklungsstörungen des Nervensystems. In: Pädiatrie in Praxis und Klinik, (4. Bd.), hrsg. von K.-D. Bachmann, H. Ewerbeck, E. Kleihauer, E. Rossi, G. Stalder, Bd. 3, 2. Aufl. Thieme, Stuttgart 1988
16. Peiffer, J., Majewski, F., Fischbach, H., Bierich, J. R., Volk, B. (1979): Alcohol embryo- and fetopathy. J. Neurol. Sci. 41, (1979) 125
17. Prechtl, H. F. R.: Grundlagen der Entwicklungsneurologie. In: Kinder- und Jugendpsychiatrie in Klinik und Praxis. hrsg. von H. Remschmidt, M. H. Schmidt, Bd. 1. Thieme, Stuttgart 1988
18. Schlack, H. G: Reifungsstörungen des ZNS und Kompensationsvorgänge. In: Kinder- und Jugendpsychiatrie in Klinik und Praxis. hrsg. von H. Remschmidt, M.H. Schmidt. Bd. 1. Thieme, Stuttgart 1988
19. Sidman, R. L., Rakic, P.: Neuronal migration in human brain development. In: Pre- and postnatal development of the human brain. Mod. Probl. Paediat. Vol 13, 13–43 Karger, Basel 1974
20. Stürmer, C.: Weg- und Zielfindung wachsender Nervenfasern. Max Planck Gesellschaft, Berichte und Mitteilungen Heft 3, (1989) 56–66
21. Thompson, R. F.: Das Gehirn. Verlag Spektrum der Wissenschaft, Heidelberg 1990
22. Volpe, J. J.: Neurology of the Newborn. 2nd ed. Saunders, Philadelphia 1987

5. Entwicklung und Entwicklungsbeurteilung

Entwicklungstheorien

Moderne Entwicklungstheorien basieren auf verschiedenartigen Denkansätzen: Entwicklung als dialektischer oder als ökologischer Prozeß, als systemisches Geschehen *(5)*, als Prozeß einer ontogenetischen Adaptation *(23, 26)*, als ein autopoietisches *(16)* oder als ein sich selbst organisierendes System *(30)*. Alle genannten Systeme setzen eine **Variabilität** der normalen individuellen Entwicklung als essentiell voraus, worauf zurückzukommen sein wird.

Den heute in der pädiatrischen und entwicklungsneurologischen Praxis verwendeten Entwicklungstests und Screening-Methoden liegt allerdings eine ältere Entwicklungstheorie zugrunde. Sie basiert auf den Arbeiten von *Gesell (8),* der als erster begonnen hatte, Entwicklungsphänomene so zu analysieren und zu beschreiben, daß sie für ein altersrelevantes Testverfahren reproduzierbar und zu dokumentieren sind. *Gesell* ging von der Vorstellung aus, daß Entwicklungsprozesse weitgehend **invariabel** verlaufen und damit einer relativ starren genetischen Steuerung unterliegen. Dieses Entwicklungsverständnis steht heute in deutlichem Gegensatz zu den obengenannten Entwicklungstheorien, da **Invariabilität** in der Entwicklungsbeurteilung, die sich auf *Gesell* stützt, Normalität bedeutet.

Entwicklungsverläufe bei Kindern können daher paradigmatisch unter zwei verschiedenen Entwicklungsprinzipien gesehen und verstanden werden:

Entwicklungsmodell I

Entwicklungsverläufe sind im Aufbau ihrer morphologischen, neurobiologischen, neurologischen und funktionellen Strukturen weitgehend determiniert und hierarchisch strukturiert.

Entwicklunsmodell II

Entwicklung ist in der Organisation ihrer morphologischen, neurobiologischen und neurologischen **Basisstrukturen** weitgehend genetisch determiniert und hierarchisch strukturiert. Die verschiedenen Entwicklungsabläufe (u. a. der Sprache, der Motorik, der Sozialisation) reagieren jedoch adaptiv und individuell auf die Umweltbedingungen, unter denen ein Kind aufwächst. Damit hat sich die kindliche Entwicklung im Verlauf der Evolution von einer ausschließlich genetisch determinierten Abfolge gelöst. Sie kann sich daher durch Lernprozesse an die Anforderungen, die die Umwelt stellt, adaptieren. Die Ablösung eines Entwicklungsverlaufes von einer genetischen, rigiden Steuerung ist als Selektionsvorteil des Menschen zu verstehen, dem damit die Möglichkeit gegeben wurde, sich an vorgegebene, oder sich ändernde Umweltbedingungen anzupassen.

> Die paradigmatischen Unterschiede sind keineswegs nur von theoretischem Interesse. Welches „Entwicklungsparadigma" wie gelehrt, wie verstanden und wie in der täglichen Praxis angewendet wird, entscheidet im Detail darüber, welche Kinder in ihrer Entwicklung als auffällig, pathologisch oder als unauffällig angesehen werden. Die jeweiligen Beurteilungen gehen dann als pathologische Inzidenzen oder Prävalenzen in die Gesundheitsstatistiken ein (z. B. bei der Vorsorgeuntersuchung), sie bestimmen damit aber auch die tatsächliche oder vermeintliche Notwendigkeit einer etwa einzuleitenden Diagnostik oder Therapie beim einzelnen Kind.

Daher ist es notwendig, etwas näher auf die Unterschiede der beiden Entwicklungsmodelle einzugehen.

Entwicklungsmodell I

Als Konsequenz aus dem Entwicklungsmodell I, das auch als hierarchisch, deterministisch oder auch als reduktionistisch (da reduziert auf prinzipielle Steuerfaktoren der Gesamtentwicklung, wie z.B. die Reflexologie) bezeichnet werden könnte – leiten sich systemimmanente, in sich schlüssige Konsequenzen ab. Diese sind unter anderem:

• Die Entwicklung schreitet von unreifen zu reifen Stufen fort. Das Entwicklungsziel ist immer das endgültig reife System, das aber nur in Stufen, von denen keine ausgelassen werden kann, erreicht wird. Nur durch die hierarchisch geordneten Abläufe ist die vollständige Reifung und das vollkommene Funktionieren eines Entwicklungszieles garantiert.

• Ein solches Entwicklungsprogramm ist auf eine eher rigide Kontrolle durch genetische Steuerungsprozesse angewiesen. Sie sind einem Zahnräderwerk vergleichbar. Fällt ein „Zahnrad" aus, wird das gesamte Rädersystem außer Funktion gesetzt.

• Bestimmte Entwicklungsschritte und Reflexdeterminanten sind zeitlich, qualitativ und funktionell festgelegt und damit voraussagbar.

• Die Entwicklungsschritte haben daher in strenger zeitlicher, morphologischer und funktioneller Ordnung abzulaufen.

• Alle Kinder dieser Welt müssen sich formal und zeitlich gleich entwickeln. Interkulturelle Unterschiede bestehen nicht.

• Lernprozesse spielen in der Entwicklung nur eine untergeordnete Rolle.

• Die Störung eines früheren Entwicklungsschrittes muß zur Störung des gesamten Systemes führen. Therapeutische Hilfen müssen daher in den frühen Entwicklungsphasen ansetzen, um zu garantieren, daß das ganze System wieder funktionieren kann.

• Sowohl zeitliche als auch quantitative und qualitative **Variabilität** in den einzelnen Entwicklungsverläufen beim individuellen Kind sind als **Pathologie** zu bewerten.

Etliche Entwicklungsphänomene, die in der täglichen kinderärztlichen Praxis beobachtet werden können, sind mit einem solchen Entwicklungsmodell jedoch nicht zu erklären, wie beispielsweise die Tatsache, daß große Unterschiede im Entwicklungsablauf der Kinder verschiedener Kulturen oder denen einer Familie bestehen, oder daß die individuelle Entwicklung eines Kindes sich oft nicht an die hierarchisch zu fordernden Schritte hält, was leicht an der Entwicklung der Körpermotorik und in der Sprachentwicklung beobachtet werden kann. Diese Kinder müßten dann aber als in ihrer Entwicklung pathologisch oder zumindest als auffällig bezeichnet, erfaßt und therapiert werden.

Entwicklungsmodell II

Das Entwicklungsmodell II ist besser geeignet, solche Entwicklungsunstimmigkeiten zu erklären. Dieses Modell könnte als holistisch (ganzheitlich), als adaptiv, systemisch, ökologisch oder auch als evolutionär bedingt charakterisiert werden. Das Entwicklungsmodell II trägt ebenfalls bestimmte systemimmanente Konsequenzen in sich:

• Einzelne Entwicklunsschritte sind nicht in ihrem Ablauf hierarchisch festgelegt, sie laufen eher unabhängig nebeneinander her, ohne sich gegenseitig allzu sehr zu beeinflussen *(31)*. Von *Chisholm (4)* wurden sie als „developmental tracking systems", also als Entwicklungsschienen oder Entwicklungsbahnen bezeichnet.

• Kinder entwickeln sich unterschiedlich. Sie zeigen eine interindividuelle Variabilität in ihrer Entwicklung.

- Ein individuelles Kind kann sich in verschiedenen Entwicklungsschienen unterschiedlich entwickeln (z. B. rasche motorische, aber langsame sprachliche Entwicklung), was von *Touwen (31)* als intraindividuelle Entwicklung bezeichnet wurde.

- **Inkonsistenzen** *(31)* – oder nach unserer Terminologie: transitorische Regressionen – gehören als Entwicklungsvariable zur normalen Entwicklung. Damit ist eine vorübergehende Regression eines bereits erreichten Entwicklungsschrittes zurück zu einer schon aufgegebenen Vorstufe gemeint. Beispiel: Einige Schrittchen gelangen bereits ohne Hilfe, das Kind kehrt dann aber wieder für einige Tage oder Wochen zum vorausgegangenen Krabbeln zurück.

- Bei Entwicklungsstörungen ist nicht sofort das gesamte System der Entwicklung gefährdet wie beim „Zahnräderwerk-Modell". Eine Entwicklungsschiene kann in einem gewissen Rahmen Störfaktoren ausgleichen und sich anpassen. Therapeutische Maßnahmen unterstützen und fördern dann die adaptiven Prozesse des Organismus auf der jeweiligen Entwicklungsstufe. Eine völlig neue Rekonstruktion der Entwicklung nach einer durchgemachten Störung ist nicht notwendig.

- **Variabilität** in der Entwicklung ist somit ein besonders verläßliches Charakteristikum der kindlichen **normalen** Entwicklung, **Invariabilität** aber als **Pathologie** zu bewerten *(31)*, in paradigmatischem Gegensatz zum Entwicklungsmodell I.

Dem Entwicklungsmodell I liegt eher der Begriff der „Reifung" und weniger der Begriff der „Entwicklung" zugrunde. In dem hier vorgegebenen neurobiologischen Zusammenhang ist Reifung als Endprodukt eines Reifungsprozesses zu verstehen, beispielsweise die Reifung morphologischer Strukturen und der daraus entstehenden funktionellen Aufgaben von Organsystemen, die nach Erreichen der Reife nur noch altern, oder in ihrer Funktion durch Krankheiten, Traumen, Noxen geschädigt werden können. So sind, um ein anderes Beispiel zu nennen, nahezu alle neurophysiologisch meßbaren Funktionen Reifungs- und keine Entwicklungsprozesse.

Ein Kind entwickelt sich aber – nach den heutigen Erkenntnissen – nicht von „unreifen" Vorstufen zu einem „reifen" Menschen – denn in welchem Alter wäre ein Mensch als „reif" zu bezeichnen? Um es überspitzt zu formulieren: Ein Kind ist zu jedem Zeitpunkt seiner Entwicklung „reif", einschließlich seines intrauterinen Lebens, denn es verfügt zu jedem Zeitpunkt über eine vollkommene Ausstattung aller lebensnotwendigen biologischen Systeme, dazuhin aber auch noch über die Fähigkeit, sich an vorgegebene, oder sich ändernde Umweltbedingungen anzupassen *(26)*.

Der Begriff „Entwicklung" beinhaltet in unserem Zusammenhang die Fähigkeit eines Organismus, sich lebenslang und nicht nur in der Kindheit, an die Anforderungen der vorgegebenen Lebenswelt zu adaptieren. Anders und vereinfacht formuliert: Reifungsprozesse laufen vorrangig gendeterminiert ab, Entwicklungsprozesse antworten dagegen überwiegend – und natürlich in einem vorgegebenen genetisch determinierten Rahmen – adaptiv auf Vorgaben, welche durch die Umweltbedingungen, durch familiäre und kulturelle Forderungen gestellt werden, in denen und mit denen das Kind aufwächst und zu leben hat.

Dem Entwicklungsmodell I folgen auch heute noch die meisten Entwicklungsbeurteilungen, da die verwendeten Testverfahren auf diesem Entwicklungsmodell basieren, obwohl sie den tatsächlichen Entwicklungsverläufen von Kindern nur bedingt gerecht werden können.

Das Entwicklungsmodell II scheint dagegen eine Entwicklungsbeurteilung nahezu unmöglich zu machen, auf jeden Fall sehr zu erschweren, da wegen der hohen Variabilität von Entwicklungsverläufen kaum eindeutige Angaben über eine auffällige oder pathologische Entwicklung zu machen sind. Auf dieses Dilemma wird bei der Abhandlung der Beurteilungsmethoden näher einzugehen sein.

Entwicklungsverläufe

Körpermotorik

In dem hier vorgegebenen Zusammenhang wird unter Körpermotorik die Fähigkeit verstanden, den gesamten Körper dem Alter und seinen Bedürfnissen gemäß wohlkoordiniert bewegen zu können. Der Begriff „Körpermotorik" beschreibt etwa die gleichen Fähigkeiten wie der Begriff „Grobmotorik", der in Entwicklungs-Tests öfter verwendet wird. Jedoch ist die Körpermotorik alles andere als nur „grob". Der Begriff „Grobmotorik" entstand als Gegensatz zur „Feinmotorik" der Hände und Finger.

Bis spätestens zum 18. Lebensmonat haben alle sich normal entwickelnden Kinder dieser Welt die Fähigkeit erlernt, aufrecht und ohne Hilfen zur Sicherung des Gleichgewichtes gehen zu können. Die Abfolge der einzelnen Entwicklungsschritte bis zu diesem Entwicklungsziel ist dagegen nicht festgelegt. Die Entwicklungssequenzen werden u.a. durch klimatische, familiäre und traditionelle Gegebenheiten, in denen ein Kind aufwächst, bestimmt. Verschiedene Völker (u. a. Asiaten, Indianer, früher auch Europäer) neigten und neigen dazu, durch besondere Wickeltechniken und durch Erziehungsmaßnahmen die motorische Entwicklung in bestimmte Bahnen zu lenken, die zunächst eher eine Verzögerung der motorischen Entwicklung bewirken. Andere ethnische Gruppen (u.a. Afrikaner, heute aber auch die Völker der westlichen Zivilisation) entwickelten Techniken, die die Motorik schon von den ersten Lebensmonaten an aktivierend beeinflussen; dies kann, muß aber nicht zu einer vorübergehenden Beschleunigung der motorischen Entwicklung führen *(17)*. Zwar bilden Halte- und Stellreaktionen, mono- und polysynaptische Reflexorganisationen sowie Lagereflexe die notwendige neurobiologische Basis, auf der sich die motorische Entwicklung entfalten kann, die motorische Entwicklung selbst und ihre Qualität sind aufgrund dieser Reaktion jedoch weder ihrem Wesen nach noch in den praktischen Konsequenzen angemessen zu beurteilen.

Die wichtigste Vorbedingung für die späteren Aufrichtefunktionen und das freie Gehen ist die Stabilisierung einer sicheren Kopf- und Rumpfkontrolle. Kinder, die primär die Bauchlage bevorzugen, nehmen häufig einen anderen Entwicklungsweg als primäre Rückenlieger. Jedoch können Bauchlieger hinüberwechseln in den Entwicklungsgang der Rückenlieger und umgekehrt. Der Vierfüßlerstand und die Krabbelphase sind nicht als unerläßliches Durchgangsstadium für die Entwicklung der Körpermotorik anzusehen. Bei etwa 10–15% aller sich normal entwickelnder Kinder unseres Einzugsbereiches wird dieses Stadium ausgelassen, ohne Folgen für die Qualität der weiteren motorischen, geschweige der geistigen oder sprachlichen Entwicklung *(13, 20)*. Freies Sitzen kann parallel zum Hochziehen in den Stand oder erst nach dem Erreichen des Stehens mit Festhalten erlernt werden. Es gibt Kinder, die über eine gewisse Zeit Krabbeln und freies Gehen nebeneinander her zur Fortbewegung einsetzen. Die große individuelle Variationsbreite der Entwicklung wird durch die Abbildungen 7–9 verdeutlicht *(21)*.

Hat das Kind das Endziel seiner motorischen Entwicklung, das freie Gehen, erreicht, bestimmen nahezu ausschließlich umweltbedingte Anforderungen die weite-

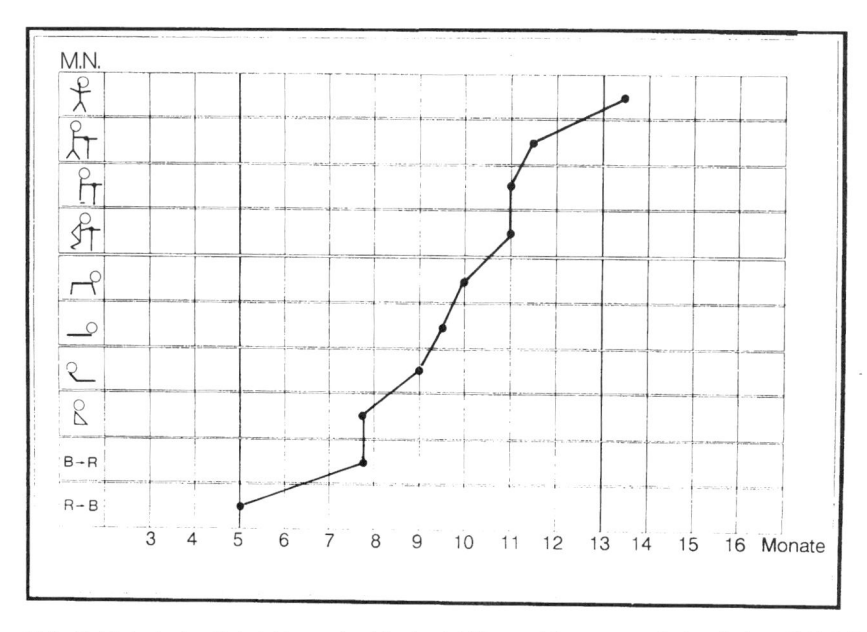

Abb. 7 Motorische Entwicklung des Kindes M. N. vom Liegen zum freien Gehen *(21)*. 1. Position von unten: Selbständiges Drehen von Rückenlage zu Bauchlage; 2. Position: Drehen von Bauchlage zu Rückenlage; 3. Position: Freies, sicheres Sitzen; 4. Position: Selbständiges Hochkommen vom Liegen zum Sitzen; 5. Position: Kriechen/Robben; 6. Position: Krabbeln; 7. Position: Hochziehen zum Stehen; 8. Position: Stehen mit Festhalten; 9. Position: Gehen mit Festhalten; 10. Position: Freies Gehen. Definition der einzelnen Positionen, mit Ausnahme Position 3, nach *Largo* u. Mitarb. *(13)*.

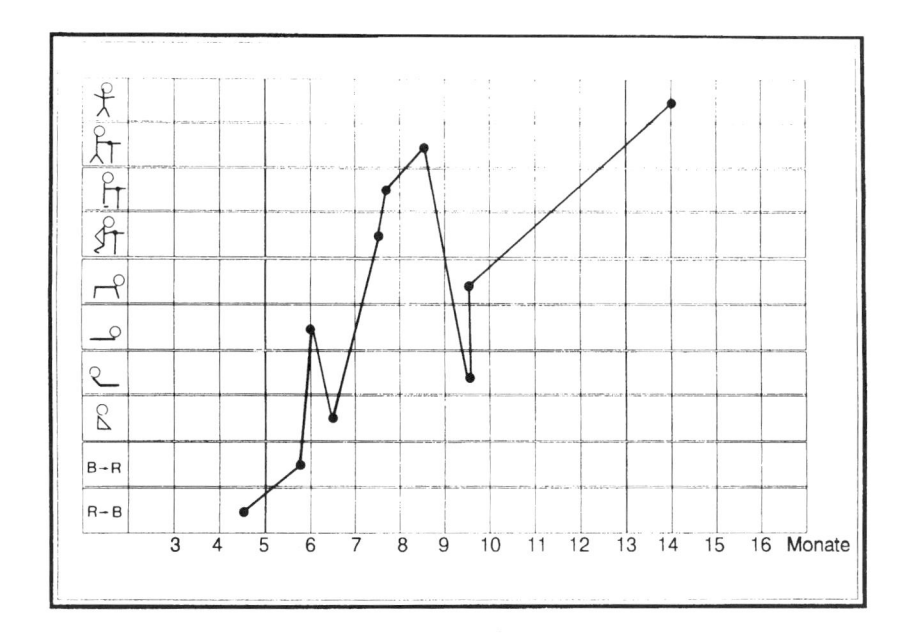

Abb. 8 Motorische Entwicklung des Kindes H. L. *(21)*. Symbolbezeichnungen s. Abb. 7.

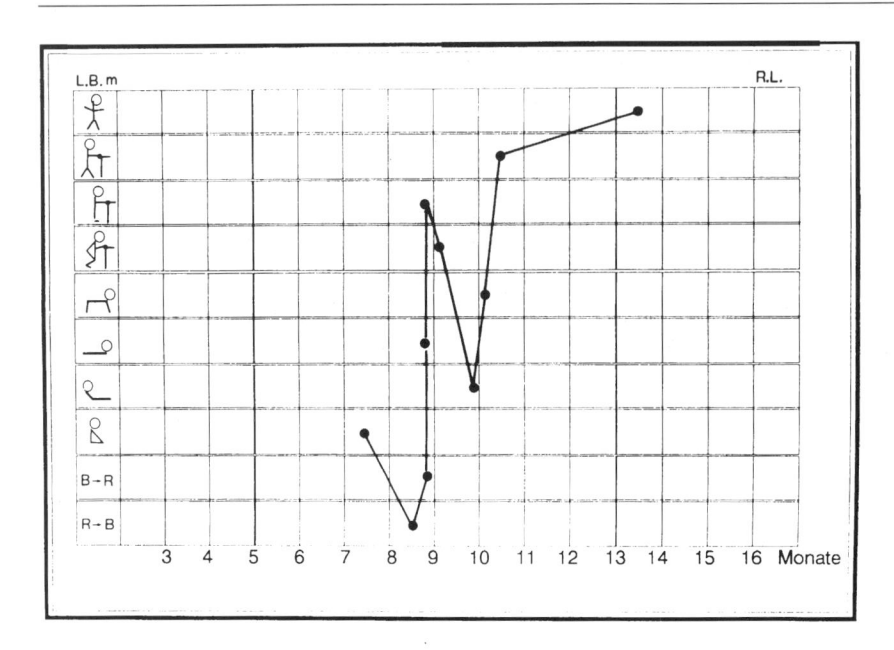

Abb. 9 Motorische Entwicklung des Kindes L. B. *(21)*. Symbolbezeichnungen s. Abb. 7.

re motorische Entwicklung. Ab dann werden motorische **Fertigkeiten** erworben. Dabei ist jedoch genetisch festgelegt, ob ein Kind über eine geringere oder eine stärkere bestimmte motorische Begabung verfügt. Ein übergeordnetes, genetisch vorgegebenes Entwicklungsziel der Motorik existiert jedoch nicht mehr. Motorische Koordinationsfähigkeit und die Gleichgewichtskontrolle werden im Laufe der folgenden Jahre weiter verfeinert und optimiert.

Damit wird auch die Frage, wie nach dem zweiten Lebensjahr Motorik getestet werden soll, nicht ausschließlich zu einer Frage, der motorischen Weiterentwicklung, sondern zu einer Frage, welche Forderungen die Umwelt und die Zivilisation an die motorischen Fertigkeiten stellt, in der ein Kind lebt. Während es in unserem Kulturkreis sinnvoll ist, die Fertigkeit zu testen, Treppen zu bewältigen, war es, um ein Beispiel zu nennen, für Kinder der Prärieindianer wichtig, früh und sicher reiten zu lernen. Kinder einer Artistenfamilie werden motorische Fähigkeiten erwerben – Seiltanzen, Voltigieren –, die sie für ihre Leistungen benötigen. Jedoch wird nicht jedes Artistenkind auch eine besondere Begabung für gerade solche motorischen Fähigkeiten besitzen.

Handmotorik

Mit dem Begriff „Handmotorik" werden die Fähigkeiten des Greifens und des Agierens der Hände und Finger beschrieben, meist unter visueller Kontrolle, wie sie im Verlauf der Entwicklung erlernt werden. Der Begriff entspricht in etwa dem Terminus „Feinmotorik". Handmotorik, wie sie hier definiert wird, schließt jedoch weder malerische oder zeichnerische Fähigkeiten des Vorschulkindes ein, noch die Fähigkeit, mit Händen und Fingern kompliziertere räumliche Strukturen mit Bauelementen zu bilden, da hierzu in größerem Umfang kognitive Fähigkeiten eingesetzt werden müssen. Immer noch wird argumentiert, daß gezieltes Greifen erst dann möglich sei, wenn der

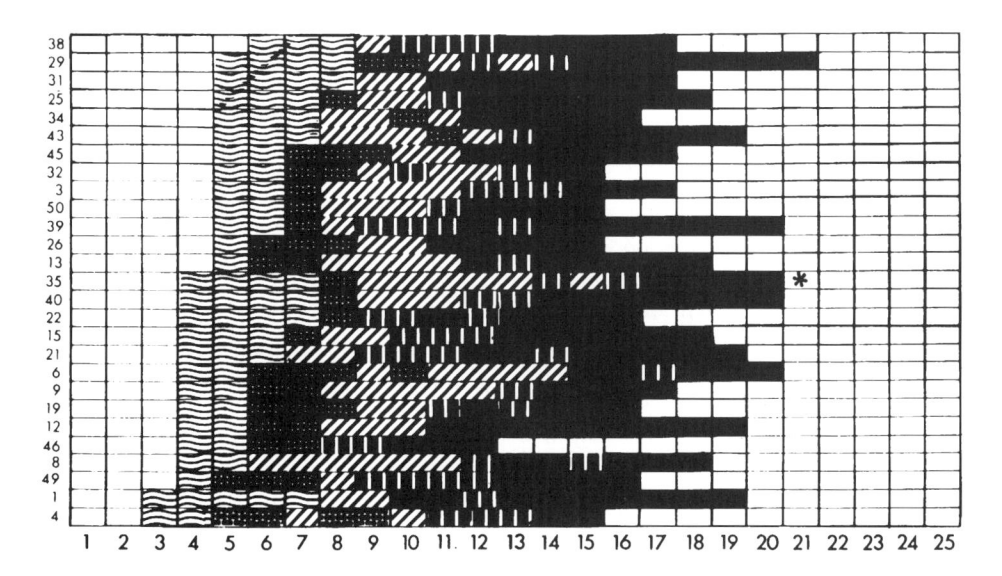

Abb. 10 Entwicklung des willkürlichen Greifens nach *Touwen (31)*
Welle: Faustgriff, Karo: Radialer Faustgriff, Diagonal: Scherengriff, Vertikal: Unvollständiger Pinzettengriff.
Horizontale Achse: Alter in 4-Wochen-Stufen. Vertikale Achse: Identifikationsnummer der untersuchten Kinder. Die schwarzen Balken enden mit dem Beginn des freien Gehens.

Greifreflex erloschen ist. Aber auch die Entwicklung der Handmotorik folgt individuellen Mustern (Abb. 10). *Touwen (31)* belegte, daß sowohl der Greifreflex als auch bereits gezieltes Greifen bei ein und demselben Kind gleichzeitig vorkommen. Greifreflex und intentionelles Greifen laufen oft für einige Wochen, manchmal Monate nebeneinander her, schließen sich also gegenseitig nicht aus. Der Entwicklungsgang der Handfunktionen läuft demnach mit hoher individueller Variabilität über das Greifen mit der ganzen Hand (Faustgriff mit ulnarem, dann radialem Greifen) vom Scherengriff mit immer geschickter werdenden Fingerbewegungen zum präzisen Pinzettengriff.

Kognitive Fähigkeiten

Eine allgemein akzeptierte Übereinstimmung, welche Elemente die Entwicklung kognitiver Fähigkeiten bestimmen, steht noch aus. Wir werden hier in etwa den Prinzipien nach *Piaget (25)* folgen. *Piaget*s Vorstellungen von der Entwicklung des kindlichen Denkens gehen nicht ausschließlich von einem Stufenprinzip der Reifung aus, obwohl sich dieses auch bei ihm deutlich genug vorfindet. Nach *Piaget* kann die kognitive Entwicklung nur über eine adaptive Auseinandersetzung des Kindes mit seiner Umwelt erfolgen, in deren Verlauf die bereits erworbenen Handlungs- und Denkschemata immer wieder verändert und der neuen Situation durch eine kognitive Umorganisation angepaßt werden. Damit und durch die Loslösung von biologisch-genetisch vorprogrammierten Entwicklungsschritten wird wiederum eine höchstmögliche Anpassung und Zusammenführung der kognitiven Entwicklung mit der angeborenen, individuellen kognitiven Ausstattung und mit den Lebensbedingungen, in denen ein Kind aufwächst, erreicht. Hinzu kommt, daß nach *Piaget* das Kind eine angeborene Fähigkeit besitzt, sich mit neuen Objekten oder Situationen neugierig, spielerisch und mit Vergnügen auseinanderzusetzen, um auf diese Weise zu lernen. Ein Prinzip, das immer wieder beim Durchführen von Therapien viel zu wenig beachtet und gewürdigt wird.

Piaget teilt die kognitive Entwicklung in verschiedene Stadien ein, die jedoch nicht nur als eine hierarchisch organisierte Stufenabfolge zu verstehen sind, sondern als ein Prozeß, dessen Stufen kontinuierlich ineinander übergehen. Um die Art der Organisation kognitiver Entwicklungsprozesse zu beschreiben, bedient sich *Piaget* zweier Termini, die nicht immer dazu beigetragen haben, das Verständnis seiner Vorstellungen zu erleichtern. Mit dem Begriff **Assimilation** wird die Fähigkeit des Kindes beschrieben, neue Erfahrungen in bereits erworbene Denk- und Verhaltensschemata mehr oder weniger problemlos einzufügen. Unter dem Begriff **Akkommodation** versteht *Piaget* die Fähigkeit des Kindes, seine bisher ausreichenden Denk- und Verhaltensschemata ändern zu können, wenn sich dies als notwendig erweist, um eine neue Erfahrung zu integrieren, die nicht mehr durch einen Assimilationsprozeß zu bewältigen ist. Mit den Begriffen der Assimilation und Akkommodation werden von Piaget Eigenschaften des Zentralnervensystems beschrieben, die wir bereits als „selbstorganisierend" oder „autopoietisch" erwähnt haben. Über die Techniken der Assimilation und Akkommodation erwirbt sich das Kind die für sein weiteres Leben entscheidenden Fähigkeiten zur kognitiven Abstraktion:

- Objekte existieren, auch wenn sie weder greifbar noch sichtbar sind (Objektpermanenz).
- Ereignisse haben Ursachen (Kausalität)
- Objekte haben eine nützliche Bestimmung (Verwendbarkeit)
- Ein Objekt kann ein anderes Objekt stellvertretend repräsentieren (Symbolfunktion).

Unter dem Begriff „Objekt" sind nicht nur unbelebte Dinge, sondern auch Personen zu verstehen.

In der Zeit zwischen dem 2. und 5. Lebensjahr leben Kinder in einer Welt, deren Kausalität ihnen in vielen Situationen nicht verständlich ist. Ereignisse geschehen scheinbar von selbst, durch Zauberhand, durch die Allmacht der Eltern und anderer Erwachsener. Ob die Personen, Tiere, Puppen, Schreckgestalten, die im Fernsehen agieren, nicht plötzlich aus dem Fernseher in das Zimmer treten, dessen ist sich ein Kind in diesem Alter nicht sicher. Der Zeitabschnitt, der bis weit in das Schulalter hineinreichen kann, wurde daher auch die „magische Phase" der kindlichen Entwicklung genannt *(7)*. Die magische Phase muß als eigenständige Entwicklungsphase der kognitiven Entwicklung wahrgenommen werden, was Konsequenzen für die praktische Kindererziehung bedeutet, aber auch Verständnis für das Kind in unerquicklichen und ängstigenden Situationen, wie sie sich beispielsweise bei Krankheiten, im Krankenhaus oder bei Operationen ergeben. Die Notwendigkeit, magische Vorstellungen des Kindes als von ihm bewußt erlebte Realität zu akzeptieren, hat u.a. auch dazu geführt, daß heute die Besuchszeiten in Krankenhäusern praktisch nicht mehr reglementiert werden, daß Eltern im Krankenhaus auch bei ihren Kindern bleiben können, da diese nicht verstehen, warum gerade bei derart unerfreulichen Situationen die Eltern verschwunden sind. Ein stark egozentrisch ausgerichtetes Erleben und Handeln, wie es in der magischen Phase geschieht, paßt sich im Laufe der Jahre an die sozialen Anforderungen an, die für den Übergang zum Kindergarten und zur Schule notwendig sind. Die Nichtbeachtung der magischen Phase ist aber auch eine der wichtigsten Quellen für die Entstehung später auftretender Verhaltensstörungen.

Im Verlauf der weiteren kognitiven Entwicklung können Zuordnungen zunächst nur in einer Kategorie (z. B. nach Farben oder nach Größen oder nach Formen) geleistet werden. Mit zunehmendem Alter werden Zuordnungen nach mehreren Kategorien gleichzeitig möglich (Holzformen einer Formbox mit Öffnungen für dreidimensionale, verschieden geformte Holzkörper, Zuordnung von Holzscheiben mit unterschiedlichem Durchmesser u. ä., Sortieren nach Größe, Dicke und Farben). Kleinere Mengen werden erkannt, wenn sie in typischer Weise angeordnet sind (Domino-Punkte, Würfel-Punkte). Sinnvolle Strategien werden eingesetzt, um zu einem Ziel zu kommen (Becherset wird vom größten Becher bis zum kleinsten Becher zu einem Turm aufgebaut, oder wieder zusammengesteckt; Dominoprinzipien). Hinzu kommen zunehmend komplexere Rollenspiele, die teils ihren Ursprung in der magischen Phase haben, teils abgeleitet werden aus den alltäglichen oder besonderen Erfahrungen eines Kindes. Sie entwickeln sich schließlich zu Anteilen sozialer Leistungen, die für das Zusammenleben mit anderen Kindern im Kindergarten mit seinen Regeln, aber auch für den Aufbau des Selbstbewußtseins Bedeutung erlangen.

Sprache und Sprechen

Sprache und Sprechfähigkeit als höchste neurale Leistung des Menschen ist nur möglich geworden durch die Evolution zentraler, sprachgenerierender Basisstrukturen und peripherer, stimmerzeugender und resonanzbildender Organe. Über beides verfügen selbst die höchstentwickelten Primaten nur rudimentär. Unbestritten ist inzwischen, daß bereits Neugeborene mit der Fähigkeit, auf menschliche Sprache zu reagieren, zur Welt kommen. Innerhalb weniger Tage sind Neugeborene in der Lage, die Stimme der Mutter von den Stimmen anderer Personen zu unterscheiden. Schon der junge Säugling verfügt über eine neuronale Grundausstattung, um die phonetischen Kontraste der menschlichen Sprache zu erfassen, zentral zu verarbeiten und in ihrer semantischen (zunächst allerdings wohl nur in ihrer emotionalen Bedeutung) zu verstehen (9, 12). Das Erlernen der Sprache scheint prinzipiell, aber nicht ausschließlich, an die Lateralisation der Gehirnhälften gebunden zu sein. Zunächst bestanden Hinweise darauf, daß ein primärer Spracherwerb erst mit dem Abschluß der Lateralisation, also etwa bis zum Zeitpunkt der Pubertät, abgeschlossen sei. Fremdsprachen sollten bis zu diesem Zeitpunkt wie die Muttersprache erlernt werden können. Neuere Untersuchungen haben jedoch gezeigt, daß der Lateralisationsprozeß offenbar bereits bis zum 5. Lebensjahr weitgehend abgeschlossen ist. Auch ein vollständiger Transfer des Spracherwerbes von einer Hirnhälfte zur andern scheint ab diesem Zeitpunkt nicht mehr ohne weiteres möglich zu sein, was nicht nur von lerntheoretischer sondern auch von hoher klinischer Bedeutung sein dürfte. Eine sensible Phase des Spracherwerbes scheint die Zeit zwischen dem 2. und 5. Lebensjahr zu sein. Störungen der Sprachentwicklung werden in dieser Zeit daher auch von den Eltern bald und mit Sorge registriert. Wenn gegen Ende des 2. Lebensjahres Zwei-Wortsätze in der sprachlichen Kommunikation verwendet werden können, lernt das Kind innerhalb der kurzen Zeit von 3 Jahren das sehr komplexe grammatikalische Gefüge seiner Muttersprache oder auch anderer zusätzlicher Sprachen, mit denen es konfrontiert wird.

Die frühe Sprachentwicklung wird in zwei Lall-Perioden eingeteilt. Die erste dieser Perioden beginnt etwa ab der 6. Lebenswoche, die zweite ab dem 6. Lebensmonat. Sie ist charakterisiert durch das Bemühen des Kindes, Laute nachzuahmen.

Schon in der ersten Lall-Periode entstehen „Dialoge" mit den Charakteristika des Blickkontaktes, des Einhaltens eines zeitlichen Wechsels von „Rede und Antwort", des gegenseitigen Imitierens sowie eines typischen Sprechverhaltens des Erwachsenen. Die Qualität des „Dialogs", der auch für die Sozialisationsentwicklung bestimmend ist, nimmt dabei in ganz besonderer Weise und äußerst subtil auf die zentrale Aufnahmekapazität des Säuglings Rücksicht *(24).*

Mit der sehr deutlichen Phase der Silbenverdoppelung mit A-Lauten beginnt die sprachliche Kommunikation, aus der sich die ersten Symbolworte wie „Mama" und „Papa" entwickeln. Charakteristisch für die Phase der „Symbolsprache" ist, daß ein festgelegter, sprachlicher Ausdruck für ganz bestimmte Begriffskategorien steht: „Wau-Wau" kann beispielsweise bedeuten: Alle Tiere, alle Vierfüßler oder in einem weiteren Entwicklungsprozeß im Sinne einer Begriffseingrenzung „Hund". Die Strategie der Begriffseingrenzung scheint ein besonderes Charakteristikum für das Weiterschreiten der Abstraktionsfähigkeit mit sprachlichen Mitteln zu sein. Parallel zu diesen Fortschritten in der Sprachentwicklung zeigen viele Kinder, jedoch nicht alle, eine besondere sprachliche Qualität, die als „Pseudosprache" bezeichnet werden könnte. Die solcherart aufgebaute „Sprache" scheint für den Zuhörer grammatikalisch durchstrukturiert zu sein. Fragesätze werden vom Erwachsenen erahnt. Pseudosprache ist für den Erwachsenen unverständlich, aber sie

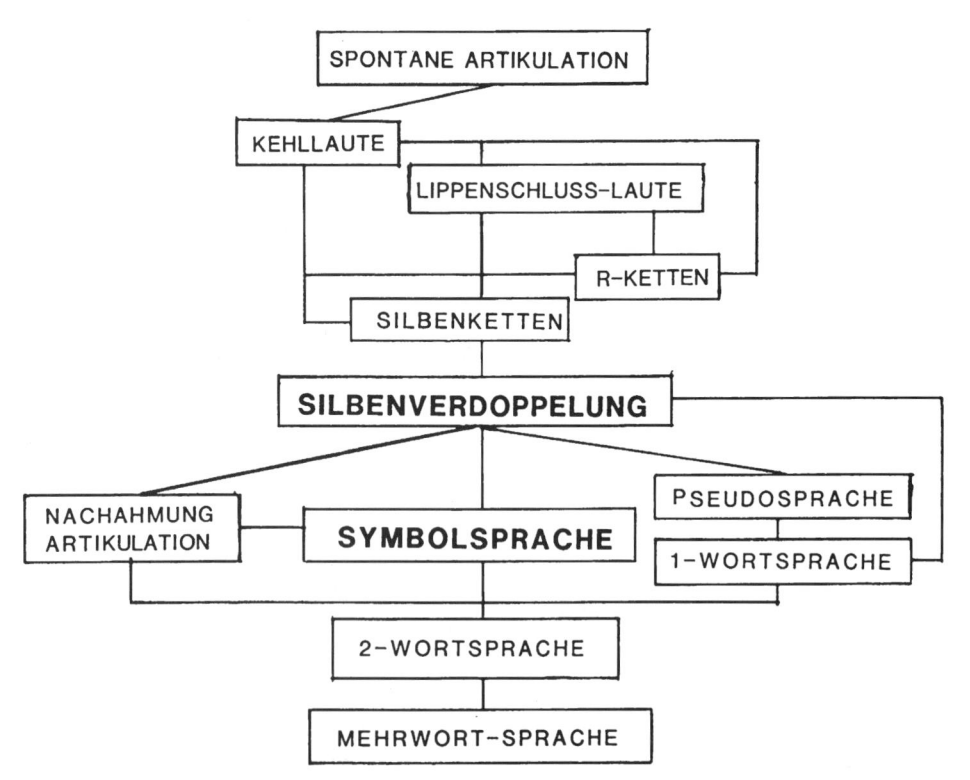

Abb. 11 Schema zur Sprachentwicklung nach Entwicklungsmodell II. Die einzelnen Stufen der Sprachentwicklung sind nicht zeitlich aufeinanderfolgend organisiert, sondern sie verlaufen fast immer parallel nebeneinander.

wirkt wie eine Fremdsprache mit perfekter Aussprache und Syntax, deren der Erwachsene jedoch nicht mächtig ist. Pseudosprache ist bei einigen Kindern nur über eine sehr kurze Zeit zu hören, so daß sie kaum von den Erwachsenen wahrgenommen wird. Andere Kinder setzen sie dagegen sehr intensiv und über längere Phasen ein, u. a. beim Spielen, beim „Telefonieren", beim „Dialog" mit Erwachsenen und besonders häufig im Dialog mit anderen Kindern. Besonders beliebt ist die Pseudosprache zwischen Zwillingen.

Um den 12. bis 15. Monat treten dann die ersten Worte der Sprache auf, mit der das Kind aufwächst. Gegen Ende des 2. Lebensjahres wird die sprachliche Kompetenz durch die Fähigkeit, Zwei-Wortsätze zu verwenden, erweitert. Damit vollzieht sich aber auch der entscheidende Einstieg in das Erlernen der Syntax. Im Alter zwischen dem 3. und 4. Lebensjahr werden aus den Wortreihungssätzen zunehmend grammatikalisch strukturierte Satzelemente. Gegen Ende des 4. Lebensjahres werden Sätze auf einfache, aber effektive Art miteinander verbunden, mit Ausdrücken wie „und – und – und", oder „dann – und dann – und dann". Mit Hilfe solcher Satzkonstruktionen können bereits Erlebnisse, Geschehnisse, Tätigkeiten, Erfahrungen in richtiger zeitlicher und logischer Reihenfolge berichtet werden. Mit dem Ende des 5. Lebensjahres ist ein gewisser Abschluß der Sprachentwicklung erreicht. Die wichtigsten grammatikalischen Regeln sind erlernt, die Aussprache ist weitgehend richtig und korrekt. Auch die Sprachentwicklung zeigt eine große individuelle Variabilität. Besonders in den ersten 2 $^1/_2$ Lebensjahren werden die verschiedenen Phasen der Sprachentwicklung parallel verwendet, so daß auch beim Spracherwerb kein strenger hierarchischer Aufbau existiert. Abbildung 11 zeigt schematisch die Parallelität verschiedener Sprachentwicklungsstufen, die beim Kind beobachtet werden können.

Soziale Kompetenz

In dem hier vorgegebenen klinisch-diagnostischen Kontext wird unter sozialer Kompetenz die Fähigkeit verstanden, zunehmend kompliziertere zwischenmenschliche Beziehungen aufzunehmen und sich in engeren oder erweiterten sozialen Gruppierungen kompetent verhalten zu können. Soziale Kompetenz ist in hohem Maße abhängig von den sozialen Erwartungen und Anforderungen, die in der Kultur vorausgesetzt werden, in der ein Kind aufwächst. Soziale Kompetenz muß also erlernt werden. Die Fähigkeit dazu ist jedoch primär angelegt *(18)*.

Für die Entwicklung einer sozialen Kompetenz ist ab der Geburt zunächst die Mutter die wichtigste Bezugsperson für das Kind. Ab der zweiten Hälfte des 1. Lebensjahres werden andere Personen, wie der Vater, die Großeltern, Geschwister für den Sozialisationsprozeß wichtig. Für die gegenseitige Bindung und Ausrichtung des Säuglings und der Bezugsperson ging in die Literatur der Begriff „Attachment" ein *(2)*. Die Fähigkeit zum Attachment ist angeboren und damit interkulturell nachweisbar. Im ersten Lebenshalbjahr werden die sozialen Kontakte außerordentlich intensiviert. Dazu werden Blickkontakt, Grußreaktionen, Ansprechen in genau auf das Kind abgestimmter Artikulation und Phonation, Körperkontakt und wiegende Körperbewegungen eingesetzt, wobei dies unbewußt geschieht und nicht an ein bestimmtes Alter oder an das Geschlecht der Bezugsperson gebunden ist *(18, 24)*. Bis zum 6. Lebensmonat hat sich damit eine Art Symbiose zwischen Mutter und Kind oder Bezugsperson und Kind aufgebaut, die in einem weiteren, notwendigen Entwicklungsschritt wieder gelöst werden muß, wenn eine Individualisierung gelingen soll.

Bis spätestens zum 9. Lebensmonat hat das Kind gelernt, zwischen bekannten und fremden Personen zu unterscheiden.

Gegen Ende des 12. Lebensmonates hat sich das Kind mit seinem Drang zur Separation und zur Individuation auseinanderzusetzen, der mit dem Wunsch in Konflikt steht, im Schutz der Mutter zu bleiben. Dadurch erlebt ein Kind aber auch, daß es selbst die Fähigkeit besitzt, soziale Interaktionen zu beginnen, zu beenden und in ihrem Verlauf positiv oder negativ zu beeinflussen.

Zwischen dem 18. Lebensmonat und dem 2. Lebensjahr werden Verbote einfacher Art verstanden und befolgt. Das Kind hat aber auch begriffen, daß ein Verbot mißachtet, oder daß dagegen protestiert werden kann. Im Verlaufe des 2. Lebensjahres bieten sich dem Kind Chancen, sich als Individuum auf andere Personen und auf neue Erfahrungen einzulassen, mit der gleichzeitigen Erprobung und Absicherung, wie stark das „Attachment" noch trägt und die Ängste vor neuen Kontakten und Erfahrungen aufzufangen vermag. Das Spielen ist bis zum Ende des 2. Lebensjahres und noch darüber hinaus durch ein eigenes, unabhängiges Tun charakterisiert, das dazu führt, daß Kinder gleichen Alters während dieses Zeitabschnittes nebeneinander spielen (Parallelspiele), ohne daß es zu einer wirklichen Interaktion im Spiel kommt.

Eine überaus wichtige Phase im Sozialisationsprozeß ist der Zeitpunkt, zu dem ein Kind verstehen gelernt hat, daß die Mutter zwar nicht zu sehen, aber trotzdem nicht verschwunden ist. In diese Entwicklungsphase tritt das Kind gegen Ende des 2. Lebensjahres ein.

Ab dem 3. Lebensjahr werden dann zunehmend kompliziertere Formen der sozialen Interaktion sichtbar, die ein Kind mehr und mehr befähigen, sich kompetent in immer schwierigere soziale Zusammenhänge und Interaktionen einzulassen. Gemeinsames Spiel, das die Kenntnisse einfacher verbaler und nonverbaler sozialer Signale voraussetzt, etabliert sich bis gegen Ende des 3. Lebensjahres. Die soziale Interaktion von etwa Gleichaltrigen bietet Gelegenheit zu einem Austausch, zu gemeinsamen Aktionen oder zu Auseinandersetzungen von Partnern mit etwa gleichen Fähigkeiten. Besondere Bedeutung für die soziale Interaktion Gleichaltriger gewinnt dann aber auch der kognitive und sprachliche Entwicklungsstand. Im Kindergarten wird schließlich erwartet, daß ein Kind die für sein Alter wichtigsten sozialen Regeln gelernt hat, und in der Lage ist, mit diesen im gemeinsamen Spiel nach Spielregeln und bei Rollenspielen kompetent zu agieren. Eltern reagieren sehr aufmerksam und empfindlich, wenn gerade diese soziale Kompetenz von ihren Kindern (noch) nicht geleistet wird. Hinweise der Eltern auf Defizite in der Entwicklung der sozialen Kompetenz müssen daher ernst genommen werden, da sie auf weitere und andere Störungen der Entwicklung hindeuten können.

Bis zum Beginn des Schulalters bietet daher die Beurteilung der sozialen Kompetenz eines Kindes, vor allem im Spiel, in der Kooperation mit anderen Kindern und in der Fähigkeit, sich von der Bezugsperson trennen zu können, eine besondere Chance, Entwicklungsauffälligkeiten zu erkennen.

Eine ausführliche, sehr lesenswerte Darstellung der frühkindlichen, vorschulischen Entwicklung wurde kürzlich von *Largo (15)* veröffentlicht.

Methoden der Entwicklungsbeurteilung

Zur Entwicklungsbeurteilung unter klinischen Bedingungen im Vorschulalter stehen fünf methodische Ansätze zur Verfügung:

1. Entwicklungstests
2. Entwicklungs-Screening

3. Erfassung entwicklungsgefährdeter Kinder nach Risiko-Anamnese und/oder Risiko-Befunden
4. Spieltests
5. Das Prinzip der Beurteilung nach definierten „Grenzsteinen der Entwicklung".

Entwicklungstests

Zur genaueren Bestimmung verschiedener Entwicklungsparameter werden verschiedene Entwicklungstests verwendet, die sich seit vielen Jahren bewährt haben. Genannt seien u. a. die Münchner Funktionelle Entwicklungsdiagnostik *(10)* und der Griffith-Test in der deutschen Bearbeitung von *Brandt (3)*. Aus den USA kommen u. a. der Bayley-Test *(1)* und der Gesell-Test *(8)*. Der letztere war für die Gestaltung der meisten der heute verwendeten Tests Vorbild. Da hier auf die verschiedenen Tests nicht näher eingegangen werden kann, wird auf die entsprechende Literatur verwiesen *(27–29)*. In letzter Zeit hat der Kaufmann-Test *(11)* für das Vorschulalter an Bedeutung gewonnen.

Die Vorteile der Entwicklungs-Tests wurden oft herausgestellt, so daß sie hier nur kurz erwähnt werden sollen: Entwicklungs-Tests sind in ihrem Aufbau, in ihrer Ausführung und in ihrer Bewertung genau definiert. Das Ergebnis einer Untersuchung kann in Zahlenwerten angegeben werden, die sich mit den Ergebnissen anderer Kinder oder anderer Populationen vergleichen lassen. Die Zahlenwerte eignen sich außerdem zur statistischen Aufarbeitung und als wissenschaftliches Instrument. Die Begabungsstruktur eines Kindes im Hinblick auf die zu erwartenden Schulleistungen läßt sich mit ihnen allerdings nur bedingt bestimmen.

Die Nachteile von Entwicklungstests werden dagegen viel zu wenig zur Kenntnis genommen, obwohl dadurch die individuelle Beurteilung eines Kindes stark eingeschränkt oder unmöglich gemacht werden kann. Entwicklungs-Tests sind in aller Regel zeitaufwendig, sie setzen daher die anhaltende Bereitschaft des Kindes zur Mitarbeit voraus. Sie erlauben kaum, individuell auf das Kind und seine oft wechselnde Motivation und Konzentration einzugehen, und sie erlauben auch keine Hilfestellungen, weder angeboten vom Untersucher, noch von der Bezugsperson. Nicht so selten lassen sich Kinder nicht bewegen, an einem Test teilzunehmen, oder sie brechen ihn vorzeitig ab. Damit gehen aber wichtige Informationen über das Kommunikationsverhalten eines Kindes verloren. Ein weiterer Nachteil liegt in der oft als eher zufällig zu bezeichnenden Zusammenfassung heterogener Entwicklungsparameter unter einer speziellen Entwicklungsrubrik (wie z. B. im Denver-Test: „Feinmotorik-Adaptation", im Griffith-Test: „Persönlich-Sozial", oder „Leistungen"). Entwicklungs-Tests werden nicht selten als therapeutische Leitschienen verwendet, an denen entlangtherapiert wird, hin zu reiferen Entwicklungsstadien, die dann mit demselben Test abgefragt werden. Das Resultat ist jedoch eher einer Dressur vergleichbar und nicht einem Weiterschreiten der Entwicklung durch verarbeitete Erfahrung und Lernen. Lernen bedeutet aber, den Erwerb von Fähigkeiten, die auch unter anderen als den bereits erfahrenen Bedingungen, also in einer anderen Situation, kompetent eingesetzt werden können. Entwicklungs-Tests verleiten dazu, statt eines Entwicklungsprofiles das Ergebnis in einem Mittelwert des Entwicklungsstandes zusammenzufassen, der dann den Eltern mitgeteilt wird. Nur sehr selten ist jedoch die Entwicklung eines Kindes harmonisch, d. h. in allen Entwicklungsparametern gleich stark akzeleriert oder retardiert. Viel häufiger, ja in der Regel, weisen entwicklungsverzögerte Kinder in den einzelnen Entwicklungsanteilen sehr unterschiedliche Grade einer Verzögerung auf, die getrennt und nicht global beurteilt werden müssen. Ganz abgesehen davon vermitteln Angaben wie „Ihr Kind ist in der Entwicklung um ein Jahr zurück" den Eltern oft die ungerechtfertigte Hoffnung, daß mit einer entsprechenden Therapie der Entwicklungsrückstand aufgeholt werden könne. Und schließlich ist der Tatsache Rechnung zu tragen, daß nur eine sehr mäßige positive Korrelation zwischen dem Ergebnis eines Kleinkinder-Tests und der späteren Entwicklung sowie dem Schulerfolg besteht.

Unerläßlich sind allerdings geeignete entwicklungspsychologische Tests ein bis zwei Jahre vor der Einschulung, um die Begabungsstruktur eines Kindes noch vor der Einschulung festlegen zu können, und um das Ergebnis mit den Eltern im Hinblick auf die Möglichkeiten der kommenden Einschulung zu besprechen, aber auch, um noch einmal, falls notwendig, gezielt therapeutisch mit dem Kind arbeiten zu können, bevor es eingeschult wird. In aller Regel werden dies Kinder sein, die schon im 2. oder 3. Lebensjahr in ihrer Entwicklung auffällig geworden waren und die über längere Zeit eine Therapie erhalten hatten.

Entwicklungs-Screening

Das bekannteste Beispiel eines Entwicklungs-Screenings ist der Denver-Test (6). In seiner Grundstruktur geht er auf den Gesell-Test zurück. Durch die Angabe von Monats- oder Jahreswerten des prozentualen Auftretens bestimmter Fähigkeiten (Perzentilenangaben) verleitet der Denver-Test jedoch immer wieder dazu, ihn nicht als Such-, sondern als Entwicklungstest einzusetzen.

Screening-Tests, von denen mehrere zur Auswahl stehen, haben die Aufgabe, Kinder mit Entwicklungsauffälligkeiten aus einer beliebigen Population heraus zu identifizieren. Sie sind ausdrücklich für den klinischen Alltag bestimmt. Trotzdem benötigen sie einen zeitlichen, personellen und apparativen Aufwand, der in der täglichen Praxis vorgeplant werden muß. Die Spezifität des Denver-Tests ist gut, die Sensitivität muß jedoch eher als mäßig bezeichnet werden; eine relativ große Zahl doch auffälliger Kinder wird also mit dem Denver-Test nicht erfaßt.

Erfassung entwicklungsgefährdeter Kinder nach Risiko-Anamnese und/oder Risiko-Befunden

Kinder, bei denen die Anamnese der Mutter oder die Perinatalanamnese des Kindes besondere Risikofaktoren aufweisen oder Kinder, bei denen im Laufe des ersten Lebensjahres bestimmte auffällige Befunde erhoben werden, die ein hohes Risiko für die weitere Entwicklung bedeuten könnten, sollten häufiger, als der Vorsorgeplan vorschreibt, in ihrer Entwicklung und in ihrem neurologischen Befund überprüft werden, um frühzeitig Auffälligkeiten oder pathologische Befunde feststellen zu können, die weiterer Diagnostik oder der Einleitung einer Therapie bedürfen. Die wichtigsten anamnestischen Risikofaktoren und Risikobefunde sind hier zusammengestellt:

Risikoanamnese
1. Entwicklungsneurologisch relevante Geschwistererkrankung in der Familie
2. Früh-Fehlgeburten in der mütterlichen Anamnese, ungewollte Sterilität
3. Gestosen
4. Blutungen in Frühschwangerschaft, Frühgeburtsbestrebungen (therapiebedürftig)
5. Schwere Erkrankungen, Schock, Narkose der Mutter während der Schwangerschaft
6. Frühgeborene mit einem Gestationsalter von weniger als 36 Wochen und mit einem Geburtsgewicht von weniger als 2 000 g, auch ohne perinatale Komplikationen

7. Übertragene oder hypotrophe frühgeborene und reifgeborene Kinder
8. Mehrlinge
9. Schwere natale und postnatale Asphyxien
10. Schwere postnatale Komplikationen (u. a. Atemnotsyndrom, Beatmung, Sepsis, Operationen, Neugeborenenkrämpfe)
11. Bei Entlassung weiterhin neurologisch auffällige früh- und reifgeborene Kinder
12. Kinder aus sozial schwachen Familien

Auffällige Befunde im ersten Lebenshalbjahr
1. Anhaltende Saug- und Trinkschwierigkeiten
2. Leises, schwaches Schreien
3. Bewegungsarmut
4. Kontinuierliches Versteifen bei Füttern, Wickeln, Baden
5. Konstante Haltungs- und Bewegungsasymmetrien, stereotype Bewegungsmuster
6. Ausgeprägte neonatale motorische Automatismen (Moro-Reflex, Asymmetrisch-tonischer Nackenreflex)
7. Ausgeprägte Muskelschwäche
8. Schlechte oder fehlende Kopfkontrolle
9. Fehlender Blickkontakt
10. Fehlende Reaktion auf Geräusche
11. Abduzensparese, konstanter Strabismus, Sonnenuntergangsphänomen
12. Anfallsartige Zustände

Auf Symptome einer physischen oder emotionalen Vernachlässigung oder von Kindesmißhandlungen ist außerdem zu achten.

Spielsituation zur Überprüfung der kognitiven und sprachlichen Entwicklung

Im Kleinkindes- und Vorschulalter ist die Anwendung standardisierter Entwicklungs-Tests problematisch, worauf bereits hingewiesen wurde. Oft sind die Testbedingungen für das Kind ungewohnt, die Situation wird als unbehaglich, manchmal auch als beängstigend empfunden. Eine Einflußnahme auf die Motivation des Kindes ist nur in engen Grenzen erlaubt. In einer Spielsituation kann auf die emotionale Situation des Kindes sowie auf seine augenblickliche Interessenlage eingegangen werden, womit nicht nur die Quantität seiner Leistungen, sondern auch die Qualität beurteilt werden kann: Wie geht das Kind an die Lösung der im Spiel gestellten Aufgaben heran? Wie korrigiert es Fehler? Versteht es verbale Aufforderungen oder benötigt es zusätzlich Gestik, Mimik, Demonstration? Auch die Interaktion mit den Eltern kann mitbeurteilt werden, da diese bei der Untersuchung danebensitzen und ihr Kind in dieser Situation selbst beobachten und beurteilen. Eltern werden sich rasch der Schwierigkeiten ihres Kindes während der Spielsituation bewußt, sie verstehen dann auch, warum und welche Therapie notwendig ist. Nur sehr selten ist ein Kind nicht bereit, sich auf eine Spielsituation einzulassen. Gerne beteiligt sich ein Kind jedoch, wenn es erkennt, daß die Testperson sich mit ihm gemeinsam in der Spielsituation befindet und den Eindruck vermeidet, das Kind in seinen Schwächen prüfen zu wollen. Kinder mit kognitiven oder sprachlichen Problemen wissen sehr wohl, wo ihre Schwächen liegen, sie haben deswegen auch Vermeidungsstrategien entwickelt, um solchen Konfrontationen zu entgehen.
Die Untersuchung gelingt am besten, wenn sie in einer spielzimmerähnlichen Umgebung durchgeführt wird. Wichtige

Tab. 4 Prüfung der kognitiven und sprachlichen Entwicklung mit Hilfe einer Spielsituation

Geprüfte Kategorie	Spielzeug	Auffällige Befunde
Feinmotorik Hände/Finger Händigkeit, Art des Greifens	Steckbrett, Holzstiftchen (Ø 3 mm), Holz-Männchen, die in einem kleinen Holzauto/Omnibus sitzen. Malen: Haus, Baum, Männchen, Fahrrad	Unreifes/reifes Greifmuster, Ataxie, Intentionstremor; Art, einen Stift zu halten
Hand/Augenkoordination Malen: Kritzeln, Kreise; gegenständlich angedeutet/detailliert: Haus, Baum, Männchen, Fahrrad	Malstifte, Papier	Nicht altersgemäßes Greifen, nicht altersgemäße Produktion; Ataxie, Tremor
Rezeptive Sprache (Verstehen, passiver Wortschatz) Bilderbuch/Bildkarten betrachten: Was ist das? Was tut der/die? Welches Tier? Welche Dinge? Wo ist? Zeigen lassen: Werden Aufforderungen befolgt?	Bildkarten, Bilderbücher, besonders geeignet die von Richard Scarry. Alltagskenntnisse fragen	Schwierigkeiten zu verstehen, Kenntnisstand, Sprechauffälligkeiten; Hörprobleme?
Sprach-/Sprechfähigkeit Wie werden Fragen beantwortet? Werden kleine Kommentare gegeben?	Bilderbuch; Bildkarten	Sprachentwicklungsverzögerung; Dyslalie, Dysgrammatismus
Visuelle Perzeption Visuelles Erkennen von Größen, Formen und Zuordnen	Skizzenlotto (Ravensburg) (Essen, Trinken); Käfer/Schmetterling/Holzpuzzle; Montessori-Zylinderblöcke in abnehmender Größe (Ø 1,5–2 cm); Walzenblöcke, Steckbrett; Formen-Farben-Domino; Mengen-Domino für 4–5jährige	Schwierigkeiten, visuell zu erkennen und zuzuordnen
Taktil-kinästhetische Perzeption Taktile Beurteilung von Gegenständen und deren Zuordnung	Montessori-Zylinderblöcke einpassen; Formbox mit verschiedenen in die Öffnungen einzuwerfenden Holzformen; Holzpuzzle	Schwierigkeiten im Zuordnen und Einfügen der einzelnen Teile
Körperschema Körperteile kennen und zeigen an sich selbst, an Puppe, Bär, Personen, im Bilderbuch	Bilderbuch (Bär, Mensch) Puppe/Bär	Mangelnde Kenntnis der wichtigsten Körperteile an sich selbst, an Puppe/Bär, in Abbildungen
Klassifizierung einfacher/komplizierter Kategorien Ordnen nach Farben, Formen, Volumina, Größen	Montessori-Zylinderblöcke, Walzenblöcke, Farben-Formen-Domino, Mengen-Domino, Becherset (Turmbau, Ineinanderstecken)	Gelingt nicht, nur teilweise oder nur mit verbaler oder gezeigter Hilfe

Problemlösungsstrategien	Montessori-Zylinderblöcke, Walzenblöcke, Formbox, Turm bauen, Becherset, Domino; Haus, Baum, Männchen malen, Fahrrad malen	Gelingt nicht, nur teilweise oder nur mit verbaler oder gezeigter Hilfe
Kurzzeitgedächtnis	Memory-Karten; 4–5 anschauen lassen, dann umdrehen. Fragen: Wo ist? (leichter) Was ist auf dieser verdeckten Karte zu sehen gewesen? (schwieriger)	Schwierigkeiten, sich zu erinnern
Konzentrationsfähigkeit	Alle Spiele	Fehlende oder nicht ausreichende Konzentrationsfähigkeit
Frustrationstoleranz	Alle Spiele	Herabgesetzt, gering. Kind lenkt ab, verweigert, kaspert, wenn Lösung nicht sofort gelingt

Informationen sind schon durch das Beobachten des freien Spieles des Kindes beim Gespräch mit den Eltern zu erhalten. Das Kind wird sich mit dem vorhandenen Spielzeug beschäftigen oder dies nicht tun und lieber die Nähe der Eltern suchen. Als besonders anregend für Kinder haben sich erwiesen: Nopperbausteine, auch mit Rädern, Duplo-Lego-Bausteine; für Rollenspiele eine einfache Puppenstube mit Puppengeschirr, einfache kleine Puppen mit Zubehör, Holzautos, mit denen Funktionen möglich sind (Kran, Feuerwehrauto u. ä.), kleiner Bauernhof, kleine Holzeisenbahn, Telefon und ähnliches.

Die Spieltest-Situation selbst sollte je nach Alter des Kindes und je nach im freien Spiel zuvor eingeschätzten Entwicklungsstand eine bestimmte Sequenz von Spielabläufen einhalten, um möglichst viele Facetten des Spielverhaltens beurteilen zu können. Der Ablauf einer Spieltest-Situation muß daher strukturiert sein: Es sollte immer das gleiche Spielmaterial (nach Alter ausgewählt) verwendet und möglichst eine festgelegte Sequenz der Darbietung eingehalten werden, soweit das Spielverhalten des Kindes und seine Motivation dies erlauben.

In Tabelle 4 wird aufgeführt, mit welchen Spielmaterialien wir welche Fähigkeiten eines Kindes überprüfen und welche Auffälligkeiten dabei zu beobachten sind.

Mit einer Spielsituation lassen sich weitere Informationen gewinnen:

- Wird eine spezielle Spielaufgabe überhaupt verstanden?
- Können kleine verbale/nonverbale Hilfen der Eltern oder der Testperson vom Kind aufgenommen und umgesetzt werden?
- Ist das Kind in der Lage, solche Hilfen zu akzeptieren?
- Kann das Kind daraus Informationen gewinnen, die es ihm ermöglichen, selbst an der Lösung eines Problemes weiterzuarbeiten?
- Kann aus Fehlern gelernt werden, hat das Kind diese selbst bemerkt oder wurde es durch Testperson oder Eltern darauf hingewiesen?
- Wie ist die Art der Kommunikation zwischen Eltern und Kind (fordernd, ermunternd, helfend, einschüchternd, entmutigend)?

- Wie ist der Kontakt zur Person, die die Spielsituation anbietet (abweisend, schüchtern, zunehmend vertrauend, freundlich – bereit, distanzlos)?
- Wie sind die emotionalen Reaktionen bei Erfolg, bei Mißerfolg?

Mit einem solchen Vorgehen dürfen zwar keine wissenschaftlich verwertbaren Ergebnisse erwartet werden, wohl aber Ergebnisse, die von klinischer und therapeutischer Relevanz sind, da sie genügend Hinweise bieten, in welchen Bereichen das zu beurteilende Kind offensichtlich Schwierigkeiten hat und in welchen nicht. Damit können auch individuelle therapeutische Konzepte für das Kind entwickelt werden, die den Schwächen des Kindes angemessen sind. Das hier vorgeschlagene Vorgehen hat sich seit langem als diagnostisches Handwerkszeug bewährt. Wir wissen auch aus Erfahrung, daß eine hohe Korrelation der Ergebnisse mit standardisierten Entwicklungs-Tests besteht, die wir ein bis zwei Jahre vor der Einschulung durchführen, um die Begabungsstruktur des Kindes im Hinblick auf die Einschulung genauer festzulegen. Eine Spielsituation kann in der Praxis nach den angegebenen Prinzipien selbst zusammengestellt werden, sie muß sich nicht streng an die hier empfohlenen Materialien halten.

In der kinderärztlichen Praxis ist es außerdem leicht, eine Referenzpopulation gesunder Kinder zur Validierung des eigenen, altersbezogenen Vorgehens und der Testergebnisse zu finden.

Die Beurteilung der kognitiven, sprachlichen und kommunikativen Entwicklung mit Hilfe einer Spielsituation wird hier nur in den prinzipiellen Ansätzen dargestellt, um zu zeigen, daß damit ein Instrument zur Verfügung steht, das den kindlichen Interessen und Bedingungen dieses Alters entgegenkommt, eine hohe Motivation zur Mitarbeit auslöst, dem Kind Chancen bietet, sich selbst in die Spielsituation einzubringen, das Verweigerungstendenzen abzubauen in der Lage ist und schließlich den Kindern Freude und Spaß beim Mitmachen vermittelt. Mit einem solchen Vorgehen gelingt fast immer eine korrekte Beurteilung des Entwicklungsstandes eines Kindes. Ein solches Vorgehen ist auch mit der Position des BMÄ abrechenbar. Von uns wird daran gearbeitet, diesen für die Entwicklungsbeurteilung von Vorschulkindern wertvollen Ansatz weiter zu validisieren.

Das Prinzip der „essentiellen Grenzsteine"

Diesem methodischen Vorgehen (19) liegt der Gedanke zugrunde, einen Zeitpunkt für das Erlernen einer bestimmten Fähigkeit anzugeben, zu dem etwa 90–95% der gesunden Kinder einer möglichst definierten Population diese spätestens erworben haben. Hat ein Kind eine bestimmte Fähigkeit zur angegebenen Zeit noch nicht erlernt, sollte der Entwicklungsrückstand mit einer Spielsituation oder mit einem Entwicklungstest und mit einer neurologischen Untersuchung geklärt werden. Erst danach können Überlegungen zur Ätiologie – die harmlos, umwelt-, sozial- oder pathologisch bedingt sein kann – und zur Therapie angeschlossen werden.

> Das Prinzip der essentiellen Grenzsteine ist also nur ein Prinzip der Warnung in der Praxis, bei einem individuellen Kind, das bestimmte Fähigkeiten zu einem bestimmten Zeitpunkt noch nicht erworben hat, nicht (mehr) von einem „Spätentwickler" zu reden. Der Verdacht einer Entwicklungsstörung muß entstehen, Überlegungen über die Ursache und zur Diagnostik werden notwendig.

Das Prinzip der Grenzsteine – wie es hier definiert wird – baut auf der Vorstellung auf, daß die Entwicklung, gleichgültig wie variabel und vielfältig sie beim einzelnen

Kind verläuft, bestimmte Knotenpunkte zu absolvieren hat, die für den Erwerb bestimmter Entwicklungsqualitäten notwendig sind. So ist eine sichere Kopf- und Rumpfkontrolle für die Entwicklung der Körpermotorik essentiell, nicht jedoch das Durchlaufen der Krabbelphase. Essentielle Grenzsteine der Entwicklung können daher nicht irgendwelche beliebigen Phänomene der kindlichen Entwicklung sein. Wir haben solche Knotenpunkte in Anlehnung an die „Meilensteine der Entwicklung" aus dem angelsächsischen Sprachbereich „Grenzsteine" genannt, **um damit unmißverständlich klarzumachen, daß das Nicht-Erreichen eines bestimmten Grenzsteines zu einer bestimmten Zeit bei dem betreffenden Kind diagnostische Aktivitäten auslösen muß.** Grenzsteine der Entwicklung sollen leicht zu prüfen oder zu erfragen sein, außerdem sind sie so klar zu definieren, daß keine Mißverständnisse in der Beantwortung oder in der Überprüfung auftreten können. Im Gegensatz zu den Screening-Tests vom Denver-Typ ist eine Mitarbeit des Kindes nicht notwendig. Die gewünschten Informationen können von den Eltern erfragt oder zum Teil während der Vorstellung des Kindes direkt beobachtet werden.

Die Fragen nach den verschiedenen bereits vorhandenen Fähigkeiten haben sich nicht nur danach zu richten, ob das betreffende Kind diese gerade eben und mehr recht als schlecht beherrscht. **Die Fragen müssen auf den sicheren, souveränen Erwerb einer bestimmten Fähigkeit gerichtet sein, sollen also auch die Qualität einer erworbenen Fähigkeit mit einbeziehen.** Das Prinzip der Grenzstein-Bestimmung hat sich vor allem dann bewährt, wenn sichergestellt werden soll, eine Entwicklungsretardierung im klinischen Alltag nicht zu übersehen. Das Grenzstein-Prinzip hat damit eine hohe klinische Relevanz, ein Entwicklungstest ist es jedoch nicht!

Die Darstellung spezieller Entwicklungsverläufe, die aus didaktischen und klinisch-diagnostischen Gründen isoliert beschrieben werden, stellt eine nützliche Abstraktion dar, derer wir uns allerdings bewußt bleiben müssen. Entwicklung realisiert sich mit zunehmendem Alter integrativ und übergreifend, sobald die Entwicklungsschienen der motorischen, sprachlichen, kognitiven und sozialen Entwicklung zu einer gewissen Stabilisierung dieser Fähigkeiten geführt haben. Die Sozialisationsentwicklung hat dann sehr viel mit der weiteren Sprachentwicklung, mit der komplexer werdenden kognitiven Entwicklung und mit der Persönlichkeitsentwicklung eines Kindes zu tun. Sprache, Spielen und Denken beeinflussen sich zwischen dem 2. und 5. Lebensjahr gegenseitig eng, was besonders im Kindergartenalter bedeutsam wird.

Aus klinisch-diagnostischen Gründen ist es jedoch gerechtfertigt, einer Beurteilung klar definierte Bereiche zugrunde zu legen, was bei der nachfolgenden Darstellung auch möglichst konsequent angewandt wurde.

Eine vollständige Validisierung der Grenzsteine der Entwicklung steht noch aus. Gesichert ist aber, daß die angegebenen Werte die 90. bis 95. Perzentile der Kinder aus unserem Einzugsgebiet (Südwürttemberg) repräsentieren. Darüber hinaus stimmen die Mittelwerte und die Perzentilenverteilungen der sich normal entwickelnden Kinder aus unserer Region *(21)* überraschend genau mit den Angaben überein, die *Largo* u. Mitarb. *(13, 14)* für die motorische Entwicklung und für die Sprachentwicklung in der Zürcher Wachstumsstudie erhoben hat.

In der folgenden Aufstellung sind die einzelnen Entwicklungsqualitäten der jeweiligen Grenzsteine zeitlich geordnet zusammengefaßt. Die Angaben beziehen sich auf das Ende des jeweiligen Zeitraums.

Grenzsteine der Körpermotorik

3. Monat: Sicheres Kopfheben in Bauchlage, Abstützen auf die Unterarme
6. Monat: Beim langsamen Hochziehen zum Sitzen werden die Arme angebeugt, der Kopf wird in der Rumpfebene gehalten
9. Monat: Sicheres, zeitlich nicht beschränktes freies Sitzen mit geradem Rücken und guter Kopfkontrolle; ein ausschließlicher Langsitz ist noch nicht zu fordern.
12. Monat: Stehen gelingt sicher mit Festhalten an Möbeln und Wänden
15. Monat: Gehen mit Festhalten an Händen durch Erwachsene oder an Möbeln und Wänden
18. Monat: Freies Gehen, mit sicherer Gleichgewichtskontrolle
2. Jahr: Kind rennt sicher, umsteuert dabei Hindernisse
3. Jahr: Beidbeiniges Abhüpfen von einer untersten Treppenstufe
4. Jahr: Wohlkoordiniertes Treten und Steuern eines Dreirades oder eines ähnlichen Fahrzeugs
5. Jahr: Treppen werden beim Auf- und Abgehen freihändig und mit Beinwechsel ohne Schwierigkeiten bewältigt

Grenzsteine der Handmotorik

3. Monat: Hände, Finger werden über der Körpermittellinie zusammengebracht
6. Monat: Gegenstände, Spielzeug werden von einer Hand in die andere transferiert, palmares, radial betontes Greifen mit der ganzen Hand
9. Monat: Gegenstände werden in einer oder in beiden Händen gehalten und durch Tasten intensiv exploriert
12. Monat: Pinzettengriff mit Daumen und Zeigefinger
15. Monat: Zwei Klötzchen (Kantenlänge 2–3 cm) können nach Aufforderung (und Zeigen) aufeinandergesetzt werden.
18. Monat: Gegenstände, vom Kind in der Hand gehalten, werden auf Verlangen hergegeben, in ein Gefäß hineingetan oder herausgeholt
2. Jahr: Buchseiten werden einzeln umgedreht. Bonbons werden geschickt aus ihrer Umhüllung gewickelt
3. Jahr: Kleine Gegenstände werden präzise mit den vordersten Fingeranteilen ergriffen und an anderer Stelle wieder auf- oder eingesetzt
4. Jahr: Malstift wird korrekt zwischen den ersten 3 Fingern der Hand gehalten
5. Jahr: Kinderschere kann benutzt werden, Kleben, einfaches Basteln möglich. Vorlagen können unter Beachtung der Begrenzungen sauber ausgemalt werden.

Grenzsteine der kognitiven Entwicklung

3. Monat: Ein langsam vor den Augen hin- und herbewegtes, attraktives Objekt wird mit den Augen verfolgt
6. Monat: Objekte werden mit Aufmerksamkeit von einer Hand in die andere transferiert und in den Mund gesteckt. Aktivitäten in der nächsten Umgebung werden aufmerksam verfolgt
9. Monat: Intensive taktile, visuelle, orale Exploration der Struktur und Textur von Objekten
12. Monat: Objekte, vor den Augen des Kindes versteckt, werden gefunden
15. Monat: Objekte werden manipuliert, auf ihre einfachste Verwend-

barkeit geprüft (Gegeneinanderklopfen, Schütteln, Versuch, an andere Objekte zu adaptieren).
18. Monat: Turm aus 2–4 kleinen Klötzen (Kantenlängen 3–4 cm) kann gebaut werden (Zeigen erlaubt). Rollenspiel mit sich selbst (z. B. Trinken aus Spielzeugtasse). Genaues Betrachten altersentsprechender Bilderbücher, wobei auf Bekanntes gezeigt wird.
2. Jahr: Kleine Rollenspiele mit Puppen, Spieltieren. Ansätze zu eigeninitiiertem, konstruktivem Spiel.
3. Jahr: „Kopffüßler" werden gezeichnet. Obwohl noch wenig gestaltendes Malen möglich ist, wird Dargestelltes doch kommentiert. Intensive Rollen- und „Als-ob-Spiele" (z. B. Pflanzenblätter auf flachen Gegenständen symbolisieren Salat oder Gemüse auf Tellern)
4. Jahr: Differenzierte Rollenspiele, aber oft noch mit sich alleine (Puppen, Kaufladen, Fahrzeuge). W-Fragen: Warum, Wieso, Wo, Woher, Wann. Genaues Zuhören bei Vorlesen oder Erklärungen
5. Jahr: Intensives, detailliertes Rollenspiel (Puppenstube, Bodenspiele, situatives Nachspielen) auch mit anderen Kindern. Konstruktionen mit Bauelementen, mit und ohne Vorlagen.

Grenzsteine des expressiven Spracherwerbes
3. Monat: Differenziertes intentionelles Schreien (Hunger, Unbehagen, Schmerz)
6. Monat: Spontanes, variationsreiches Vokalisieren, für sich allein, aber auch auf Ansprache („Dialog")
9. Monat: Spontanes Vokalisieren mit längeren Silbenreihungen mit dem Vokal „A" (wa-wa-wa-wa; ra-ra-ra-ra)
12. Monat: Silbenverdoppelung vorwiegend mit dem Vokal „A" (mama, papa, dada)
15. Monat: Mama, Papa, in sinngemäßer Bedeutung
18. Monat: „Symbolsprache" (z. B. wau-wau für Hund, nam-nam für Essen) mit Überdehnungen (z. B. wau-wau für alles Vierbeinige) oder „Einengungen" (für Hund), „Pseudosprache"
2. Jahr: (Ein- bis) Zwei-Wortsprache
3. Jahr: Drei- bis Fünf-Wortsätze; ich; du, Plural; redet für sich beim Spielen
4. Jahr: Satzreihungen mit: und dann – und dann. Erlebtes kann in annähernd richtiger zeitlicher und logischer Reihenfolge berichtet werden
5. Jahr: Fehlerfreie Aussprache. Erlebtes wird in logischer und zeitlicher Reihenfolge korrekt berichtet. Richtige, aber oft noch einfache grammatikalische Satzstrukturen.

Grenzsteine der Sozialisationsentwicklung
3. Monat: Anhaltender Blickkontakt. Versuch durch aktive Drehung des Kopfes oder Änderung der Körperlage Blickkontakt zu halten. Lächeln auf bekannte und fremde Gesichter.
6. Monat: Dem Kind zugewandtes Ansprechen, taktile Kontaktaufnahme, spielerischer, rascher Lagewechsel löst vergnügli-

	che Reaktionen aus. Freude an nonverbaler und verbaler positiv emotional gefärbter Kommunikation
9. Monat:	Sicheres Unterscheiden bekannter und fremder Personen, was sich jedoch nicht nur als „Fremdelreaktion" äußern muß
12. Monat:	Das Kind ist fähig, selbst soziale Interaktionen zu beginnen, fortzuführen, zu variieren und zu beenden
15. Monat:	Kinderreime, Fingerspiele, Nachahmspiele, rhythmische Spiele werden vom Kind sehr geschätzt; es beteiligt sich intensiv, emotional engagiert und anhaltend
18. Monat:	Einfache Gebote, Verbote werden verstanden und mehr oder weniger beachtet
2. Jahr:	Das Kind ist in der Lage, sich allein in einem Raum aufzuhalten und zu spielen, wenn es die Mutter in der Wohnung weiß
3. Jahr:	Das Kind hilft gerne – soweit möglich – den Bezugspersonen. Die Tätigkeiten Erwachsener werden dabei nachgeahmt
4. Jahr:	Das Kind versteht, daß bei gemeinsamen Spielen auch andere Kinder an der Reihe sind. Die Bereitschaft zu teilen besteht
5. Jahr:	Das Kind kooperiert im Spiel mit anderen Kindern, befolgt Spielregeln. Emotionale Äußerungen anderer Kinder (und Erwachsener) werden verstanden, es kann darauf eingegangen werden (z. B. Trösten, Helfen).

In Tabelle 5 sind die verschiedenen Entwicklungsstränge nach dem Alter parallel zugeordnet aufgeführt.

Kürzlich wurde von *Ohrt* u. Mitarb. *(22)* ein dem Grenzsteinprinzip folgender normierter Fragebogen als Screening-Test zur Erfassung von Entwicklungsauffälligkeiten bei Fünfjährigen veröffentlicht. Mit diesem Fragebogen kann der Entwicklungsstand der motorischen Fertigkeiten, Körperkoordination und Feinmotorik, der kognitiven Fähigkeiten, Artikulation und Grammatik, aber auch der Stand der sozialen Entwicklung und der Selbständigkeit erfragt werden. Der Test wurde an einer Stichprobe von 431 Kindern der Münchner Perinatalstudie normiert.

Entwicklung und Entwicklungsbeurteilung 67

Tab. 5 Grenzsteine der Entwicklung

Alter	Körpermotorik	Handmotorik	Kognitiv	Sprache	Sozialisation
Monate 3	Sicheres Kopfheben in Bauchlage, Abstützen auf die Unterarme	Hände, Finger werden über die Körpermittellinie zusammengebracht	sich bewegende Objekte werden mit Augen verfolgt	Differenziertes, intentionelles Schreien (Hunger, Unbehagen, Schmerz)	Anhaltender Blickkontakt. Versuch, durch aktive Änderung der Kopflage Blickkontakt zu halten. Lächeln auf bekanntes und fremdes Gesicht
6	Beim langsamen Hochziehen zum Sitzen werden die Arme angebeugt, der Kopf wird in der Rumpfebene gehalten	Gegenstände, Spielzeug werden von einer Hand in die andere transferiert, palmares, radial betontes Greifen mit der ganzen Hand	Objekte werden von einer Hand in die andere transferiert und in den Mund gesteckt, Aktivitäten in nächster Umgebung aufmerksam verfolgt	Spontanes, variationsreiches Vokalisieren, für sich alleine und auf Ansprache („Dialog")	Zugewandtes Ansprechen, taktile Kontaktaufnahme, spielerischer rascher Lagewechsel löst vergnügliche Reaktionen aus. Freude an nonverbaler positiver Kommunikation
9	Sicheres, zeitlich nicht beschränktes freies Sitzen mit geradem Rücken und guter Kopfkontrolle	Gegenstände werden in einer oder in beiden Händen gehalten, taktil intensiv exploriert	Intensive Hand-Mund-Augen-Exploration von Objekten	Spontanes Vokalisieren mit längeren A-Lautreihungen (wa-wa-wa-ra-ra)	Sicheres Unterscheiden bekannter und fremder Personen, mit und ohne Fremdeln
12	Stehen gelingt sicher mit Festhalten an Möbeln oder Wänden	Pinzettengriff mit Daumen und Zeigefinger	Findet Objekt, das vor den Augen versteckt wurde, rasch wieder	Silbenverdopplung mit „a" (mama, papa, dada)	Fähig, selbst soziale Interaktionen zu initiieren, fortzuführen und zu beenden
15	Gehen mit Festhalten an Händen durch Erwachsene oder an Möbeln, Wänden	Zwei Klötzchen (Kantenlänge 2–3 cm) können nach Aufforderung (und Zeigen) aufeinander gesetzt werden	Objekte werden manipuliert, auf ihre einfachste Verwendbarkeit geprüft	Pseudosprache, Mama, Papa sinngemäß	Kinderreime, Fingerspiele, Nachahmspiele, rhythmische Spiele werden geschätzt
18	Freies Gehen mit sicherer Gleichgewichtskontrolle	Gegenstände, vom Kind in der Hand gehalten, werden auf Verlangen hergegeben, in ein Gefäß hineingetan oder herausgeholt	Baut Turm aus 2–4 Klötzen (Zeigen erlaubt), betrachtet gerne altersentsprechende Bilderbücher, zeigt auf Bekanntes, Rollenspiel mit sich selbst	Symbolsprache (wau-wau) mit „Überdehnungen" oder „Einengungen"	Einfache Gebote, Verbote werden verstanden und mehr oder weniger beachtet

Tab. 5 Grenzsteine der Entwicklung

Alter	Körpermotorik	Handmotorik	Kognitiv	Sprache	Sozialisation
Jahre 2	Kind rennt sicher, umsteuert dabei Hindernisse	Buchseiten werden einzeln umgedreht. Bonbons werden geschickt aus ihrer Umhüllung gewickelt	Kleine Rollenspiele (Puppe, Bär, Ansätze zu eigeninitiiertem (konstruktivem) Spiel	Ein- bis Zweiwortsprache	Spielt für sich alleine im Raum, in dem Mutter sich nicht aufhält
3	Beidbeiniges Abhüpfen von einer untersten Treppenstufe	Kleine Gegenstände werden präzise mit den vordersten Fingeranteilen ergriffen und an anderer Stelle wieder auf- oder eingesetzt	Zeichnet „Kopffüßler". Kommentiert was gemalt wurde. Objekte werden im Spiel in Bedeutung abstrahiert und so genutzt. Intensive „Als ob"- und Rollenspiele	Drei- bis Fünf-Wortsätze; ich du, Plural. Redet für sich beim Spielen	Hilft gerne bei Haus-, Gartenarbeit. Ahmt Tätigkeiten Erwachsener nach
4	Wohlkoordiniertes Treten und Steuern eines Dreirades oder eines ähnlichen Fahrzeugs	Malstift wird korrekt zwischen den ersten 3 Fingern der Hand gehalten	W-Fragen; hört zu beim Vorlesen, bei Erklärungen: Versteht Rollenspiele (Puppenstube, Kaufladen, Fahrzeuge) differenzierter, aber oft noch für sich alleine	Satzreihungen mit „und dann – und dann". Erlebtes wird zeitlich und logisch in etwa richtig erzählt	Versteht, daß bei gemeinsamen Spielen auch andere Kinder an der Reihe sind; bereit zu teilen
5	Treppen werden beim Auf- und Abgehen freihändig und mit Beinwechsel ohne Schwierigkeiten bewältigt	Kinderschere kann benutzt werden, Kleben, einfaches Basteln möglich. Vorlagen werden sauber ausgemalt	Intensives, detailliertes Rollenspiel auch mit anderen Kindern (Puppenstube, Bodenspiele, situatives Nachspielen). Konstruktionsspiele, mit und ohne Vorlagen	Praktisch fehlerfreie Aussprache. Erlebtes wird korrekt in logischer und zeitlicher Reihenfolge berichtet. Richtige, aber oft noch einfache grammatikalische Strukturen	Kooperiert im Spiel mit anderen Kindern, versteht emotionale Äußerungen anderer Kinder, kann darauf eingehen (Trösten, Helfen)

Zusammenfassung

Entwicklungstheorien sind nur scheinbar von geringem praktischen Interesse. Abhängig von der theoretischen Grundlage, die einem praxisorientierten Handlungsregime zugrunde liegt, wird jedoch zu entscheiden sein, welches Kind als entwicklungsauffällig oder als unauffällig zu bewerten ist.

Ein hierarchisch-deterministisches Entwicklungsmodell deutet **Variabilität** in der Entwicklung als **Pathologie** (Entwicklungsmodell I).

Ein adaptiv-systemisch orientiertes Modell sieht dagegen **Variabilität** als essentiell für Entwicklungsverläufe an und **Invariabilität** der Entwicklung als Ausdruck einer **pathologischen Entwicklung** (Entwicklungsmodell II).

Das jeweils der Entwicklungsbeurteilung zugrunde liegende Entwicklungsmodell wird daher entscheidend die Prävalenz und die Inzidenz entwicklungsbeeinträchtigter Kinder, beispielsweise bei der Vorsorgeuntersuchung, bestimmen.

Folgende Entwicklungsverläufe (nach dem Entwicklungsmodell II) sind von praktischer kinderärztlicher Bedeutung:
▶ Körpermotorik
▶ Handmotorik
▶ Kognitive Entwicklung
▶ Sprachentwicklung
▶ Sozialisationsentwicklung

Als Methoden der Risikoerfassung von Entwicklungsstörungen und der Entwicklungsbeurteilung wurde aufgeführt:
▶ Entwicklungstests
▶ Entwicklungsscreening
▶ Risikoanamnese, Risikobefunde
▶ Spieltest-Situation
▶ Prinzip der Entwicklungsbeurteilung „Grenzsteine der Entwicklung"

Literatur

1. Bayley, N.: Bayley scales of infant development manual. Psychological Corporation, New York 1969
2. Bowlby, J.: Attachment and loss. Vol 1,2 Hogarth, London 1969
3. Brandt, J.: Griffiths-Entwicklungszahlen zur Beurteilung der Entwicklung in den beiden ersten Lebensjahren. Beltz, Weinheim, 1983
4. Chisholm, J.S.: Nawajo Infancy. Aldine, New York 1983
5. Flammer, A.: Entwicklungstheorien. Huber, Bern, 1988
6. Flehmig, J., Schloon, M., Uhde, J., v. Beruth, H.: Denver Entwicklungsskalen. Hamburger Spastikerverein, Hamburg 1973
7. Fraiberg, S.: Die magischen Jahre. Rowohlt Taschenbuch, Hamburg 1991
8. Gesell, A. L.: Infant Behavior: Its Genesis and Growth. Mac Graw-Hill, New York 1934
9. Grimm, H.: Biologische Grundlagen des Spracherwerbs. Kinderarzt 18 (1987) 1699–1704
10. Hellbrügge, T., Lajosi, F., Menara, F., Schamberger, R., Rautenstrauch, T.: Münchner funktionelle Entwicklungsdiagnostik. Erstes Lebensjahr. Urban und Schwarzenberg, München 1978
11. Kaufman Assessment Battery for Children (Deutsche Version). Testzentrale Göttingen; Hogrefe, Göttingen 1991
12. Largo, R. H.: Sprachentwicklung in den ersten Lebensjahren. In: Entwicklungsneurologie, hrsg. von R. Michaelis, R. Nolte, M. Buchwald-Saal, G. Haas. Kohlhammer, Stuttgart 1984
13. Largo, R. H., Molinari, L., Weber, M., Comenale-Pinto, L., Duc, G.: Significance of prematurity, cerebral palsy and sex in early locomotion. Develop. Med. Child Neurol. 27 (1985) 183–191
14. Largo, R. H., Molinari, L., Comenale-Pinto, L., Weber, G., Duc, G.: Language development of term and preterm children during the first five years of life. Develop. Med. Child Neurol. 28 (1985) 333–350
15. Largo, H. R.: Babyjahre. Die frühkindliche Entwicklung aus biologischer Sicht. Carlsen, Hamburg 1993
16. Maturana, H. R., Varela F. J.: Der Baum der Erkenntnis. Scherz, Bern, 1987
17. Michaelis, R.: Überlegungen zur motorischen und neurologischen Entwicklung des

Kindes. Mschr. Kinderheilk, 133 (1985) 417–421
18. Michaelis, R., Krägeloh-Mann, I.: Zur Entwicklung der frühen sozialen Interaktion. In: Methodenintegration in der Kinder- und Jugendpsychiatrie, hrsg. von R. du Bois. Huber, 1990
19. Michaelis, R., Haas, G.: Meilensteine der frühkindlichen Entwicklung – Entscheidungshilfen für die Praxis. Öff. Gesundh.-Wes. 52 (1990) 486–490
20. Michaelis, R., Kahle, H., Michaelis, U. S.: Variabilität in der frühen motorischen Entwicklung. Kindheit u. Entwicklung 2 (1993) 215–221
21. Michaelis, R., Barner, M., Asenbauer, B.: Hierarchische oder individuelle Strategien der motorischen Entwicklung? Vortrag 19. Jahrestagung Gesellsch. Neuropädiatrie, Oktober 1993, Dresden
22. Ohrt, B., Schlack, H.-G., Largo, R. H., Michaelis, R., Neuhäuser, G.: Erfassen von Entwicklungsauffälligkeiten bei Fünfjährigen. Ein normierter Fragebogen. Pädiat. Prax. 46, (1993/1994) 11–19
23. Oppenheim, R. W.: Ontogenetic adaptations in neural and behavioural development: Toward a more ecological developmental psychobiology. In: Continuity of Neural Functions from Prenatal to Postnatal Life, ed. by H. F. R. Prechtl. Clin. Develop. Med. 94 (1984) 16–30
24. Papousek, H., Papousek, M.: Der Beginn der sozialen Integration nach der Geburt. Monatsschr. Kinderheilkd. 133, (1985) 425–429
25. Piaget, J., Inhelder, B.: Die Psychologie des Kindes. Deutscher Taschenbuch Verlag, München 1986
26. Prechtl, H. F. R. (1988): Grundlagen der Entwicklungsneurologie. In: Kinder- und Jugendpsychiatrie in Klinik und Praxis, hrsg.: H. Remschmidt, M. H. Schmidt, Thieme, Stuttgart 1988
27. Rauchfleisch, U.: Kinderpsychologische Tests. Ein Kompendium für Kinderärzte. Bücherei des Pädiaters Bd. 95. Enke, Stuttgart 1991
28. Rennen-Allhoff, B., Allhoff, P.: Entwicklungstests für das Säuglings-, Kleinkind- und Vorschulalter. Springer, Berlin, Heidelberg 1987
29. Rennen-Allhoff, B., Allhoff, P., Bowi, U., Laaser, U.: Elternbeteiligung bei Entwicklungsdiagnostik und Vorsorge. Juventa, Weinheim u. München 1987
30. Singer, W.: The brain as a selforganizing system. Europ. Arch. Psychiat. Neurol. Sciences, 236, (1986) 4–9
31. Touwen, B. C. L.: Normale neurologische Entwicklung: Die nicht bestehenden Inter- und Intra-Item-Beziehungen. In: Entwicklungsneurologie, hrsg. von R. Michaelis, R. Nolte, M. Buchwald-Saal, G. Haas. Kohlhammer, Stuttgart 1984

6. Die neurologische Untersuchung von Säuglingen und Kindern im Vorschulalter

Eine allgemeine und international akzeptierte Neurologie des Säuglings- und Kleinkindesalters, entsprechend der des Erwachsenen, existiert bisher nicht. Viele Vorschläge wurden gemacht, ohne daß sich bis heute eine der Versionen als endgültiger, alle Aspekte der frühkindlichen Neurologie erfassender Vorschlag durchgesetzt hätte. Die Gründe liegen u. a. in der Tatsache, daß Untersuchungsverfahren zu entwickeln sind, die den entwicklungsbedingten Eigenheiten der frühkindlichen Neurologie gerecht werden müssen. Dies gilt besonders für die Neurologie der ersten beiden Lebensjahre. Die bisher erarbeiteten Definitionen und Nomenklaturen sind nicht einheitlich, so daß sie nicht ohne Zweifel über die Art der neurologischen Befunde und über die Methodik, mit der sie erhoben werden, angewandt werden können. Immer wieder wurde und werden neurologische Untersuchungen vorgestellt, deren Vorteile in der Kürze der Untersuchung und in der leichten Erlernbarkeit bestehen sollen. Wer sich jedoch die Kompliziertheit des Baues und der Funktionen des menschlichen Zentralnervensystems vor Augen hält, wird zugeben müssen, daß eine neurologische Untersuchung beim Kind nicht in 5 Minuten durchzuführen und nicht leicht erlernbar sein kann. Ausreichende Erfahrungen mit der neurologischen Untersuchung selbst und mit der Interpretation der Ergebnisse sind unerläßliche Voraussetzungen der Neurologie in diesem Lebensabschnitt.

Eine weitere Schwierigkeit der Neurologie des Kleinkindes besteht darin, daß eine topisch orientierte Diagnostik, wie sie in der Erwachsenenneurologie die Regel ist, beim Neugeborenen und Säugling nur von sehr geringer diagnostischer Relevanz sein kann. Den tatsächlichen Qualitäten des frühkindlichen Gehirns entspricht viel mehr ein funktioneller Ansatz, mit dem die integrativen Leistungen des Zentralnervensystems dieses Alters untersucht und dokumentiert werden können. Unter integrativen zentralen Leistungen sind u. a. folgende Fähigkeiten zu verstehen:

- Kontrolle des Verhaltenszustands (wach, alert, dösig, Schlafzustände)
- Ausbalancierung eines adäquaten Muskeltonus
- Fähigkeit, die Reizschwelle des Zentralnervensystems in einem mittleren Bereich zwischen Übererregbarkeit und Untererregbarkeit stabil zu halten.

Auf andere integrative Leistungen des frühkindlichen Zentralnervensystems wird im Weiteren noch einzugehen sein.
Aus den prinzipiellen Unterschieden zwischen einer Neurologie des frühen Kindesalters und der Erwachsenenneurologie entstehen immer noch erhebliche Verständnisschwierigkeiten. Sie beruhen vor allem auf einer uneinheitlichen Nomenklatur, die auch unter Kinderneurologen Anlaß zu Mißverständnissen gibt. Solche entstehen vor allem dann, wenn Bezeichnungen der Erwachsenenneurologie auf die Neurologie des frühen Kindesalters übertragen werden, dort aber eine andere Bedeutung besitzen. Ein besonderes Anliegen der Kinderneurologie muß daher sein, die Nomenklatur der Erwachsenenneurologie, soweit irgend möglich, auch in der Neurologie des Kleinkindes anzuwenden, oder aber Bezeichnungen einzuführen, die zu keinerlei Verwechslung mit Nomenklatu-

ren der Erwachsenenneurologie Anlaß geben.
Der Untersuchungsgang muß anders ablaufen als bei Erwachsenen, er ist bei Kindern in hohem Maße altersabhängig. Prinzipiell dürfen die das Kind oder den Säugling störenden Untersuchungen, wie z. B. der Mororeflex, erst am Ende einer neurologischen Untersuchung durchgeführt werden, um den Verhaltenszustand des Kindes während der Untersuchung nicht zu verändern. Etliche neurologische Befunde lassen sich außerdem beim Kleinkind allein durch Beobachten des Kindes erheben.

Besonderheiten der neurologischen Untersuchung in den ersten beiden Lebensjahren

Für die Neurologie der ersten Lebensjahre gelten einige Besonderheiten, die beachtet werden müssen, um Fehlbeurteilungen zu vermeiden:
Beachten des Verhaltenszustandes. Die Untersuchung sollte am ruhigen, sich nicht wehrenden, nicht schreienden, aber auch nicht schlafenden oder dösenden Kind vorgenommen werden. Die Verhaltenszustände vor allem eines Neugeborenen oder Säuglings sind also zu beachten! Ist eine Untersuchung in einem optimalen Verhaltenszustand nicht möglich, muß der Verhaltenszustand während der Untersuchung protokolliert werden oder die Untersuchung kann erst dann weitergeführt werden, wenn der optimale Verhaltenszustand – waches Kind, nicht schreiend – dies wieder erlaubt. Wird der Verhaltenszustand nicht beachtet, entstehen Fehlbeurteilungen und daraus Konsequenzen, die der tatsächlichen neurologischen Situation nicht entsprechen. Bei einem schreienden Kind werden fälschlicherweise pathologische Halte- und Stellreaktionen oder eine motorische Hyperaktivität diagnostiziert werden, eine besonders häufige Fehlerquelle für falsch positive Befunde bei der Lagereflexologie durch die sogenannten Provokationstests nach *Vojta*. An dösenden, nicht ganz wachen Kindern können oft die Muskeleigenreflexe nicht ausgelöst werden, was dann unrichtigerweise zur Diagnose einer Alteration des peripheren Nervensystems, der großen Vorderhornzellen des Rückenmarkes oder der Muskulatur führt.

Untersuchung ängstlicher Kinder. Schreiende, ängstliche, unruhige Kinder lassen sich in aller Regel ohne Schwierigkeiten auf dem Schoß der Mutter untersuchen. Zur Prüfung der Halte- und Stellreaktionen kann das Kind, das mit dem Gesicht zur Mutter hin auf dem Schoß der Mutter sitzt, zur Untersuchung hochgehoben und daraufhin sofort wieder der Mutter zurückgegeben werden. Untersuchungen, die eine flache Unterlage erfordern, wie Hochziehen zum Sitzen, Bauchlage, Drehen von der Rücken- zur Bauchlage und zurück, sind erst am Ende der Untersuchung auf dem Untersuchungstisch durchzuführen. Sie können auch durch die Mütter nach Anweisung demonstriert werden.

Moro-Reflex, Greifreflex der Hände und Schulterzugreflex können fast gleichzeitig, schonend und effektiv, in Rückenlage geprüft werden. Dabei werden die Daumen des Untersuchers in die Handfläche des Kindes gelegt und damit der Greifreflex der Hände ausgelöst und geprüft. Dann umgreifen die Zeigefinger des Untersuchers die Handrücken des Kindes und ziehen es mit Daumen und Zeigefingern langsam nach oben, wobei der aktive Muskeltonus, das Anbeugen der Arme in den Ellbogen, die Kopfkontrolle sowie die Mitnahme des Kopfes geprüft werden kann. Dabei wird das Kind bis etwa 45° zum Sitzen hochgezogen. Anschließend wird das Kind wieder vorsichtig in die Rückenlage zurückgebracht und nochmals der Schulterzugreflex ausgelöst, ohne jedoch das Kind von der Unterlage abzuheben. Die Arme des Kindes werden dabei langsam nach außen geführt und die Daumen der untersuchenden Person aus den Händen des Kindes plötzlich herausgezogen, was einen Moro-Reflex auslöst.

Verlaufsbeobachtung der neurologischen Symptomatik. Die neurologische Symptomatik kann sich im ersten Lebensjahr ändern, besonders in den Bereichen des Muskeltonus, der Erregbarkeitsschwelle des Zentralnervensystems, im Bereich spontaner motorischer Aktivitäten sowie bei seitendifferenten Befunden. Die Änderungen der neurologischen Symptomatik sind bei Beachtung der Untersuchungsregeln keine Schwächen der Untersuchungsmethodik. Sie weisen im Gegenteil auf die zeitlich unterschiedlich erfolgreichen Versuche des Zentralnervensystems hin, eine altersadäquate Integrationsleistung aufrecht zu erhalten und zu stabilisieren, eine Leistung, die nicht gleichsam reflektorisch eintritt, sondern jedesmal neu ausbalanciert werden muß.

Bei **ehemaligen Frühgeborenen** sind bei der neurologischen und entwicklungsneurologischen Beurteilung die Wochen abzuziehen, um die das Kind zu früh geboren wurde *(2)*. Manche frühgeborenen Kinder entwickeln sich jedoch, als ob sie termingerecht geboren wären. Die meisten ehemaligen Frühgeborenen sind als unauffällig zu beurteilen, wenn ihre Entwicklung auf den errechneten Geburtstermin bezogen wird. Manche, vor allem sehr unreif geborene Kinder, entwickeln sich dagegen auffällig langsam, teils harmonisch, teils dysharmonisch in den verschiedenen Entwicklungsbereichen, teils mit transitorischer neurologischer Symptomatik (siehe dort), um dann erst nach dem 2. Lebensjahr oder sogar noch später in eine unauffällige oder sicher pathologische Entwicklung einzumünden. Solche Kinder benötigen eine besonders sorgfältige Überwachung ihrer Entwicklung.

In der Neurologie des frühen Kindesalters wird nicht selten ein erhobener neurologischer Befund schon gleich als Diagnose akzeptiert. Der Befund einer muskulären Hypotonie erhält dann die Diagnose „Hypotone Zerebralparese", ein hypertones Kind die Diagnose „drohende oder manifeste spastische Zerebralparese". Der Diagnose „Zerebralparese" wird häufig fälschlicherweise unterstellt, daß sie „geburtsbedingt" sei. Sofort nach der Diagnosestellung wird dann eine Therapie begonnen. Eine weitergehende Diagnostik wird als sekundär und als zunächst nicht dringlich angesehen. Viele Kinder haben dann mit und ohne Therapie bis gegen Ende des 1. oder 2. Lebensjahres einen unauffälligen Entwicklungsstand; im Falle einer Therapie wird dies dann als Behandlungserfolg gedeutet. Bleibt jedoch die neurologische Symptomatik bestehen, verzögert sich die Diagnostik einer anderen neurologischen Erkrankung unter Umständen beträchtlich. Häufig lagen der auffälligen Symptomatik jedoch keine beginnende „Zerebralparese", sondern transitorische neurologische Symptome zugrunde, die häufigste neurologische Symptomatik im 1. Lebensjahr mit einer insgesamt günstigen Prognose.

Die diagnostische Strategie sollte jedoch anders verlaufen: Ein neurologischer Befund wird genau beschrieben, anschließend wird versucht, ihn in eine nosologisch sinnvolle Zuordnung zur Anamnese, zum bisherigen Verlauf, zu anderer neurologischer und nichtneurologischer Symptomatik zu bringen. Weitere diagnostische Maßnahmen sind durchzuführen, wenn die nosologische Zuordnung unsicher ist, um zu einer endgültigen Diagnose zu kommen. Erscheint es notwendig, schon frühzeitig eine Therapie einzuleiten, wird diese begonnen, unabhängig davon, ob die Diagnose bereits gestellt ist oder nicht. Wichtig ist in diesem Zusammenhang alleine, daß die Phänomenologie des neurologischen Befundes nicht schon als Diagnose verwendet wird, sondern Anlaß dafür sein muß, sich um eine tatsächliche Diagnose zu bemühen, die unter Umständen erst nach Wochen, Monaten, manchmal auch erst nach Jahren endgültig gestellt werden kann (s. auch III/1). Damit kann eine Art von diagnostischer „Warteschleife" entstehen, die so lange aufrechtzuerhalten ist, bis eine sichere Diagnose möglich wird. Eine solche Strategie ist notwendig, da sonst die Gefahr besteht, neurologische Erkrankungen zu übersehen, die bestimmte therapeutische Konsequenzen nach sich ziehen, die von genetischer Relevanz für die betroffene Familie sind, oder die den Eltern verständlich machen, warum therapeutische Erfolge sich nicht in der erwarteten und vorausgesagten Weise einstellen oder gering bleiben.

In der *Abbildung 12* ist dieses strategische Vorgehen dargestellt.

```
                    ┌─────────────────────┐
                    │ Auffällige Befunde  │
                    └──────────┬──────────┘
                               ▼
                    ┌─────────────────────┐
                    │ Phänomenologische   │
                    │ Zuordnung           │
                    └──────────┬──────────┘
                               ▼
                    ┌─────────────────────┐
                    │ Differentialdiagno- │
                    │ stische Überlegungen│
                    └──────────┬──────────┘
                               ▼
                    ┌─────────────────────┐
                    │ Versuch             │◄──────┐
                    │ Nosologischer       │       │
                    │ Zuordnung           │       │
                    └────┬───────────┬────┘       │
                         ▼           ▼            │
                ┌──────────┐   ┌──────────┐   ┌──────┐
                │ Kontrolle│──►│ Gezielte │──►│ Nein │
                │ evt. KG  │   │Diagnostik│   └──────┘
                └────┬─────┘   └─────┬────┘
                     ▼               ▼
                                  ┌──────┐
                                  │  Ja  │
                                  └───┬──┘
                                      ▼
             ┌───────────────┐   ┌──────────┐
             │ Normalisierung│   │ Diagnose │
             └───────────────┘   └─────┬────┘
                                       ▼
                            ┌────────────────────┐
                            │ Therapie, Betreuung│
                            │ Genet. Beratung    │
                            └────────────────────┘
```

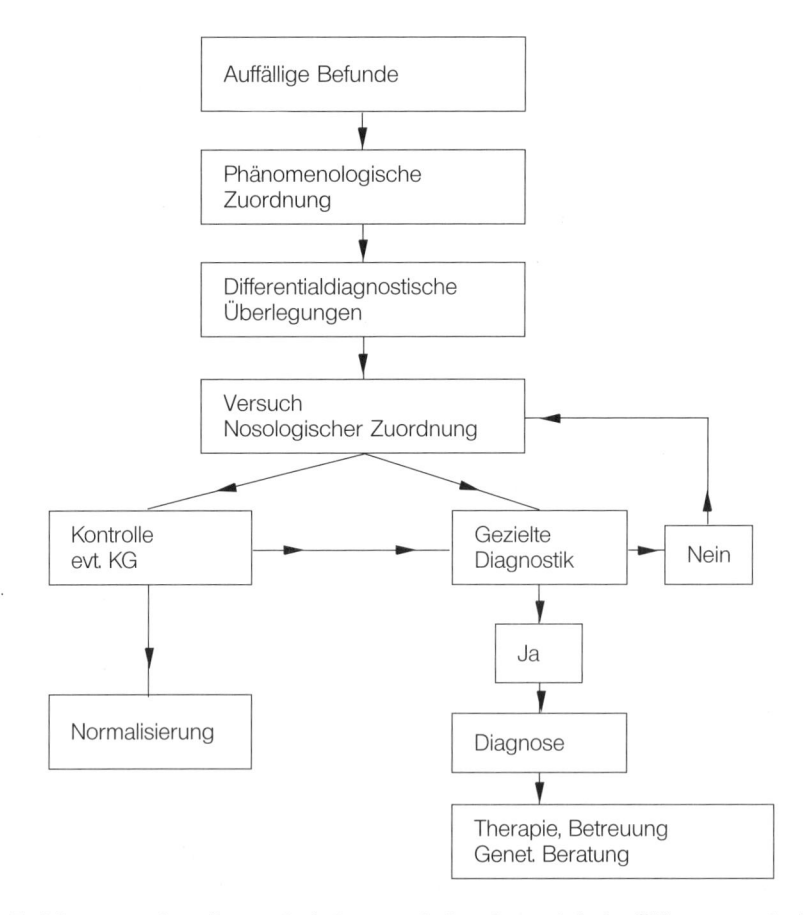

Abb. 12 Flußdiagramm einer diagnostisch-therapeutischen Strategie bei auffälligen neurologischen Befunden. Manchmal ist die richtige Diagnose erst nach Monaten oder Jahren zu stellen. Weitere Ausführungen siehe Text.

Neurologische Untersuchung des Säuglings und Kleinkindes

Seit langem hat sich uns für die neurologische Untersuchung in den ersten beiden Lebensjahren eine Weiterführung der Prinzipien der Neugeborenen-Neurologie nach *Prechtl* (8) bewährt. Dabei wird die funktionelle Integrität des Zentralnervensystems untersucht, es werden also nicht nur reflexologische Leistungen herangezogen, die eine zu starke Einengung der zentralen integrativen Fähigkeiten bedeuten und die gleichzeitig durch die Häufigkeit falsch positiver Befunde belastet sind. Mit den Prinzipien der Neugeborenenneurologie nach *Prechtl* lassen sich klinisch relevante Aussagen zu folgenden funktionellen Systemen des Zentralnervensystems machen:

1. Haltungskontrolle des Rumpfes und des Kopfes in verschiedenen Positionen (Bauch- und Rückenlage, Sitzen, Stehen, posturale Reaktionen)
2. Qualität der spontanen motorischen Aktivitäten
3. Qualität des aktiven und passiven Muskeltonus
4. Muskeleigen- und Fremdreflexe
5. Erregbarkeitsschwelle des Zentralnervensystems (Exzitabilität)
6. Neonatale motorische Automatismen (u. a. Moro-Reaktion, Greifreflexe, Suchreflexe)
7. Provozierte posturale Reaktionen (u. a. Abfangreaktionen der Arme, Landau-Reaktion, Asymmetrisch-tonischer Nackenreflex, Symmetrisch-tonischer Nackenreflex, Hochziehen zum Sitzen)
8. Hirnnerven- und Augenmotorik
9. Sehen und Hören

Der große Vorteil eines solchen holistischen Ansatzes liegt in der Möglichkeit, die Befunde zu neurologischen Kategorien, zu neurologischen Syndromen zusammenzufassen, die ihrerseits wiederum die Basis für differentialdiagnostische Überlegungen bieten, für nosologische Zuordnungen und für therapeutische Konsequenzen.

Die einzelnen neurologischen Befunde lassen sich zu folgenden auffälligen neurologischen Kategorien zusammenfassen:

1. Instabilität des Verhaltenszustandes
2. Motorische Hyper- und Hypoaktivität
3. Dyskinesien (im Sinne extrapyramidal-gestörter Motorik, mit der gleichen Bedeutung wie in der Erwachsenenneurologie, siehe III, 18).
4. Asymmetrien in Haltung, Bewegung, Muskeltonus, Reflexen
5. Gestörte Haltungskontrolle
6. Hypertonie, Hypotonie, stark wechselnder Tonus der Skelettmuskulatur
7. Hyper- oder Hypoexzitabilität (erniedrigte oder erhöhte Erregbarkeitsschwelle des Zentralnervensystems)
8. Persistierende neonatale motorische Automatismen und Reaktionen über den 6. Lebensmonat hinaus
9. Pathologische Reflexbefunde
10. Hirnnervenausfälle
11. Seh- und Hörstörungen (verzögerter, fehlender Blickkontakt, Augenmotilitätsstörung, verzögerte oder fehlende Reaktionen auf Prüfung der Hörfähigkeit)
12. Anfälle

Die Zuordnung neurologischer Befunde zu einer neurologischen Kategorie oder zu einem neurologischen Syndrom bieten entscheidende Vorteile:

• Entscheidungskriterien für weiteres diagnostisches Vorgehen
• Differenzierte Kriterien für eine evtl. notwendige Therapie
• Oft verläßliche Aussagen zu Prognose möglich

Neurologische Auffälligkeiten

Auf einige der klinisch-neurologisch besonders relevanten Kategorien, auch neurologische Syndrome genannt, soll näher eingegangen werden.

Muskuläre Hypertonie. Der passive und/oder aktive Muskeltonus der Extremitäten ist deutlich verstärkt, entweder im Sinne eines verstärkten Streck- oder eines Beugetonus. Nicht selten sind Beuge- und Strecktonus gemeinsam betroffen. Auch Seitenunterschiede einer muskulären Hypertonie lassen sich finden. Oft bestehen gleichzeitig eine Überstreckung der Nackenmuskulatur (Opisthotonus) und eine Retraktion der Schultern durch die Schultermuskulatur sowie ein erhöhter Tonus der Adduktorenmuskulatur der Schulter- und/oder Hüftgelenke. Die Hände sind mehr oder weniger fest geschlossen.

Muskuläre Hypertonie, Hyperexzitabilität, gesteigerte Muskeleigenreflexe und Rumpfhypotonie müssen den Verdacht einer entstehenden spastischen Zerebralparese wecken. Die Befundkombination Hypertonie mit Hypoaktivität, unauffälligen Eigenreflexen und unauffälliger Rumpf- und Kopfkontrolle verweist dagegen auf ein transitorisches neurologisches Syndrom, auf das noch einzugehen sein wird.

Muskuläre Hypotonie. Der passive und/oder aktive Tonus der Extremitätenmuskulatur, oft auch der Rumpf- und Nackenmuskulatur sowie der Adduktorenmuskulatur der Schulter- und Hüftgelenke ist deutlich erniedrigt. Die Haltungskontrolle von Rumpf und Kopf ist kaum, deutlich oder schwer beeinträchtigt. Hinter einer muskulären Hypotonie kann sich eine neuromuskuläre Erkrankung verbergen. Deswegen ist zu prüfen, ob gleichzeitig eine Muskelschwäche besteht. Eine solche läßt sich ausschließen, wenn bei Eigenaktivität des Kindes ausreichende Muskelkraft aufgebracht werden kann (u. a. beim Hochziehen zum Sitzen, Prüfung der Stehbereitschaft, Feststellen der Schultern beim Hochheben des Kindes unter den Achseln). Eine muskuläre Hypotonie, isoliert oder in Kombination mit anderen neurologischen Syndromen (meist motorische Hypoaktivität) bietet besonders große differentialdiagnostische Schwierigkeiten. Entscheidend ist die Zuordnung, ob eine periphere oder eine zentrale Muskelhypotonie vorliegt.

Kinder mit **peripherer Muskelhypotonie** zeigen meist, besonders im progredienten Verlauf, zusätzlich eine Muskelschwäche, d. h. auch bei spontaner Aktivierung ist der Muskeltonus niedrig, nur eine ungenügende Muskelkraft kann aufgebracht werden. Weiterhin bestehen nicht selten Muskelatrophien, deren Verteilung auffällig ist, entweder eher proximal oder eher distal betont. Die Muskeleigenreflexe sind besonders bei muskulären Erkrankungen zu Beginn häufig noch normal auslösbar. Bei Prozessen im Bereich der motorischen Vorderhornzelle oder bei den hereditären Neuropathien sind sie früh abgeschwächt oder fehlen ganz. Wegen der Bedeutung der genetischen Beratung für die betroffenen Familien ist bei einem peripheren Hypotonie-Syndrom auf eine eingehende Diagnostik zu dringen.

Bei Kindern mit **zentraler Muskelhypotonie** besteht keine Muskelschwäche, die Muskelkraft ist bei Aktivierung nicht reduziert. Die Beinmuskulatur ist, infolge geringer motorischer Aktivität, eher noch schmal. Muskeleigenreflexe sind prompt auslösbar. Ein weiteres Kriterium ist die Beeinträchtigung der kognitiven Entwicklung, die bei einer zentralen Hypotonie den Verdacht entstehen läßt, es könne eine komplexere Erkrankung des Zentralnervensystems vorliegen, die wiederum eine weitgehendere Diagnostik notwendig macht.

Die **benigne essentielle zentrale Hypotonie,** von *Dubowitz (3)* beschrieben, ist eine besondere Form des Hypotonie-Syndromes. Die betroffenen Kinder sind auffällig hypoton, sie fühlen sich in der Bauchlage unglücklich, bevorzugen daher die Rückenlage. Muskeleigenreflexe sind prompt auslösbar, die motorische Entwicklung ist retardiert. Viele dieser Kinder krabbeln nicht, da sie offenbar Schwierigkeiten haben, mit der Arm- und Schultermuskulatur den Körper vom Boden abzustemmen. Sie ziehen daher vor, zu robben oder sich bald auf dem Gesäß rutschend fortzubewegen. Entweder schieben sich diese Kinder dann mit den Beinen nach rückwärts, oder ein Bein wird untergeschlagen, während das andere Bein durch Anziehen und wieder Ausstrecken zur Fortbewegung eingesetzt wird. Eine deutliche Beschleunigung der motorischen Entwicklung tritt dann ein, wenn die Kinder beginnen, sich zum Stehen hochzuziehen und mit Festhalten zu stehen. Die Muskulatur, dann gegen die Erdanziehung arbeitend, scheint dadurch rascher gekräftigt zu werden, wobei auch die Haltungskontrolle stabilisiert wird. Im Gegensatz zu anderen Kindern mit einem hypotonen Syndrom sind Kopf- und Rumpfkontrolle verhältnismäßig gut ausgebildet. Das wache Interesse an der Umwelt, die Sprachentwicklung und die kognitive Entwicklung stehen in einem deutlichen Gegensatz zur Retardierung der motorischen Entwicklung.

Die Prognose dieser Hypotonie ist gut. Zwischen dem 2. und 3. Lebensjahr verliert sich die Symptomatik der muskulären Hypotonie. Eine ausreichende Muskelkraft hat sich eingestellt. Eine verstärkte Lendenlordose, leicht hängende Schultern, ein vorstehender Bauch, Knick- und Senkfüße sowie Genua valga weisen später noch darauf hin, daß ein Hypotonie-Syndrom bestanden hat. Die benigne zentrale Muskelhypotonie scheint eine gewisse genetische Verankerung zu besitzen, da sich die Eltern nicht selten bei genauem Befragen an eine Verzögerung der motorischen Entwicklung in der väterlichen oder mütterlichen Linie erinnern, beispielsweise an das späte Lernen des freien Gehens, daß die Krabbelphase nicht durchlaufen wurde, oder das Phänomen des „Po-Rutschens" ist in der Familie wegen seines auffälligen Charakters bekannt. Zum weiteren diagnostischen Vorgehen wird auf Kapitel III/14 verwiesen.

Hyperexzitabilität. Die Muskeleigen- und Fremdreflexe sind leicht und exaggeriert auslösbar. Schreckreaktionen erfolgen auf plötzliche Geräusche und/oder auf plötzlichen Lagewechsel oder auf plötzliche Berührung, worauf das Kind mit ausfahrender, heftiger Moro-Reaktion der Arme, Hände und Finger, überwiegend also mit der Phase I (Abduktion in den Schultergelenken, Öffnen der Hände, Streckung in den Ellbogengelenken) reagiert. Neonatale Automatismen sind leicht und überschießend auslösbar. Der Verhaltenszustand tendiert hin zur heftigen Beweglichkeit und zum Schreien, die Kinder sind dann nur noch schwer zu beruhigen. Eine Hyperexzitabilität in Kombination mit einer Hypertonie ist häufig in den ersten Lebensmonaten zu finden, vor allem bei Kindern, die perinatalen Komplikationen ausgesetzt waren. Diese Symptom-Kombination klingt im Verlaufe von Wochen und einigen Monaten ab, die Prognose für die weitere Entwicklung ist – wenn nicht andere neurologische Auffälligkeiten hinzutreten – in aller Regel gut.

Hyperexzitable Kinder sind für Mütter nicht leicht zu pflegen, Verhaltensstörungen können daraus entstehen. Hyperexzitable und hypertone Kinder sind darüber hinaus besonders anfällig gegen plötzlichen Lagewechsel, den sie mit Irritationen, wie Schreien, ausgeprägte moroartige Bewegungsmuster der Arme, Hände und

Finger, Strecktendenzen, Schulterretraktionen beantworten. Hyperexzitable Kinder gelten daher als besonders gefährdete Population, bei der häufig eine drohende oder bereits eingetretene Zerebralparese diagnostiziert wird. Daraufhin wird häufig eine nicht notwendige krankengymnastische Behandlung eingeleitet, die gerade bei diesen Kindern zu zusätzlichen Irritationen und Verhaltensauffälligkeiten und zur Verunsicherung der Eltern führt *(4, 7)*.

Hypoexzitabilität. Die Reflexe, Halte- und Stellreaktionen und die motorischen neonatalen Automatismen sind schwach auslösbar. Der Saugreflex und das Saugen bleiben kraftlos und wenig rhythmisch. Die Spontanaktivität ist erheblich reduziert, kann jedoch selten einmal mit einer hypermotorischen, kleinamplitudigen Komponente verbunden sein. Der Verhaltenszustand tendiert zum Einschlafen oder zur Dösigkeit. Die Kinder sind oft schwer zu aktivieren. Ein Apathiesyndrom oder ein Koma bilden die schwersten Formen einer Hypoexzitabilität.

Motorische Hyperaktivität. Die Kinder sind mit den Extremitäten, Fingern, Zehen, mit Rumpf und Kopf fast immer in Bewegung. Die Motorik kann charakterisiert sein durch kleinamplitudige Bewegungsausschläge in den kleinen und großen Gelenken oder durch ausfahrende, großamplitudige Bewegungsabläufe, durch Kloni oder durch Zittrigkeit.

Motorische Hypoaktivität. Die Kinder lassen einen auffälligen Mangel an Spontanbeweglichkeit erkennen. Werden Spontanbewegungen durchgeführt, können sie kleinamplitudig sein oder ausfahrend, plötzlich, um dann rasch wieder zum Erliegen zu kommen.

Bewußt wird auf die Bezeichnungen „Hyperkinesie" oder „Hypokinesie" verzichtet, ebenso wie auf die Bezeichnung „Dyskinesien" zur Beschreibung für einen stark zwischen Hypo- und Hypertonie wechselnden Tonus, da diese Begriffe in der Erwachsenenneurologie für die Erkrankungen des extrapyramidal-motorischen Systemes festgelegt und definiert sind. Auf das Kapitel III/10 wird verwiesen.

Eine **Hemisymptomatik** beschreibt Seitendifferenzen in der spontanen Beweglichkeit und in der Haltungskontrolle, in den motorischen, neonatalen Automatismen, den Reflexen, beim Muskeltonus und bei den Hirnnerven. Der Begriff Hemisymptomatik sollte jedoch nicht für eine definitive spastische Hemiparese verwendet werden.

Weitere neurologische Auffälligkeiten. Neben den bisher genannten neurologischen Auffälligkeiten sind zu prüfen:

- Augenmotorik (Fixieren, Verfolgen, Strabismus, Blickkontakt)
- Hörvermögen (Aurikulopalpebral-Reflex, Hochtonrassel)
- Hirnnerven (Störungen der Gesichts-, Mund-, Zungenmotorik und Asymmetrien)
- Altersabhängige Haltungskontrolle, (schwebende Bauchlage, Hochziehen zum Sitzen, Landau-Reaktion, um 45° in der Körperachse gekippte Landau-Reaktion, die auch „Kettenreflexe in schwebender Bauchlage" nach *Peiper* genannt wird)
- Neonatale motorische Automatismen (u. a. Moro-Reflex, Asymmetrisch-tonischer Nackenreflex, Symmetrisch-tonischer Nackenreflex, Greifreflexe)
- Eigen- und Fremdreflexe
- Zerebrale Anfälle

Immer auffällige neurologische Befunde. Einige neurologische Symptome sind immer als auffälliger Befund zu werten. Bei Kindern mit derartigen Befunden sollte der Verlauf engmaschig kontrolliert werden. Bleibt die neurologische Symptomatik bestehen, ist eine weiterführende

Diagnostik zur Klärung der zugrundeliegenden Störung einzuleiten:
- Deutliche Seitendifferenzen in Bewegung und Haltung
- Mangelhafte Kopf- und Rumpfkontrolle
- Geringe oder fehlende motorische Aktivität
- Stereotype, anhaltende Beuge- und Streckbewegungen, Streck- und Überstreckschablonen (Opisthotonus)
- Persistierende und konstante Bewegungs- und Haltungsschablonen, wie Faustschluß

Mororeflex der Phase I
Asymmetrisch-tonischer Nackenreflex
Opisthotonus
- Mangelhafter oder fehlender Blickkontakt nach dem 3. Monat
- Kein Reagieren auf Geräusche und Ansprechen
- Angeborene, bei Geburt bereits vorhandene oder im 1. Lebensjahr sich herausbildende Mikrozephalie (s. Kapitel III/3).

Neurologische transitorische Symptome

Während des 1. Lebensjahres, und hier besonders während der ersten 6 bis 8 Lebensmonate, werden neurologische Auffälligkeiten bei vielen Säuglingen beobachtet, bei denen bis heute nicht sicher zu entscheiden ist, ob sie als pathologisch bedeutsam oder als vorübergehende, insgesamt aber prognostisch günstige neurologische Auffälligkeiten zu werten sind. Die Symptomatik kann in Qualität und Schwere wechseln. Sie äußert sich wie folgt:
- Tonusstörungen
- Störungen der zentralen Erregbarkeit
- Pathologische Halte- und Stellreaktionen
- Seitendifferente Befunde
- Persistenz neonataler Reaktionen und Automatismen über den 6. Lebensmonat hinaus

Hirnnervenausfälle, schlaffe Paresen, fehlende Muskeleigenreflexe, Störungen der Seh- und Hörfunktionen, Krampfanfälle, manifeste spastische Zerebralparesen oder schwere periphere und zentrale Hypotonien gehören nicht zu einer transitorischen neurologischen Symptomatik.

Transitorische neurologische Symptome werden häufig ab etwa dem 2. Lebensmonat festgestellt. Sie sind bis gegen Ende des 1. Lebensjahres in aller Regel wieder verschwunden. Ob eine neurologische Symptomatik tatsächlich nur transitorisch gewesen ist, läßt sich aber erst dann sagen, wenn die typischen neurologischen Befunde nicht mehr nachweisbar sind.

In den Vorsorgeuntersuchungen, bei denen solche Befunde in großem Umfang diagnostiziert und dokumentiert werden (5), werden unverhältnismäßig viele Kinder als in ihrer Entwicklung bedroht beurteilt und – meist ohne weitere Diagnostik – einer oft für Kind und Eltern belastenden krankengymnastischen Behandlung zugeführt. Eigene Untersuchungen (6) haben gezeigt, daß sich die Mehrzahl dieser Kinder bis zum Ende des 1. Lebensjahres mit oder ohne Therapie normal entwickelt. Eine krankengymnastische Therapie kann jedoch dann nützlich und hilfreich sein, wenn den Kindern damit eine Hilfestellung für ihre motorische Entwicklung gegeben wird und wenn den Eltern gegenüber die Aussage vermieden wird, die Krankengymnastik sei dringend notwendig, um eine Behinderung zu vermeiden. Nach den heutigen Erfahrungen und Kenntnissen ist eine krankengymnastische Therapie nicht in der Lage, das Entstehen einer bleibenden Behinderung zu verhindern, wenn die dafür relevanten morphologischen Läsionen am Zentralnervensystem bereits eingetreten sind, was heute mit bildgebenden Verfahren oft nachweisbar ist. Über den Nutzen einer krankengymnastischen Therapie für die funktionelle Verbesserung eingeschränkter motorischer Funktionen braucht dagegen heute nicht mehr diskutiert zu werden. Der kontroversen Diskussion über die Bewertung transitorischer neurologischer Auffälligkeiten im ersten Lebensjahr – die häufig auch „zentrale Koordinationsstörungen" oder „zerebrale Bewegungsstörungen" genannt werden – liegen drei unterschiedliche Ansichten zugrunde, die sich nicht notwendigerweise gegenseitig ausschließen müssen:

• Transitorische neurologische Symptome seien frühe Hinweise auf ein Kontinuum von Funktionsausfällen, die zunächst wieder verschwinden, im Schulalter dann aber wieder als Lern- und motorische Koordinationsstörungen Bedeutung erlangen *(6, 10)*.

• Neurologische Symptome, die sich in Auffälligkeiten bei der Prüfung der Lagereaktionen äußern, werden unter bestimmten Kriterien als sichere Hinweise auf eine sich später etablierende Zerebralparese gedeutet. Eine krankengymnastische Therapie ist zur Verhinderung einer bleibenden Erkrankung sofort und möglichst früh einzuleiten *(11)*. Wie schon erwähnt, ergibt die Prüfung der Lagereaktionen eine hohe Anzahl falsch positiver Befunde, da auf den Verhaltenszustand der Kinder, die bei dieser Prüfung oft schreien, nicht Rücksicht genommen wird. Nach unserer Erfahrung zeigen die meisten solcherart aufgefallenen Kinder, wenn sie vorsichtig und ihrer Situation angemessen neurologisch untersucht werden, keine pathologischen Befunde.

• Die Umorganisation der neuronalen zentralen Steuerung der fetalen und neonatalen Motorik *(1)* hin zur gezielten, intentionellen Motorik des Säuglings zwischen dem 3. und 5. Lebensmonat induziert transitorische Auffälligkeiten in der Motorik und in der Neurologie und zwar so lange, bis sich eine neue Balance der zentralen Steuermechanismen eingestellt hat. Transitorische neurologische Symptome oder Syndrome können daher auch als Ausdruck zentraler Umstrukturierungsvorgänge angesehen werden. Sie sind damit neurobiologischen, neurophysiologischen und nicht neuropathologischen Ursprungs und damit in aller Regel als prognostisch günstig zu beurteilen. Mit einer solchen Deutung läßt sich auch verstehen, daß Kinder mit perinatalen Komplikationen größere Schwierigkeiten haben könnten, zu einer ausgewogenen Balance ihrer intentionellen Motorik im Verlauf ihrer weiteren Entwicklung zu kommen.

Der letztgenannten Deutung des Phänomens transitorischer neurologischer Symptome muß heute eine deutlich höhere Wahrscheinlichkeit zuerkannt werden, solange die neurologische Symptomatik im Rahmen der oben beschriebenen Definitionen bleibt. Unabhängig von den Deutungsversuchen gilt jedoch:

> Neurologisch auffällige Kinder in den ersten beiden Lebensjahren müssen so lange in ihrer Entwicklung überwacht werden, bis gesichert ist, daß eine Normalisierung eingetreten oder bis eine relevante neurologische Erkrankung diagnostiziert ist, die die vorausgegangene neurologische Symptomatik erklären kann.

Häufige neurologische Erkrankungen in den ersten beiden Lebensjahren

In der folgenden Zusammenstellung werden die häufigsten neurologischen Erkrankungen aufgeführt, die bereits in den ersten beiden Lebensjahren mit einer typischen Symptomatik einhergehen und deren diagnostische Klärung auch häufig innerhalb der ersten 24 Lebensmonate gelingt:

- Spastische Zerebralparesen, Residualsyndrome
- Spinale Muskelatrophien, einige früh einsetzende hereditäre Neuropathien
- Früh einsetzende Myopathien
- Arthrogryposen
- Myelodysplasien, spinale Dysraphien
- Zerebrale Fehlbildungen
- Zerebrale/spinale Raumforderungen
- Infantile progressive Enzephalopathien mit metabolisch-hereditärer Ursache
- Zentrale Hypotonien (u. a. Prader-Willi-Syndrom, mitochondriale und peroxysomale Erkrankungen)
- Chromosomenaberrationen
- Syndrome wie das Angelman-Syndrom, Rett-Syndrom
- Myotone Dystrophie

Neurologische Untersuchung des Vorschulkindes

Die neurologische Untersuchung des Vorschulkindes erfordert ein größeres Maß an topischer Diagnostik, steht also vom diagnostischen Ansatz her zwischen den Bedingungen einer Säuglingsneurologie und der Erwachsenenneurologie. Auch bei einer mehr auf die topische Diagnostik hin orientierten Untersuchung darf nicht vergessen werden, dem Kind die Untersuchung so angenehm wie möglich zu machen, um seine Bereitschaft zur Mitarbeit, wenn irgend möglich, zu gewinnen und zu erhalten.

Nur deutlich kranke Kinder werden in ihrem Verhaltenszustand so sehr verändert sein, daß ihr Verhaltenszustand nicht im optimalen Untersuchungsbereich liegt und der deswegen auch in seiner Beeinträchtigung zu protokollieren ist. Mit einigem Geschick und Erfahrung in der neurologischen Untersuchung wird es nur wenige Kinder geben, die eine Beteiligung an der neurologischen Untersuchung völlig verweigern. Viele Befunde können alleine durch Hinschauen annähernd sicher erhoben werden. Befunde, auf die nicht verzichtet werden kann, müssen rasch und gezielt gewonnen werden. Bei einer verweigerten Prüfung der senso-motorischen Koordination kann versucht werden, sie bei der nächsten Vorstellung zu prüfen, wenn das Kind keine negativen Erfahrungen mit der vorausgegangenen Situation und der Untersuchung gemacht hat.

In der Zusammenstellung der Tabelle 6 sind der Ablauf einer neurologischen Untersuchung und die zu prüfenden Systeme zusammengefaßt, ohne daß damit ein vollständiger Untersuchungsbogen vorgegeben wird. Ein solcher läßt sich dann aber doch für den eigenen Gebrauch daraus zusammenstellen.

In der Rubrik „Auffällige Befunde" wird dargestellt, in welche diagnostische Richtung der neurologische Befund weist.

Ein Vorschlag für eine entwicklungsneurologische Untersuchung im Kleinkindalter wurde vor einigen Jahren von *Schlack (9)* veröffentlicht, auch diese Empfehlung kann zur Aufstellung eines eigenen Untersuchungsbogens herangezogen werden.

Tab. 6 Orientierende neurologische Untersuchung im Vorschulalter und Befunde von neurologischer und diagnostischer Relevanz

Untersuchungsgegenstand	Auffällige Befunde
Gesicht	Dysmorphien, Asymmetrien
Augen/Augenmotorik	Pupillendifferenzen, Pupillenreaktionen, Nystagmus, Strabismus, Opsoklonus, Augenmuskellähmungen
Hirnnervenanteile	Fazialisparesen, Zungenabweichungen, Schluck-Sprechstörungen, Gaumensegelparesen
Haltung im Stehen	Asymmetrien, Haltungsauffälligkeiten bei hypotonen Kindern
Rücken, Wirbelsäule	Skoliosen, Kyphosen, lumbale, sakrale Anomalien
Fußform, Zehenstellung	Hohlfüße, Spitzfüße, Fußfehlstellungen, Zehenanomalien, Zehenfehlstellungen, Großzehe („Friedreich-Zehe")
Sensomotorische Koordination	Ataxien, Dyskinesien, Gleichgewichtsstörungen, spastische, hypotone Bewegungsstörungen, Gangstörung mit verstärkter Vorfußbelastung, Schwächen sensomotorischer Koordination im Rahmen einer zentralen Wahrnehmungs- und Verarbeitungsstörung (s. Kap. II/2)
Langsitz	Auffällig: Runder Rücken, Abstützen mit den Armen nach hinten, gebeugte Hüft-Kniegelenke: Verdacht auf spastische Parese
Muskeltonus	Hypotonie, Hypertonie (Spastik, Rigor), hypertone, dystone, hypotone Paresen
Muskelkraft	Vermindert: Muskelschwäche
Muskelrelief	Verstärkt, vermindert: Muskelerkrankungen, Muskelatrophien
Gelenkbeweglichkeit	Eingeschränkt: Kontrakturen, spastische, dystone Paresen, Entzündungen, Ergüsse, Arthrogryposen
Muskeleigenreflexe	Gesteigert, vermindert, fehlend
Babinski-Phänomen	Läsion der Pyramidenbahn
Feinmotorik der Hände, Finger	Ataxie, Tremor, Dyskinesien, zentrale Paresen
Kopfumfang	Makro-, Mikrozephalien
Körperlänge, Körpergewicht	Minderwuchs, Hochwuchs, Adipositas, Gedeihstörung
Haut	Phakomatosen (typische Befunde), trophische Störungen an Händen, Füßen
Leber, Milz	Vergrößerungen, Speicherkrankheiten

Zusammenfassung

Eine allgemeine und international akzeptierte Neurologie des Säuglings- und Kleinkindesalters so wie sie für Erwachsene besteht, existiert bisher nicht.
Die Neurologie des Kleinkindes ist vor allem eine Neurologie der integrativen Leistungen des Zentralnervensystems, weniger eine topisch orientierte Diagnostik zentraler Läsionen.
Die Erhebung neurologischer Befunde in den ersten beiden Lebensjahren setzt voraus:
▶ Untersuchung in adäquatem Verhaltenszustand
▶ Geringstmögliche Störung des Kindes durch die Untersuchung
▶ Änderungen der neurologischen Symptomatik gehören zur Neurologie dieses Lebensalters
▶ Bei ehemaligen Frühgeborenen sind bei der neurologischen und entwicklungsneurologischen Beurteilung Korrekturen in der Altersbestimmung vorzunehmen. Die Beurteilung der Entwicklung hat sich bei diesen Kindern nicht nach dem Alter ab der Geburt, sondern an dem errechneten Geburtstermin auszurichten.

Die hier vorgestellte neurologische Untersuchung von Kindern in den ersten beiden Lebensjahren orientiert sich an den Prinzipien der Neugeborenenneurologie von *Prechtl*, da sich mit diesem Ansatz Entscheidungskriterien für das weitere diagnostische Vorgehen, für eine eventuell notwendige Therapie und Aussagen zur Prognose ableiten lassen.
Die Bedeutung transitorischer neurologischer Symptome im 1. Lebensjahr ist bisher nicht eindeutig geklärt. Ob die Symptomatik im Hinblick auf eine Normalisierung oder auf eine Pathologie „transitorisch" war, kann erst mit dem weiteren Verlauf der Entwicklung entschieden werden. Kinder mit einer neurologischen Symptomatik, die der transitorischer Auffälligkeiten entspricht, müssen daher besonders sorgfältig in ihrem weiteren Verlauf verfolgt werden.
Bei den häufigsten neurologischen Erkrankungen in den ersten beiden Lebensjahren ist zu beachten, daß sie sich zunächst nur in Tonusstörungen oder in Haltungs- und Bewegungsauffälligkeiten zeigen können. Wichtiger als die sofortige Einleitung einer Therapie sind daher diagnostische Überlegungen und Maßnahmen.

Für die Bewertung der Befunde einer neurologischen Untersuchung bei Vorschulkindern sind nicht nur die neurologischen Auffälligkeiten wegweisend, sondern auch andere klinische Besonderheiten, nach denen zu suchen ist.

Literatur

1. Cioni, G. G., Prechtl, H. F. R.: Preterm and early postterm motor behaviour in low-risk premature infants. Early Hum. Dev. 23 (1990) 159–191
2. Den Ouden, L., Rijken, M., Brand, R., Verloove-Vanhorick, S. P., Ruys, J. H.: Is it correct to correct? Developmental milestones in 555 „normal" preterm infants, compared with term infants. J. Pediatr. 118 (1991) 399–404
3. Dubowitz, V.: Muscle disorders in childhood. Saunders, Philadelphia 1978
4. Michaelis, R.: Die Belastung der Eltern-Kind-Beziehung durch therapeutische Maßnahmen. pädiat. prax. 27 (1982/83) 629–634
5. Michaelis, R., Krägeloh-Mann, I.: Früherkennung neurologischer Ausfälle und psychomotorischer Retardierung bei Kindern. In: Früherkennung und Verhütung von Behinderungen im Kindesalter, von J. Spranger. Umwelt und Medizin, Frankfurt/M. 1988
6. Michaelis, R., Asenbauer, C., Buchwald-Saal, M., Haas, G., Krägeloh-Mann, I.: Transitory neurological findings in a population of at risk infants. Early Hum. Develop. 34 (1993) 143–153
7. Moini, A. R., Schlack, H. G., Ebert, D.: Verhaltensstörungen bei Säuglingen und Kleinkindern durch inadäquate krankengymnastische Behandlung. Pädiat. Prax. 27 (1982/83) 635–640
8. Prechtl, H. F. R., Beintema, D. J.: Die neurologische Untersuchung des reifen Neugeborenen, 2. Aufl. Thieme, Stuttgart 1976
9. Schlack, H. G.: Die entwicklungsneurologische Untersuchung im Kindesalter. Pädiat. Prax. 36 (1987/88) 215–222
10. Touwen, B. C. L., Lok-Mejer, Z. Y., Huisjes, H. J., Olinga, A. A.: The recovery rate of neurologically deviant newborns. Early Hum. Develop. 7 (1982) 131–148
11. Vojta, V.: Die zerebrale Bewegungsstörung im Säuglingsalter, 5. Aufl. Enke, Stuttgart 1988

Teil II
Entität oder Fiktion?

1. Die sogenannten Zerebralparesen

Seit etwa 150 Jahren wird versucht, die sogenannten Zerebralparesen als nosologische Einheit zu verstehen, sie auch als solche darzustellen und wissenschaftlich zu bearbeiten. *Sigmund Freud (8)*, der sich der Erforschung der Zerebralparesen angenommen hatte, bevor er sich der Psychoanalyse zuwandte *(23)*, schrieb in seinem Buch über die Infantile Cerebrallähmung, das 1897 in Wien erschien, daß zu seiner Zeit eine endgültige Darstellung der Nosologie der Zerebralparesen noch nicht möglich sei, sie müsse daher der Zukunft überlassen werden. Statt dessen schlug *Freud* vor, die verschiedenen Formen der Zerebralparesen ausschließlich nach ihrer neurologischen Phänomenologie zu ordnen, in der Hoffnung, darüber auch einmal zu einer nosologischen Ordnung zu kommen. Teilweise hat sich *Freud*s Erwartung erfüllt: Bestimmte phänomenologische Typen der Zerebralparesen, und hiervon nahezu ausschließlich nur die spastischen Paresen, lassen sich distinkten neurologischen Einheiten zuordnen, worauf noch zurückzukommen sein wird.

Im internationalen Schrifttum werden die Zerebralparesen jedoch heute immer noch klinisch und wissenschaftlich wie eine nosologische Einheit behandelt, ein Standpunkt, den *Freud* bereits überwunden hatte. Zwei Beispiele sollen dies belegen. In einer Arbeit von *Truwit* u. Mitarb. *(31)* über Magnet-Resonanz-Befunde bei Zerebralparesen wird folgende Auskunft über die untersuchte Population gegeben:

6 hypotone Patienten (Alter 1 Monat bis 3,8 Jahre)
4 Patienten mit spastischen Monoparesen
1 Patient mit einer Choreoathetose
3 hemiparetische Patienten, einer mit einer spastischen Lähmung
6 Patienten mit Spastik
20 Patienten mit Diplegien oder spastischen Tetraplegien

Nicht verwunderlich ist, wenn aus einer solch heterogenen Population keine für die Nosologie der Zerebralparesen gültigen Kriterien gefunden werden können.
In einer anderen Arbeit von *Hughes* und *Newton (14)* wird eine Liste derjenigen zerebral-paretischen Erkrankungen aufgestellt, die auf einer genetischen Grundlage beruhen:

Erkrankungen mit Migrationsstörungen (Agyrie, Lissenzephalie u. a.)
Chromosomenaberrationen
Ataktische Syndrome
Familiäre spastische Diplegien
Neurometabolische Erkrankungen

Solche Beispiele lassen sich leicht vermehren. Sie zeigen aber auch, daß das bisherige Konzept, den Zerebralparesen eine einheitliche nosologische Entität zu unterstellen, heute nicht mehr, weder klinisch noch wissenschaftlich, haltbar ist.

> Dem Allgemeinbegriff „Zerebralparese" steht unserer Meinung nach eine gewisse Berechtigung eigentlich nur noch in therapeutischen, orthopädischen und hilfsmittelversorgenden Bereichen zu, weil hierbei vor allem die funktionelle Verbesserung der Lebenssituation von Patienten mit bleibenden Behinderungen im Vordergrund steht, nicht aber die nosologische Entität.

Der Intention des Buches entsprechend werden in diesem Kapitel die grundsätzlichen, klinisch relevanten Gesichtspunkte und Probleme der Zerebralparesen dargestellt. Zur eingehenden Darstellung der

Detailinformationen über dieses neurologische Syndrom wird u. a. auf die Veröffentlichungen von *Kalbe (16)* und *Bobath (2)* verwiesen.

Die Kontroverse über Ätiologie und Definition der Zerebralparesen

Die international akzeptierte Definition der Zerebralparesen wird unterschiedlich angewandt und gewichtet. Um die heutigen Kontroversen über die Ätiologie der Zerebralparesen verstehen zu können, ist kurz auf die Definitionen einzugehen.

Die am häufigsten zitierte Definition der Zerebralparese wurde in einer Kommission erarbeitet und von *Bax (1)* veröffentlicht. Sie lautet in der Übersetzung:

„Eine Zerebralparese wird definiert durch eine Störung von Bewegung und Haltung, bedingt durch einen Defekt oder eine Läsion des unreifen Gehirnes".

Mit einer solchen Definition können praktisch alle neurologischen Erkrankungen als Zerebralparesen ausgewiesen werden, wenn sie nur motorische Auffälligkeiten aufweisen und auf eine Schädigung oder Funktionsstörung des unreifen Gehirnes zurückzuführen sind.

Eine Definition des *Little Club* sei ebenfalls zitiert *(3)*:

„Eine Zerebralparese ist eine bleibende, sich in ihrem Verlauf symptomatisch verändernde, jedoch keine progrediente Erkrankung des unreifen Gehirns".

Mit solchen Definitionen können perinatale Residualsyndrome erfaßt werden, aber auch alle neurologischen Erkrankungen, die nicht progredient sind und bei denen eine Schädigung des unreifen Gehirnes – das Rückenmark ist ausdrücklich ausgeschlossen – stattgefunden hatte. Freilich bleiben dabei die Fragen offen, bis zu welchem Zeitraum ein Gehirn als unreif zu bezeichnen ist und welche Arten der Schädigung oder Erkrankungen gemeint sind. Nur zentrale hypoxische und vaskuläre Schädigungen? Oder auch neurometabolische, chromosomale, fehlbildungsbedingte Schädigungen? Beim Studium der angelsächsischen Literatur und der beiden zitierten Arbeiten wird rasch klar, daß für die Ätiologie der Zerebralparesen die ganze Palette der zentral-läsionsauslösenden oder funktionsbeeinträchtigten Faktoren in Anspruch genommen wird. Damit wird auch eine weitere Kontroverse zur Ätiologie der Zerebralparesen verständlich.

1. Vor allem **Epidemiologen** haben in ihren Untersuchungen zur Ätiologie der Zerebralparesen gefunden, daß nur etwa 20 % der Zerebralparesen durch perinatale, hypoxische Ereignisse bedingt seien *(6, 27, 29)*. Sie argumentieren, daß bereits pränatale Ereignisse zu einer zentralen Schädigung geführt haben. Durch die moderne Intensivtherapie Früh- und Neugeborener würden viele dieser Kinder überleben, was zu einem Anstieg der Prävalenz der Zerebralparesen führe, besonders bei den sehr unreifen Frühgeborenen.

Die Bedeutung der in letzter Zeit bei vielen Kindern mit spastischen Paresen magnet-resonanz-tomographisch nachgewiesenen, an typischen periventrikulären Stellen entstandenen Leukomalazien für die Ätiologie wird jedoch nicht akzeptiert, sondern sogar bezweifelt *(4)*. Sie sprechen aber bei Frühgeborenen für eine perinatale Genese, worauf bereits im Kapitel I, 2 hingewiesen wurde.

2. Dagegen argumentieren vor allem der **Neonatologie** verpflichtete Autoren, daß periventrikuläre Leukomalazien und Hirnblutungen perinatalen, hypoxisch-ischämischen und hämorrhagischen Ursprungs seien. Die dadurch entstandenen Läsionen führten zu den typischen Bildern der spastischen Zerebralparesen.

Durch verbesserte Methoden der neonatalen Intensiv-Therapie und vor allem durch eine möglichst schonende Versorgung der Früh- und Neugeborenen lasse sich die Entstehung hypoxischer Episoden und Hirnblutungen erheblich reduzieren, was, im Gegensatz zur Meinung der Epidemiologen, zu einer Senkung der Prävalenz der Zerebralparesen führen würde *(9, 11, 17, 19, 30)*.

Da die Zerebralparesen, wie sie von den Epidemiologen definiert werden, der erweiterten Definition des *Little Clubs* entsprechen, also viele nicht progrediente neurologische Erkrankungen mit einbeziehen, überrascht nicht mehr, daß in deren Populationen perinatale, hypoxische Schädigungsereignisse eine deutlich geringere Bedeutung haben.

Nach unserer Meinung gibt es heute jedoch keinen vernünftigen Grund mehr, wohlbekannte definierte Krankheitsbilder oder Fehlbildungssyndrome wie u. a. die Lissenzephalie, eine Chromosomenaberration, das Angelman-Syndrom oder die spastische Spinalparalyse oder gar neurometabolische Erkrankungen als Zerebralparesen zu bezeichnen. Wir schließen uns daher in der folgenden Darstellung der neonatologischen Hypothese über die Ätiologie der Zerebralparesen an. Dies um so eher, als die Tübinger neonatale Intensivversorgung zu einem deutlichen Rückgang der Zerebralparesen geführt hat *(9, 19, 22)*.

Definition und Klassifikation

Eine von uns verwendete Definition der Zerebralparesen *(24)* könnte demnach lauten:

„Zerebralparesen sind bleibende, nicht progrediente, jedoch im Erscheinungsbild über Jahre sich ändernde Störungen der Haltung und Bewegung, die auf eine Schädigung des sich noch entwickelnden Gehirnes durch pränatale, natale oder neonatale Komplikationen zurückzuführen sind, wobei Störungen der kognitiven und sprachlichen Fähigkeiten sowie Anfallsleiden die motorischen Störungen begleiten können".

Eine solche Definition läuft darauf hinaus, Zerebralparesen als mehr oder weniger schwere spastische zerebrale Residualsyndrome zu definieren, zunächst unter Ausschluß der postnatal (nach der 4. Lebenswoche) erfolgten, bleibenden Hirnschädigungen, wie sie nach Unfällen oder Infektionen entstehen. Solche postnatalen Hirnschädigungen können ebenfalls als spastische Zerebralparesen bezeichnet werden, sollten dann aber als besondere Untergruppe deutlich ausgewiesen sein. Wir werden sehen, daß bestimmte Formen der Zerebralparesen ätiologische Einheiten bilden, weswegen wir vorziehen, im Plural, also von Zerebralparesen, zu sprechen. Bemerkenswert ist, daß weder *Freud (8)*, noch *Ingram (15)* oder *Hagberg (10)* eine hypotone Form der Zerebralparesen kennen, obwohl eine solche von *Förster (7)* 1910 beschrieben wurde.

In weiterer Fortführung der schon von *Freud* vorgeschlagenen phänomenologischen Klassifikation der Zerebralparesen, die dann von *Ingram* und *Hagberg* aufgenommen und modifiziert wurde, schlagen wir eine Klassifizierung vor, die sich auf die *Hagberg*sche Einteilung bezieht, diese

aber stärker differenziert *(23–25)*. Ordnungssysteme sind nur dann nützlich, wenn durch sie sinnvolle nosologische Einheiten zu gewinnen sind, die die Ätiologie, die neurologische und funktionelle Symptomatik, die Schwere der Behinderung sowie den Verlauf und die Prognose einbeziehen. Das von uns benützte Klassifikationsschema wertet vor allem die Schwere der neurologischen Befunde, aber auch die Schwere der funktionellen Beeinträchtigungen *(18)*.
Folgendes Klassifikationsschema wird von uns verwendet:

Spastische Hemiparesen
- Armbetont
- Beinbetont
- Arm und Bein etwa gleich schwer betroffen

Spastische Tetraparesen
- Beinbetont:
Die Beine sind schwerer betroffen als die Arme
- Tribetont:
Die Beine und ein Arm sind schwerer betroffen als der Arm der Gegenseite
- Seitenbetont:
Die Extremitäten einer Seite sind deutlich schwerer betroffen als die der anderen Seite
- Gekreuzt:
Die obere Extremität der einen Seite und die untere Extremität der anderen Seite sind schwerer betroffen
- Komplett:
Arme und Beine sind gleich schwer oder die Arme sind schwerer betroffen als die Beine

Dyskinesien
- Nicht progrediente Dyskinesien ohne oder mit diskreter Spastik (selten)

Ataxien
- Nicht progrediente Ataxien ohne oder mit diskreter Spastik (selten)

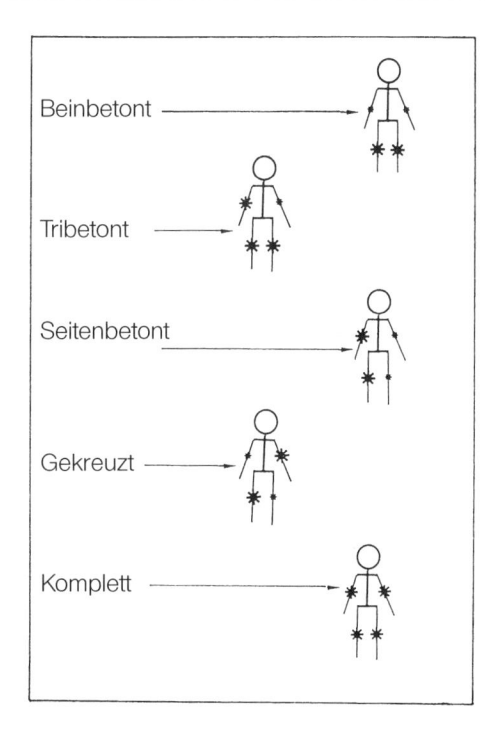

Abb. 13 Phänomenologische Klassifikation der spastischen Tetraparesen nach Lokalisation und Schwere des neurologischen Befundes.

Abbildung 13 stellt graphisch die Tübinger phänomenologische Klassifikation der Tetraparesen dar. Wie noch zu zeigen sein wird, werden mit einer solchen Klassifikation auch nosologische Aussagen zu den einzelnen Untergruppen möglich.
Der Klassifikationstyp „Diplegie" oder „Diparese", der seit Jahrzehnten verwendet wird, der aber die Armbeteiligung deutlich relativiert, wurde von uns durch den Begriff „Tetraparesen" mit zusätzlicher Bezeichnung der betroffenen Extremitäten ersetzt. Dazu zeigen die einzelnen Formen der Tetraparesen nosologische Besonderheiten, die bei der ausschließlichen Verwendung des Begriffes „Diplegie" verloren gehen. Die ebenfalls noch benutzte Kategorie der „bilateralen Hemiparese" (alle vier Extremitäten sind schwer betroffen, die Arme jedoch gleich

schwer oder schwerer als die Beine) entspricht unserem Begriff der „kompletten Tetraparese" oder dem *Hagberg*schen Begriff der „Tetraplegie". Die besondere Ausweisung einer „armbetonten Tetraparese" bringt keine zusätzlichen nosologischen Vorteile gegenüber dem Begriff der kompletten Tetraparesen, da diese Personen, gleichgültig, ob die Arme gleich schwer oder schwerer betroffen sind als die Beine, immer eine eigene charakteristische Nosologie besitzen und schwer mehrfachbehindert sind.

Bei allen spastischen Krankheitsbildern ist eine mehr oder weniger ausgeprägte dyskinetische Komponente nachweisbar. Solange eine Spastik das Bild der Zerebralparese bestimmt, empfiehlt sich daher, die ataktische oder die dyskinetische Komponente bei dem spastischen Syndrom mit aufzuführen und zu beschreiben (siehe dyskinetische und ataktische Zerebralparesen). Nahezu ausschließlich dyskinetische oder ataktische Manifestationen einer Zerebralparese sollten demgegenüber in einer besonderen Kategorie zusammengefaßt werden.

Unsere gemeinsame Studie zur Epidemiologie der Zerebralparesen mit *Göteborg* (18, 19) hat gezeigt, daß mit einer klaren Definition und einer phänomenologisch-orientierten Klassifikation eine weitgehende und in dieser Deutlichkeit nicht erwartete Übereinstimmung der Beurteilung verschiedener Formen der spastischen Tetraparesen sowie der Schwere der Behinderung möglich ist. Mit einem solchen methodischen Ansatz wurden erstmals vergleichbare Ergebnisse in der Beschreibung der spastischen Zerebralparesen möglich. Nicht nur für wissenschaftliche Arbeiten ist der beschriebene methodische Ansatz von Bedeutung, er ist in gleicher Weise auch für die Klinik zu fordern, um eine gemeinsame Nomenklatur zur Verfügung zu haben, auf die man sich bisher nur bedingt, wenn überhaupt, einigen konnte.

Ätiologie und Prävalenz

Zerebralparesen nach der hier gegebenen Definition werden durch folgende ätiologische Faktoren ausgelöst:

1. Perinatale Komplikationen, die zu schweren zentralen Hypoxien führen
2. Pränatale und perinatale Verschlüsse zentraler größerer Arterien und Venen
3. Pränatale, perinatale bakterielle und virale Infektionen
4. Mütterliche Erkrankungen während der Schwangerschaft, die zu plazentaren Insuffizienzen und damit zu Hypoxien des Kindes führen
5. Selten einmal Hirnfehlbildungen.

Epidemiologische Untersuchungen in Westschweden und in Südwestdeutschland zur Prävalenz der Tetraparesen, wie sie hier definiert wurden, ergaben folgende Prävalenzen (19):
Die Prävalenz beider Populationen betrug 0,94 pro Tausend Lebendgeburten im Jahre 1975. Sie nahm bis auf 1,41 pro Tausend Lebendgeburten bis zum Jahre 1980 zu, um danach wieder auf den Wert von 1,14 pro Tausend im Jahre 1986 abzufallen.
Der Anstieg und Abfall betraf vor allem Kinder mit einem Geburtsgewicht unter 2 500 g und hier besonders diejenigen mit einem Geburtsgewicht unter 1 500 g. Obwohl die Sterblichkeitsrate in beiden Populationen im untersuchten Zeitraum stark abgenommen hatte, nahm auch die Morbidität der sehr unreifen Kinder seit 1980 signifikant ab.
Damit wurde für vergleichbare Populationen zweier verschiedener Länder gezeigt, daß eine Senkung der Mortalität bei sehr unreifen Frühgeborenen nicht automatisch mit einer höheren Prävalenz bleibender Behinderungen erkauft wird. Trotzdem ist die statistische Chance für Kinder mit einem Geburtsgewicht unter 1 500 g eine spastische Tetraparese zu entwickeln, etwa 40mal häufiger als bei Kindern, die zum

Termin geboren werden. Inzwischen gibt es Hinweise, daß auch die Qualität der neonatalen Intensiv-Versorgung einen erheblichen Einfluß auf die Vermeidung späterer Zerebralparesen haben kann, worauf bereits hingewiesen wurde.

Die Untergruppen der spastischen Zerebralparesen

Spastische Formen der Zerebralparesen sind charakterisiert durch folgende Auffälligkeiten:

- Spastisch veränderter Muskeltonus. In Ruhe ist der Muskeltonus häufig auffallend hypoton. Die geringste motorische oder emotionale Aktivität oder schon die Intention dazu führen sofort zu einer starken spastischen Erhöhung des Muskeltonus.
- Kokontraktion der paretischen Agonisten und Antagonisten
- Gesteigerte Muskeleigenreflexe, positive Pyramidenzeichen
- Typische Haltungs- und Bewegungsmuster (u. a. überwiegender Handschluß, Flexion der Ellbogen, Pronationsstellung der Unterarme, Adduktion und Innenrotation der Oberarme, Innenrotation und Adduktion der Oberschenkel, Hüft-Kniebeugekontrakturen, Langsitz nicht oder nur mit angebeugten Knien und Rundrücken möglich, Spitzfußstellung, Knickfüße)
- Persistierende pathologische Bewegungs- und Haltungsmuster des frühen Lebensalters (u. a. Moro-Reflex, Asymmetrisch-tonischer Nackenreflex, Symmetrisch-tonischer Nackenreflex, Greifreflexe der Finger und Zehen)
- Im Gegensatz zur spastischen Tonuserhöhung der Extremitäten auffallende Schwäche der Rücken-Schulter- und Kopfhaltemuskulatur, dadurch Schwierigkeit oder Unfähigkeit zur Rumpf- und Kopfkontrolle und zur Lagestabilisierung im Raum.
- Eine mehr oder weniger starke begleitende dyskinetische oder ataktische Symptomatik.

Die Schwere des neurologischen Befundes, die Schwere der Funktionseinschränkung und die Schwere der zentralen Läsion korrelieren nur bedingt miteinander.

Kongenitale spastische Hemiparesen

Bei dieser Form der spastischen Zerebralparesen zeigen die obere und die untere Extremität einer Körperseite die neurologischen Symptome einer spastischen Parese mit den entsprechenden Funktionseinschränkungen. Im Gegensatz zur immer noch vertretenen Meinung sind keineswegs immer nur die oberen Extremitäten schwerer betroffen als das gleichseitige Bein. Auffällig ist, daß eine einseitige Beteiligung (Schwäche oder Spastik) der Rückenmuskulatur an der Tonusstörung ungewöhnlich ist. Skoliosen, die als Komplikationen zu erwarten wären, sind bei hemiparetischen Personen selten. Eine ausführliche epidemiologische und klinische Darstellung der kongenitalen spastischen Hemiparesen wurde von *Uvebrant (32)* 1988 veröffentlicht. Bei einer Nachuntersuchung der Tübinger Population hemiparetischer Kinder und Jugendlicher ohne Anfallsleiden fand sich eine armbetonte Hemiparese bei 25%, eine beinbetonte Hemiparese bei 35%, bei 40% der Patienten waren Arm und Bein etwa gleich schwer betroffen *(28)*.

Die **Ätiologie** der phänomenologisch sehr **einheitlichen** Hemiparesen wird durch drei ätiologisch sehr **unterschiedliche** zentrale Läsionsbilder charakterisiert *(26)*:

1. Zentrale Läsionen aufgrund prä- und perinataler Gefäßverschlüsse, vor allem der Arteria cerebralis media (porenzephale Defekte)

2. Durchblutungsstörungen, die gestationsabhängig zu asymmetrisch lokalisierten periventrikulären Leukomalazien führen
3. Zentrale Fehlbildungen, meist Schizenzephalien

Viele Kinder mit spastischen Hemiparesen weisen leere pränatale, natale und neonatale Anamnesen auf, sie sind also als Neugeborene unauffällig gewesen. Bei Reifgeborenen wird dies verständlich, da bei ihnen seitendifferente periventrikuläre Leukomalazien nachgewiesen wurden *(26)*, die ohne Symptome zwischen der 28.–34. Woche entstanden sein müssen und die auch nicht zu einer Störung der Schwangerschaft geführt haben. Seitendifferente periventrikuläre Leukomalazien sind aber auch bei Frühgeborenen zu finden, deren Entstehung auf perinatale, läsionsauslösende Hypoxien zurückgeführt werden müssen, wie bei Kindern mit beinbetonten Tetraparesen, deren periventrikuläre Leukomalazien jedoch symmetrisch angeordnet sind. (Hierzu siehe I, Abschnitt, Intrauterin erworbene Hirnläsionen.) Bei Reif- und Frühgeborenen sind auch Verschlüsse der großen Hirnarterien Ursache einer Hemiparese, die sich während der Perinatalzeit ereignet haben. Diskutiert werden u. a. von der Plazenta ausgehende Thromben, die über den noch offenen Rechts-/Links-Shunt der Vorhöfe in die Gehirnarterien eingeschwemmt werden.

Auffällig ist in diesem Zusammenhang, daß sich die Prävalenz spastischer Hemiparesen über die Jahre hin kaum geändert hat. Die apparative Überwachung der Geburt und die neonatale Intensiv-Therapie der Früh- und Reifgeborenen scheinen daher auf die Prävalenz der Hemiparesen, im Gegensatz zu den spastischen Tetraparesen, keinen entscheidenen Einfluß gehabt zu haben. Die Computertomographie, aber auch vor allem die Magnet-Resonanz-Tomographie haben unser Wissen über die Entstehung und Lokalisation der zentralen Pathomorphologie wesentlich erweitert.

Läsionsgröße und neurologischer Befund. Gelegentlich sind nur geringe kortikale, subkortikale oder periventrikuläre Läsionen zu finden, manchmal sind die Läsionen jedoch so umfangreich, daß sich die Frage aufdrängt, warum „nur" eine spastische Hemiparese die neurologische und funktionelle Konsequenz einer solchen Läsion ausmacht. Hinweise bestehen, daß Kinder mit kortikal-subkortikalen Läsionen häufiger von zusätzlichen und schwereren Behinderungen betroffen sind und häufiger an einer zusätzlichen Epilepsie leiden. Die Beziehung zwischen der Größe der zentralen Läsion und dem neurologischen Befund ist also nicht enger korreliert.

Entwicklungsverlauf. Kinder, bei denen sich eine spastische Hemiparese entwickelt, fallen gegen Ende des ersten Lebenshalbjahres häufig zunächst nur den Eltern auf, weil eine Hand oder ein Bein deutlich weniger bewegt wird als die Extremität der Gegenseite. Die motorische Entwicklung kann im Verlauf der ersten Lebensjahre retardiert sein. Nahezu immer verschmächtigen und verkürzen sich die betroffenen Extremitäten; gelegentlich treten deutliche trophische Störungen der Haut auf. Die sprachliche und geistige Entwicklung ist oft auffallend wenig oder gar nicht beeinträchtigt, falls nicht ein Anfallsleiden hinzukommt. Die motorische Behinderung ist in der Regel nur leicht bis mittelgradig ausgeprägt. Eine zusätzliche dyskinetische Komponente kann diskret beteiligt sein, aber auch als ausgeprägte Torsionsdystonie während oder nach der Pubertät die Behinderung deutlich verstärken. Nach den epidemiologischen Untersuchungen von *Uvebrant (32)* bestand ein Anfallsleiden bei etwa 20 % der schwedischen Patienten mit einer kongenitalen spastischen Hemiparese.

Weitere Ausfälle. Das Krankheitsbild der spastischen Hemiparese legt nahe, gezielt nach sensorischen Ausfällen und nach Sprachbeeinträchtigungen zu suchen. Über Störungen der Stereognosis, über Hemianopsien und über Störungen der Tiefensensibilität wurde berichtet. Die Ausfälle können aber offenbar zentral gut kompensiert werden, was auch für die Entwicklung der Sprache gilt. Die Veröffentlichungen über die genannten zusätzlichen Funktionsstörungen hemiparetischer Kinder lassen jedoch so gut wie immer genaue Angaben darüber vermissen, wie viele der betroffenen Kinder frühgeboren waren oder wie viele Patienten zusätzlich durch ein Anfallsleiden belastet sind, Faktoren, die die Adaptationsfähigkeit des Gehirnes hemiparetischer Personen deutlich reduzieren.

Weitere Überwachung. Kinder, bei denen eine spastische Hemiparese gefunden wurde, sollten im weiteren Verlauf ihrer Entwicklung überwacht werden. Eine einmalige Magnet-Resonanz-Tomographie wird zur Beurteilung der Lokalisation und Größe der zentralen Läsion empfohlen, ebenso die Ableitung eines Hirnstrombildes, auch wenn bisher keine anfallsverdächtigen Symptome aufgetreten sind. Regelmäßige neuroorthopädische Kontrollen sind in größeren Abständen notwendig, vor allem wegen der so gut wie immer bestehenden Beinlängendifferenz.

Spastische Tetraparesen

Beinbetonte und tribetonte Tetraparesen. Bei der beinbetonten Form der Tetraparesen sind die Beine neurologisch und motorisch deutlich schwerer betroffen als die Arme. Bei den tribetonten Tetraparesen ist dazu noch ein Arm schwerer betroffen als der Arm der Gegenseite. Nach den üblichen Klassifizierungen werden diese Formen als spastische Diplegie oder spastische Diparese bezeichnet. Bein- und tribetonte Tetraparesen sind klassisch und typisch für zu früh geborene Kinder, ein Zusammenhang, der schon *Little* (20) aufgefallen war. Frühgeborene neigen zu periventrikulären Matrixblutungen, die sonographisch und mit der Magnet-Resonanz-Tomographie später als periventrikuläre Leukomalazien und Ventrikelerweiterungen am Gehirn charakterisiert sind. Auf diese Zusammenhänge wurde bereits im Kapitel über die Entstehung perinatal bedingter Läsionen bei Früh- und Neugeborenen näher eingegangen.

In einer von uns untersuchten Population von Kindern und Jugendlichen mit bein- und tribetonten Tetraparesen (23) waren etwa zwei Drittel dieser Kinder ehemalige Frühgeborene, ein Drittel wurde zum Termin geboren. Die neurologischen Befunde der früh- und der reifgeborenen Kinder unterschieden sich nicht wesentlich. Die bisher offengebliebene Frage, warum beinbetonte oder tribetonte spastische Tetraparesen ebenfalls bei reifgeborenen Kindern vorkommen, läßt sich heute durch die Ergebnisse magnet-resonanztomographischer Untersuchungen erklären, die auch bei diesen Kindern die gleichen periventrikulären Leukomalazien in Größe und Lokalisation zeigen, wie sie bei frühgeborenen Kindern zu finden sind. Sonographische Befunde zeigen, daß bei Frühgeborenen die periventrikulären Läsionen ganz vorwiegend in der **Neonatalzeit** entstehen. Bei den reifgeborenen Kindern müssen diese Läsionen intrauterin etwa um die **28. bis 34. Woche** entstanden sein, also zu einer Zeit, in der die meisten Frühgeborenen zur Welt kommen, ohne daß der Schwangerschaftsverlauf dadurch gestört wurde (17). Wodurch intrauterine Durchblutungsstörungen der periventrikulären Matrix ausgelöst werden, muß jedoch weiterhin offenbleiben. (Siehe auch I, Abschnitt intrauterin erworbene Hirnläsionen.)

Bei Kindern mit bein- oder tribetonten Tetraparesen sind die motorischen Funktionsausfälle gravierender als die Ausfälle der sprachlichen und kognitiven Fähigkeiten. Dyskinetische oder ataktische Begleitsymptome können weitgehend fehlen, oder, wenn vorhanden, die motorische Funktionsbeeinträchtigung deutlich verschlechtern. Die Schwere der motorischen Behinderung ist bei der Mehrzahl der betroffenen Personen als leicht- bis mittelgradig zu bezeichnen. Knapp 10 % der Kinder mit beinbetonten Tetraparesen aus einer deutschen Population waren schwer mehrfachbehindert gegenüber etwa 30 % der Kinder mit einer tribetonten Tetraparese *(33)*.

Die Fähigkeit des freien Gehens, wenn auch oft nur mühsam oder mit Hilfe, hängt in erster Linie davon ab, ob eine weitgehend stabile Kopf- und Rumpfkontrolle möglich ist. Aber auch eine pathologische Bein- und Fußstellung mit Überkreuzen der Oberschenkel, Knie- und Hüftbeugekontrakturen, Spitzfuß- und Varus- oder Valgusstellung der Füße schränken die freie Beweglichkeit ein oder machen sie unmöglich. Von der Schwere dieser Einschränkung hängt es ab, ob eine weitgehend selbständige oder eine bedingt selbständige Lebensführung möglich ist, oder ob wesentliche personelle und apparative Hilfen in Anspruch genommen werden müssen.

Behandlungsbedürftige Anfallsleiden und Mikrozephalien fanden sich in den von uns untersuchten Populationen von Patienten mit bein- und tribetonten Tetraparesen bei etwa 20 % *(23, 33)*. Unsere Befunde sowie die Verteilung von 2/3 Frühgeborenen zu 1/3 Reifgeborenen bei Kindern mit einer beinbetonten und tribetonten Tetraparese stimmen im übrigen sehr gut mit den Ergebnissen der schwedischen epidemiologischen Befunde überein *(12)*.

Daß der phänomenologische Ansatz zur Beurteilung bestimmter Formen der spastischen Zerebralparesen besonders geeignet ist, um damit verläßliche Aussagen auch zur Nosologie machen zu können,

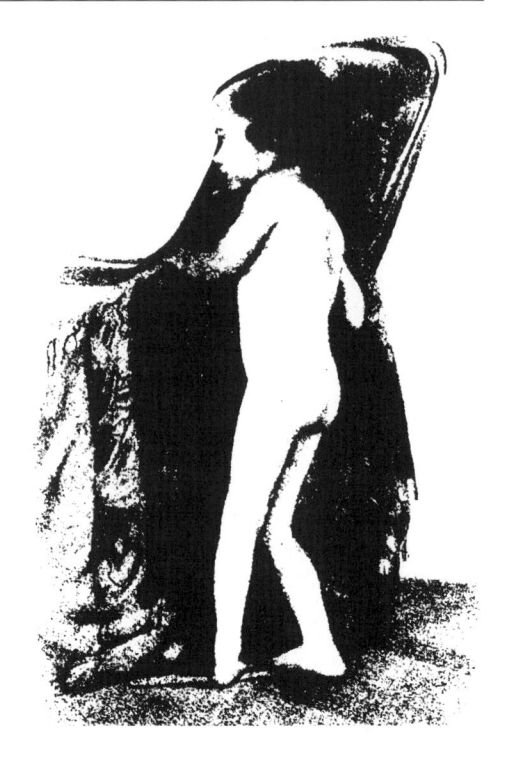

Abb. 14 Etwa 3–4 Jahre altes Kind mit einer tribetonten Tetraparese (aus der Originalarbeit von *Little [20]).* Die Phänomenologie der neurologischen Auffälligkeiten erlaubt eine nosologische Aussage. Weitere Erläuterungen im Text.

läßt sich mit dem Bild eines Kindes aus der ursprünglichen Publikation *Littles' (20)* sehr eindrücklich demonstrieren *(Abbildung 14)*.

Das stehende Kind zeigt die typische Körperhaltung einer tribetonten Tetraparese, bein- und linksbetont (linker Arm schwerer betroffen als der rechte Arm). Das Kind kann mit Festhalten stehen, eine Mikrozephalie besteht nicht. Aus diesen phänomenologischen Informationen können weitere nosologische Qualitäten mit recht hoher statistischer Sicherheit abgeleitet werden: Das Kind muß zu früh geboren worden sein, ist nicht wesentlich geistig behindert, sollte über eine relativ gute Sprachfähigkeit verfügen, sich in gewissen Grenzen selbst bewegen können, ein Anfallsleiden ist wenig wahrscheinlich. Über dieses Kind berichtet *Little*: „(Spastische) Tonuserhöhung der Adduktoren und Flexoren der unteren Extremitäten, linke Hand schwach. 14. Kind. Siebenmonats-Kind. Geburt über 14 Stunden. Nabelschnurumschlingung, Schreien erst eine Stunde nach Geburt, sehr kleines Kind (bei Geburt). Rutscht auf dem Bauch, kann sich hochziehen zum Stehen, steht und geht mit Festhalten an Stühlen. Nie Schwierigkeiten bei der Nahrungsaufnahme. Perfekte Sprachentwicklung, normal begabtes Kind".

Die sich anbahnende motorische Störung kann bei manchen Kindern bereits um den 3. bis 6. Lebensmonat festgestellt werden. Bei vielen Kindern ist die manifeste Funktionsstörung um den 9. Monat sicher nachweisbar. Schwierig ist es jedoch, selbst für erfahrene Untersucher, diejenigen Kinder richtig einzuschätzen, deren Befunde über Wochen und Monate hin nicht eindeutig interpretierbar sind und die dann schließlich entweder unauffällig werden oder die mit dem Auftreten der Stehbereitschaft zwischen dem 12. und 18. Monat relativ plötzlich eine manifeste bein- oder tribetonte Tetraparese entwickeln. Häufig sind diese Kinder weniger schwer beeinträchtigt, die Rumpf- und Kopfkontrolle war bald unauffällig gewesen, worin eine der Hauptschwierigkeiten bei der endgültigen Beurteilung dieser Kinder besteht.

Auch bei allen Kindern mit spastischen Tetraparesen sind regelmäßige neuroorthopädische Kontrollen notwendig.

Gekreuzte Tetraparesen. Diese Form der Tetraparese ist selten; sie wurde bisher nosologisch nicht näher beschrieben, ist aber durchaus in der Gruppe tetraparetischer Kinder und Jugendlicher zu finden mit einer Häufigkeit von etwa 1–5%. Die meisten Kinder sind zu früh geboren, verläßliche Angaben existieren jedoch nicht. Die Schwere der Behinderung ist vergleichbar mit der von Kindern und Jugendlichen mit beinbetonten und tribetonten Tetraparesen.

Seitenbetonte Tetraparesen. Bei dieser Form der spastischen Paresen sind die obere und die untere Extremität einer Körperseite von einer spastischen Parese deutlich und ohne Zweifel stärker betroffen als die kontralaterale Seite. In zwei untersuchten Populationen *(23, 33)* betrug der Anteil der seitenbetonten Tetraparese an den spastischen Tetraparesen etwa 10%. Etwa 20% litten zusätzlich an behandlungsbedürftigen Epilepsien. Die seitenbetonten Tetraparesen scheinen den spastischen Hemiparesen nosologisch näher zu stehen. Die seitenbetonte Form der Tetraparese wurde bisher nosologisch nicht abgegrenzt und beschrieben. Magnet-Resonanz-Untersuchungen legen allerdings nahe, daß seitendifferente periventrikuläre Leukomalazien das Läsionsbild dieser tetraparetischen Untergruppe bestimmen, sie würden damit eine Übergangsgruppe darstellen zwischen den beinbetonten Tetraparesen und denjenigen spastischen Hemiparesen, die durch deutlich seitendifferente periventrikuläre Leukomalazien bedingt sind *(26)*.

Komplette spastische Tetraparesen. Diese Form ist prognostisch die ungünstigste und von der Behinderung her als die schwerste Form der Tetraparesen zu werten. Zu hohen Anteilen sind diese Kinder mikrozephal (70%), 80–90% leiden an Epilepsien *(5, 25)*. Die meisten Betroffenen sind schwer motorisch und geistig behindert.

Teils entstehen komplette Tetraparesen nach pränatalen, natalen oder neonatalen viralen oder bakteriellen Infektionen, teils nach schweren, zu hypoxisch-ischämischen Enzephalopathien führenden Asphyxien, die kurz vor, unter oder kurz nach der Geburt abgelaufen sind. Mit Magnet-

Resonanz-Untersuchungen kommen dann zentrale Läsionen im Sinne einer multizystischen Enzephalopathie, Porenzephalien, parasagittale kortiko-subkortikale Veränderungen oder Läsionen der Stammganglien zur Darstellung. Die genannten Läsionen sind typisch für zentrale Schädigungen des Gehirns reifer Neugeborener. Allerdings sind auch bei frühgeborenen Kindern komplette Tetraparesen nicht selten. Das zentrale Läsionsmuster entspricht dann aber dem entsprechenden Reifezustand des Gehirnes, ausgelöst durch periventrikuläre hypoxisch-ischämische Läsionen.

Personen mit einer kompletten Tetraparese sind sehr weitgehend auf Versorgung und Hilfe personeller und apparativer Art angewiesen. Die weitaus größte Anzahl dieser Patienten erlernt nie das Stehen oder Gehen, selbst nicht mit entsprechenden Hilfsmitteln (5). Häufig kommt eine ausgeprägte dyskinetische Symptomatik hinzu, eine wesentlich andere nosologische Differenzierung ergibt sich jedoch beim Fehlen von Dyskinesien nicht. Gelegentlich entsteht der Eindruck, daß Patienten mit starken dyskinetischen Begleitsymptomen geistig weniger stark beeinträchtigt sind (25).

Obwohl durch Infekte der oberen und unteren Luftwege, die früher oft das Leben in den ersten Jahren beendeten sehr gefährdet, überleben heute viele dieser Personen durch die verbesserten Pflegebedingungen bis in das dritte Lebensjahrzehnt hinein, auch ohne eingreifendere medikamentöse Behandlung. Eine sorgfältige Pflege mit maschinellem Absaugen des Sekretes der oberen Luftwege genügt offenbar zur Stabilisierung der Gesundheit und zur Verlängerung der Lebenserwartung.

Auf spastische Tetraparesen, die nicht der hier zugrundegelegten Definition entsprechen, wird im Kapitel III/16 eingegangen.

Dyskinetische Zerebralparesen. Zerebralparesen, die sich mit kongenitalen dyskinetischen Symptomen manifestieren zeigen Dystonien, Choreo-Athetosen, Tremor, Myoklonien, Ballismen, isoliert oder in verschiedensten Kombinationen, wie sie von *Marsden* und *Fahn (21)* definiert und beschrieben worden sind. Orale Automatismen, Grimassieren, Kau- und Schluckstörungen, assoziierte unwillkürliche Mitbewegungen, das Persistieren neonataler Bewegungsschablonen und scheinbar ziellose, unkontrollierte Streck-Beuge-Bewegungen einzelner Extremitäten charakterisieren und beherrschen die motorischen Abläufe.

Das bekannteste Beispiel einer Zerebralparese vom dyskinetischen Typ ist die Choreo-Athetose nach einer Bilirubin-Enzephalopathie, heute allerdings wegen der Prophylaxe und der Therapiemöglichkeiten sehr selten geworden. Eine ausgeprägte dystone Symptomatik verbunden mit den Symptomen einer spastischen Parese ist häufige Folge akuter, unvorhergesehener perinataler Komplikationen, die zu zentralen Zirkulationsstörungen und schwerer nataler Asphyxie geführt haben. Pathogenetisch sind die dyskinetischen Zerebralparesen auf hypoxische Schädigungen der Basalganglien zurückzuführen (12). Nach den schwedischen epidemiologischen Untersuchungen sind drei Viertel der Kinder mit einer dyskinetischen Zerebralparese zum Termin geboren, weitaus die meisten hatten perinatale Komplikationen durchgemacht. Ein Viertel der dyskinetisch auffälligen Kinder waren mäßig unreife Frühgeborene. Bei sehr unreifen Frühgeborenen ist offenbar eine dyskinetische Zerebralparese sehr selten (12).

Die meisten Personen mit dyskinetischen Zerebralparesen zeigen aber auch neurologische Symptome einer Pyramidenbahnläsion. Solange die dyskinetische Komponente im Vordergrund steht, sollte eine Zuordnung zu den dyskinetischen Zerebralparesen erfolgen, andernfalls zu den spastischen Paresen mit zusätzlicher Beschreibung der dyskinetischen Symptomatik.

Bei Personen mit einer dyskinetischen Zerebralparese ist eine unwillkürlich ablaufende Bewegungsstörung zu beobachten, die keinen Vergleich mit den typischen spastischen Bewegungsabläufen zuläßt. Derartige Patienten sind in aller Regel lebenslang schwer motorisch behindert. Dagegen fällt auf, daß Kinder und Jugendliche, wohl auch Erwachsene mit einer dyskinetischen Zerebralparese bemerkenswert weniger in ihren geistigen Fähigkeiten behindert sind, als es die schwere motorische Behinderung vermuten lassen würde. Dies führt immer wieder dazu, Personen mit einer dyskinetischen Zerebralparese in ihren geistigen Leistungen und Fähigkeiten ganz erheblich zu unterschätzen, womit dieser Personenkreis Gefahr läuft, um seine sozialen geistigen und emotionalen Ansprüche und Bedürfnisse gebracht zu werden.

Schwere **dystone** Symptome, die im Charakter den idiopathischen Torsionsdystonien sehr ähnlich sind, und die über Minuten, ja sogar über einige Stunden bestehen bleiben können, sind gelegentlich bei Kindern, häufiger jedoch bei Jugendlichen mit einer spastischen Hemiparese zu sehen. Auch wenn kaum eine dyskinetische Symptomatik bestanden hat, kann um die Pubertät und danach eine dystone Symptomatik hinzukommen, die eine bisher leichte bis mittelgradige Behinderung zu einer rasch eintretenden schweren und schwersten Behinderung werden läßt, so daß eine bisher gelungene Integration und Berufsausbildung nun erheblich beeinträchtigt werden können.

Auch die dyskinetische Form der Zerebralparesen sollte nur mit großer Vorsicht den Zerebralparesen zugeordnet werden, vor allem dann, wenn die Ätiologie unklar ist und die Anamnese keinen Hinweis für eine residuale zentrale Schädigung bietet. Eine sorgfältige Diagnostik ist dann unumgänglich, um eine progrediente oder familiär bedingte Erkrankung nicht zu übersehen. Auf das Kapitel III, 12 wird verwiesen.

Bei den **kongenitalen ataktischen Zerebralparesen** steht die Ataxie und damit auch die gestörte Gleichgewichtskontrolle ganz im Vordergrund des neurologischen Befundes; Ruhe- und Aktivitätstonus der Skelettmuskulatur sind in der Regel hypoton.

Die Muskeleigenreflexe sind wenig verändert. Fehlende oder nur schwer auslösbare Muskeleigenreflexe müssen an eine periphere neurologische Erkrankung denken lassen. Eine Läsion oder eine Fehlbildung des Zerebellums ist computertomographisch nur selten nachweisbar, weswegen die immer wieder verwendete Bezeichnung „zerebelläre Ataxie" für diese Untergruppe der Zerebralparesen nicht in Anspruch genommen werden sollte. Kongenitale Ataxien sollen als Folge perinataler asphyktischer Schädigungen des Gehirns entstehen *(12)*, werden aber auch als Folge einer pränatalen Gehirnschädigung oder als Folge von Fehlbildungen beschrieben, beispielsweise bei Kindern mit einem embryofetalen Alkoholsyndrom, die in den ersten Lebensjahren nicht selten an einer ausgeprägten Ataxie des Rumpfes, der Arme und des Kopfes leiden. Die Anamnese der Kinder mit kongenitalen Ataxien ist häufig leer. Früh- und reifgeborene Kinder sind proportional ihrer Häufigkeit des Vorkommens in der Bevölkerung betroffen *(12)*.

Die „ataktische Diplegie" als eine besondere Klassifikationsform der Ataxien nach *Hagberg (10)* ist so selten geworden, daß eine besondere Klassifizierung nicht mehr gerechtfertigt erscheint. Ataktische Diplegien waren offenbar früher häufig Folgekomplikationen eines Hydrozephalus. Seitdem die betroffenen Kinder mit zentralen Ventilen versorgt werden, sind die ataktischen Diplegien weitgehend verschwunden. Werden gelegentlich Kinder mit einer ataktischen Diplegie gesehen, lassen sie sich mit der Tübinger Klassifikation unter die Tetraparesen einordnen und mit dem Zusatz „ataktisch" versehen, da die Ataxie bei diesen Formen nie im Vordergrund steht. Ob es überhaupt eine ataktische Zerebralparese gibt, die unserer Definition der Zerebralparesen standhält, ist fraglich; wenn ja, scheint sie sehr selten zu sein.

Ungleich größer ist die Gefahr, mit der Diagnose „kongenitale Ataxie" oder „ataktische Zerebralparese" ein genetisch relevantes oder ein progressives Krankheitsgeschehen zu übersehen *(13)*. Krankheiten mit Ataxien können außerordentlich langsam voranschreiten, so daß lange Zeit der Eindruck einer nicht progredienten Erkrankung bestehen bleiben kann. Dadurch werden manchmal über Jahre hinaus weitergehende diagnostische Schritte versäumt. Typische, häufig übersehene Erkrankungen sind u. a.:
– Hydrozephalie
– Fehlbildungen aus dem Formenkreis der Dandy-Walker- und Arnold-Chiari-Anomalien
– das Joubert-Syndrom
– Zerebelläre Tumoren
– Degenerative Erkrankungen aus dem Formenkreis der Spino-zerebellären und Olivo-ponto-zerebellären Ataxien
– Angelman-Syndrom
– Ataxia teleangiectatica Louis Bar
(s. auch Kapitel III/12).

Nicht klassifizierbare spastische Zerebralparesen

Klassifikationen sind, wie anfangs bereits betont wurde, der nosologischen Zuordnung und Sicherung der Diagnose wegen notwendig. Sie sagen etwas Verläßliches über die Ätiologie, die Symptomatik, die Schwere der Behinderung, über den Verlauf und über die Prognose aus. Klassifikationen bergen jedoch auch eine Gefahr in sich: Sie verleiten dazu, eine Klassifizierung auch dann vorzunehmen, wenn das phänomenologische Bild nicht oder nur teilweise der gewählten Klassifikation entspricht. Empfehlenswerter ist in solchen Situationen, die Befunde phänomenologisch genau zu beschreiben und eine endgültige Klassifizierung bewußt offen zu lassen. Ein solches Vorgehen verhindert falsche, manchmal endgültige nosologische Zuordnungen. Befunde, deren fehlende oder unzureichende Zuordnung bewußt akzeptiert wird, zwingen immer wieder zum Überdenken der Diagnose, bieten also auch einen Schutz vor Fehldiagnosen. Das Offenlassen einer nosologischen Zuordnung bietet aber auch die Chance, neue nosologische Zusammenhänge zu finden und zu erkennen.

Schwierig oder nicht zu klassifizierende Befunde werden in letzter Zeit häufiger bei sehr unreifen Frühgeborenen gefunden sowie bei Kindern mit schweren periventrikulären und ventrikulären Hirnblutungen, bei Kindern mit Residualsyndromen nach pränatalen und neonatalen Infektionen und bei Kindern, die einen Herz-Atemstillstand unter oder kurz nach der Geburt erlitten hatten. Läßt sich die Phänomenologie, und dies gilt vor allem für die spastischen Syndrome, nicht mit einer bestimmten Form einer Zerebralparese nach unserer Definition ohne Zwang in Deckung bringen, muß der Verdacht entstehen, daß eine andere neurologische Erkrankung, beispielsweise eine progressive Enzephalopathie, eine mitochondrale oder eine genetische Erkrankung sich hinter dem phänomenologisch unklaren Bild verstecken könnte.

Minimale spastische Zerebralparesen

Die Bezeichnung „Minimale Zerebralparese" wird häufig mit der Bezeichnung „Minimale zerebrale Dysfunktion" verwechselt oder gleichgesetzt. Mit dem Begriff minimale Zerebralparese soll jedoch nur ein Symptombild festgehalten werden, das einer spastischen Zerebralparese gleicht, jedoch in angedeuteter oder sehr leichter symptomatischer Ausprägung. Die Bezeichnung minimale Zerebralparese als diagnostische Entität läßt sich nur für die Formen der spastischen Zerebralparesen rechtfertigen.

Tatsächlich werden immer wieder einmal Kinder und Jugendliche vorgestellt, die bei schnellen oder schwierigen Bewegungsabläufen oder unter Streßbedingungen diskrete Haltungs- und Bewegungsauffälligkeiten zeigen, wie sie für Kinder mit beinbetonten Tetraparesen oder mit spastischen Hemiparesen typisch sind. Die neurologischen Befunde einer Pyramidenbahnläsion und einer Spastik können dabei völlig fehlen oder sie sind nur sehr diskret und nicht in allen Qualitäten nachweisbar. Deutlich wird die neurologische Auffälligkeit jedoch oft beim Prüfen des Langsitzes. Die Kinder können dabei die Beine nicht vollständig strecken. Wegen einer Verkürzung der Ischiokruralmuskulatur sind die Kinder gezwungen, den Rücken zu beugen um mit dem Kopf nach vorne zu kommen, was ein typisches auffälliges Haltungsbild im Langsitz ergibt. Die Bewegungseinschränkung kann, muß aber nicht störend für die normalen Bewegungsabläufe sein. Viele Kinder sind sogar trotz dieser Einschränkungen sportlich aktiv und motorisch nicht eingeschränkt.

Manchmal ergibt sich die Diagnose als Zufalls- oder Nebenbefund. Gelegentlich findet sich eine Frühgeburtlichkeit oder eine asphyktische Episode in der Anamnese, häufig ist sie jedoch leer. Ob eine Zuordnung der minimalen spastischen Zerebralparesen zu prä- und perinatalen Komplikationen gerechtfertigt ist, läßt sich heute noch nicht entscheiden. Genauere Untersuchungen zur Nosologie und Ätiologie der minimalen Zerebralparese existieren unseres Wissens nicht. Das Symptomenbild der minimalen Zerebralparese sollte aber auch nicht mit dem Befund einer motorischen Koordinationsstörung verwechselt oder gleichgesetzt werden.

Neurologische Krankheitsbilder, die häufig als Zerebralparesen fehlgedeutet werden

Spastische Monoparesen

Monoparesen, auf die die Definition der spastischen Zerebralparesen zutrifft, sind sehr selten. Gelegentlich kann eine spastische Hemiparese wie eine Monoparese imponieren, vor allem dann, wenn die obere oder die untere Extremität sehr viel stärker von der Parese betroffen ist als die andere gleichseitige Extremität. Häufiger sind Monoparesen, wenn sie isoliert erscheinen, frühe Symptome einer progressiven neurologischen Erkrankung. Hinter dem Bild einer spastischen Monoparese kann sich ein spinaler, raumfordernder Prozeß oder die Erstmanifestation eines Sturge-Weber-Syndroms verbergen. Die Plexusparese eines Armes kann nach Definition nicht als Zerebralparese gelten, da die Schädigung am Armplexus und nicht am Gehirn erfolgt ist.

Spastische Paraparesen

Nicht so selten wird auch heute noch der Begriff der spastischen Paraparese mit dem Begriff der spastischen Diplegie gleichgesetzt und in diesem Sinn auch verwendet. Unter einer spastischen Paraparese ist jedoch nur eine isolierte Parese beider Beine zu verstehen, ohne Mitbeteiligung der oberen Extremitäten. Spastische Paraparesen gehören, da sie durch Läsionen oder Erkrankungen von Rückenmarkstrukturen entstehen, definitionsgemäß nicht zu den Zerebralparesen. Spastische Paraparesen können selten zwar auch durch einen progredienten Mantelkantenprozeß des motorischen Kortex ausgelöst sein, sie gehören damit aber ebenfalls nicht zu den Zerebralparesen. Spastische Paraparesen nach traumatischen Schädigungen spinaler Strukturen sind als spinale Residualsyndrome zu werten. Auch raumfordernde spinale Prozesse, vor allem Neuroblastome, können eine Paraparese bedingen, oder sie ist Symptom einer neurodegenerativen familiären Erkrankung wie die spastische Spinalparalyse (s. auch Kapitel III/16).

Hypotone Zerebralparese

Im Abschnitt über die Klassifikation der Zerebralparesen wurde bereits darauf hingewiesen, daß der Begriff der hypotonen Zerebralparese weder bei *Freud (8)*, noch bei *Ingram (15)* oder *Hagberg (18)* existiert. Dies auch nicht ohne Grund: Der Formenkreis der „hypotonen Zerebralparesen" umfaßt eine Vielzahl von neurologischen Krankheiten auch genetischer Ätiologien, die wenig oder nichts miteinander zu tun haben und die in aller Regel eben nicht Residualsyndrome, sondern progredient verlaufende neurologische Erkrankungen sind. Nicht so selten werden hypotone Übergangsphasen in den ersten Lebensmonaten bei Kindern nach schweren hypoxisch-ischämischen Enzephalopathien beobachtet, deren hypotone Symptomatik dann in eine spastische Zerebralparese, meist vom Typus der kompletten Tetraparesen, übergeht. Die Diagnose „hypotone Zerebralparese" wird über kurz oder lang so gut wie immer zu einer Fehldiagnose führen müssen. Kinder mit zentralen oder peripheren Hypotonien sollten daher einer gründlichen Diagnostik unterzogen werden, um nicht eine progrediente oder für die Familie relevante genetische Erkrankung zu übersehen. Folgende neurologischen Krankheiten werden besonders häufig als hypotone Zerebralparesen fehlgedeutet:

- Kongenitale myotone Dystrophie Curschmann-Steinert
- Kongenitale Myopathien
- Intermediäre Formen der spinalen Muskelatrophien
- Hereditäre motorisch-sensible Neuropathien
- Arthrogryposen
- Mitochondriale und peroxysomale Erkrankungen
- Bestimmte Syndrome mit schweren Muskelhypotonien (u.a. Prader-Willi-Syndrom, Angelman-Syndrom)
- Chromosomenanomalien

Aus diesen Gründen sollte der Begriff der „hypotonen Zerebralparese" nicht mehr benutzt werden, am besten wäre, ihn ganz und für immer fallen zu lassen. Ob es überhaupt eine hypotone Form der Zerebralparese gibt, die der von uns verwendeten Definition entspricht und die ausschließlich durch eine pränatale, natale oder neonatale Schädigung des Gehirns entstanden ist, läßt sich endgültig bisher nicht entscheiden. Entsprechende Untersuchungen sind uns nicht bekannt. Auch in der täglichen Praxis ist uns die hypotone Form der Zerebralparese bisher nicht begegnet. Sollte eine hypotone Form der Zerebralparese tatsächlich existieren, die unserer Definiton der Zerebralparesen entspricht, muß sie sehr selten sein.

Das Symptom der Spitzfußstellung

Immer wieder werden Kinder in der neuropädiatrischen oder orthopädischen Praxis vorgestellt, die ab dem Zeitpunkt des freien Gehens oder auch später die Vorfüße, oder im Extremfall, die Zehen beim Stehen und Gehen vorwiegend oder isoliert belasten. Die Kinder können nur kurzfristig und mit Mühe die ganzen Fußsohlen belasten. Außer dieser Ganganomalie sind keine anderen neurologischen Auffälligkeiten zu finden, oft auch keine passive Einschränkung der Dorsalflexion in den Sprunggelenken. Häufig wird dann, trotz völlig unauffälliger Perinatalanamnese, die Diagnose einer frühkindlichen Hirnschädigung oder einer angeborenen spastischen Lähmung gestellt. Die Zuordnung zu einer neurologischen Erkrankung kann diagnostisch außerordentlich schwierig sein. Manchmal gelingt sie erst im Verlauf von Jahren. Eine bevorzugte Belastung der Vorfüße kann aber auch ein Frühsymptom einer hereditären sensibel-motorischen Neuropathie und einer Muskeldystrophie sein. Kinder mit einer Myelodysplasie oder einer spinalen gedeckten Dysraphie zeigen ebenfalls nicht selten einen Spitzfußgang, ebenso wie einige Kinder mit frühkindlichem Autismus. Orthopäden ist das Bild der essentiellen angeborenen Achillessehnenverkürzung bekannt, jedoch sollten alle anderen Gründe für einen Zehengang ausgeschlossen sein, bevor diese Diagnose akzeptiert wird. Gelegentlich scheint der Vorfuß- oder Zehengang auch als individuelles Gangmuster bei Kindern vorzukommen, das sich bis zum Schulalter wieder verliert. Die Ursachen sind nicht bekannt, die Auffälligkeit wird als habitueller Zehengang bezeichnet.

Manchmal zeigen Säuglinge noch im ersten Lebenshalbjahr eine ausgeprägte Stehbereitschaft, die spontan auftreten kann oder die antrainiert wurde, weil Eltern und Kind am „Hopsen" Freude gefunden haben. Ein ähnlicher Effekt tritt ein, wenn Kinder in federnde Hängehalterungen gesetzt werden, mit denen ein Bodenkontakt der Füße möglich wird. Die Kinder entwickeln dann ein sog. „Baby-Hopser-Syndrom" mit massiver Strecktendenz in den Beinen und Spitzfußstellung der Füße, die nicht selten als beginnende spastische, beinbetonte Tetraparese fehlgedeutet wird und zur Einleitung einer krankengymnastischen Behandlung führt. Das völlige Fehlen anderer pathologischer neurologischer Befunde schützt vor der falschen Diagnose.

Zusammenfassung

Der Begriff der „Zerebralparese" umfaßt kein nosologisch in sich geschlossenes neurologisches Krankheitsgeschehen. Die international akzeptierte Definition der Zerebralparese läßt zwei Möglichkeiten der Zuordnung zu:
1. **Alle** neurologischen Krankheiten, die eine frühe (Funktions-)Schädigung des Gehirns auslösen, die nicht progredient sind und die zu Störungen der Haltungskontrolle und der Motorik führen.
2. Neurologische Residualsyndrome, die durch eine pränatale, natale oder neonatale Schädigung des Gehirns entstanden sind.

Mit der zweiten Definition werden ganz vorwiegend die spastischen Zerebralparesen erfaßt.
In diesem Buch wird der Begriff „Zerebralparese" nach der zweiten Definition verwendet.
Die hier verwendete Klassifikation der Zerebralparesen unterscheidet zwischen

▶ spastischen Hemiparesen (arm- oder beinbetont oder Arm und Bein etwa gleich schwer betroffen)
▶ spastischen Tetraparesen (bein-, tri-, seitenbetont, gekreuzt, komplett),
▶ Dyskinesien und
▶ Ataxien.

Dyskinetische und ataktische Zerebralparesen sind selten. Bei der Diagnose dieser Formen der Zerebralparesen muß gesichert sein, daß sich nicht doch eine progrediente, eine genetisch relevante Erkrankung oder eine Raumforderung hinter der neurologischen Symptomatik verbirgt.

Der Begriff der „hypotonen Zerebralparese" sollte als Verlegenheitsdiagnose betrachtet und ganz aufgegeben werden. So gut wie immer entwickelt sich aus den entsprechenden Symptomen mit der Zeit ein definitives neurologisches Krankheitsbild, das meist schon früher andere diagnostische, therapeutische oder humangenetische Konsequenzen erfordert hätte.

Mit dem Begriff „Minimale Zerebralparese" sollten nur neurologische Symptome bezeichnet werden, die sehr leichte, diskrete, aber unter Anforderungssituationen typische Haltungs- und Bewegungsschablonen der definierten Untergruppen der Zerebralparesen zeigen. Der Begriff sollte nicht verwechselt werden mit den Begriffen „Motorische Koordinationsstörung" oder „Minimale zerebrale Dysfunktion" (MCD).

Nicht alle Kinder, die vorwiegend die Vorfüße beim Gehen und Laufen belasten, haben eine spastische oder minimale Zerebralparese.

Gelingt eine Zuordnung der neurologischen Symptomatik zu einer der definierten Untergruppen der Zerebralparesen nicht, ist die Symptomatik genau zu beschreiben und eine endgültige Zuordnung bis zur Klärung der Diagnose zurückzustellen.

Literatur

1. Bax, M. C. D.: Terminology and classification of cerebral palsy. Develop. Med. Child Neurol. 6 (1964) 295–297
2. Bobath, B., Bobath, K.: Die motorische Entwicklung bei Zerebralparesen, Thieme, Stuttgart 1994
3. Brett, E. M.: Pediatric Neurology. 2nd ed. Churchill & Livingstone, Edinburgh, London 1991
4. Crawford, C. L., Hobbs, M. J.: Anatomy of diplegia: A hypothesis. Develop. Med. Child Neurol. 36 (1994) 513–517
5. Edebol-Tysk, K., Hagberg, B., Hagberg, G.: Epidemiology of spastic tetraplegic cerebral palsy in Sweden. Impairments and disabilities. Neuropediatrics 20 (1989) 41–45
6. Ellenberg, J. H., Nelson, K. B.: Cluster of perinatal events identifying infants at high risk for death or disability. J. Pediatr. 113 (1988) 546–552
7. Foerster, O.: Der atonisch-astatische Typus der infantilen Cerebrallähmung. Deutsch. Arch. Klin. Med. 98 (1909) 216
8. Freud, S.: Die infantile Cerebrallähmung. Hölder, Wien 1897
9. Haas, G., Buchwald-Saal, M., Leidig, E., Mentzel, H.: Improved outcome in very low birthweight infants from 1977 to 1983. Europ. J. Pediatr. 145 (1986) 337–340
10. Hagberg, B.: Klinische Syndrome bei Zerebralparesen. Mschr. Kinderheilk. 121 (1973) 259–264
11. Hagberg, B., Hagberg, G., Zetterström, R.: Decreasing perinatal mortality: Increase in cerebral palsy morbidity? Acta Paed. Scand. 78 (1989) 664–670
12. Hagberg, B., Hagberg, G.: The origins of cerebral palsy. In: Recent Advances in Paediatrics, ed. by T. J. David. Churchill & Livingstone, Edinburgh, London 1993
13. Harding, A. E.: The Hereditary Ataxic and Related Disorders. Churchill & Livingstone, Edinburgh, London 1984
14. Hughes, I., Newton, R.: Genetic aspects of cerebral palsy. Develop. Med. Child Neurol. 34 (1992) 80–86
15. Ingram, T. T. S.: The neurology of cerebral palsy. Arch. Dis. Childh. 41 (1966) 337–357
16. Kalbe, U.: Cerebral-Parese im Kindesalter. Kurzer Leitfaden für ärztlich, therapeu-

tisch, pädagogisch und sozialberatende Tätige, 2. Aufl., Fischer, Stuttgart 1993
17. Krägeloh-Mann, I., Hagberg, B., Petersen, D., Riethmüller, J., Gut, E., Michaelis, R.: Bilateral spastic cerebral palsy-pathogenetic aspects from MRI. Neuropediatrics 23 (1992) 46–48
18. Krägeloh-Mann, I., Hagberg, G., Meisner, C., Schelp, B., Haas, G., Edebol-Eeg-Olofsson, K., Selbmann, H. K., Hagberg, B., Michaelis, R.: Bilateral spastic cerebral palsy, a comparative study between South-west Germany and West Sweden. I: Clinical patterns and disabilities. Develop. Med. Child Neurol. 35 (1993) 1037–1047
19. Krägeloh-Mann, I., Hagberg, G., Meisner, C., Schelp, B., Haas, G., Edebol-Eeg-Olofsson, K., Selbmann, H.K., Hagberg, B., Michaelis, R.: Bilateral spastic cerebral palsy, a comparative study between southwest Germany and western Sweden. II: Epidemiology Develop. Med. Child Neurol. 36 (1994) 473–483
20. Little, W. J.: On the influence of abnormal parturition, difficult labor, premature birth and asphyxia neonatorum on the mental and physical condition of the child, especially in relation to deformities. Trans. Obstet. Soc. Lond. 111 (1862) 293–433. Nachdruck: Cerebral Palsy, Bulletin 1 (1958) 5–34
21. Marsden, C. D., Fahn, S.: Movement Disorders. Butterworth, London 1994
22. Mayer, I.: Untersuchungen zur Nosologie und Ätiologie der spastischen Tetraparesen. Inauguraldissertation der Medizinischen Fakultät, Universität Tübingen 1995
23. Michaelis, R., Hege, U.: Die infantilen Zerebralparesen. Akt. Neurol. 9 (1982) 35–41
24. Michaelis, R., Edebol-Tysk, K.: Zerebralparesen. Pädiat. Prax. 36 (1987) 199–205
25. Michaelis, R., Edebol-Tysk, K.: New aetiopathological and nosological aspects of cerebral palsy syndroms. G. Neuropsichiat. Eta Evolutiva Supp. 4 (1989) 25–30
26. Niemann, G., Wakat, J.-P., Krägeloh-Mann, I., Grodd, W., Michaelis, R.: Congenital hemiparesis and periventricular leucomalacia: Pathogenetic aspects from MRI. Develop. Med. Child Neurol. (1994)
27. Pharoah, P. O. D., Cooke, T., Cooke, R. W. I., Rosenbloom, L.: Birthweight specific trends in cerebral palsy. Arch. Dis. Childh. 65 (1990) 602–606
28. Schekulin, M.: Untersuchungen zum Verteilungstyp arm- und beinbetonter Hemiparesen. Inauguraldissertation der Medizinischen Fakultät, Universität Tübingen 1995
29. Stanley, F.: Der epidemiologische Zugang zur Langzeitprognose von Risikokindern. In: Aktuelle Neuropädiatrie 1992. hrsg. von: A. Lischka, G. Bernert. Ciba Geigy Verlag, Wehr 1993
30. Takeshita, K., Ando, Y., Ohtami, K., Takashima, S.: Cerebral palsy in Tottori, Japan. Benefits and risks of progress in perinatal medicine. Neuroepidemiology 8 (1989) 184–192
31. Truwit, C. L., Barkovich, A. J., Koch, T. K., Ferriero, D. M.: Cerebral palsy: MR findings in 40 patients. Amer. J. Neurorad. 13 (1992) 67–78
32. Uvebrant, O.: Hemiplegic cerebral palsy-aetiology and outcome. Acta Paediatr. Scand. (1988) Suppl. 345
33. Zissel, B. U.: Untersuchungen zur Nosologie der kongenitalen spastischen Tetraparesen. Inauguraldissertation der Medizinischen Fakultät, Tübingen 1983

2. Das sogenannte MCD-Syndrom

Wie bei den Zerebralparesen auch, ist es bisher nicht gelungen, eine in der Praxis häufige, variable Symptomenkombination eindeutig und unmißverständlich zu definieren und ihre nosologische Entität zu beschreiben. Aus diesem Unvermögen wird eine zweifelhafte Tugend gemacht: Die vielschichtige Symptomatik wird im deutschen Sprachbereich simplifizierend als „Minimales Cerebrales Dysfunktions-Syndrom" (MCD-Syndrom) bezeichnet, und, was noch bedenklicher ist, als therapeutisch relevante Diagnose akzeptiert. In diesem Kapitel soll versucht werden, die Problematik des sog. MCD-Syndroms aus verschiedenen Blickwinkeln zu diskutieren, und den heutigen Wissensstand darzustellen.

Die Bezeichnung „Minimal Brain Dysfunction" wurde 1962 von der *Oxford International Study Group on Child Neurology* vorgeschlagen, statt des Begriffes „Minimal Brain Damage", da die Gruppe der Meinung war, die typischen Verhaltensstörungen, wie z. B. motorische Hyperaktivität, seien alleine kein Hinweis auf eine erfolgte Hirnschädigung (5). Die Definition schließt aber Kinder mit leichten, neurologischen Symptomen (sog. „soft signs"), mit motorischen Auffälligkeiten und mit sprachlicher Retardierung bei insgesamt **normaler Intelligenz** nicht aus (5). Der Begriff „minimal" soll darauf hinweisen, daß vor allem die neurologische Symptomatik als geringfügig anzusehen ist im Vergleich zu einer sicher nachweisbaren neurologischen Symptomatik („hard signs").

Jedoch kann keine Rede davon sein, daß die Folgen einer Minimalen Cerebralen Dysfunktion für das Kind selbst, für seine Familie und für seine soziale Integration **minimal** sind. Im Gegenteil. Sie können **maximale**, gravierende Folgen nach sich ziehen. Die Symptomatik einer minimalen zerebralen Dysfunktion ist keineswegs spezifisch, weswegen sie auch unter anderen Bezeichnungen und anderen Gewichtungen zusammengefaßt werden kann, abhängig von der Profession der jeweiligen Autoren, die eine gleiche oder ähnliche Symptomatik in einem anderen ätiologischen oder funktionellen Zusammenhang oder von anderen Ansätzen her zu deuten versuchen: Die Symptomatik des sog. MCD-Syndrom beschäftigt daher auch Neurophysiologen, Neuropsychologen, Kinderneurologen, Psychologen und Pädagogen.

Im weiteren Verlauf dieses Kapitels werden wir bei dem Begriff „Minimales Cerebrales Dysfunktionssyndrom" (MCD-Syndrom) bleiben, wohl wissend, daß damit keinerlei nosologische Entität vorausgesetzt werden kann, und daß sich mit diesem Begriff, wenn überhaupt, nur eine sehr variable Phänomenologie verbinden läßt. Ätiologie und Wertung der Phänomenologie sind aber weiterhin für viele Deutungen offen. Aus didaktischen Gründen werden wir im folgenden verallgemeinernd von einer MCD-Symptomatik sprechen, auch wenn sich diese mit den Symptomen ähnlicher Auffälligkeiten überschneidet, beispielsweise mit denen der Dyslexie, der Aufmerksamkeitsstörungen oder der Lernstörungen.

Soweit sich heute mit einiger Sicherheit sagen läßt, scheint bei Kindern mit einem MCD-Syndrom eine Reihe von zentralen informationsverarbeitenden Strukturen anlagebedingt oder durch Störfaktoren in ihrer Funktion beeinträchtigt zu sein. Diskutiert werden:

● Reduzierte Kapazität zur Informationsaufnahme in einer oder in mehreren Mo-

dalitäten (modalitäts-spezifische Störungen)
• Reduzierte Gedächtnisfunktionen und hier vor allem das Kurzzeitgedächtnis, nicht immer nur global, sondern auch isoliert modalitäts-spezifisch
• „Verarbeitungsschwäche" visueller, auditiver, taktil-kinästhetischer, vestibulärer Informationen
• Störung der Verknüpfung der Informationen, die über die einzelnen Modalitäten aufgenommen wurden (intermodale Störungen)
• Störungen der zentralen Integration zeitlich nacheinander eintreffender modaler Informationen (seriale Störungen)
• Störungen der feed-back- und feed-forward-Kontrollmechanismen für einlaufende Informationen, für die Vorplanung, Umsetzung und Durchführung motorischer und kognitiver efferenter Aktivitäten und der erlebten emotionalen Verarbeitung afferenter und efferenter Geschehen.

Folgen derartiger zentraler Dysfunktionen sind unter klinischen Gesichtspunkten Symptome, die als **primäre** MCD-Symptome bezeichnet werden könnten. Sie manifestieren sich auf neuro-psychologischer und neurologischer Ebene:
• Konzentrationsschwäche
• Mangelhaftes (vor allem Kurzzeit-) Gedächtnis
• Störungen der zentralen Kontrolle rhythmischer motorischer Abläufe der Körper- und Handmotorik
• Mangelhafter „Durchblick", nicht ausreichende Strategiebildungen beim Lösen bestimmter kognitiver Probleme
• Mangelhafte Abstraktionsfähigkeit (Symbolbildung)
• Sprachentwicklungsverzögerung, Sprechstörungen
• Motorische Steuerungsprobleme (Ungeschicklichkeiten = Clumsiness)

Aus diesen primären Einschränkungen, die dem Kind mehr oder weniger deutlich bewußt sind, entwickeln sich Folgestörungen, die dann als **sekundäre** Symptome zu bezeichnen wären und die sich auf der Verhaltensebene manifestieren:
• Hohe Ablenkbarkeit
• Niedrige Frustrationstoleranz
• Starke Vigilanzschwankungen
• Reduzierte oder fehlende Motivation
• Ablenkungs- oder Blockierungsmechanismen
• Hyperaktivität
• Kommunikationsschwierigkeiten
• Sozialisationsprobleme
• Emotionale Labilität
• Gefährdung der Entwicklung zur stabilen Persönlichkeitsstruktur
• Verhaltensstörungen *(1)*

Vor allem die Symptome der zweiten Ebene und die Sprachentwicklungsverzögerung sind es, die die Eltern über die Entwicklung ihres Kindes unruhig werden lassen und deretwegen sie sich um Hilfe bemühen. Die Hyperaktivität als isoliertes Symptom läßt sich, je nach Auffassung zur Ätiologie eines MCD-Syndroms, als primäres oder auch als sekundäres Symptom verstehen und einordnen. Wir selbst neigen dazu, sie der zweiten Ebene zuzuordnen, wenn sie nicht zur individuellen Persönlichkeitsstruktur eines Kindes, Jugendlichen oder Erwachsenen gehört.

Auch in diesem Kapitel sollen die prinzipiellen Probleme dargestellt werden, die sich mit dem Konzept des MCD-Syndroms ergeben, wobei auf diagnostische Strategien sowie auf die verschiedenen Theorien zur Entstehung der MCD-Phänomenologie eingegangen wird. Aus didaktischen Gründen wird jedoch die Ätiologie-Diskussion erst am Ende dieses Kapitels aufgegriffen werden.

Für diejenigen, die vor allem an der Klinik des MCD-Syndromes interessiert sind, wird auf das Buch von *Ruf-Bächtiger* verwiesen *(21)*. Grundsätzliche neurobiologische und neuropsychologische Informationen sind in zwei in englischer Sprache publizierten Büchern zu finden *(5, 9)*, deren eines (9) zwar kürzlich in die deutsche Sprache übersetzt wurde, leider jedoch unter Weglassung des für unser Thema wichtigsten Kapitels der Lernstörungen. Das zweite Buch (5) wurde ebenfalls ins Deutsche übersetzt, ist aber vergriffen (Springer).

Gibt es ein MCD-Syndrom?

In einem für das Verständnis der gesamten Problematik wichtigen Artikel bestritt *Schmidt (22)* im Deutschen Ärzteblatt anhand eigener großangelegter Studien *(3)* die Existenz eines nosologisch einheitlichen MCD-Syndroms. Seine Untersuchungen legen nahe, daß sich hinter diesem Syndrombild nosologisch differente Populationen verbergen, die sich bisher jedoch einer merkmalspezifischen Typisierung in der Praxis entziehen.

Für die Symptomkonstellation des MCD-Syndroms existieren verschiedene andere Bezeichnungen, die zum Teil gleichzeitig mehr oder weniger deutlich auch Stellung zur Ätiologie nehmen wollen, die allerdings heute noch vorwiegend hypothetischen Charakters sind. Die unterschiedlichen Bezeichnungen sollen aufgelistet und kurz besprochen werden:

- Frühkindliches exogenes Psychosyndrom *(12)*
- Frühkindliches psychoorganisches Syndrom = POS *(21)*
- Hyperkinetisches oder Hyperaktivitäts-Syndrom *(1, 5)*
- Teilleistungsstörungen *(7)*
- Zentrale Wahrnehmungs- und Verarbeitungsstörungen
- Lernstörungen (Learning disabilities) *(5, 9)*
- Aufmerksamkeitsstörungen (Attentional Deficit Disorder = ADD) *(5)*
- Dyslexie-Syndrom *(5, 9, 23)*

Die beiden erstgenannten Bezeichnungen gehen von der Annahme aus, daß die für das MCD-Syndrom typische Symptomatik vor allem auf hirnorganische Korrelate zurückzuführen sei, bedingt teils durch pränatale und perinatale Schädigungen, teils durch Anlagestörungen, auch durch chromosomale Aberrationen und durch neurobiologische Funktionsstörungen (Störungen der Synaptogenese, der Neurotransmitterfunktionen u. a.) *(12, 21)*.

Dagegen trägt die Bezeichnung „**Hyperkinetisches-Syndrom**" nur wenig zur Vorstellung über die Ätiologie bei. Im Grunde ist damit nur ein Verhaltensphänomen genannt, das keineswegs als eines der essentiellen Symptome bei MCD-Kindern gelten kann, das sich andererseits aber auch bei Kindern ohne MCD-Syndrom als Teil ihres Wesens lebenslang oder, aus anderen Gründen, nur transitorisch manifestiert. Eine Hyperaktivität kann primären konstitutionellen Ursprungs sein, die oft in der Familie bekannt ist, oder sie wird als sekundäres Phänomen aufgrund von Frustrationen, Ängsten, Schwierigkeiten in der familiären sozialen Integration oder als Begleitsymptom eines MCD-Syndromes *(1, 5, 11)*, oder einer Aufmerksamkeitsstörung (ADD + H) zu finden sein.

Teilleistungsstörungen sind per definitionem erst im Schulalter feststellbar. Bei sonst normaler Begabung zeigen die betroffenen Kindern isolierte Störungen kognitiver Funktionen, wie Lese- oder Rechtschreibschwäche, Rechenschwäche und Schreibschwäche *(6, 7)*.

Zentrale Wahrnehmungs- und Verarbeitungsstörungen. Dieser von uns bevorzugte neuropsychologisch und informationstheoretisch intendierte Begriff impliziert, daß die über die Sinnesorgane in das zentrale Nervensystem einlaufenden Informationen nicht adäquat und nicht rasch genug verarbeitet werden können.

Als Ursachen sind Aufbau- oder Funktionsstörungen modaler und intermodaler Strukturen vorstellbar, einschließlich der spezifischen Speicherkapazitäten. Aber auch ein mangelhafter Transfer modaler Informationen zu höheren zentralen Zentren, funktionelle oder neuobiologische Defizite der intermodalen und serialen Vernetzung und defizitäre rück- und/oder vorgekoppelter planender Kontrollmechanismen (feed-back- und feed-forward-Kontrollen) könnten ursächlich beteiligt sein. Jedoch sind nicht nur die zentralen Wahrnehmungsprozesse gestört, sondern auch die Prozesse, die aus den einlaufenden Informationen efferente, handlungsorientierte, kognitive, oder auch emotionale Prozesse generieren.

Daher ist nicht nur von zentralen Wahrnehmungsstörungen zu sprechen, es müssen auch zentrale Verarbeitungs- und Planungsstörungen mit ins Kalkül der defizitären Informationsverarbeitung einbezogen werden. Die Qualitäten einzelner Modalitäten und deren zentraler Verarbeitungsmechanismen können isoliert oder in mehreren Kombinationen gestört sein, was durch die zentrale Vernetzung nicht immer nur zu modalitätsspezifischen Ausfällen führt. Allerdings werden die vorhandenen zentralen Kompensationsmechanismen weniger effektiv sein, je mehr Modalitäten von einer Funktionseinschränkung betroffen sind. Bei einer solchen Betrachtungsweise liegt es nahe, ein Kontinuum anzunehmen, das von der normalen Funktion ausgeht und über leichtere und schwerere Formen der Funktionsstörungen hin zu schwersten pathologischen Funktionsausfällen durch Hirnschädigungen, aber auch zu solchen Erkrankungen wie zu Autismus und zu Psychosen führt *(5)*.

Daß bei einem solchen Erklärungsmodell neurobiologische, neurophysiologische und informationstheoretische Konzepte eine besondere Rolle für die Entstehung der MCD-Symptomatik spielen, liegt nahe *(5, 9, 17, 26)*. Mit einem modalitäts-orientierten, informationstheoretischen Konzept *(26)* läßt sich aber auch verstehen, daß die neurobiologische Ausstattung eines informationsverarbeitenden Systems zwar auf einer genetischen Grundlage beruht, aufgrund seiner viefältigen Verflechtung jedoch in der Lage ist, Störungen im System selbst adaptiv, aber auch durch exogene, positiv einwirkende Faktoren zu korrigieren und bis zu einem gewissen Grad auszugleichen.

Die Vorstellung allerdings, daß einer spezifischen Modalität eine Führungsrolle bei der Optimierung eines solchen Systems im Hinblick auf andere insuffiziente Modalitäts-Systeme zukommen soll, läßt sich, obwohl dies für bestimmte modalitätsspezifische Therapien immer wieder behauptet wird, mit einem solchen Modell nicht vereinbaren. Selbst bei erheblicher Beeinträchtigung einer bestimmten Modalität, beispielsweise bei Personen mit Dysmelien im Bereich der Arme und Hände, die haptische und taktil-kinästhetische Exploration unmöglich machen, wird trotzdem Sprache erlernt, die kognitive Entwicklung verläuft weitgehend unauffällig *(14)*. Solche Konditionen werden nicht immer bei der Beurteilung modalitätsspezifischer Ausfälle beachtet *(8)*.

Ein möglicher Aufbau eines zentralen informationsverarbeitenden Systems ist in *Abbildung 5* schematisch dargestellt.

Der Begriff **„Lernstörung"** (Learning Disabilities) erscheint in den letzten Jahren häufiger, vor allem in der englischsprachigen Literatur, beginnt aber auch im deutschsprachigen Raum die Aufmerksamkeit auf sich zu ziehen. Definitionsgemäß werden mit dieser Bezeichnung Kinder mit normaler Intelligenz und guter Gesundheit (im englischen Originaltext: good health) erfaßt, die eine angeborene oder eine entwicklungsbedingte Lernstörung erkennen lassen, ohne daß die Ursache der Störung bekannt ist *(5)*. Lernstörungen können als distinkte Leistungs-

und Fähigkeitsdefizite durch psychologische Tests oder durch die pädagogische Bewertung von Schulleistungen nachgewiesen werden, die selbst wiederum jedoch davon abhängig sind, welche kognitiven Normen von der Gesellschaft vorgegeben sind. Mit einer solchen Definition kommt die Lernstörung der Definition der Teilleistungsstörungen, aber auch der Definition der kongenitalen Dyslexie nahe.

Aufmerksamkeitsstörungen (Attentional Deficit Disorder = ADD) sind definiert durch eine geringe Fähigkeit zur selektiven Aufmerksamkeit, durch eine erhöhte Ablenkbarkeit und durch eine Impulsivität, die länger als 6 Monate bestehen. Die Aufmerksamkeitsstörung wird hierbei als das entscheidende Symptom gewertet *(23)*. Das Fehlen psychotischer und neurologischer Symptome und eine normale Begabung sind weitere Forderungen der Definition *(10, 23)*. Ist eine Hyperaktivität Teil der Aufmerksamkeitsstörung, wird diese Form im englischen Sprachbereich ADD + H genannt (Attentional Deficit Disorder + Hyperactivity). Aufmerksamkeitsgestörte Kinder zeigen dann, wenn sie zur Schule gehen, Schulleistungsprobleme mit entsprechenden Schwierigkeiten beim Erlernen von Kulturtechniken und die darauffolgenden Verhaltensstörungen *(10)*. Die Aufmerksamkeitsstörung als Basissymptom kann einen Großteil der bereits genannten sekundären Symptomatik eines MCD-Syndromes nach sich ziehen.

Schwierigkeiten bereitet jedoch die Vorstellung, daß eine Aufmerksamkeitsstörung als isolierter, ätiologischer Faktor alleine die genannten Funktionsdefizite auslösen soll. Bemerkenswert ist in diesem Zusammenhang, daß der Begriff ADD in englischsprachigen Lehrbüchern der Neuropsychologie nicht zu finden ist *(5, 9)*. Im Gegensatz zu einer Lernstörung, die durch meßbar verminderte Fähigkeiten und Leistungen eines Kindes diagnostiziert werden kann, werden bei der Diagnostik einer Aufmerksamkeitsstörung Verhaltenskategorien erfaßt, über die von Eltern und Lehrern spontan berichtet wird oder die mit Bewertungsskalen verifiziert werden *(23)*. Die im englischen Sprachbereich verwendete Kategorisierung der Diagnostik von Aufmerksamkeitsstörungen nach den sog. DSM-III-Kriterien wird derzeit revidiert und mit dem vorläufigen DSM-IV Schema erfaßt *(23)*.

Kongenitale Dyslexie. Wiederum wird in der angelsächsischen Literatur ein isoliertes Symptom einer Hirnleistungsstörung, die Leseschwäche, herausgestellt, das andererseits auch als ein Symptom der MCD-Symptomatik zugerechnet wird. Sie wird als „Developmental Dyslexia" bezeichnet. Die Frage drängt sich auf, warum die angeborene Dyslexie aus dem Komplex der zentralen Leistungsstörungen abgegrenzt werden soll. Einer der Gründe dafür ist die Definition der *World Federation of Neurology* von 1968: „Dyslexie ist eine Störung bei Kindern, die trotz adäquatem konventionellem Unterricht nicht ihren intellektuellen Fähigkeiten und ihrem sozio-kulturellen Status gemäß lesen, schreiben und rechtschreiben zu lernen in der Lage sind. Bedingt ist die Dyslexie durch eine grundlegende (engl.: fundamental) kognitive Schwäche, die daher häufig auch konstitutionellen Ursprunges ist" *(5, 23)*.

Ein weiterer Grund, die kongenitale Dyslexie hier besonders aufzuführen, sind verschiedene interessante Untersuchungsergebnisse zur Entstehung der angeborenen Dyslexie, auf die noch einzugehen ist.

Hinweise auf ein MCD-Syndrom

In der klinischen Praxis entsteht der Verdacht auf eine MCD-Symptomatik vor allem durch spontane Angaben der Eltern oder durch Beobachtungen und gezieltes

Fragen nach der Entwicklung eines Kindes. Die Angaben und die Beobachtungen sind charakteristisch. Sie verweisen auf nicht altersgemäße Fertigkeiten, Retardierungen in bestimmten Entwicklungsbereichen und auf Verhaltensauffälligkeiten, hinter denen nach weiteren Symptomen und Störungsbildern eines MCD-Syndroms zu suchen ist.

In der Literatur und nach unseren Erfahrungen wird als wohl häufigstes Frühsymptom eines MCD-Syndroms von den Eltern spontan oder nach Befragen eine verzögerte oder auffällige Sprach- und Sprechentwicklung angegeben (9). Weitere Auffälligkeiten, die erfragt werden müssen, wenn die Eltern nicht von sich aus schon darüber berichten, sind:
- Hohe Ablenkbarkeit. Das Kind könne bei nichts länger spielend oder sich beschäftigend verbleiben
- Konzentrationsschwäche
- Hyperaktivität
- Kein Interesse an Malen, Basteln, Kleben, Schneiden
- Das Kind könne durchaus, wenn es nur wolle (denn es hat die erwartete Fähigkeit bereits gelegentlich gezeigt)
- Das Kind sei faul
- Das Kind höre nicht zu oder gehorche nicht
- Das Kind sei häufig trotzig oder unangemessen ängstlich gegenüber Personen, Tieren, neuen Situationen
- Aggressivität gegenüber anderen – meist jüngeren Kindern – fällt auf
- Scheinbar unmotivierte heftige Stimmungswechsel werden beobachtet
- Das Kind zeige noch eine seinem Alter nicht mehr angemessene Fixierung auf Eltern, Bezugspersonen
- Über Rückzug aus Spiel mit anderen Kindern, isoliertes Spiel, Tagträume, Stereotypien wird berichtet
- Fehlende Begeisterung für den Besuch des Kindergartens
- Gelegentlich kommt es zu ausgeprägten Schlaf- und Eßstörungen.

Solche Informationen geben Anlaß zu gezieltem Nachfragen und zu Überprüfungen, die nach einer gewissen Systematik ablaufen sollten. In der klinischen Situation orientiert sich das Vorgehen am zweckmäßigsten an den Modalitäten.

Auditive Modalität
- Hört das Kind seinem Alter angemessenen Erklärungen, Erläuterungen, Vorlesen, Erzählen, aufmerksam zu?
- Reagiert das Kind selbst mit Fragen, Kommentaren auf angebotene auditive Informationen angemessen und interessiert?
- Werden altersgemäße Anweisungen, Aufträge, Bitten, Fragen prompt verstanden?

Visuelle Modalität
- Werden Bilderbücher, Kataloge eher rasch und oberflächlich durchgeblättert, oder vertieft sich das Kind intensiv und konzentriert auf Einzelheiten einer Abbildung, die es wahrnimmt, darauf hinweist, sich gedanklich und emotional damit beschäftigt und zu der es Fragen stellt oder Kommentare gibt?
- Bestehen Schwierigkeiten, scheinbare (ebene Übergänge zwischen Teppichrand und Fußboden, Gartenweg oder Gartenbeet und Rasen) oder tatsächlich vorhandene Stufen in der Höhe einzuschätzen und zu bewältigen?
- Wird beim Spielen mit Bauklötzchen, Basteln, Malen häufig weggeschaut, eher mit den Fingern manipuliert, ohne daß gleichzeitig eine konzentrierte visuelle Kontrolle erfolgt?
- Wird beim gemeinsamen Betrachten eines Bilderbuches mit einer vertrauten Person vom Kind rasch weitergeblättert, nur kurzes Interesse für die Bilderinhalte aufgebracht? Wird das Kind dabei unruhig, beginnt es, auf dem Sitz oder auf dem Schoß herumzurutschen?
- Benützt das Kind nach dem 3. Lebensjahr immer noch gelegentlich Lippen, Zähne, Hände und Finger, um die Beschaf-

fenheit und Textur eines Gegenstandes zu explorieren?

Taktil-kinästhetische und vestibuläre Modalitäten

• Werden Gegenstände und Spielzeug nur oberflächlich manuell exploriert, um danach rasch weggeworfen oder fallengelassen zu werden?
• Bestehen Schwierigkeiten, einen Ball angemessener Größe aufzufangen, mit einem Ball zu spielen?
• Bestehen Unsicherheiten beim Begehen von Treppen oder von unebenem Gelände, beim Balancieren über liegende Baumstämme oder auf einer niederen schmalen Mauer?
• Bestehen oder gab es Schwierigkeiten, sicher Fahren zu lernen mit Dreirad und ähnlichen Fahrgeräten, Roller und Fahrrad? Wie wurde die Koordination des Tretens mit gleichzeitigem Steuern erlernt, auffällig mühsam und langsam?
• Bestanden oder bestehen ausgeprägte Schwierigkeiten, die Armbewegungen mit denen der Beine beim Schwimmenlernen sicher zu korrelieren?
• Ist das Kind insgesamt in seiner Motorik auffällig ungeschickt und ängstlich, z. B. beim Schaukeln, Klettern, Abhüpfen, Rennen?
• Kennt das Kind seinen Körper, kann es Körperteile zeigen, können Rechts-Links-Angaben gemacht werden?
• Wie ist die Händigkeit? Bereits festgelegt oder noch bimanuell?

Hand-Augenkoordination als intermodale Leistung

• Kann vom Kind gestaltend und erkennbar gemalt werden (Haus, Baum, Männchen, Auto, Fahrrad)?
• Ist ein sicherer, präziser Pinzettengriff auch beim Benutzen eines Schreibstiftes möglich?
• Kann das Kind einigermaßen präzise schneiden, mit Klebeband zurechtkommen? Wird gerne gebastelt?
• Versucht das Kind, das im Jahr vor der Einschulung steht, einzelne Buchstaben, Worte, Namen zu schreiben?
• Fällt das Kind durch eine besondere Ungeschicklichkeit der Hand-Augenkoordination auf, wie häufiges Umwerfen von Gegenständen, Verschütten, lautes Aufsetzen von Spielzeug, Geschirr?

Die hier aufgeführten explorativen Möglichkeiten, Symptome eines MCD-Syndromes zu eruieren, sind schon im Vorschulalter, je nach dem Entwicklungsstand des Kindes, abfragbar.

Bisher existieren erstaunlicherweise kaum verläßliche Untersuchungen über frühe Symptome eines MCD-Syndromes und spätere schulische Schwierigkeiten, vor allem, wenn sie als Teilleistungsstörungen auftreten. Zwei Beziehungen scheinen allerdings mit einer recht hohen statistischen Sicherheit zwischen frühen und späten Auffälligkeiten zu bestehen:

• Sprachentwicklungsverzögerung und Sprechstörungen
• Retardierung der motorischen Entwicklung und motorische Ungeschicklichkeit

Beide Auffälligkeiten sind überzufällig häufig, aber keineswegs generell mit späteren schulischen Schwierigkeiten korreliert *(9)*.

Bei Schulkindern sind Teilleistungsstörungen leichter zu erfragen, da die Kinder entweder von der Schule wegen ihrer Probleme geschickt oder wegen ihrer mangelhaften Schulleistungen von den Eltern vorgestellt werden. Anzunehmen wäre nun, daß zu allererst von Schulen, Beratungsstellen oder auch von kinderärztlichen Institutionen an Teilleistungsstörungen gedacht würde. Die Erfahrung zeigt aber, daß diese Möglichkeit erst in einem zweiten oder dritten diagnostischen Anlauf in Betracht gezogen wird.

Die sekundäre oder Folgesymptomatik eines MCD-Syndromes, also Verhaltensstörungen, Sozialisationsprobleme, Blockierungsmechanismen der Kinder bei der

Erledigung von Hausaufgaben, das Ausweichen von Betätigungen auf Aktivitäten, die dem Kind mehr liegen und die ihm ein Mehr an positiver Bestätigung bringen, das „Abschalten", das „Tagträumen", das „Es nicht blicken" der überforderten – nach Definition wohlgemerkt **normal** begabten – Kinder führt dann zu therapeutischen Aktivitäten vielerlei Art, einschließlich psychotherapeutischer Maßnahmen. Oft genug werden sie begonnen ohne vorausgegangene genaue Suche nach der wirklichen Ursache der Schulschwierigkeiten und oft unter ätiologischen Hypothesen, die nicht oder nur oberflächlich darauf geprüft werden, ob sie überhaupt bei einem individuellen Kind zutreffen. So gut wie immer lassen sich, bei genauer Exploration schon bestimmte Schwierigkeiten im Kindergartenalter finden, vor allem Schwierigkeiten in der Sozialisation mit anderen Kindern, leichtere bis deutlichere Verhaltensauffälligkeiten, Schwächen beim Malen und Basteln, Isolierungstendenzen beim Spielen und anderes mehr.

Für Kinderärztinnen und Kinderärzte ist kaum eine deprimierendere Situation denkbar, als der Besuch einer Mutter, die erklärt, ihr Kind habe, kaum eingeschult, ganz unvorhergesehen, erhebliche Schulprobleme entwickelt, obwohl das Kind doch immer bei den regelmäßig wahrgenommenen Vorsorgeuntersuchungen unauffällig gewesen sei. Wir kennen Mütter, deren Kinder wegen unerwarteter Schulschwierigkeiten vorgestellt wurden, aus denen nach sorgfältiger Exploration herausbrach, sie hätten immer schon gewußt, daß mit ihrem Kind und seiner Entwicklung etwas nicht stimme, sie hätten sich aber durch die Ergebnisse der Vorsorgeuntersuchung, erhoben von Expertinnen und Experten, beruhigen lassen, die ihnen versichert hätten, die Entwicklung ihrer Kinder sei völlig in Ordnung. Diese Mütter hatten ihre eigenen Zweifel und Bedenken verdrängt, wagten sie nicht zu äußern und ließen damit dem Schicksal seinen Lauf. Aufgrund solcher Erfahrungen können Eltern gar nicht oft genug und bei jeder Gelegenheit, in der sie mit ihrem Kind in der Praxis erscheinen, gefragt werden, wie **sie** selbst die Entwicklung ihres Kindes einschätzen und beurteilen. Eine solche Frage sollte gleich zu Beginn oder ganz am Ende der Vorstellung eines Kindes gestellt werden. Diese nicht so seltenen Vorkommnisse lassen Zweifel über die Effizienz der Vorsorgeuntersuchung entstehen, die schon lange dringend einer Validisierung in bestimmten Bereichen bedürfte.

Situationen dieser Art sind auch deshalb in hohem Maße unerfreulich, da im Vorschulalter Zeit vorhanden gewesen wäre, die Begabungsstruktur eines Kindes festzustellen um dann, je nach Bedarf, eine Therapie oder eine Förderung einzuleiten.

Wir haben bereits darauf hingewiesen, daß Zusammenhänge zwischen Störungen der frühen kindlichen Entwicklung und späteren Teilleistungsstörungen zwar immer gefordert werden, ihre Existenz jedoch bisher nicht mit verläßlicher Stringenz nachgewiesen wurde, so daß das therapeutische Vorgehen weitgehend von pragmatischen Gesichtspunkten bestimmt sein muß. Sind Kinder durch primäre oder sekundäre Symptome eines MCD-Syndroms bereits schon im Vorschulalter auffällig geworden, sollte eine sorgfältige, die **individuellen** Schwierigkeiten des Kindes erfassende Untersuchung der Begabungsstruktur erfolgen, die dann die Grundlage für eine einzuleitende Therapie oder Förderung bildet und die auf die **individuellen** Schwierigkeiten des Kindes einzugehen hat. Über die tatsächliche Effektivität einer solchen Therapie kann heute im Sinne einer grundsätzlich zu fordernden Qualitätskontrolle kaum etwas ausgesagt werden. Deswegen aber darauf zu verzichten, im Vorschulalter bei nachgewiesenen Entwicklungsproblemen eine Therapie zu beginnen, ist nicht gerechtfertigt. Dem

Kind würde die Chance genommen, bis zum Schuleintritt eines Teils oder vielleicht aller seiner MCD-Probleme ledig zu werden. Wenn jedoch nicht, entfällt der Vorwurf der Eltern, der forensische Konsequenzen haben könnte, es sei nichts zu einer Zeit geschehen, in der rechtzeitige therapeutische Hilfen dem Kind vielleicht einen anderen schulischen Weg und andere Bildungsmöglichkeiten eröffnet hätten.

Diagnostische Möglichkeiten

Eine eingehende Diagnostik bei einem MCD-Syndrom hat folgende Ziele:
● Ausschluß einer neurologischen und kinderpsychiatrischen Erkrankung, die wie ein MCD-Syndrom beginnt oder deren Symptomatik nachahmt
● Aufschluß über die individuelle Begabungsstruktur des Kindes
● Ausschluß oder Bestätigung von Verhaltensstörungen
● Ausgehend und begründet von dem Ergebnis der Diagnostik kann ein an den individuellen Bedürfnissen und Schwächen des Kindes ausgerichteter Therapieplan aufgestellt und eine Therapie eingeleitet werden
● Information der Familie über die Begabungsstruktur ihres Kindes, um dieses vor Überforderungen und übersteigerten Erwartungen zu schützen.

Anamnese

Esser und *Schmidt* (3) glauben, aufgrund der Ergebnisse ihrer großen Studie die Empfehlung geben zu können, daß künftig auf eine ausführliche retrospektive Schwangerschafts- und Geburtsanamnese verzichtet werden könne. Trotzdem sind wir der Meinung, daß sorgfältig Familienanamnese, Schwangerschafts- und Geburtsanamnese erhoben werden, sowie die wichtigsten Schritte der motorischen, handmotorischen, kognitiven, sozialen und sprachlichen Entwicklung verläßlich dokumentiert werden müssen. Außerdem ist nach dem Spielverhalten alleine und mit anderen Kindern zu fragen und welches Spielzeug dabei bevorzugt wird. Wie ist das emotionale Verhalten des Kindes nach Meinung der Eltern zu beschreiben? Bestehen Verhaltensauffälligkeiten? Hinweise für die Richtungen, in denen zu fragen ist, wurden bereits vorgestellt. Wichtig ist aber auch, die Entwicklung und das Verhalten des Kindes in der ersten und in der zweiten Hälfte des ersten Lebensjahres genauer kennenzulernen und die Empfindungen und Emotionen der Eltern zu erfragen, die bei ihnen durch das Kind ausgelöst wurden und die sie dem Kind entgegengebracht haben. Daß nach solchen Informationen nur mit besonderer Sensibilität und Fingerspitzengefühl gefragt werden kann, versteht sich von selbst, da andernfalls sehr rasch Schuldgefühle und Abwehrreaktionen bei den Eltern ausgelöst werden.

Eine zweite, im Zusammenhang mit einem MCD-Syndrom wichtige Lebensphase ist die Zeit der Aufnahme in einen Kindergarten. Wie wurde die Aufnahme toleriert? Und wie hat sich das Kind in diesen neuen Sozialverbund integriert und eingelebt? Von weiterem besonderem Interesse sind später Freude oder Frustration bei der Einschulung, Schulleistungen, Sozialisation im schulischen Verbund und Verhaltensauffälligkeiten.

Neurologische Untersuchung

An **aller erster Stelle** sollte sichergestellt sein, daß keine periphere Seh- oder Hörbeeinträchtigung das Bild eines MCD-Syndromes bedingt. Zwar sind periphere Funktionsbeeinträchtigungen von Auge und Ohr bei Kindern mit einem MCD-Syndrom selten, sie müssen aber sicher ausgeschlossen sein. Eine neurologische Untersuchung sollte bei der Erstvorstellung vorgenommen werden, später nur

noch in Abhängigkeit von einer fraglichen oder deutlichen neurologischen Symptomatik. Drei unterschiedliche neurologische Qualitäten lassen sich bei Kindern mit einem MCD-Syndrom finden.
1. Unauffälliger neurologischer Befund mit flüssiger, sicherer Motorik
2. Motorische Koordinationsstörungen mit mehr oder weniger deutlicher oder auch fehlender dyskinetischer Symptomatik. Wenn vorhanden, äußert sie sich durch assoziierte choreo-athetotische Mitbewegungen im Gesicht, an den Fingern und Händen oder auch als abrupte, gelegentlich auch als diskret ballistische Dyskinesien (s. Kapitel III/12). Kinder mit einem MCD-Syndrom haben oft Probleme mit der Kontrolle rhythmisch zu koordinierender motorischer Abläufe und mit der Gleichgewichtskontrolle, wenn diese unter erschwerten Bedingungen geprüft werden. Untersuchungsgänge der motorischen Fähigkeiten bei MCD-Syndrom wurden von *Ruf-Bächtiger (21)* und von *Touwen (27)* angegeben. Auch in diesem Buch wurden bereits die wichtigsten Elemente einer Prüfung der motorischen Koordination dargestellt. Motorische Koordinationsstörungen beinhalten keine neurologische Symptomatik einer Pyramidenbahnläsion, weswegen sie nicht als leichte oder minimale Zerebralparesen (im Sinne der in diesem Buch verwendeten Definition) bezeichnet werden dürfen.
3. Minimale Symptome einer spastischen Zerebralparese. Diese Symptomatik ist nicht mit motorischen Koordinationsstörungen zu verwechseln oder gar gleichzusetzen. Phänomenologisch sind die Bewegungsabläufe und Bewegungsbilder unterschiedlich (s. Kapitel II/1). Die Betonung der unterschiedlichen neurologischen Befunde erscheint zunächst wenig bedeutsam. Wir sind aber eher geneigt, bei einem Kind, das eine, wenn auch leichte Symptomatik einer Pyramidenbahnläsion erkennen läßt, eine weiterführende Diagnostik zu empfehlen, z. B. eine Computertomographie und die Ableitung eines Hirnstrombildes. Mit der neurologischen Symptomatik einer minimalen spastischen Zerebralparese – evtl. gestützt durch weitergehende Untersuchungsbefunde – liegt es nahe, das MCD-Syndrom eines Kindes ätiologisch als Residualsyndrom einer zentralen Läsion oder einer zentralen Anlagestörung oder Fehlbildung zu deuten. Auch deutlich ausgeprägte dyskinetische Befunde sollten eine weiterführende neurologische Diagnostik veranlassen, da sich dahinter eine zentrale Läsion oder eine neurometabolische Erkrankung verstecken können, die zunächst als MCD-Syndrom fehlgedeutet werden.

Bei einer neurologischen Untersuchung von Kindern mit einem MCD-Syndrom werden häufig Befunde erhoben, die als „weiche neurologische Befunde" bezeichnet werden (in der englischsprachigen Literatur „soft neurological signs" im Gegensatz zu „hard neurological signs"). Die Definition der „soft signs" ist nicht einheitlich. Sie erfassen u. a. teils auffällige motorische (auch dyskinetische und ataktische), sensorische oder integrative Funktionen, diskrete asymmetrische Pyramidenzeichen, leichte Störungen in der Steuerung rhythmischer Bewegungsabläufe, leichte Tonusstörungen und Unsicherheiten in der Rechts-Links-Orientierung. „Soft-Signs" wurden aber auch bei sich völlig unauffällig entwickelnden Kindern in einem Prozentsatz von 3–5 %, je nach Alter des Kindes, beobachtet. Die Bedeutung der „soft signs" ist bis heute unklar. Sind sie Ausdruck einer neurologischen Störung, eines beeinträchtigten Entwicklungsprozesses, einer zentralen Dysfunktion? Werden solche Befunde erhoben, sollten sie festgehalten und beschrieben und in ihrer Wertung vom Gesamtbild und dem weiteren Verlauf abhängig gemacht werden *(5, 9)*.

Beurteilung der Begabungsstruktur

Testbatterien ausschließlich für Kinder mit einem MCD-Syndrom oder mit Teilleistungsstörungen existieren bisher nicht. Kinder mit einem MCD-Syndrom sind bei einer psychologischen Testung ihrer kognitiven Leistungen in ganz besonderem Maße auf empathische Testpersonen angewiesen, die über große Erfahrung im Testen solcher Kinder verfügen. Ohne einfühlsame, erfahrene Testpersonen ist das schlechte Abschneiden eines Kindes, das über bessere Fähigkeiten verfügt, vorprogrammiert, weil diese gar nicht unter zeitlichem Druck und bei der insgesamt als unangenehm empfundenen Testsituation demonstriert werden können. Testsituationen hinterlassen dann bei den sich abgewertet fühlenden Kindern nicht selten langjährige emotionale Narben. Jede Institution wird sich, vor allem für Vorschulkinder, Testverfahren zusammenstellen, mit denen Erfahrungen gewonnen werden müssen, die mit der Kenntnis des weiteren Entwicklungsverlaufes solcher Kinder revidiert oder validisiert werden müssen.

Bei Drei- bis Fünfjährigen mit MCD-Syndrom lassen sich die typischen Schwächen auch mit einer strukturierten Spielsituation (s. S. 59) gut erfassen. Ab etwa dem 5. Lebensjahr müssen testpsychologische Verfahren zur Feststellung der Begabungsstruktur angewendet werden. Auch Elternfragebögen können zur Diagnostik benützt werden *(18)*. Esser *(2)* veröffentlichte eine Testbatterie zur Erfassung von Teilleistungsschwächen bei Kindern im Vorschulalter. An unserer Abteilung hat sich folgende testpsychologische Strategie seit Jahren bewährt: Bestimmung der Grundintelligenz durch den Kaufmann-Test, den HAWIVA (Hamburg-Wechsler-Intelligent-Test für Vorschulalter) und mit Einschränkungen auch der HAWIK (Hamburg-Wechsler-Intelligenztest für Kinder). Anschließend wird das Leistungsprofil genauer festgelegt mit Ausloten der gezeigten individuellen Schwächen. Dazu können u. a. Teile der Mannheimer Schuleingangsdiagnostik, Untertests der Kaufmann-Batterie, des Psycholinguistischen Entwicklungstests von *Angermaier* samt Untertest und die Nichtverbale Intelligenzreihe von *Snijders-Oomen* (SON) benutzt werden. Wichtig erscheint uns dabei, daß ausreichende Erfahrungen mit den bevorzugten Testprogrammen gemacht worden sind, die ein Eingehen auf individuelle Schwächen und Profilschwankungen bei den zu testenden Kindern ermöglichen und die gleichzeitig einen hohen Motivationswert für die Kinder besitzen. Wegen der mehr oder weniger bewußten Kenntnis ihrer Mängel haben Kinder mit einem MCD-Syndrom schon von vornherein wenig für Testsituationen übrig, die sie zu fürchten gelernt haben *(15)*. Jedoch konnten wir im Laufe der Jahre eine unerwartet hohe Übereinstimmung der Ergebnisse der von uns verwendeten strukturierten und motivierenden Spielsituation mit den späteren testpsychologischen Ergebnissen feststellen *(15)*.

Minderbegabung und MCD-Syndrom

Die Erfahrung zeigt, daß auch Kinder mit eingeschränkter kognitiver Begabung Symptome eines MCD-Syndromes haben können. Im Gegensatz zu hochbegabten Kindern mit einer MCD-Symptomatik haben solche Kinder jedoch deutlich geringere Möglichkeiten der kognitiven Kompensation. Kinder mit einem Intelligenz-Quotienten im unteren Normbereich laufen bei gleichzeitig bestehendem MCD-Syndrom Gefahr, wegen ihrer Lernschwierigkeiten in eine Lernbehindertenschule zu geraten, wo sich ihre Situation eher noch verschlechtern kann, wenn sie nicht die Unterstützung und das pädagogische Umfeld erhalten, das ihren Bedürfnissen und Schwierigkeiten entspricht, um angemessen lernen zu können. Das gleiche gilt für Kinder mit einer Lernbehinderung, die schließlich in die Schule für geistig Behinderte geraten, in der sie aufgrund ihrer doch vorhandenen kognitiven Möglichkeiten deutlich unterfordert sind.

Kinder mit einem MCD-Syndrom benötigen vor allem wegen ihrer hohen Ablenkbarkeit, Konzentrationsschwäche und ihrer langsamen und reduzierten zentralen Informationsverarbeitung ein pädagogisches Umfeld, das ihren Schwächen entgegenkommt. Immer wieder überraschen die Lernwilligkeit und die Lernfortschritte, die Kinder mit einem MCD-Syndrom zeigen, wenn sie mit einer Person arbeiten und lernen können, die ihnen ablenkungsreduziertes Arbeiten, verständnisvolle Hilfe im richtigen Augenblick (dann nämlich, wenn die Kinder an einem Operationsschritt angelangt sind, bei dem sie nicht wissen oder verstehen, wie weiter zu verfahren ist) und Ermunterung zuteil werden lassen. Daß Kinder mit einem MCD-Syndrom unter solchen Bedingungen unerwartete Leistungen bringen können, wird nicht selten schon in einer strukturierten Spielsituation deutlich, vor allem aber bei einer den Kindern angemessenen testpsychologischen Überprüfung ihrer Begabungsstruktur. Schulen für Lernbehinderte (heute auch Förderschulen genannt) können solche notwendigen Voraussetzungen aufgrund der Art ihrer Schülerpopulation nicht immer bieten. So kann es geschehen, daß ein Kind mit einer Begabungsstruktur im unteren Normbereich und gleichzeitigem MCD-Syndrom sich schließlich in der Schule für geistig behinderte Kinder wiederfindet, genauso wie ein Kind mit einer Lernbehinderung und einem MCD-Syndrom. Beide Kinder sind aber in einer Schule für geistig Behinderte deutlich unterfordert, da ihr eigentliches Lernpotential nicht erkannt wurde oder durch widrige schulische Bedingungen nicht zur Entfaltung kommen konnte.

Die Konsequenzen können fatal und schicksalhaft für die ganze weitere Lebensgestaltung, für den Lebenslauf und für die soziale und spätere berufliche Integration eines Kindes sein. Nach dem Grundgesetz und nach dem Sozialhilfegesetz hat jede Person, die von einer bleibenden Behinderung und deren beruflichen und sozialen Folgen bedroht ist, einen Rechtsanspruch auf Hilfe. Alle Personen, die Kinder mit Schulschwierigkeiten in ihrer Begabungsstruktur zu beurteilen haben, müssen sich im Klaren darüber sein, daß sie unter Umständen für das weitere Lebensschicksal eines solchen Kindes Verantwortung zu tragen haben. Dies besonders dann, wenn durch Eltern oder durch andere Informationen Hinweise darauf existieren, daß eine MCD-Symptomatik die Lernfähigkeiten eines Kindes deutlich beeinträchtigt oder nahezu unmöglich macht. Ist es schwierig, testpsychologisch eine generelle Minderbegabung von Teilleistungsstörungen zu unterscheiden? Eigentlich nicht. Folgendes Zitat stützt eine solche Aussage: „Ein Kind mit einer kognitiven Minderbegabung wird insgesamt mit niedrigen testpsychologischen Ergebnissen abschneiden, sein Profil wird eher einheitlich sein. Ein Kind mit einem MCD-Syndrom (im Original: learning disabled child) wird dagegen eine unterschiedliche Reihe von Stärken und Schwächen zeigen. Die Anzahl normaler und überdurchschnittlicher Bewertungen und die Qualität seiner guten Fähig- und Fertigkeiten geben Hinweise darauf, daß das Kind nicht generell geistig retardiert sein kann, obwohl auch eine ganze Anzahl niedriger Bewertungen erhoben wurden. Das primär geistig retardierte Kind wird nicht allzu viel an kognitivem Zuwachs durch eine sonderpädagogische Förderung gewinnen, wohl aber die Kinder mit eher reduziertem IQ und sehr variablem Testprofil. Manche Kinder zeigen sogar mit einer angemessenen pädagogischen Förderung einen dramatischen Anstieg ihres IQ" (5).

Gerade für solche Kinder gilt eine Aussage von *Konrad Lorenz*, die nur leicht modifiziert wurde; das Wort „einverstanden" ist durch das Wort „vornehmen" ersetzt.

> Gesagt ist nicht gehört,
> Gehört ist nicht verstanden,
> Verstanden ist nicht vornehmen,
> vorgenommen ist nicht durchgeführt,
> Durchgeführt ist nicht beibehalten.

Leider ist es uns bisher nicht gelungen, dieses *Konrad Lorenz* zugeschriebene Zitat zu belegen.

Mögliche Ursachen

Nachdem die Symptome und die Beurteilung, aber auch die Problematik der Abgrenzung eines sog. MCD-Syndromes dargestellt wurden, läßt sich leichter auf die heutige Diskussion über die möglichen ätiologischen Faktoren eines MCD-Syndromes eingehen.

Bei der Durchsicht der Literatur fällt sofort auf, daß sich unabhängig von der Namensgebung die Angaben zur Ätiologie praktisch in allen Publikationen nahezu gleichen, aber unterschiedlich gewichtet werden, je nach den Intentionen der einzelnen Autoren. Als mögliche Ursachen werden heute diskutiert:

- Hirnschädigungen durch Traumen, Sauerstoffmangel, Infektionen mit subtilsten bis deutlichen Folgen
- Perinatale Komplikationen und Frühgeburtlichkeit mit Auswirkungen auf das Gehirn
- Pränatale, perinatale Infektionen des Gehirns
- Anlagestörungen des Gehirns diskreterer Art (Störungen der Neurogenese, der Migration, der Synaptogenese, s. S. 20 ff.)
- Chromosomenaberrationen
- Autosomal-dominante Vererbung mit sehr variabler Penetranz
- Störungen der Neurotransmitterproduktion und/oder deren Transmission
- (Neuro-)Metabolische Enzephalopathien
- Intoxikationen (Blei, embryo-fetales Alkoholsyndrom)
- Endokrinologische Störfaktoren
- Avitaminosen bei Mutter und/oder Kind (25)
- Umweltfaktoren, schlechte soziale Situation
- Psychosoziale Deprivation
- Denaturierte Nahrungsmittel, Nahrungsmittelzusätze (raffinierter Zucker, Süß-, Farb- und Ersatzstoffe, Phosphate)

Auf einige Aspekte der als Auslöser eines MCD-Syndroms vermuteten Ursachen soll kurz eingegangen werden.

Anamnese. Bei den meisten Kindern mit einem MCD-Syndrom sind in der Anamnese und mit der üblichen Diagnostik keinerlei Auffälligkeiten zu eruieren. Kinder, bei denen sich ein MCD-Syndrom sozusagen als Residualsyndrom einer tatsächlich abgelaufenen prä- oder perinatalen zentralen Schädigung, als Fehlbildungsfolge oder als Chromosomenaberration etabliert hat, werden mit neurologischen, neurophysiologischen und mit bildgebenden Verfahren Auffälligkeiten zeigen, die dann auch als zugrundeliegende Faktoren erkannt und gedeutet werden können. Dies gilt ebenso für metabolische Enzephalopathien, endokrinologische und toxisch bedingte Störfaktoren sowie für Mangel- und Unterernährung, für Avitaminosen und die Folgen einer schweren psychosozialen Deprivation. Bei Aufdeckung der Ursache ist dann allerdings kaum mehr von einem MCD-Syndrom zu sprechen, sondern höchstens von einer Symptomatik, die der eines MCD-Syndroms entspricht.

Daher ist es durchaus notwendig, bei MCD-Kindern eine sorgfältige Familien-, Eigen-Entwicklungs- und Ernährungsanamnese zu erheben und das soziale Umfeld zu beachten, um sich zu überlegen, ob eine gezielte Diagnostik notwendig ist.

Ernährungsfaktoren. Für die Auslösung einer MCD-Symptomatik, vor allem eines hyperaktiven Syndromes werden seit langem auch ernährungsbedingte Faktoren, wie zuviel Phosphat, chemische Lebensmittelzusätze zur Schönung und zum Schutz vor Verderben, Farbstoffe, raffinierter Zucker oder auch stark denaturierte oder stark industriell veränderte Nahrungsmittel angeschuldigt. Obwohl immer wieder Eltern sehr glaubwürdig über frappierende Zusammenhänge zwischen der Aufnahme bestimmter Stoffe und deutlichen negativen Verhaltensveränderungen ihrer Kinder berichten, die beim Vermeiden dieser Stoffe abklingen, ist es bisher selbst in großen und mit erheblichem methodischem Aufwand durchgeführten Untersuchungen nicht gelungen, solche Zusammenhänge zu bestätigen. Aus solchen bisher negativen Ergebnissen darf jedoch nicht gefolgert werden, daß bestimmte Zusatzstoffe für Nahrungsmittel und industriell bearbeitete Nahrungsanteile gesundheitlich unbedenklich seien. Auf eine einzelstehende Beobachtung soll in diesem Zusammenhang hingewiesen werden: Bei Kindern mit einer Lernstörung soll sich der Gehalt der Haare an Natrium, Cadmium, Kobalt, Blei, Magnesium, Chrom und Lithium deutlich vom entsprechenden Gehalt der Haare bei Kindern ohne Lernstörungen unterscheiden *(16)*.

Geschwind-Galaburda-Hypothese. Die im Verlauf der Hirnentwicklung möglichen Störungen der Mikrostrukturen des Zentralnervensystems (Proliferation, Migration, neuronale Zelldifferenzierung, Synaptogenese, Regressionen) wurden bereits dargestellt. Derartige Störungen im mikrostrukturellen Aufbau zentraler Strukturen könnten durchaus für die Entstehung eines MCD-Syndromes eine bedeutsame Rolle spielen, sie sind zur Zeit jedoch diagnostisch nicht zu verifizieren. In diesem Zusammenhang wurden allerdings bei Personen mit einer Dyslexie interessante Beobachtungen zur Hirnentwicklung gemacht, die als die **Geschwind-Galaburda-Hypothese** bekannt wurden und die vielleicht einen Einblick in die Entstehung einer Teilleistungsstörung gewähren könnten *(6)*.

Den Autoren war aufgefallen, daß bei dyslektischen Personen das Planum temporale des linken Kortex, in dem die Sprach- und Sprechfähigkeit rechtshändiger Menschen repräsentiert wird, größer als normalerweise angelegt war. Das Planum temporale des linken Kortex ist beim Menschen ohne Dyslexie gegenüber dem rechten Kortex kleiner. Da bei Männern größere Abweichungen von der **Asymmetrie** beider Plana temporale häufiger zu sehen sind (also hin zu einer Symmetrie dieser Rindenanteile), entstand die Vermutung, das Testosteron könne während der Hirnentwicklung eine hemmende Rolle für die Ausbildung der linken Hirnhälfte spielen. Während der embryonalen Entwicklung produzieren die Gonaden männlicher Feten so hohe Testosteronspiegel wie bei erwachsenen Männern. Die Testosteronproduktion fällt dann vor der Geburt rasch ab, steigt kurz nach der Geburt wieder an, um dann endgültig abzufallen. Die hohe fetale Testosteronproduktion soll nun die Entwicklung der linken Hemisphäre verzögern und damit eine größere Entwicklung der rechten Hemisphärenanteile ermöglichen. Eine solche Hypothese könnte erklären, warum Frauen **tendenziell** über bessere sprachliche Fähigkeiten verfügen, Männer über bessere Fähigkeiten der räumlichen Orientierung und des räumlichen Vorstellungsvermögens.

Die testosteronbedingte Hemmung des Wachstums der linken Hemisphäre zugunsten der rechten scheint aber mit einer gewissen Gefahr für die normale Entwicklung der linken Kortexanteile bezahlt zu werden. So konnten in den Gehirnen dyslektischer Personen multiple Störungen der kortikalen Zytoarchitektur in mikroskopischen Größenordnungen gefunden werden, einschließlich Polymikrogyrien. Die Hypothese könnte gut erklären, warum die Sprachentwicklung bei Mädchen insgesamt ungestörter verläuft, Jungen dagegen eine sehr viel höhere Inzidenz für Lernstörungen zeigen. Auch die höhere Inzidenz von Linkshändigkeit bei Personen mit Dyslexie fände mit dieser Hypothese eine Erklärung. Die Hypothese könnte aber auch Hinweise für die Tatsache einer auffälligen Häufigkeit von Autoimmunerkrankungen und Allergien bei Personen mit Dyslexien und Teilleistungsstörungen bieten, da die hohen Testosteronspiegel auch einen negativen Einfluß auf das sich entwickelnde Immunsystem haben könnten. Zu betonen ist der hypothetische Charakter der vermuteten Zusammenhänge *(9).* Die Geschwind-Galaburda-Hypothese wurde jedoch hier vorgestellt, um einen Eindruck über die Kompliziertheit der möglichen Zusammenhänge zu vermitteln, die zu einer Dyslexie, Teilleistungsstörung oder zu einem MCD-Syndrom führen könnten, auch wenn die Hypothese mehr Fragen offen läßt, als sie beantwortet.

Störung des informationsverarbeitenden Systems. Heute werden die modernen bildgebenden Verfahren wie Computer-Tomographie, Magnet-Resonanz-Tomographie, Positronen-Emissions-Tomographie, Magnet-Resonanz-Spektroskopie eingesetzt, um am Gehirn von Personen mit einer MCD-Symptomatik morphologische und funktionelle Seitendifferenzen, pathologische Befunde oder eine veränderte zentrale Durchblutung bei kognitiven Aktivitäten zu finden. Bisher haben die genannten Techniken ebenso wie die neurophysiologischen Methoden der Ableitung ereignisbezogener Hirnpotentiale (Nc-Wellen, P3b-Wellen) nicht zu Ergebnissen geführt, die entscheidend neue Erkenntnisse zum Verständnis des MCD-Syndromes oder zu dessen Diagnostik erbracht hätten *(13, 20, 23).* Am ehesten ist beim gegenwärtigen Wissensstand ein informationstheoretischer, systemisch orientierter Ansatz in der Lage, die Entstehung von Teilleistungsstörungen und einer MCD-Symptomatik verständlich zu machen. *Abbildung 15* zeigt ein stark vereinfachtes Organisationsschema, das die Bedeutung der Modalitäten, ihre modalitätsspezifische zentrale Speicherung und Verarbeitung, aber auch die feed-back- und feed-forward-Kontrollmechanismen erkennen läßt.

Die genetischen Konditionen als Voraussetzungen für die Qualität des informationsverarbeitenden Systems sowie die Neurotransmitterfunktionen lassen sich ohne Zwang in das Modell einfügen, aber auch die Folgen schädigender Ereignisse, Anlagestörungen und Übertragungsdefizite, die das System in seinen optimalen Funktionen reduzieren. Motivation und Vigilanz halten das ganze informationsverarbeitende System in periodischer Aktivität oder tun dies bedingt, abhängig von den Umweltbedingungen, denen ein Kind ausgesetzt ist *(4, 17, 26).* Hingewiesen wurde bereits darauf, daß ein solches, sich selbst balancierendes System auch eine hohe Anpassungsfähigkeit auf negativ einwirkende Faktoren in sich trägt, die die nicht selten gute Prognose bei Kindern mit MCD-Symptomatik erklären könnte.

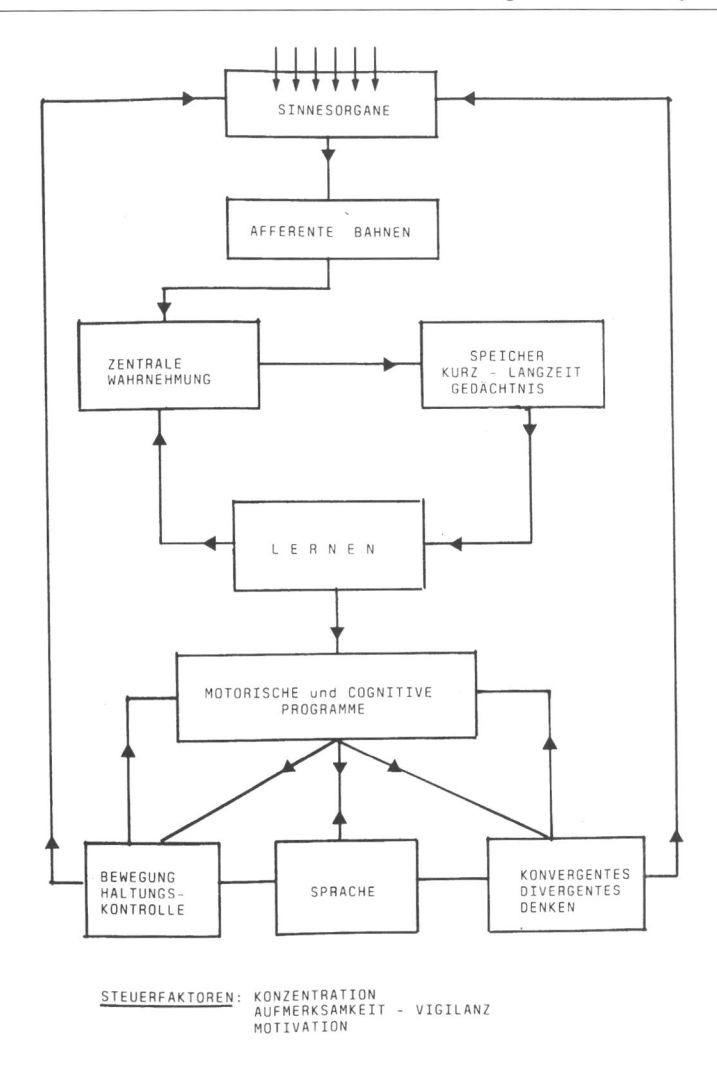

```
                    ↓↓↓↓↓↓
              ┌──────────────────┐
         ┌───→│   SINNESORGANE   │←────────────┐
         │    └──────────────────┘             │
         │             │                       │
         │             ↓                       │
         │    ┌──────────────────┐             │
         │    │ AFFERENTE BAHNEN │             │
         │    └──────────────────┘             │
         │             │                       │
         │    ┌────────┴────────┐              │
         │    ↓                 ↓              │
         │ ┌──────────┐    ┌──────────┐        │
         │ │ ZENTRALE │───→│ SPEICHER │        │
         │ │WAHRNEHM. │    │KURZ-LANGZEIT│     │
         │ └──────────┘    │ GEDÄCHTNIS │      │
         │      │          └──────────┘        │
         │      ↓                │             │
         │   ┌──────────────────┐              │
         │   │     L E R N E N  │←─────────────┤
         │   └──────────────────┘              │
         │             │                       │
         │             ↓                       │
         │   ┌──────────────────────┐          │
         │   │ MOTORISCHE und COGN. │          │
         │   │     PROGRAMME        │          │
         │   └──────────────────────┘          │
         │      │        │        │            │
         │      ↓        ↓        ↓            │
         │ ┌────────┐ ┌──────┐ ┌──────────┐    │
         └─│BEWEGUNG│ │SPRACHE│ │KONVERG. │────┘
           │HALTUNGS│ │      │ │DIVERGENT.│
           │KONTROLLE│└──────┘ │ DENKEN   │
           └────────┘          └──────────┘
```

STEUERFAKTOREN: KONZENTRATION
                AUFMERKSAMKEIT - VIGILANZ
                MOTIVATION

Abb. 15 Hypothetische Darstellung der Basisstrukturen eines zentralen informationsverarbeitenden Systems. Die über die einzelnen Sinnesorgane (Modalitäten) einlaufenden Informationen werden zentral in Speichern mit zeitlich verschiedener Haftfähigkeit fixiert. Mit ihnen werden Lernprozesse möglich, die rückgekoppelt, Gelerntes mit neu einlaufenden Informationen und mit neuen Erfahrungen vergleichen. Damit werden laufende Adjustierungen des Gelernten an neue Informationen und Erfahrungen möglich. Gelerntes wird durch einen zentralen Generator in motorische, kognitive, sprachliche antizipierende Programme gebracht (feed-forward-Kontrolle), deren Ausführung mindestens zweimal rückgekoppelt auf die Qualität der Ausführung kontrolliert wird: 1. Zurück in den Generator, in dem die Vorstellung über Art und Ablauf eines Geschehens entstanden ist, und 2. über die peripheren Sinnesorgane, die das Geschehen direkt ermöglichen und in seinem Ablauf präzise steuern. Weitaus die meisten der bisher bekannten Voraussetzungen neurophysiologischer, neurochemischer, neuropsychologischer Art, aber auch die genetischen Basisstrukturen und die positiv oder negativ einwirkenden Umwelteinflüsse lassen sich heute zwanglos in einer solchen Hypothese integrieren.

MCD-Syndrom als Normvariante

Die referierte Diskussion über die Entstehung einer MCD-Symptomatik geht von der Hypothese aus, daß am Gehirn der Betroffenen eine Schädigung abgelaufen sei oder Störfaktoren wirksam wurden, die die normalen Gehirnfunktionen beeinträchtigen. Ein solcher an Pathologie orientierter Ätiologie-Ansatz beinhaltet aber auch, daß das Verhindern einer zentralen Schädigung oder das Beheben der Einflüsse störender Faktoren zu einem funktionell vollwertigen Gehirn und zum Verschwinden der MCD-Symptomatik führen müßten.

Bei der ärztlichen Betreuung von Kindern mit einer MCD-Symptomatik und in Gesprächen mit ihren Eltern hat sich uns im Laufe der Jahre noch ein anderes theoretisches Modell als hilfreich und attraktiv erwiesen. Könnte eine MCD-Symptomatik nicht auch immanenter Teil einer persönlichen, angeborenen Begabungsstruktur sein, die mit den besonderen Anforderungen einer sich hoch spezialisierenden Zivilisation nicht (mehr) kompatibel ist? Niemand wird bestreiten wollen, daß die westliche Zivilisation an abstrahierenden kognitiven Leistungen der Menschen, die in ihr leben und arbeiten, besonderes Interesse haben muß. Menschen mit einer solchen Begabungsstruktur gewinnen damit einen sozialen und ökonomischen Vorteil. Da die Schule mit ihren Lehrplänen sich auf Anforderungen ausrichtet, die im späteren Berufsleben benötigt werden, überrascht nicht, daß bereits in der Schule Kinder mit der geforderten Begabungsstruktur leichter reüssieren. Die Fähigkeit, Rechnen, Schreiben, Lesen zu können sind keine Fähigkeiten, die jedem Menschen primär angeboren sind, sondern sie müssen als hochkomplizierte, extreme Kulturtechniken erlernt werden, was dem einen Kind leichter, einem anderen schwerer fällt. Die erwünschten Fähigkeiten kommen auch nicht „normal verteilt" in der Bevölkerung *(24)* vor. Die verwendeten Begabungstests wurden und werden auf den erwünschten Schulerfolg ausgerichtet. Wenn Musikalität für unsere Zivilisation eine lebenswichtige Fähigkeit wäre, ginge niemand davon aus, daß Musikalität als Begabung in der Bevölkerung normal verteilt sei. Um das Klassenziel in Musikalität zu erreichen, müßten sehr viele Kinder Nachhilfeunterricht in Musik erhalten. Daß solche Denkansätze nicht nur von theoretischer Bedeutung sind und einer realen Basis nicht entbehren, zeigen ähnliche Überlegungen, wie sie in einem der führenden Lehrbücher der Neuropsychologie zu lesen sind *(9)*, die hier in eigener Übertragung zitiert werden sollen:

„Gutes Verhalten, Lesen, Rechnen und Rechtschreibung werden in allen Schulsystemen als besonders wichtige und entscheidende Lernziele angesehen. Die Definitionen der Lernstörungen legen daher auch nicht zufällig gerade Ausfälle in diesen Kategorien zugrunde. Obwohl Kunstunterricht, Musikunterricht und Sport ebenfalls Schulfächer sind, haben sie doch bei weitem keine vergleichbare Bedeutung für die Beurteilung des Schulerfolges. Wäre der Kunstunterricht und nicht die Fähigkeit, lesen zu können, das zentrale Thema des Schulunterrichtes der ersten Schuljahre, darf angenommen werden, daß der dann gültige Katalog von Lernstörungen ganz anders aussehen würde. Ein solcher Kommentar ist keineswegs ironisch gemeint. Wenn es der Zweck einer psychologischen Untersuchung ist, kognitive Funktionen zu testen, dann wird eine restriktive Auswahl bestimmter Funktionen unzweifelhaft auch zu einem eingeschränkten Bild der kognitiven Begabungsstruktur von Kindern führen."

Kinder und Erwachsene mit Teilleistungsstörungen und mit der Symptomatik eines MCD-Syndromes hat es schon immer gegeben; *Ruf-Bächtiger (21)* zitiert zu Beginn ihres Buches die MCD-typischen Auffälligkeiten des Knaben und Erwachsenen Pestalozzi. Im „Götz von Berlichingen" (erster Akt, Szene Jaxthausen, Götzenburg) stellt Goethe den Sohn Götzens', Karl, im Gespräch mit seiner Tante Maria vor, später das Gespräch zwischen Vater und Sohn. Er schildert bei dem Jungen die uns inzwischen wohlbekannte Symptomatik eines Kindes, das Probleme hat zu verstehen, um was es überhaupt geht und wer es selber ist. Bei der verblüffend präzisen Beschreibung des Kindes Karl stellt sich die Frage, woher Goethe solche Kenntnisse haben konnte. Weislingen wünscht Götz, daß Gott ihn viel Freude am Knaben erleben lassen möge, worauf Götz kryptisch antwortet: „Wo viel Licht ist, ist starker Schatten – doch wär' mir's willkommen". Der Ritter Götz scheint mit seinem Sohn offenbar die gleichen Sorgen zu haben, wie die Eltern von Kindern mit einer MCD-Symptomatik. – Clara Schumann lernte nach Aussage ihres Vaters erst zwischen dem 4. und 5. Lebensjahr zu sprechen, schien auch wenig wahrzunehmen, was um sie herum geschah, so daß die Eltern annahmen, sie sei taub. – Die Geschichten des „Struwwelpeter" sind bekannt. – Ein Forschungsreisender in Nubien und im Bereich des blauen Nils berichtete, daß intelligente Volksstämme, bei denen die Fähigkeit zu schreiben und zu lesen unbekannt war, Bilder von Gegenständen und Tieren, die sie aus ihrer Umwelt kannten, nicht „lesen", sie also nicht erkennen konnten, auch nicht, wenn sie vor ihren Augen gezeichnet wurden. Sie bewunderten die Fähigkeiten des „Schreibenkönnens" (Zeichnen), die ihnen nicht zur Verfügung stand, nicht aber die Fähigkeit, Gegenstände, die sie vor ihren Augen sahen und die zu ihrer täglichen Umwelt gehörten, zeichnen zu können. Eidetisches, abstrahierendes Erkennen von Objekten und Lebewesen erfordert demnach ebenfalls Lernprozesse, eine ausschließlich angeborene Fähigkeit sind sie jedenfalls nicht *(19)*.

Shaywitz u. Mitarb. (24) konnten anhand einer Studie kürzlich nachweisen, daß die Dyslexie kein bleibendes Schicksal ist, sondern sich als der untere Teil einer Normalverteilung des Lesenkönnens erwiesen hat, in dem im Laufe der Entwicklung immer wieder andere Kinder auftauchen. Weniger als ein Drittel der Kinder, die in der ersten Klasse als dyslektisch eingestuft worden waren, konnten nach 2 Jahren noch als dyslektisch bezeichnet werden, in der 6. Klasse nur noch ein Kind. Dafür waren aber andere Kinder in den unteren Normbereich geraten. Die Autoren leiteten aus diesem Ergebnis ab, daß eher biologische Faktoren für die Dyslexie verantwortlich seien, vergleichbar mit dem Auftreten einer Hypertonie oder einer Adipositas in einer definierten Population *(24)*.

Mit den aufgeführten Beispielen sollen Anregungen gegeben werden, sich in anderen als nur in pathologischen Denkkategorien über die Symptomatik und über die Entstehung eines MCD-Syndromes zu bewegen, womit nicht bestritten werden soll, daß auch pathogene Faktoren ein MCD-Syndrom auslösen können. Wird jedoch in Kategorien von Begabungsstrukturen gedacht, wird es neben therapeutischen und pädagogischen Hilfestellungen vor allem darauf ankommen, ob es Personen mit einer MCD-Symptomatik gelingt, im Verlauf des weiteren Lebens ökologische Nischen zu finden, in der individuelle Begabungselemente zum Tragen kommen können oder in denen ihre Begabungsschwächen keine oder nur eine geringe Rolle spielen. Die Prognose wird davon abhängen, ob sich die chancenreduzierende Symptomatik im weiteren Verlauf der Entwicklung verliert, oder ob eine Position in Schule und Beruf gefunden werden kann, die der persönlichen Begabungsstruktur entspricht. Erwähnenswert ist in diesem Zusammenhang, daß sich die Einführung der Computertechnik für manche Jugendliche und Erwachsene mit einem bestimmten MCD-Profil als eine solche Nische herausgestellt hat.

Zum Schluß dieses Kapitels soll noch einmal aus dem Neuropsychologiebuch von *Kolb* und *Wishaw (9)* zitiert werden, und zwar eine Fabel, die – sehr bezeichnenderweise – das ansonsten besonderen wissenschaftlichen Kriterien verpflichtete Buch und hier das Kapitel über „Learning Disorders" eröffnet. Da gerade dieses Kapitel enttäuschenderweise nicht in der deutschen Übersetzung des Buches enthalten ist (Spektrum Akademischer Verlag Heidelberg, 1993) wird eine eigene Übersetzung gegeben. Ein Kommentar dieser Fabel erübrigt sich.

> „Vor langer Zeit beschlossen die Tiere, daß heroische Maßnahmen notwendig seien, um die Anforderungen einer neuen Welt meistern zu können. Sie gründeten daher eine Schule und erstellten einen Lehrplan, der vor allem motorische Fähigkeiten vermitteln sollte. Als Fächer wurden ausgewählt: Rennen, Klettern, Schwimmen und Fliegen. Der Einfachheit halber sollte der Lehrplan für alle Tiere verbindlich sein.
>
> Die Ente erbrachte von Anfang an ganz exzellente Leistungen im Schwimmen, besser sogar als die des Schwimmlehrers. Im Fach Fliegen schaffte sie allerdings nur eben ausreichende Leistungen, beim Rennen genügten die Leistungen jedoch nicht mehr. Deswegen mußte sie ihre Aktivitäten im Schwimmen reduzieren und nachsitzen, um sich im Rennen zu verbessern. Dadurch lädierte sie ihre Schwimmflossen jedoch so sehr, daß sie nur noch mittelmäßige Schwimmleistungen zustande brachte. Mittelmäßige Leistungen galten aber durchaus als erfreulicher Schulerfolg, weswegen sich niemand, außer der Ente selbst, darüber große Gedanken machte.
>
> Das Kaninchen bot weitaus die besten Leistungen im Fach Rennen, erlitt jedoch einen Nervenzusammenbruch, weil es beim Schwimmen immer Nachhilfeunterricht benötigte.
>
> Das Eichhörnchen war Klassenbestes im Klettern, zeigte sich aber zutiefst frustriert im Fach Fliegen, weil der Lehrer von ihm forderte, vom Boden auf die Spitze eines Baumes zu fliegen anstatt von der Spitze zum Boden. Weil das Eichhörnchen zu intensiv trainierte, bekam es einen schlimmen Muskelkater, mit dem wiederum nur schlechte Noten beim Klettern und Schwimmen zu gewinnen waren.
>
> Der Adler stellte sich sehr bald als absolutes Problemkind heraus, das sehr streng zur Disziplin angehalten werden mußte. Beim Klettern war er allen anderen Tieren überlegen, wenn es galt, die Spitze eines Baumes zu erreichen. Jedoch war er durch nichts davon abzubringen, nur auf seine eigene Weise – nämlich fliegend – und nicht, wie im Lehrplan vorgeschrieben, kletternd, die Baumspitze zu erreichen.
>
> Am Ende des Schuljahres hatte ein leicht verhaltensgestörter Aal das beste Zeugnis vorzuweisen. Er konnte besonders gut schwimmen, jedoch waren seine Leistungen in den Fächern Rennen, Fliegen, Klettern nur mittelmäßig. Als Klassenbester durfte er bei der Schulabschlußfeier die Klassenrede halten.
>
> Die Präriehunde blieben jedoch der Schule fern. Sie weigerten sich, Steuern zu zahlen, weil die Regierung nicht bereit gewesen war, auch das Fach „Höhlengraben" in den Lehrplan aufzunehmen. Sie gaben daher ihr Kind bei einem Dachs in die Lehre. Später bil-

deten sie mit den Erdhörnchen und den Murmeltieren eine Selbsthilfegruppe mit dem Ziel, eine freie Schule zu gründen."

Zusammenfassung

Das sogenannte MCD-Syndrom ist zwar eine in der kinderärztlichen Praxis bei Kindern häufig diagnostizierte Auffälligkeit mit typischer Symptomatik und begleitenden Verhaltensauffälligkeiten; eine nosologische Entität, die Ätiologie, Symptomatik, Therapie und Prognose zwanglos zusammenführen könnte, konnte bisher jedoch nicht beschrieben werden.

Der vielfältige Symptomenkomplex aus kognitiven, motorischen, sprachlichen und sozialen Entwicklungsauffälligkeiten und den daraus resultierenden Verhaltensstörungen wird international unterschiedlich benannt:

- Frühkindliches exogenes Psychosyndrom
- Frühkindliches psychoorganisches Syndrom
- Hyperaktivitäts-Syndrom
- Teilleistungsstörungen
- Zentrale Wahrnehmungs- und Verarbeitungsstörungen
- Lernstörungen (Learning Disabilities)
- Aufmerksamkeitsstörungen (Attentional Deficit Disorder)
- Dyslexie-Syndrom
- Minor-Brain (Cerebral) Dysfunction

Im deutschen pädiatrischen und therapieorientierten Sprachbereich hat sich dafür die Bezeichnung Minimales Cerebrales Dysfunktions-Syndrom, abgekürzt MCD-Syndrom durchgesetzt; es bleibt jedoch offen, ob damit tatsächlich auch eine angemessene Benennung erfolgte.

Hinweise auf ein bestehendes oder sich entwickelndes MCD-Syndrom sind u. a.: Hohe Ablenkbarkeit, Konzentrationsschwäche, mangelhafte Fähigkeiten der Finger und Hände, auffällige Bewegungsabläufe, Sozialisationsschwierigkeiten, Verhaltensstörungen, Hyperaktivität. Eine sorgfältige Anamneseerhebung unter Einschluß der modalitätsspezifischen Mängel ist notwendig.

Neurodiagnostische Maßnahmen führen bei den meisten der betroffenen Kinder zu keinen verwertbaren Ergebnissen, sollten aber bei der Gruppe von Kindern durchgeführt werden, die eine – wenn auch diskrete – neurologische Symptomatik erkennen lassen.

Wichtig ist, die individuelle Begabungsstruktur eines Kindes herauszufinden, wozu geeignete Verfahren anzuwenden sind, die den kognitiven Schwierigkeiten der MCD-Kinder gerecht zu werden vermögen.

Die heute diskutierten Ursachen der Entstehung eines MCD-Syndroms gehen davon aus, daß pathogene Faktoren am Gehirn wirksam (geworden) sind. Im Gegensatz zu einem pathogenen Prinzip kann ein MCD-Syndrom aber auch als individuelle Normvariante einer bestimmten Begabungsstruktur gedeutet und verstanden werden.

Literatur
1. Döpfner, M.: Verhaltensstörungen im Vorschulalter. Kindheit und Entwicklung 2 (1993) 177–190
2. Esser, G.: Teilleistungsschwächen im Vorschulalter. TW Pädiatrie 4 (1991) 294–296
3. Esser, G., Schmidt, M.: Minimale cerebrale Dysfunktion – Leerformel oder Syndrom? Enke, Stuttgart 1987
4. Flammer, A.: Entwicklungstheorien. Huber, Bern, Stuttgart 1988
5. Gaddes, H. W.: Learning Disabilities and Brain Function. A Neuropsychological Approach. 2nd ed. Springer, New York 1985
6. Geschwind, N., Galaburda, A. M.: Cerebral Lateralisation. M.I.T. Press, Cambridge, Mass. 1985
7. Graichen, J.: Zum Begriff der Teilleistungsstörungen. In: Teilleistungsstörungen im Kindesalter. hrsg. von R. Lempp, Huber, Bern 1979
8. Kiese-Himmel, C., Kruse, E.: Haptische Exploration im ersten Lebensjahr. Kindheit und Entwicklung 3 (1994) 94–100
9. Kolb, B., Wishaw, I. Q.: Fundamentals of Human Neuropsychology. 3rd ed. Freeman, New York 1990
10. Krägeloh-Mann, I.: Persönliche Mitteilung
11. Laucht, M., Esser, G., Schmidt, M. H.: Psychische Auffälligkeiten im Kleinkind- und Vorschulalter. Kindheit und Entwicklung, 2 (1993) 143–149
12. Lempp, R.: Ist die MCD tatsächlich nur eine Leerformel? Ein wissenschaftstheoretisches Problem. Z. Kinder-Jugendpsychiat. 16 (1988) 31–36
13. Lou, H. C., Henrikson, L., Bruhn, P.: Focal cerebral dysfunction in developmental learning disabilities. Lancet, I (1990) 8–11
14. Michaelis, R.: Zur Entwicklung der haptisch-taktilen Modalität bei Kindern. In: Praktische Entwicklungsneurologie, hrsg. von H. G. Schlack, R. H. Largo, R. Michaelis, G. Neuhäuser, B. Ohrt. Marseille Verlag München 1994
15. Overberg, H.: Persönliche Mitteilung
16. Pihl, R. O., Parkes, M.: Hair element content in learning disabled children. Science 198 (1977) 204–206
17. Remschmidt, H., Schmidt, M. (Hrsg.): Neuropsychologie des Kindesalters. Enke, Stuttgart 1981
18. Rennen-Allhoff, B., Allhoff, P., Bowi, U., Laaser, U.: Elternbeteiligung bei Entwicklungsdiagnostik und Vorsorge. Juventa, Weinheim 1993
19. Rittlinger, H.: Jedenfalls bessere Bilder. Ein Ratgeber für Fotofreunde. Taschenbuch, München 1969
20. Rothenberger, A.: Besseres Verständnis von Verhaltensauffälligkeiten. TW Pädiatrie 7 (1994) 271–276
21. Ruf-Bächtiger, L.: Das frühkindliche psychoorganische Syndrom, 2. Aufl. Thieme, Stuttgart 1991
22. Schmidt, M. H.: Das MCD-Konzept ist überholt. Dtsch. Ärztebl. 89 (1992) 239–242
23. Shaywitz, B. A., Shaywitz, S. E.: Learning disabilities and attention disorders. In: Pediatric Neurology, ed. by K. F. Swaiman, Mosby, St. Louis 1989
24. Shaywitz, S. E., Escobar, M. D., Shaywitz, B. A., Fletcher, I. M., Markuch, R.: Evidence that dyslexia may represent the lower tail of a normal distribution of reading ability. 326 (1992) 145–150
25. Stötter, M., Trefz, K. F., Michaelis, R.: Schwere Störung vor allem der kognitiven Entwicklung bei zwei Kindern mit Vitamin B12-Mangel infolge langjähriger veganischer Ernährung der Mütter. In: Aktuelle Neuropädiatrie 1991, hrsg. von B. Köhler, R. Keimer, Springer, Berlin 1992
26. Thomas, R. M., Feldmann, B.: Die Entwicklung des Kindes. Beltz, Weinheim 1986
27. Touwen, B. C. L.: Die Untersuchung von Kindern mit geringen neurologischen Funktionsstörungen. Thieme, Stuttgart 1982

Teil III
Klinisch-diagnostische Strategien

1. Was kann man sagen, wenn man nichts über die Diagnose weiß: Allgemeine Einordnungsstrategien

Übersicht

Daß bei einer komplexen entwicklungs-neurologisch-neuropädiatrischen Symptomkonstellation nicht sofort eine ätiopathogenetische Diagnose gestellt werden kann, ist nicht selten. Die Stellungnahme zu bestimmten, im folgenden erläuterten Kriterien und Hinweisen ermöglicht aber zumindest eine allgemeine Einordnung des klinischen Problems, die dann wegweisend für weitere Nachforschungen ist *(Tab. 7)*.

Auch wenn man nichts (über die Diagnose) weiß, kann man doch feststellen, daß beispielsweise eine Muskeltonuserhöhung im Bereich der Beine vorliegt, daß der Kopf zu groß ist oder daß sich viele braune (Milchkaffee-)Flecken an der Haut finden lassen *(s. Tab. 7)*.

Und man kann oft auch sagen, in welchem Alter z. B. die Gangstörung deutlich oder der krumme Rücken das erste Mal registriert wurde.

Daran schließen sich Überlegungen zur topischen, systemorientierten oder funktionellen Zuordnung dieser Symptome und zum Verlauf an.

Die adäquate Auswertung dieser Informationen ermöglicht im allgemeinen eine Differentialdiagnose, die dann durch gezielte Diagnostik oder die Verlaufsbeobachtung weiter eingeengt werden kann.

Tab. 7 Strategie-Übersicht

1. Sammeln der wichtigsten Daten

- ▶ Liste der wesentlichen Symptome, die wahrscheinlich mit der Grundproblematik zusammenhängen:
  - neurogener
    und
  - primär nicht neurogener Art
- ▶ Manifestationsalter (u. U. getrennt für die verschiedenen Symptome)

2. Erste Analyse (räumlich und zeitlich)

- ▶ Zusammenfassung der Einzelsymptome; Zuordnung zu bestimmten Strukturen, Systemen, funktionellen Einheiten
- ▶ Verlauf, Dynamik: Progrediente oder stationäre Störung?

3. Ätiopathogenetische Zuordnung – Differentialdiagnose

Erläuterungen

Sammeln der wichtigsten Daten

Symptomliste. Hier sollte alles Normabweichende aufgelistet werden, das nicht in einem anderen, z. B. familiären Zusammenhang schon ausreichend erklärt ist. Die sprachliche Entwicklungsstörung, genauso wie die Spastik im Bereich der Beine und die Mikrozephalie wären hier zu notieren, aber auch eine Hepatomegalie oder eine Syndaktylie der Zehen als primär nicht neurogene Zeichen könnten relevant sein.

Manifestationsalter. Der Zeitpunkt der Erstmanifestation ist von Bedeutung bei Erkrankungen, die ein typisches Manifestationsalter haben, also vor allem für neurometabolisch-degenerative Störungen.
So manifestiert sich z. B. ein Zellweger-Syndrom (prä)natal, die Friedreich-Ataxie um das 10. Lebensjahr. Natürlich muß im Einzelfall zwischen dem Bemerken eines Symptoms und der tatsächlichen Erstmanifestation unterschieden werden.
Ein anderes Beispiel ist das Manifestationsalter einer Mikrozephalie. Ein zu kleiner Kopf schon bei Geburt muß etwas mit der pränatalen Hirnentwicklung zu tun haben, z. B. mit einer chromosomalen Störung, einer pränatalen Infektion oder einer Alkoholschädigung. Eine Stoffwechselerkrankung dagegen wird im allgemeinen erst später, sozusagen mit allmählicher Dekompensation des Stoffwechsels eine Mikrozephalie verursachen.

Erste Analyse

Nicht selten können neurologische **Symptomkonstellationen** weiter zugeordnet werden, entweder im Sinne einer topisch-umschriebenen Schädigung (Beispiel: verschiedene Ausfälle, die durch eine kleine Hirnstammläsion erklärt werden können) oder im Sinne der Beteiligung eines oder mehrerer neurogener Systeme (Beispiel: gestörtes Bewegungsmuster, Reflexsteigerung und Tonuserhöhung bei einer Pyramidenbahnläsion). Eine funktionell-pathophysiologisch orientierte Zusammenfassung (Beispiel: verschiedene Beobachtungen und Befunde, die zur deskriptiven Diagnose eines Hyperexzitabilitätssyndroms im Säuglingsalter zusammengezogen werden) ist schließlich eine dritte Möglichkeit einer entsprechenden Zuordnung. Auch der entwicklungsgeschichtliche Zusammenhang verschiedener Symptome kann diagnostisch wegweisend sein (s. u. und III/2).
Eine solche Ordnung und Wertung ermöglicht dann Fragen wie: Was kann eine Hirnstammläsion (oder eine Pyramidenbahnstörung) – z. B. bei einem 4jährigen Kind – verursachen? Die weitere Planung des diagnostischen Vorgehens hängt von diesen Überlegungen ab.

Weitere Beispiele:

● Eine Störung des Bewegungsablaufs, die mit Hyperkinesen in Ruhe kombiniert ist, deutet auf eine Störung des *extrapyramidalmotorischen Systems* hin.

● Eine Rumpfataxie und eine Sakkadierung der Blickfolge lenken den Verdacht auf eine *zerebelläre Beeinträchtigung*.

● Eine überwiegend motorische Symptomatik, im allgemeinen spastischer oder ataktischer Art, ist typisch für eine Störung im Bereich der *weißen Substanz* des Gehirns, eine *Leukodystrophie* im weitesten Sinne. Eine Optikusatrophie ist dann nicht selten zu beobachten (Zeichen der Schädigung auch der weißen Substanz des Sehnerven). Die Messung der Nervenleitgeschwindigkeit deckt u. U. das Mitbetroffensein auch der peripheren weißen Substanz auf, und kernspintomographisch ist die zerebrale Hypo- oder Dysmyelinisierung direkt sichtbar zu machen.

- Erkrankungen der *grauen Substanz (Poliodystrophien)* dagegen zeigen sich eher in einem mentalen Abbau und in Krampfanfällen. Die Amaurose (Blindheit) dieser Krankheitsgruppe wird durch eine Schädigung der Retinazellen erklärt.

Das alles bedeutet: Es muß bei entsprechender Symptomkonstellation primär nach einer Störung gesucht werden, die entweder eine besondere Affinität zur grauen (Beispiel: Zeroidlipofuszinose) oder zur weißen Substanz hat (Beispiel: metachromatische Leukodystrophie).

- Eine Parese kombiniert mit einer Areflexie und mit Atrophien beweist eine *peripher-neurogene Schädigung.*

- Eine Hepato- und Splenomegalie gibt einen Hinweis auf eine *Speicherkrankheit.*

- Auffälligkeiten im Bereich von Nägeln, Haaren und Haut lassen an einen Zusammenhang im Sinne der gemeinsamen *ektodermalen Herkunft* von Haut und Gehirn denken.

Verlauf und Dynamik

Die Unterscheidung stationärer und progredienter Störungen ist wesentlich für die Planung der weiteren Diagnostik (s. auch III/17 „Geistige Behinderung").
Eine *progrediente Symptomatik* läßt an folgendes denken:
– Neurometabolisch-degenerative Erkrankungen
– Raumfordernde und entzündlich-immunologische Prozesse
– Anfallsleiden (s. u.)

Bei einer *stationären Enzephalopathie* kommen dagegen primär in Frage:
– Eine Anlagestörung, z. B. chromosomaler Art, ein Syndrom
– Ein Residualzustand (z. B. nach Asphyxie, Trauma, Infektion)

Psychosozial bedingte Entwicklungsstörungen können sich sowohl in einer progredienten als auch in einer stationären Störung manifestieren.

Wenn klare Rückschritte beobachtet werden oder im Verlauf neue neurologische Ausfälle hinzukommen, kann die Frage „progrediente oder stationäre Störung" u. U. leicht zu beantworten sein. Manche Symptome im Rahmen einer eigentlich stationären Schädigung (also einer nicht mehr weiter wirkenden Pathogenese) können aber erst ab einem bestimmten Hirnreifestand manifest werden und imponieren dann als Zeichen eines progredienten Geschehens. Auch werden manche Entwicklungsdefizite mit der Zeit einfach deutlicher, die Diskrepanz zum Normbereich größer, und die Erwartungen der Familie können dann nicht mehr erfüllt werden.

Außerdem kann sich die Symptomatik, das Erscheinungsbild einer stationären Enzephalopathie, durchaus ändern, wie dies beispielsweise von den hemiparetischen Zerebralparesen bekannt ist, auf die sich noch nach Jahren eine dystone Komponente aufpfropfen kann (s. auch II/1).

Schließlich kann die Manifestation einer Epilepsie einen Entwicklungsknick hervorrufen bzw. im Einzelfall (s. Landau-Kleffner-Syndrom, S. 303) auch zu speziellen neurologischen oder neuropsychologischen Ausfällen führen.

Dies alles weist darauf hin, daß „stationäre Störung" und „sich veränderndes klinisches Bild" keinen Widerspruch darstellen. Ob man dies (retrospektiv – sozusagen nach diagnostischer Zuordnung) als Pseudoprogredienz bezeichnen soll, sei dahingestellt.

Andererseits kann eine progrediente Krankheit als solche kaum zu erkennen sein, wenn die Dynamik sehr gering ist oder die ja trotzdem weiter laufenden Reifungsprozesse die Progredienz lange Zeit kaschieren.

Die Bedeutung der Verlaufsbeobachtung wird damit unterstrichen; unter Umständen muß die Frage „progrediente oder stationäre Störung" bei jeder Vorstellung neu aufgeworfen werden.

Ätiopathogenetische Zuordnung

Nach den vorangegangenen Überlegungen kann die diagnostische Frage jetzt weiter konkretisiert werden. Beispiel: Was könnte Ursache einer im zweiten Lebensjahr auftretenden, (wahrscheinlich) progredienten Enzephalopathie mit Beteiligung des zerebellären (ataktische Störung) und des extrapyramidalmotorischen Systems (choreatische Symptome) sein? (Die Antwort zu diesem Beispiel findet sich in Kap. 11 und 12).

2. Dysmorphien, Anomalien, Dysplasien

Worum es geht

> Der Normalfall in der entwicklungsneurologisch-neuropädiatrischen Sprechstunde ist die Vorstellung eines Kindes mit Entwicklungsproblemen oder neurologischen Auffälligkeiten – und nicht mit Dysmorphien. Ziel der Untersuchung ist immer auch die diagnostische Einordnung der Symptome. In diesem Zusammenhang ist die Suche nach Anomalien und Fehlbildungen wichtig (Definitionen s. u.), da diese Ausdruck einer pränatalen Entwicklungsstörung sind und darauf hinweisen, daß auch die funktionellen Auffälligkeiten als eine pränatale Störung zu deuten sein könnten.

Die Beziehungen zwischen Fehlbildungen einerseits und Entwicklungsstörungen oder neurologischen Symptomen andererseits sind komplex. Im Einzelfall müssen die beiden Bereiche (Dysmorphien/neuropädiatrisch-funktionelle Probleme) nichts miteinander zu tun haben. Je mehr Hinweise auf Anomalien/Fehlbildungen sich jedoch ergeben, desto wahrscheinlicher wird der entsprechende pathogenetische Zusammenhang. Die anamnestisch fehlende Evidenz einer anderen Ätiopathogenese und auch die Beurteilung, inwieweit klinische Symptomatik und Dysmorphien zusammenpassen, helfen u. U. weiter. So liegt z. B. in der überwiegenden Mehrzahl der Fehlbildungs-Retardierungssyndrome eine muskuläre Hypotonie oder Normotonie vor; eine Spastik sollte Anlaß geben, nochmals an eine neurometabolisch-degenerative Krankheit oder an Faktoren, die das primär normal angelegte Gehirn schädigten, zu denken. Natürlich kann auch eine pränatale Störung eine besondere Vulnerabilität verursacht haben, die beispielsweise prädisponierend für eine perinatale hypoxisch-ischämische Enzephalopathie mit nachfolgender (spastischer) zerebral-paretischer Symptomatik sein kann.

Dysmorphien sind Störungen, die in der Zeit der Organogenese, also in den ersten drei Schwangerschaftsmonaten, auftreten. Speziell die Ausbildung des Organs „Gehirn" erstreckt sich aber auch in den weiteren Schwangerschaftsablauf. Einige markante zerebrale Entwicklungsschritte und deren mögliche Fehlentwicklungen sind in *Tabelle 8* zusammengefaßt (s. auch Kap. I/1).

In ätiopathogenetischer Hinsicht bilden die Dysmorphien ein heterogenes Kollektiv. Folgende Klassifikation bietet sich an:

> 1. Genetisch bedingt:
> – Chromosomale Ursachen
> – Andersgeartete bekannte (molekular-)genetische Ursachen
> – Bekannte Syndrome (deren genetische Transmission evident, der Gendefekt aber nicht kartiert ist)
> 2. Exogene Störfaktoren; z. B. pränatale Infektionen, Medikamente, Alkohol
> 3. Multifaktorielle Verursachung wahrscheinlich oder bisher keine weitere Zuordnung möglich

Im pädiatrischen Sprachgebrauch werden mit „Dysmorphien" häufig alle sichtbaren Organ(teil)auffälligkeiten bezeichnet. Die korrekte Terminologie aber orientiert sich an der Pathogenese, und ein entsprechender Versuch, die sichtbare Auffälligkeit einzuordnen, sollte immer unternommen werden.

Tab. 8 Pränatale Entwicklung und Läsionsfolgen

Entwicklungsschritt	Zeitpunkt	Fehlbildung
Schluß des Neuroporus anterior	23.–25. Tag	Enzephalozele
Schluß des Neuroporus posterior	25.–28. Tag	Myelozele
Bildung der Kleinhirnwülste	6. Woche	Zerebelläre Hypo- bis Aplasie
Weitere Kleinhirnentwicklung, u. a. zentrifugales Auswachsen der Neuroblasten	7.–20. Woche	Zerebelläre Dysgenesien
Migration	10.–16. Woche	Lissenzephalie Pachygyrie
	14.–20. Woche	Schizenzephalie Mikropolygyrie

Definitionen

Dysmorphien, Fehlbildungen i. e. S.: Anlagefehler, genetisch bedingte Störungen der Organbildung (z. B. Polydaktylie)
Disruptionen: Morphologische Defekte, die nach normaler Anlage eines Organs durch exogene Störungsfaktoren verursacht werden – also im Gegensatz zu den Dysmorphien nicht genetischen Ursprungs sind. Das Erscheinungsbild kann dem der Dysmorphien völlig entsprechen. Insofern dürfen beide pathogenetische Entitäten primär, also vor der weiteren diagnostischen Einordnung, als Fehlbildungen bezeichnet werden.
Deformationen: Mechanisch bedingte Verformungen oder Lageanomalien von Körperteilen (z. B. Arthrogryposis bei Oligohydramnion)
Dysplasien: Gewebedefekte (also keine Organfehlbildungsstörungen), Störungen auf der zellulären Ebene, die eher mit zugrundeliegenden metabolischen Störungen korrelieren (z. B. Pigmentnaevi)
Anomalien: Abweichungen in einem morphologischen Kontinuum (z. B. mongoloide Lidachsen) (während der Begriff „Dysmorphie" qualitative Besonderheiten bezeichnet).

Syndrom: Der Begriff wird nicht einheitlich verwendet: Im engeren Sinne wird damit das gemeinsame Auftreten von zumindest z. T. auch sichtbaren Anomalien/Fehlbildungen bezeichnet, ohne daß der Entstehungsmechanismus genau bekannt ist. Wenn die Ätiopathogenese aufgeklärt ist, wird z. B. das Hurler-Syndrom zur Mukopolysaccharidose Typ I.

Klinische Konsequenzen

In erster Annäherung gilt in der entwicklungsneurologisch-neuropädiatrischen Sprechstunde die Gleichung:

Dysmorphiesyndrom = stationäre Enzephalopathie
(s. auch Kap. III/1 und 17).

Eine solche diagnostische Feststellung hat zur Konsequenz, daß mit Rückschritten in der Entwicklung im allgemeinen nicht zu rechnen ist.
Entsprechend bedeutet die Einschätzung einer Entwicklungsstörung als Fehlbildungs-Retardierungssyndrom, daß primär nicht nach neurometabolischen Erkrankungen gefahndet werden muß, da diese sich im allgemeinen nicht in Form von Fehlbildungen äußern.

Ausnahmen sind:

- Das zu den peroxisomalen Störungen zählende **Zellweger-Syndrom** mit dysmorphen kraniofazialen Zeichen, speziell im Augen- und Ohrbereich, außerdem erheblicher muskulärer Hypotonie, häufiger Hepatomegalie und z. T. Hypospadie.
- Die **infantile GM1-Gangliosidose** mit Gedeihstörung, Hypotonie, z.T. kirschroter Makula und Hepatosplenomegalie und Fehlbildungen bzw. Anomalien im Gesichts- (Zungen-)bereich.
- Das **DDD- bzw. CDG-Syndrom**, also das Disialotransferrin-Developmental-Deficiency bzw. Carbohydrate-Deficient-Glycoproteine-Syndrom mit muskulärer Hypotonie, Gedeihstörung, Leberstörungen und Ataxie bei zerebellärer Hypoplasie und kraniofazialen Dysmorphiezeichen.
- **Mukopolysaccharidosen und Mukolipidosen** mit kraniofazialen und ossären Veränderungen.
- Das **Menkes-Syndrom** mit charakteristischen Haarauffälligkeiten und kraniofazialen Dysmorphiezeichen.

Untersuchung weiterer Organsysteme

Da bereits in der frühen pränatalen Entwicklung etwas „schiefgelaufen" sein muß – sei es anlagemäßig oder durch einen läsionsauslösenden Faktor – lohnt es sich, weitere Organe bzw. funktionelle Systeme zu überprüfen, da diese durch die gleichen Mechanismen, möglicherweise in der gleichen Entwicklungsphase, ebenfalls geschädigt worden sein könnten. Diese weiteren Überprüfungen ergeben sich u. a. aus der Analyse folgender Zusammenhänge:

Entwicklungsfelder: Dieser Begriff weist auf einen embryonalen Entwicklungszusammenhang zwischen bestimmten Organen hin. Als *Beispiele* sollen genannt werden: Zusammenhängende Mitteliniendefekte wie Balkenaplasie, Gaumenspalte und Hypotelorismus. In diesem Sinne müssen auch Gehirn, Herz, Uterus und äußere Genitalien in einem pränatalen Entwicklungszusammenhang gesehen (und auf Fehlbildungszeichen hin untersucht) werden.

Eine **Sequenz** ist ein Muster von Fehlbildungen und weiteren Besonderheiten, die auf einen bestimmten Faktor bezogen werden können. *Beispiel* „Potter-Sequenz": Nierenagenesie (dadurch fehlende Urinproduktion des Föten), daraus resultierendes Oligohydramnion (deswegen Einengung des Föten mit konsekutiver Fehlstellung von Händen und Füßen und Gesichtsdeformation), außerdem eingeschränkte Thoraxausbreitungsmöglichkeiten und als Folge fehlender Fruchtwassereintritt (dies wiederum bedingt die Lungenhypoplasie).

Zusammenhängende Organsysteme: Fingernägel, Haut und Haare z. B. sind ektodermalen Ursprungs.

Sensible Entwicklungsperiode, vulnerable Phase: Diese entspricht im allgemeinen der speziellen Organbildungszeit. *Beispiel* Rötelnembryopathie: Infektion z. B. in der 5. Schwangerschaftswoche mit viraler Schädigung des sich bildenden Herzens, der Augen und Ohren (Gregg-Syndrom mit Herzfehler, Augendefekten und Schwerhörigkeit).

Die gemeinsame sensible Phase von äußerem Genitale und Gaumen dagegen liegt etwa 3 Wochen später.

Weiteres Beispiel: Zytomegalievirusinfektion in der 12. Woche; als Folge Lissenzephalie aufgrund einer durch die Infektion ausgelösten Migrationsstörung des Gehirns.

Gezielte Suche nach Anomalien

Nach Anomalien (und kleinen Fehlbildungen) muß gezielt gesucht werden. In diagnostischer Hinsicht hat sich die genaue Betrachtung von folgenden Körperteilen als besonders ergiebig erwiesen:

- Schädel- und Gesichtsbereich (u. a. Schädelkonfiguration, Haare, Nase und Augen, Ohren (s. S. 134/135); Spaltenverdachtsmomente
- Hände und Füße (Hautleisten, Größe, Form und Ansatz von Händen, Füßen, Fingern und Zehen; Nägel; Hand- und Fußfurchen)
- Haut und Wirbelsäulenbereich (u. a. Zeichen einer Phakomatose und Dysraphie)

Die Bedeutung dieser Befunde ergibt sich wie bereits erwähnt aus der Häufung (als relevant können mehr als zwei Anomalien bzw. kleine Fehlbildungen angesehen werden) und aus dem Vergleich mit Geschwistern und Eltern, um den Anteil familiärer Besonderheiten abschätzen zu können.

Diagnostische Strategie – Syndromsuche

Zur diagnostischen Einordnung von Dysmorphien und Anomalien wird das in *Tabelle 9* dargestellte Vorgehen empfohlen.

Erläuterungen

Alle möglicherweise relevanten anamnestischen Angaben und Untersuchungs-Befunde sollten aufgelistet werden (1 in Tab. 9).

Die Angaben und Befunde müssen nun weiter analysiert werden (2). Gehören beispielsweise die großen Ohren bzw. der Großwuchs zu einem bestimmten Syndrom oder sind sie Ausdruck der biologischen Varianz oder einer familiären Besonderheit?

Es sollte eine Liste der Anomalien und Fehlbildungen aufgestellt werden. Welche Auffälligkeiten könnten diagnostisch weiterführen? Welche ein, zwei oder drei Besonderheiten könnten charakteristisch

Tab. 9 Diagnostische Einordnung von Dysmorphien und Anomalien

1. Anamnese und Untersuchung
2. Zusammenstellung der Befunde und Analyse
▶ Welche Kombinationen, welche Angaben bzw. Befunde könnten charakteristisch und signifikant sein?
▶ Analyse der möglichen Zusammenhänge
3. Diagnostische Zuordnung
▶ Weitere diagnostische Maßnahmen
▶ Syndrombücher, Datenbanken
4. Konsequenzen?
▶ diagnostisch
▶ therapeutisch
▶ genetisch

sein, am ehesten eine Abgrenzung von anderen Syndromen ermöglichen? Rare Zeichen sind die besten diagnostischen Schlüssel (unter der Voraussetzung, daß sie dazugehören). Zum Beispiel wird eine kleine mediane Oberlippenspalte sehr selten, eine klassische Lippenspalte dagegen häufig bei Dysmorphiesyndromen gefunden. Oder: Der Zugang über die Hexadaktylie (rares Zeichen) könnte eher zum Ziel führen als der über die Ohrdysmorphien (häufiger Befund).

Diagnostisch wegweisend sind eher die Anomalien oder Dysmorphien aus der früheren Entwicklungsphase; so kann die Mikrognathie aufgrund der Zungenlage die Gaumenspalte hervorgerufen haben. Sie würde dann eher zum Kernkomplex der Fehlbildungsentität gehören als die Spalte.

Überlegt werden sollte dann, ob die verschiedenen Dysmorphien, Disruptionen, Deformationen, Anomalien oder weiteren Befundauffälligkeiten zusammenhängen könnten. Liegt ihr Ursprung beispielsweise in einem gemeinsamen Entwicklungsfeld oder läßt sich eine Sequenz bilden? Handelt es sich um Einzelsystemdefekte aus denen Probleme resultieren oder um wirkliche Malformationssyndrome, bei denen mehrere Organe bzw. funktionelle Systeme primär betroffen sind?

Nach dieser Sichtung und Analyse der gewonnenen Daten und Parameter ist zu entscheiden, ob eine weitere Diagnostik veranlaßt werden soll (3 in Tab. 9). Könnte die Chance einer ätiopathogenetischen Zuordnung erhöht werden, wenn z. B. noch eine Hörminderung, ein Herzfehler oder bestimmte ossäre Veränderungen nachgewiesen (oder ausgeschlossen) würden?

Die Konstellation der als leitend herausgestellten Befunde wird dann mit den beschriebenen Syndromen verglichen. Möglicherweise muß die Liste der als diagnostisch wahrscheinlich wegweisend eingeschätzten Befunde bzw. deren Reihenfolge mehrfach abgeändert werden.

Falls sich also z. B. kein „passendes" Syndrom mit Gaumenspalte und Hörminderung finden läßt, könnte die Assoziation von Spalte und okulären Veränderungen (so diese ebenfalls vorliegen) auf die richtige Spur führen.

Das Fehlen einiger charakteristischer Anomalien bzw. Fehlbildungen spricht aufgrund der klinischen Variabilität der Dysmorphiesyndrome nicht unbedingt gegen ein bestimmtes Syndrom. Das Vorhandensein von seltenen Dysmorphien, die beim vermuteten Syndrom nicht beschrieben sind, ist dagegen mit dieser Verdachtsdiagnose weniger gut kompatibel.

Die diagnostische Zuordnung impliziert meist weitere Konsequenzen (4). Teilweise sind bestimmte weitere Untersuchungen zu veranlassen, die dann andere Manifestationsaspekte aufdecken (z. B. Hörminderung oder Nierenbeteiligung oder Diabetes mellitus). Eine genetische Beratung ist fast immer notwendig.

Falls eine sichere Zuordnung nicht möglich ist, muß abgewartet werden. Zu warnen ist vor einer „Schein-Etikettierung", die dazu führt, daß die diagnostische Unruhe einschläft. Entweder wird das gesamte Bild im Laufe der Zeit typischer, oder es müssen in der Folgezeit weitere, neue diagnostische Wege beschritten werden (z. B. Einsatz anderer Untersuchungstechniken oder Zugang über Familienbefunde) (s. auch III/19.).

Beispiele

Die geschilderten Zusammenhänge sollen in diesem Abschnitt an einigen Beispielen erläutert und das Vorgehen bei Fehlbildungshinweisen, Anomalien oder Dysplasien dargestellt werden.

Das Ohr

Die Ohrentwicklung ist kompliziert: Ektodermale (Innenohr) und entodermale Anteile (epitheliale Auskleidungen) sowie Teile mesenchymaler Herkunft (knöchernes Labyrinth und Perilymphräume) müs-

Helix

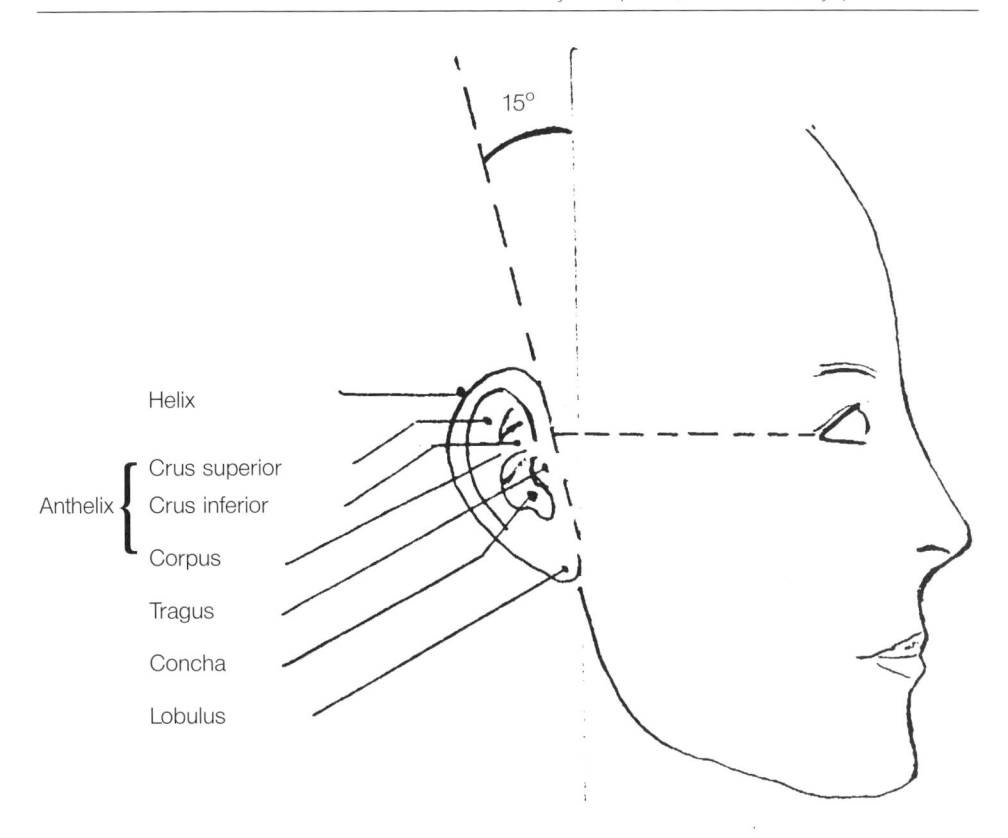

Anthelix { Crus superior
           Crus inferior
           Corpus

Tragus

Concha

Lobulus

Abb. 16 Anatomie des Ohres. Der obere Ohransatzpunkt (nicht Ohrmuschelrand) befindet sich in Höhe des lateralen Augenwinkels. Oberer und unterer Ohransatzpunkt liegen auf einer Geraden, die um 15° von der Vertikalen abweicht.

sen ineinander greifen, wodurch die besondere Störbarkeit erklärt wird. Die Gehörknöchelchen entwickeln sich aus den ersten beiden Kiemenbögen, die Ohrmuschel aus Wülsten in der Umgebung der ersten Kiemenspalte. Die Ohren wandern dann im Laufe der Entwicklung (zwischen der 7. und 30. Woche) von der tiefen Anlage im Halsbereich zur höher und lateral gelegenen Seite des Kopfes (also von medial-kaudal nach lateral-kranial). Dieser Prozeß umfaßt auch eine Rotation nach vorn. Das nicht adäquate Erreichen der Endposition findet sich bei vielen genetisch oder exogen bedingten Fehlbildungssyndromen. Eine besondere Nähe besteht zum ersten Kiemenbogensyndrom (z. B. fehlgebildete Ohrmuschel, präaurikuläre Anhängsel, Wangenfehlbildung, Mandibularhypoplasie). In diesem Zusammenhang sind auch die Dysostosis mandibulofacialis und das Pierre-Robin-Syndrom zu nennen.

● Zum einen muß daher in einem lokalen/embryonalen Zusammenhang nachgeforscht werden. Bei sichtbaren Auffälligkeiten des äußeren Ohres ist besonders an eine Hörminderung bzw. Taubheit zu denken. Schon das Fehlen des Crus superior der Anthelix kann als Miniform der Mikrotie mit einer Taubheit verbunden sein.

● Zu achten ist weiterhin auf die Größe, die Lage, die Stellung (abstehende Ohrmuschel) und den Ansatz der Ohren (bei Dysmorphien häufig schräg nach hinten inserierend) sowie auf weitere in *Abbildung 16* erwähnte Anteile. Die horizontale Linie vom lateralen Augenwinkel sollte mindestens den oberen Ohransatz schneiden. Die Position des Ohres kann außerdem durch eine horizontale Linie durch den unteren Augenrand eingeschätzt werden; der Meatus acusticus externus sollte etwa auf dieser Höhe bzw. knapp darunter liegen *(Abb. 16)*.

• Deformitäten: Bilaterale, große, dünne, plastisch wenig ausgebildete und flach anliegende Ohrmuscheln können durch eine Kompression aufgrund eines Oligohydramnions bedingt sein. Daher muß in diesem Fall nach Nierenfehlbildungen gesucht werden. Eine deutliche Größenasymmetrie (bei normaler Architektur) kann durch ungleichseitige intrauterine Druck/Lageverhältnisse verursacht werden.

• Eine Chromosomenanalyse ist (im allgemeinen) zu veranlassen.

Der Hypotelorismus

Während der okuläre Hy**per**telorimus bei etlichen Syndromen gefunden wird (also wenig spezifisch ist), ist der Hy**po**telorismus, also die verminderte interokuläre bzw. pupilläre Distanz, in der diagnostischen Zuordnung besser verwertbar. Er könnte auf eine Entwicklungsstörung des Frontallappens, des olfaktorischen Systems hinweisen; eine besonders ausgeprägte Störung des prächordalen Entwicklungsfeldes ist die Holoprosenzephalie mit Zyklopie, monoventrikulärem Vorderhirn und anderen Fehlbildungen.

Weiterhin kann der Hypotelorismus Dysmorphiesyndromen (in Richtung eines Opitz-Trigonozephalie- oder eines Williams-Beuren-Syndroms) zugeordnet werden.

Pigmentanomalien – Dysplasien – Neurokutane Syndrome – Neurofibromatose

Kutane Pigmentanomalien lenken unter entwicklungsneurologisch-neuropädiatrischen Aspekten den Verdacht auf ein neurokutanes Syndrom, eine Phakomatose. Das gemeinsame Auftreten von Befunden, die in einem pathogenetischen Zusammenhang mit dem ektodermalen Keimblatt stehen, gilt als charakteristisch für die so zusammengefaßten, meist autosomal-dominant vererbten Erkrankungen. Die Hautveränderungen und auch einige der z. B. kernspintomographisch darstellbaren zerebralen Signalabweichungen stellen Dysplasien dar, also Gewebedefekte, Störungen auf der zellulären Ebene, die mit einem erhöhten Malignomrisiko einhergehen.

Exemplarisch soll auf die Neurofibromatose *von-Recklinghausen* näher eingegangen werden. Charakteristisch für den Typ 1 sind mehr als 6 mindestens 1,5 cm im breitesten Durchmesser messende Café-au-lait-Flecken. Aufgrund des erwähnten pathogenetischen Zusammenhangs müssen bei einem solchen Befund weitere Organsysteme untersucht werden. Eine Visusstörung oder ein unilateraler Nystagmus legen ein bei der Neurofibromatose häufig auftretendes Optikusgliom nahe. Computer- oder besser noch kernspintomographisch können Migrationsanomalien, Hamartome, Gliome oder Neurofibrome im Gehirn oder auch im Rückenmark dargestellt werden. Klinisch fallen nicht selten eine Makrozephalie (s. III/3), eine psychomotorische Retardierung und/oder ein Anfallsleiden auf. Die augenärztliche Untersuchung macht auch unter folgendem diagnostischen Aspekt Sinn: Irisnaevi (Lisch-Knötchen) finden sich bei fast allen Kindern mit Neurofibromatose (zumindest ab dem Schulalter).

Es sollte hier beispielhaft verdeutlicht werden, daß das Vorliegen von Dysplasien bestimmte Untersuchungen nach sich ziehen muß und außerdem genetische Implikationen haben kann. (Weitere neurokutane Syndrome: s. III/3, 8, 13 und 17).

Dokumentation – Untersuchungen – Weiteres Vorgehen

1. Genaue Schwangerschafts**anamnese**; weitere Eigenanamnese
2. Schriftliche **Dokumentation** der Auffälligkeiten, am besten nach einem Formblatt; Foto, Video.
3. **Untersuchungen** (je nach Konstellation)
   – Chromosomenanalyse
   – Pränatale Infektionsparameter
   – Zerebrale Bildgebung (Kernspintomographie am aussagekräftigsten)
   – EEG
   – Augenärztliche und pädaudiologische Untersuchung
   – Kardiologische und abdomensonographische Klärung (weitere Fehlbildungshinweise?)
   – Molekulargenetische Analysen (bei speziellem Verdacht, z. B. auf Prader-Willi- oder fragiles-X-Syndrom [s. auch III 4 und 17])
   – Elektromyographie, Neurographie, weitere neurophysiologische Untersuchungen
   – Röntgen-Untersuchungen
4. **Betreuung und Förderung**
   Kontaktvermittlung zu Elterngruppen; Informationen über sozialmedizinische Möglichkeiten, Behindertenstatus
5. **Familiärer, genetischer Aspekt**
   Aufzeichnen eines Stammbaums, erkennbarer Erbgang? Geschlechtswendigkeit? Häufung von Fehl- oder Totgeburten? Untersuchung (klinisch, bildgebend oder chromosomal) von Familienangehörigen; genetische Beratung

Zusammenfassung

▶ Fehlbildungssymptome weisen auf eine genetische oder exogen induzierte pränatale Störung hin. Damit liegt der Verdacht nahe, daß
1. auch die in der entwicklungsneurologischen Sprechstunde meist im Vordergrund stehende kognitive, sprachliche oder motorische Problematik ebenso früh angelegt oder verursacht wurde, und daß
2. eine stationäre Enzephalopathie vorliegt, da die neurometabolisch-degenerativen Erkrankungen im allgemeinen nicht mit Fehlbildungen einhergehen.

▶ Die Fehlbildungssymptome sollten weiter analysiert werden: Liegen wirklich Dysmorphien vor, also genetisch bedingte Störungen der Organbildung, oder handelt es sich eher um Deformationen, also intrauterin mechanisch verursachte Verformungen? Lassen sich die Auffälligkeiten in einem gemeinsamen embryonalen Entwicklungszusammenhang interpretieren oder sind sie z. B. im Sinne einer Sequenz auf einen Grunddefekt zurückzuführen?

▶ Der ursächliche (pränatale) Zusammenhang gibt Anlaß, nach weiteren nicht richtig angelegten Organen zu suchen (besonders häufig sind Herz und Nieren beeinträchtigt).
Die bildgebenden Verfahren, speziell die Kernspintomographie, können häufig ein Korrelat der Entwicklungsstörung des Gehirns aufdecken (z. B. eine Migrationsanomalie).

▶ Die weitere, ätiologisch orientierte Diagnostik bezieht sich auf:
– Chromosomenanalyse, ggf. molekulargenetische Untersuchungen
– Pränatale Infektionsparameter; Suche nach anderen exogenen Schädigungsfaktoren (z. B. Alkohol und Medikamente)
Ist eine derartige Zuordnung nicht möglich, sollte eine (deskriptive) syndromato-

logische Einordnung versucht werden. Die Konstellation der auffälligen, besonders der raren Befunde ermöglicht unter Zuhilfenahme entsprechender Bücher und Datenbanken nicht selten eine solche Bestimmung.

▶ Diagnostische, therapeutische und genetische Konsequenzen ergeben sich aus der richtigen Diagnosestellung.

Literatur
1. Aase, J. M.: Diagnostic Dysmorphology. Plenum Medical Book, New York 1992.
2. Jones, K. L.: Smith's Recognizable Patterns of Human Malformation. W. B. Saunders, Philadelphia 1988
3. Moore, K. L.: Embryologie. Schattauer, Stuttgart 1990
4. Spranger, J. W., Tolksdorff M. E.: Klinische Genetik. In: Lehrbuch der Kinderheilkunde, hrsg. von F. J. Schulte, J. W. Spranger. Fischer, Stuttgart 1993
5. Stengel-Rutkowski, S., Schimanek P.: Chromosomale und nicht-chromosomale Dysmorphiesyndrome. Enke, Stuttgart 1985
6. Wiedemann, H. R., Kunze J., Dibbern H.: Atlas der klinischen Syndrome. Schattauer, Stuttgart 1989
7. Winter, R. M., Baraitser M.: Multiple Congenital Anomalies. Chapman and Hall, London 1991

3. Makro- und Mikrozephalie

Makrozephalie

Definitionen

Makrozephalie ist definiert als ein Kopfumfang oberhalb der 97. Perzentile. Gestationsalter, Geschlecht und ethnische Zugehörigkeit sind zu berücksichtigen.
Der Kopfumfang muß gemessen werden; die rein visuelle Einschätzung kann täuschen. Sie hängt von der Kopfform, der Relation Hirn- zu Gesichtsschädel sowie der Relation Kopfgröße zum gesamten Körper ab.
Der Begriff „*relative Makrozephalie*" bezieht sich auf das letztgenannte Verhältnis (Kopfumfang zur Körperlänge). Ein großer Kopf auf einem großen Körper erscheint plausibel, während die gleiche Kopfgröße bei einem Normal- oder Minderwüchsigen irritierend ist. Die Korrelation zwischen Kopfgröße und den anderen somatischen Parametern ist aber nicht hoch (weniger hoch als mit den Kopfumfangswerten der Eltern). Insofern darf eine Makrozephalie auch bei einem großen Menschen nicht ohne weitere Reflexionen akzeptiert werden (s. Beispiel Sotos-Syndrom, S. 146).
Auch die *makrozephale Entwicklung*, d. h. das allmähliche Überschreiten des bisher eingenommenen Perzentilenbereichs um mehr als etwa 30 bis 40% (noch unterhalb der 97. Perzentile), muß diagnostisch geklärt werden, wenn sich eine Ursache aus der Vorgeschichte und den klinischen Befunden nicht unmittelbar ergibt.
Die Makrozephalie stellt im Gegensatz zur Mikrozephalie ein rares und damit ein diagnostisch wichtiges Zeichen dar.

Diagnostische Strategie

1. Messung des Kopfumfanges
2. Eintragung in die Perzentilenkurve
3. Messung des Kopfumfanges bei Eltern und Geschwistern, Perzentileneintrag
4. Anamneseerhebung, klinische Untersuchung

Zur Messung des Kopfumfanges wird das Maßband vom supraorbitalen Stirnbereich über das Okziput geführt und dann mehrfach etwas verschoben, um den maximalen frontookzipitalen Umfang registrieren zu können. In manchen Fällen ist es sinnvoll, zusätzlich den Abstand zwischen beiden Ohren (über dem Scheitel) zu notieren, um Veränderungen in dieser Achse besser erfassen zu können.
Der Kopfumfangswert wird dann in die entsprechende Perzentilenkurve eingetragen. Früher vorgenommene Messungen werden ebenfalls eingetragen, u. U. mit einer anderen Farbe, um zu verdeutlichen, daß die Werte von Anderen und mit anderen Maßbändern erhoben wurden. Diese Kopfumfangskurve zeigt die Kinetik des Kopfwachstums, das im allgemeinen das Gehirnwachstum reflektiert. Der genetisch fixierte Perzentilenbereich wird nach unserer Erfahrung meist bis etwa zum 4. oder 6. Monat erreicht.
Auch die makrozephale Entwicklung, beispielsweise die Veränderung von der 25. zur 75. Perzentile, wird in dieser Kopfumfangskurve deutlich.
Bei Frühgeborenen wächst der Kopfumfang um etwa 1 cm pro Woche, bei Neugeborenen um knapp die Hälfte. Dies unterstreicht die Notwendigkeit, eine dem Gestationsalter angepaßte Perzentilenkurve zu benutzen. Wenn es Frühgeborenen schlecht geht, ist auch das Kopfwachstum in dieser Zeit meist reduziert

140 Makro- und Mikrozephalie

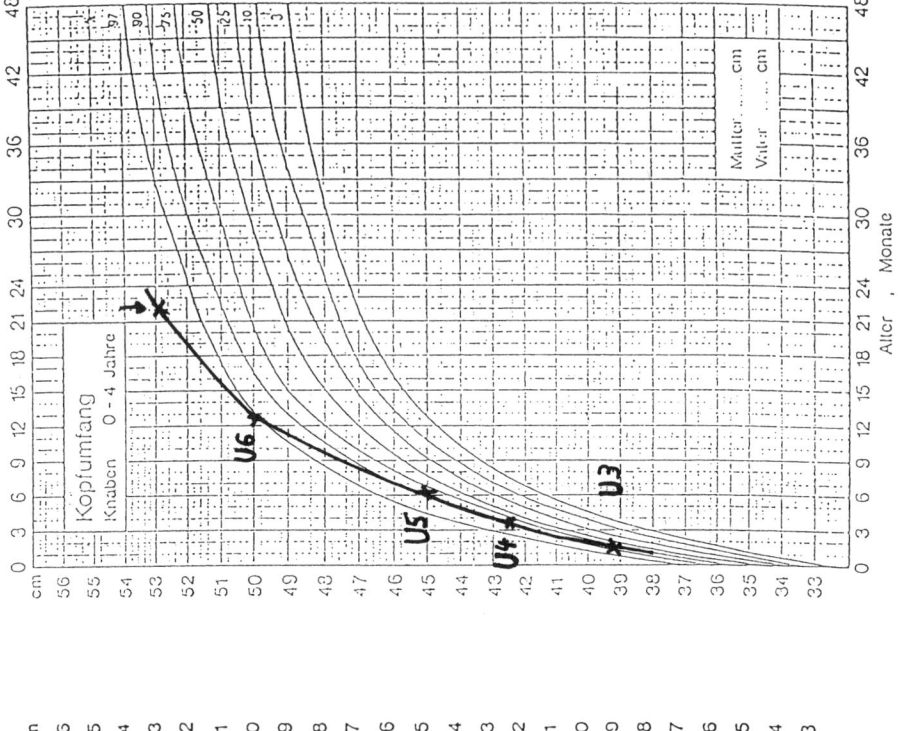

Abb. 17 a Harmlose, familiäre Makrozephalie

Abb. 17 b Makrozephalie, – Raumforderung

(z. B. auf weniger als die Hälfte des Normalwertes). Anschließend ist mit einem Aufholwachstum zu rechnen. Unter Beachtung der Vorgeschichte und der klinischen Befunde muß dies von einem beginnenden Hydrozephalus abgegrenzt werden.

Auch nach schweren Erkrankungen und nach Behandlung von Ernährungsproblemen im späteren Lebensalter (z. B. bei Vitamin B_{12}-Mangel als Folge streng vegetarischer Ernährung im Säuglingsalter) oder auch nach Änderung der sozialen Gegebenheiten (beim psychosozialen Minderwuchs) wird ein Aufholwachstum des Gehirns beobachtet.

Die *Abbildungen 17a* und *b* stellen die Kopfwachstumskinetik eines Kindes mit einer (harmlosen) familiären Makrozephalie *(a)* und eines Kindes mit einer dysraphischen, raumfordernd wirkenden Malformation gegenüber. Das Kind *(b)* wurde im Alter von knapp 2 Jahren mit der Diagnose statomotorische Retardierung und muskuläre Hypotonie erstmalig vorgestellt. Neben einer mäßig ausgeprägten ataktischen Störung fiel die Makrozephalie auf. Computertomographisch wurde ein Hydrozephalus aufgrund einer zystischen Raumforderung im Übergangsbereich des 3. und 4. Ventrikels nachgewiesen.

Anschließend werden die Kopfumfangswerte der Eltern und ggf. der Geschwister erhoben und ebenfalls in Perzentilenkurven fixiert. Falls ein Elternteil ebenfalls makrozephal ist, die klinisch-funktionellen Auffälligkeiten des Kindes aber nicht teilt, spricht dies für eine familiäre Makrozephalie; hier hat die Übergröße des Kopfes wahrscheinlich nichts mit der relevanten Grundstörung zu tun.

Eine genaue Anamneseerhebung und klinische Untersuchung schließen sich an (s. u.).

Den Ausgangspunkt für alle diagnostischen Entscheidungsprozesse bei Makrozephalie bilden also die folgenden drei Variablen:

- *Wachstumskinetik des Kopfes*
- *Kopfumfangswerte der Familienangehörigen*
- *Klinische Befunde des Kindes*

Konstellation 1
– Das Kopfwachstum verläuft in etwa perzentilenkonform oberhalb der 97. Perzentile (und kein extremer Abstand dazu)
– Auch ein Elternteil ist makrozephal (und gesund)
– Somatisch, neurologisch und in bezug auf den Entwicklungsstand regelrechte Befunde

Hier sind keine weiteren Maßnahmen außer Kontrollmessungen notwendig.

Konstellation 2
Wenn **einer** der genannten Parameter dagegen auffällig ist, besteht Erklärungsbedarf, weitere Untersuchungen müssen durchgeführt werden:

Beispiel: Auch wenn die Eltern makrozephal sind, das Kind gesund und munter wirkt, kann sich hinter einer progredienten Makrozephalie ein Aufstau des Nervenwassers verbergen.

Weiteres Beispiel: Auch wenn das Kopfwachstum perzentilenkonform oberhalb der 97. Perzentile verläuft und die Befunde insgesamt unauffällig sind, beide Eltern aber einen normal großen Kopf haben, muß diese Makrozephalie diagnostisch eingeordnet werden. Ein arretierter Hydrozephalus oder ein Syndrom könnten ursächlich sein.

Differentialdiagnostischer Zugang

Die weitere diagnostische Zuordnung fußt im wesentlichen auf der genauen Beachtung der neben der Makrozephalie vorliegenden klinischen Befunde und auf zerebraler Bildgebung (nächster Abschnitt).

1. Liegen Hinweise auf erhöhten Hirndruck vor?

- Gespannte, vorgewölbte Fontanelle, (weit) auseinanderstehende Nähte, Nahtsprengung; prominente Stirn
- Vigilanzstörung, u. a. reduziertes Interesse; besondere Irritabilität
- Erbrechen, Kopfschmerzen
- Blickheberschwäche (Sonnenuntergangsphänomen, also Tiefstand der Bulbi, so daß die obere Sklera sichtbar wird)
- Stauungspapille (eher bei Kindern nach dem 1. Lebensjahr)
- Hirnnervenausfälle, v. a. Abduzensschwäche
- Pyramidenbahnzeichen, u. a. Steigerung der Muskeleigenreflexe
- Entwicklungsknick

2. Gibt es Anhaltspunkte für eine dysraphische Störung? (meist in Kombination mit 1.)
- Im lumbosakralen Bereich: Besondere Pigmentierung, Behaarung, Einziehung, Vorwölbung
- Auffälligkeiten im kraniozervikalen Übergangsbereich, z. B. kurzer Hals
- Kraniofaziale Hinweise für eine Mittelliniensymptomatik, z. B. ein Hypotelorismus (s. III/2)
- Ungeklärte Parese, Hypotonie, Reflexabschwächung der unteren Extremität, Längen- oder Muskelumfangsdifferenzen; Fehlstellungen der Beine und Füße; außerdem Miktionsstörungen, schlaffer, klaffender Anus, fehlender Analreflex

Zu denken ist an:
- Arnold-Chiari-Fehlbildungen
- Dandy-Walker-Malformation (tritt isoliert, aber auch in Krankheitsbildern wie dem zerebro-okulo-muskulären Syndrom (COMS) auf)
- Corpus callosum-Agenesien, z. T. in Verbindung mit Mittellinienzysten und weiteren dysraphischen Aufbaustörungen, Symptom verschiedener Syndrome

3. Könnte ein neurokutanes Syndrom, eine Phakomatose vorliegen? (s. III/2.)
- Hautpigmentabweichungen (z. B. Café-au-lait-Flecken, Depigmentierungen)
- Besondere Hämangiome
- Hypertrophie einer Körperseite oder einer Extremität
- Entsprechende Familienbefunde

Zu denken ist an:
- Morbus v. Recklinghausen
- Tuberöse Hirnsklerose
- Hypomelanosis Ito
- Proteus-Syndrom
- Syndrom der enzephalokraniokutanen Lipomatose
- Lineares Naevus-Sebaceus-Syndrom (Schimmelpenning-Feuerstein-Mims)
- Riley-Smith-Syndrom
- Klippel-Trenaunay-Syndrom

4. Liegen Hinweise auf ein neurometabolisch-degeneratives Leiden vor?
- Entwicklungsstillstand, Rückschritte
- Neu auftretende neurologische Symptome oder somatische Befunde wie
  - extrapyramidalmotorische Bewegungsstörungen
  - spastische Paresen
  - zerebral-organische Krampfanfälle
- Organomegalie

Zu denken ist an:
- Morbus Alexander
- Morbus Canavan
- GM1- und GM2-Gangliosidose
- Glutarazidurie Typ 1
- Methylmalonazidurie
- Biotinidase-Defekt
- Mukopolysaccharidose
- Galaktosämie

6. Primär extrazerebral bedingte Makrozephalie
(z. T. kombiniert mit einem Hydrozephalus) bei

- Schädelkalottenverdickung
- Dysostosen von Schädel und Skelett

Zu denken ist an:
- Anämie, Thalassämie (bei verdickter Kalotte)
- Achondroplasie
- Osteogenesis imperfecta
- Osteopetrosis
- Kleidokraniale Dysplasie
- Hyperphosphatasie

Weitere diagnostische Schritte

Im Zentrum der weiteren Diagnostik steht die Computertomographie des Gehirns (es sei denn, unter Beachtung der Vorgeschichte und der klinischen Situation gibt es schon Hinweise auf eine metabolische Störung, die primär das Anfertigen eines Kernspintomogramms oder eine andere Untersuchung rechtfertigen würden; bei offener Fontanelle kann in vielen Fällen die Schädelsonographie eine Alternative zum CT bieten).

Ursachen

Grundsätzlich kann ein zu großer Kopf bedingt sein durch:

● ungewöhnlich viel Wasser unter der Schädeldecke (Hydrozephalus)

● ungewöhnlich viel Hirnmasse (Megalenzephalie)

● Blut oder anderes, z. B. tumoröses Gewebe, das den intrakraniellen Raum zusätzlich ausfüllt

● extrazerebrale Besonderheiten, wie z. B. eine verdickte Schädelkalotte

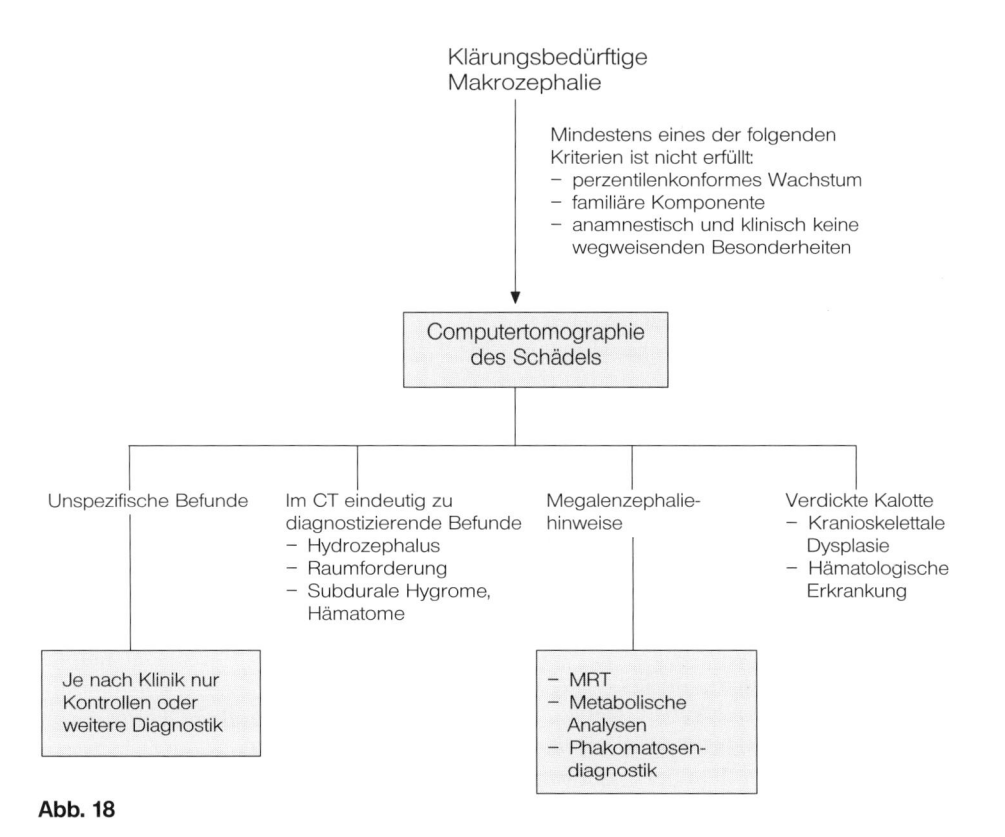

```
Klärungsbedürftige
Makrozephalie
        │
        │   Mindestens eines der folgenden
        │   Kriterien ist nicht erfüllt:
        │   - perzentilenkonformes Wachstum
        │   - familiäre Komponente
        │   - anamnestisch und klinisch keine
        │     wegweisenden Besonderheiten
        ▼
  Computertomographie
     des Schädels
```

Unspezifische Befunde	Im CT eindeutig zu diagnostizierende Befunde - Hydrozephalus - Raumforderung - Subdurale Hygrome, Hämatome	Megalenzephaliehinweise	Verdickte Kalotte - Kranioskelettale Dysplasie - Hämatologische Erkrankung
Je nach Klinik nur Kontrollen oder weitere Diagnostik		- MRT - Metabolische Analysen - Phakomatosendiagnostik	

Abb. 18

Hydrozephalus

Die Relevanz der Computertomographie ergibt sich auch aus der Tatsache, daß der Hydrozephalus neben den Normvarianten die häufigste Ursache der Makrozephalie darstellt. Die Diagnose „Hydrozephalus" ist jedoch nicht ausreichend, sondern sie ist das sichtbare Resultat ganz verschiedener Ätiopathogenesen.

Die primäre Klassifikation eines Hydrozephalus bezieht sich auf den Ort der Liquorzirkulationsstörung. Beim obstruktiven, nicht kommunizierenden Hydrozephalus ist der Liquorfluß von den Ventrikeln (= inneren Hirnräumen) zum Subarachnoidalraum beeinträchtigt. Liquor staut sich also in den inneren Liquorräumen an. Als Ursache kommen sowohl kongenitale als auch erworbene Störungen in Frage. Zu erstgenannten gehören die z. T. X-chromosomal vererbten Aquäduktstenosen und die Liquorblockaden im Rahmen der weiteren dysraphischen Syndrome wie den Arnold-Chiari-Malformationen. Zu den erworbenen Formen zählt beispielsweise der tumorbedingte Hydrozephalus.

Beim kommunizierenden Hydrozephalus ist dagegen der Liquorfluß von den Ventrikeln zum Subarachnoidalraum nicht gestört, und das „Zuviel an Nervenwasser" liegt am Mißverhältnis zwischen Liquorproduktion und Resorptionskapazität im Bereich der äußeren Liquorräume einschließlich des Rückenmarks. Dies kann Folge einer Beeinträchtigung der Liquorresorption nach einer Meningitis oder nach einer Blutung sein. Auch eine Sinusthrombose kann – möglicherweise aufgrund des erhöhten intrakraniellen Venendrucks – eine Liquorresorptionsstörung hervorrufen. Selten ist auch einmal eine vermehrte Liquorproduktion duch ein Plexuspapillom die Ursache eines Hydrozephalus.

Der dritte Hydrozephalus-Typ, der Hydrozephalus e vacuo, bei dem der Liquor nur den vom Gehirn nicht bzw. nicht mehr in Anspruch genommenen Raum besetzt, spielt für die Makrozephalie naturgemäß keine Rolle. Nur bei der sogenannten Hydranenzephalie, dem fast vollständigen Ersatz des Hirngewebes durch Liquor, wird manchmal bei begleitendem Hydrocephalus occlusus, z. B. bei einer Aquäduktstenose, eine Makrozephalie beobachtet.

Die Zuordnung zu einem Hydrozephalus-Typ gelingt im allgemeinen mit der Computertomographie. Bei entsprechender Verdachtsdiagnose ist also eine zerebrale Kernspintomographie zunächst nicht indiziert.

Erweiterung der äußeren Liquorräume Familiär bzw. benigne? Subdurale Hygrome? Externer Hydrozephalus?

Bei der hier zu besprechenden im Kindesalter nicht seltenen Auffälligkeit handelt es sich um eine speziell fronto-temporo-parietal betonte Erweiterung des Raumes zwischen Gehirn und Kalotte, die oft schwierige differentialdiagnostische Fragen aufwirft. Schon ob es sich um eine Erweiterung des subduralen oder des subarachnoidalen Raumes handelt, ist oft schwer zu entscheiden, wenn dieser Raum liquorisodens ist. Lumbale Kontrastinjektionsstudien sprechen überwiegend für eine subdurale Erweiterung, da das Kontrastmittel im entsprechenden Raum nicht nachweisbar ist, was bei einer subarachnoidalen Erweiterung zu erwarten wäre.

Der obere Grenzwert für die Breite des kindlichen frontalen Subarachnoidal- bzw. Subduralraumes liegt etwa bei 5 – 6 Millimetern.

Weiter stellt sich die Frage, ob eine primäre Ausweitung des Flüssigkeitsraumes vorliegt oder ob eher eine Wachstumsstörung des fronto-temporalen Gehirns anzunehmen ist, wobei der Liquor dann nur den zerebral nicht beanspruchten Raum einnimmt. Kann letztgenannte Möglichkeit überhaupt zu einem erhöhten Druck und damit zur Makrozephalie führen?

Im allgemeinen wird die Makrozephalie mit der zusätzlichen subduralen Flüssigkeitsansammlung (Subduralerguß, subdurales Hygrom) bzw. mit einem externen kommunizierenden Hydrozephalus (Erweiterung des Subarachnoidalraumes) in Verbindung zu bringen sein. Die Mikrozephalie bzw. mikrozephale Entwicklung ist dagegen eher mit einer E-vacuo-Symptomatik vereinbar. Die Beachtung der Kopfumfangskurve gibt also einen ersten Hinweis auf eine adäquate diagnostische Einordnung.

Wichtig ist daneben aber auch die Anamnese, um eine familiäre Komponente beurteilen zu können und um eine traumatische bzw. entzündliche Ursache nicht zu übersehen.

Unter den familiären Makrozephalie-Formen verbergen sich teilweise entsprechende Liquorraumerweiterungen (auch als benigner externer Hydrozephalus bezeichnet). Die Makrozephalie wird dann meist zwischen dem 3. und 6. Monat manifest, ist nicht sehr ausgeprägt, und ein weiteres Entfernen von den Perzentilengrenzen wird im 2. Lebensjahr nicht mehr beobachtet. Oft ist besonders die Stirn vorgewölbt; die neurologischen Befunde liegen im allgemeinen im Normbereich; nur manchmal findet sich eine muskuläre Hypotonie oder auch ein Sonnenuntergangsphänomen.

Von ganz besonderer Bedeutung ist es, die traumatisch verursachten subduralen Hygrome als solche zu erkennen. Manchmal sind (noch) hyperdense Anteile zu erkennen, die auf die hämorrhagische Genese hinweisen. Außerdem ist die Anordnung häufig nicht strikt fronto-temporal betont. Nach unserer Erfahrung der letzten Jahre ist eine Kindesmißhandlung in diesem Zusammenhang keineswegs selten als Ursache anzunehmen. Die gespannte Fontanelle oder eine makrozephale Entwicklung in Kombination mit zerebralen Krampfanfällen ist typisch für ein subdurales Hämatom bzw. Hygrom. Es wäre dann weiter nach Retinablutungen und knöchernen Verletzungen zu fahnden. Die Hygrome entstehen aus subduralen Blutungen und können in ihrer Ausdehnung durch Wasseraufnahme, aufgrund des hohen osmotischen Drucks des Hygrominhalts progredient sein, so daß u. U. ein neurochirurgischer Eingriff notwendig wird.

Subdurale Hygrome werden auch nach einer Meningitis beobachtet. Sicherheitshalber wird man in unklaren Fällen schließlich auch eine systemische Gerinnungsstörung ausschließen.

Gegebenenfalls muß punktiert werden; dabei sollte der Druck gemessen und die Eiweißkonzentration bestimmt werden (der Vergleich mit der Proteinkonzentration des lumbalen Liquors kann pathogenetisch weiterhelfen; die Proteinkonzentration des subduralen Hygroms liegt im allgemeinen höher).

Pseudotumor zerebri (s. III/5):

- Intrakranielle Druckerhöhung ohne nachweisbare Abflußbehinderung oder Raumforderung;
- Kopfschmerzen und Stauungspapillen als häufigste Symptome

Warburg-Syndrom

Symptome

- *Zerebral:* Hydrozephalus ab Geburt; Aquäduktstenose oder Dandy-Walker-Malformation, Gyrierungsstörungen; muskuläre Hypotonie, später z. T. Spastik, erhebliche psychomotorische Entwicklungsstörung
- *Okulär:* u. a. Hypoplasie der Iris, Mikrophthalmie, Katarakt, Kolobome, retinale Dysplasie, Hypoplasie des N. opticus (die Kinder sind fast immer blind)

Prognose
– Meist letal im 1. oder 2. Jahr

Genetik
– Wiederholungsrisiko deutlich erhöht, unklar auf welchem Wege

Differentialdiagnose
– Septo-optische Dysplasie und okulozerebro-renales Syndrom

Megalenzephalie

Die Megalenzephalie ist definiert als ein „Zuviel" an Hirnmasse, also eine zerebrale Hypertrophie.

Primäre Megalenzephalie

Die *primäre Megalenzephalie* stellt die genetisch bedingte Vermehrung des eigentlichen Hirngewebes dar, ohne Hinweis auf eine weitere Störung oder Erkrankung. Diese Form wird sowohl ohne neurologische Symptome und mit regelrechter Entwicklung (dann z. T. familiär) als auch im Rahmen verschiedener Aufbaustörungen kombiniert mit klinischer Symptomatik beobachtet. Histologisch werden zytoarchitektonische Abnormalitäten beschrieben, Migrations- und Gyrierungsstörungen oder auch eine damit zusammenhängende Hypoplasie des Corpus callosum.

Sekundäre Megalenzephalie

Die *sekundäre Megalenzephalie* weist auf eine Hirnaufbaustörung aufgrund eines neurokutanen Syndroms hin (stationäre Krankheit) oder stellt ein Speicherungsphänomen bei zugrundeliegendem metabolischen Leiden dar (progrediente Erkrankung).

Metabolische Megalenzephalie

Eine alternative Einteilung bezieht sich auf den pathogenetischen Aspekt. Unter *metabolischen* Megalenzephalien wird die Volumenzunahme als Ausdruck der Speicherung verschiedener Stoffwechselprodukte verstanden (z. B. beim M. Canavan und M. Alexander; s. u.).

Anatomische Megalenzephalie

Die *anatomische* Megalenzephalie umfaßt die genetisch (-stationär) bedingte Massenzunahme, z. B. im Rahmen verschiedener Syndrome wie dem Sotos-Syndrom (s. u.) und den neurokutanen Störungen.

Sotos-Syndrom
Zerebraler Gigantismus, eines der häufigsten Syndrome mit Makrozephalie

Symptome
– Schon bei Geburt große Kinder (Körperlänge meist zwischen der 75. und 90. Perzentile); auch der Kopfumfang liegt schon im oberen Bereich und wächst dann ebenso wie die Körperlänge aus der Perzentilenschar heraus; etwa ab dem 3. bis 5. Lebensjahr liegt dann die Wachstumskinetik wieder im normalen Bereich.
– Meist große Hände und Füße
  Prominente Stirn, großer Hirnschädel, „Geheimratsecken", hoher Gaumen, Hypertelorismus
– Manchmal motorische Koordinationsstörungen und häufig kognitive Entwicklungsbeeinträchtigung

CT
– Oft mäßige Erweiterung der inneren und äußeren Liquorräume

Genetik
– Wohl nicht einheitlich; sporadisches Vorkommen

Weaver-Syndrom

Symptome
– Konnatale Makrosomie, postnataler Riesenwuchs und Makrozephalie
– Erheblicher Hypertelorismus, tiefe und breite Nasenwurzel, tiefe und rauhe Stimme
– Z. T. psychomotorische Retardierung, Muskelhypertonie
– Eventuell weitere knöcherne Anomalien

Genetik
- Heterogen, überwiegend sporadische Fälle

Glutarazidurie Typ I:
Symptome
- Makrozephalie in der Mehrzahl der Fälle bei oder kurz nach der Geburt;
- Hypotonie und psychomotorische Entwicklungsstörung oder auch extrapyramidalmotorische Störungen wie Dystonie und Chorea meist in der 2. Hälfte des 1. oder im 2. Lebensjahr; häufig Erstmanifestation als akute Enzephalopathie;

CT/MRT
- Frontal und temporal betonte Erweiterung der Liquorräume

Pathogenese und Diagnose
- Störung im Stoffwechsel der organischen Säuren, Glutaryl-Coenzym-A-Dehydrogenase-Defekt; Urinanalyse auf organische Säuren;
- Enzymdefektnachweis in Fibroblasten

Genetik
- Autosomal-rezessive Vererbung

Behandlungsversuch
- Proteinreduzierte Diät mit Einschränkung des Lysin- und Tryptophan-Anteils; Riboflavin und L-Carnitingabe; u. U. antiepileptische und antispastische Medikation

Morbus Canavan
Symptome
- Psychomotorische Entwicklungsstörung, Rückschritte schon im ersten Lebenshalbjahr
- Fütterungsprobleme, Kontaktstörung, muskuläre Hypotonie, dann Spastik, opisthotone Haltung
- Optikusatrophie
- Makrozephalie etwa ab dem 6. Lebensmonat, in der Folge zunehmend

Verlauf
- Letal im 2. (3.) Lebensjahr

MRT
- Symmetrische Hypo/Demyelinisierung

Epidemiologie
- Häufig bei Ashkenazi-Juden

Pathogenese/Diagnose
- Mangel des Enzyms Aspartocyclase; meistens abnorme Ausscheidung von N-Acetyl-Aspartat, Nachweis des Enzymdefektes in Fibroblasten

Genetik
- Autosomal-rezessiver Erbgang

Morbus Alexander
Symptome
Infantile Form:
- Entwicklungsstillstand bzw. -Rückschritte in den ersten 2 (- 3) Jahren Makrozephalie aufgrund einer Megalenzephalie
- Spastik, Anfälle
- Auch spätere Manifestationen

Verlauf
- Letal

MRT
- Zunächst Hypo-, dann Demyelinisierung, im Gegensatz zum M. Canavan frontal betont

Pathogenese
- Unklar

Diagnose
- Klinisches Bild, MRT, Hirnbiopsie mit charakteristischem Nachweis von Rosenthal-Fasern

Genetik
- Ungeklärt, sporadisches Auftreten (auch dies hat – beruhigend – genetische Bedeutung)

Neurokutane Syndrome
s. III/2 und S. 142 (dieses Kapitel)

Gefäßbedingte Veränderungen

Vena-Galeni-Aneurysma
Symptome
- Kardial: Herzinsuffizienz oft schon in der Neonatalperiode, bei geringem Flußvolumen später

- Hydrozephalus in den ersten Jahren

Pathogenese
- Die Dilatation der Vene verursacht durch Kompression im Aquäduktbereich den Hydrozephalus, außerdem kann die Makrozephalie durch die Erhöhung des Blutvolumens mitverursacht werden.

Diagnostik
- Kontrastmittel-CT; MRT; Angiographie

Extrazerebrale Besonderheiten

Achondroplasie:

Symptome
- Dysproportionierter Minderwuchs, Verkürzung besonders der proximalen Extremitäten; später verstärkte lumbale Lordose

- Im Neugeborenenalter Makrozephalie durch Megalenzephalie, später im Rahmen eines kommunizierenden Hydrozephalus, u. U. verursacht durch eine beeinträchtigte Liquorresorption bei erhöhtem venösem Druck

- Atemstörungen, Hypotonie, langsame motorische Entwicklung, kognitive Kompetenz nicht wesentlich beeinträchtigt

Diagnose
- Stammbaum; typisches klinisches Bild; Röntgenbefunde der Wirbelsäule und der Extremitäten

Genetik
- Autosomal-dominante Vererbung

Zusammenfassung

▶ Der exakt gemessene Kopfumfang muß in die entsprechende Perzentilenkurve eingetragen werden. Ein zu großer Kopf hat oft familiär-genetische Gründe, was die Bedeutung der Kopfumfangsmessungen der Eltern unterstreicht. Daneben sind die verschiedenen Hydrozephalusformen die häufigste Ursache einer Makrozephalie bzw. makrozephalen Entwicklung. Prinzipiell kann eine intrakranielle Druckerhöhung die Kopfwachstumsgeschwindigkeit steigern. Es kann vorliegen:
- ein Zuviel an Liquor (= Hydrozephalus)
- ein Zuviel an Hirnmasse (= Megalenzephalie)
- ein Zuviel an anderem Gewebe wie Blut oder Tumor
- ein Zuviel an Knochendicke

▶ Jede Makrozephalie muß Anlaß zu diagnostischen Überlegungen sein, es sei denn:
1. Das Kopfwachstum verläuft perzentilenkonform
2. Es gibt Hinweise auf eine familiäre Makrozephalie
3. Die klinischen Befunde liegen im Normbereich.

Wenn nur *eines* dieser Kriterien nicht erfüllt ist, besteht die Notwendigkeit zu weiterer Diagnostik.

▶ Im Zentrum der Diagnostik steht bei ungeklärter Makrozephalie die Schädel-Computertomographie; je nach deren Ergebnis ist unter Beachtung der gesamten klinischen Symptomatik das weitere differentialdiagnostische Vorgehen zu planen.

▶ Die Makrozephalie ist ein relativ rares, also ein diagnostisch brauchbares Symptom; – dies gilt sowohl für das Spektrum der in Frage kommenden Syndrome (die häufigsten sind das Sotos-Syndrom und die neurokutanen Syndrome) als auch für die neurometabolisch-degenerativen Leiden wie GM2-Gangliosidose, M. Canavan und M. Alexander, Mukopolysaccharidosen bzw. -lipidosen und Glutarazidurie Typ 1.

Mikrozephalie

Definitionen

Die Mikrozephalie ist definiert als ein Kopfumfang unterhalb der 3. Perzentile, bezogen auf die entsprechende Alters-, Geschlechts- und ethnische Gruppe. Dies bedeutet, daß immerhin 2 Prozent der normalen Bevölkerung einen derart definierten zu kleinen (?) Kopf haben. In der klinischen Routine ist die Mikrozephalie ein wichtiges, ein sensitives, aber andererseits völlig unspezifisches Zeichen. In den meisten Fällen ist die Mikrozephalie durch ein reduziertes, gestörtes Hirnwachstum bedingt; und dieses wiederum korreliert in etwa mit einer auch funktionell beeinträchtigten Entwicklung. Annäherungsweise kann gesagt werden: Je deutlicher die Mikrozephalie, desto unwahrscheinlicher die Aufnahme in eine Regelschule. Insofern ist die Mikrozephalie ein wichtiges Zeichen. Die Gründe aber, die zu diesem gestörten Hirnwachstum führen können, sind so mannigfaltig wie die Themen der Entwicklungsneurologie und Neuropädiatrie. Insofern ist sie ein völlig unspezifisches Zeichen. Selten handelt es sich nicht um eine primär zerebrale Ursache, sondern um einen vorzeitigen Schluß der Schädelnähte.

Eine *primäre Mikrozephalie* ist definitionsgemäß Ausdruck einer Entwicklungsstörung des Gehirns in den ersten 7 Monaten und kann oft schon bei der Geburt erkannt werden. Sie ist aber nicht mit dem neonatal registrierten zu kleinen Kopf identisch, da die entsprechende (primäre) Entwicklungsstörung die Wachstumsgeschwindigkeit des Gehirns auch erst postnatal beeinträchtigen kann. Die *sekundäre Mikrozephalie* wird durch eine spätere Schädigung des in der Anlage gesunden Gehirns verursacht, z. B. durch eine perinatale Hypoxie oder Ischämie (s. auch I/1).

Der Begriff *mikrozephale Entwicklung* soll hier das Absinken des Kopfumfangswertes um mehr als 30 bis 40 Perzentilenpunkte bezeichnen, also z. B. die Veränderung vom Rang 75 auf die 25. Perzentile. Diese mikrozephale Entwicklung ist bezüglich ihrer diagnostischen Bedeutung der eigentlichen Mikrozephalie in vielerlei Hinsicht gleichzustellen.

Diagnostische Strategie

Das Vorgehen entspricht zunächst dem bei Makrozephalie.
Der exakt gemessene Kopfumfang wird in die entsprechende Perzentilenkurve eingetragen (s. Abschnitt Makrozephalie).
Früher gemessene Werte werden ebenfalls dort notiert. Diese Kopfwachstumskurve zeigt die Kinetik des Hirnwachstums an und ist für die Planung der weiteren Diagnostik von großer Bedeutung.
Wenn der Kopfumfang schon bei Geburt unter der 3. Perzentile lag und sich dann knapp darunter mit gleichbleibendem Perzentilenabstand entwickelt *(Abb. 19a)*, ist dies als ein gutes Zeichen zu werten. Die genetisch determinierte Wachstumsgeschwindigkeit liegt dann ja im Normbereich, es könnte sich z. B. um eine (familiäre) Normvariante handeln.
Wenn der Kopf andererseits bei Geburt schon auffallend klein ist und dann noch weiter unter die 3. Perzentile absinkt, kann z. B. eine pränatale Infektion oder eine Chromosomenanomalie vorliegen. Ein Kopfumfang, der erst nach dem 1. Lebensjahr die Perzentilenschar nach unten verläßt *(Abb. 19b)*, ist möglicherweise auf ein etwa mit dem Zeitpunkt des Kurven-

150 Makro- und Mikrozephalie

Abb. 19 a Mikrozephalie – z. B. familiär

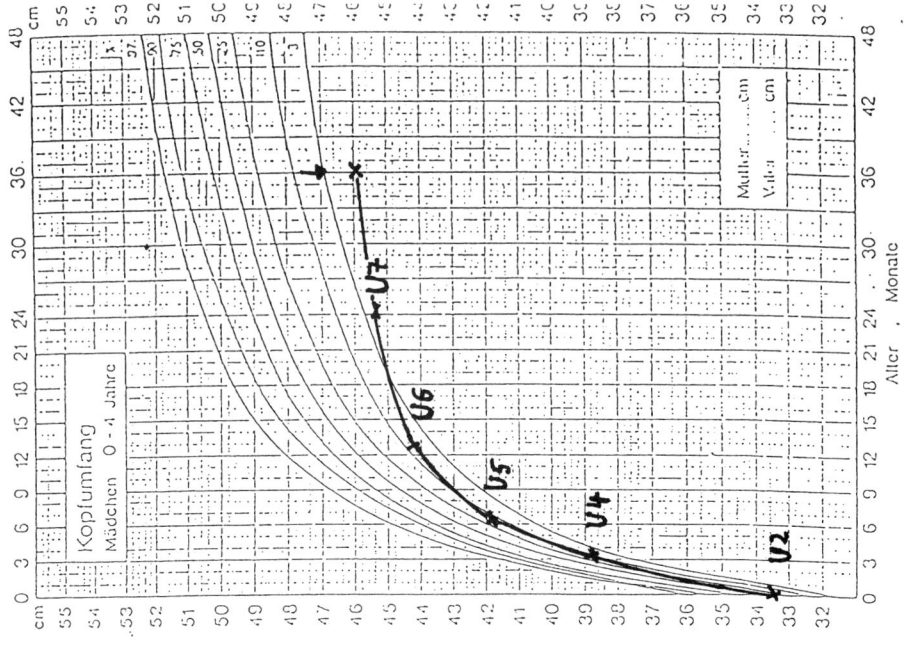

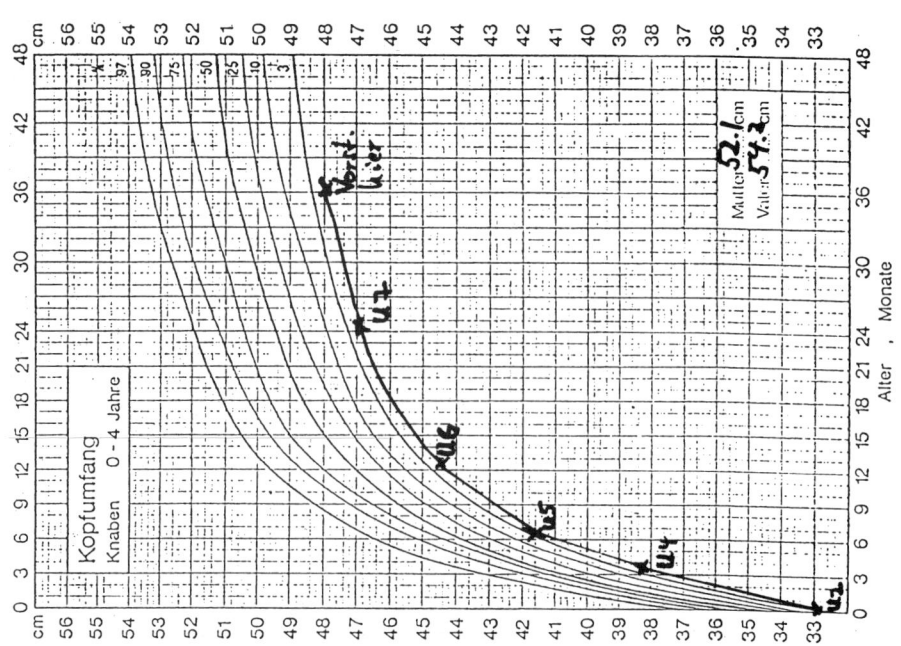

Abb. 19 b Mikrozephalie – nach 1. Lebj.

knicks zusammenfallendes Schädigungsereignis zurückzuführen, könnte auch Symptom einer psychosozialen Deprivation sein und wird schließlich auch bei einigen genetisch verankerten Syndromen gesehen (wie z. B. dem Rett- oder Angelman-Syndrom).

Dementsprechend kann andererseits auch über das genaue Nachzeichnen der Kopfumfangskurve manchmal ein in einen bestimmten verdächtigen Zeitraum fallendes Ereignis als ursächlich für eine neurologische Störung ausgeschlossen werden. So ist eine bei Geburt manifeste Mikrozephalie natürlich nicht ohne weiteres mit perinatalen Komplikationen in Einklang zu bringen (und kann damit Geburtshelfer und/oder Perinatologen entlasten).

Die Kopfumfangswerte der Eltern und ggf. auch der Geschwister werden notiert und eingetragen. Wenn einer der Eltern ebenfalls mikrozephal ist, die relevante klinisch-funktionelle Symptomatik aber nicht teilt, spricht dies für eine familiäre Komponente der Kopfgröße in dem Sinne, daß die Mikrozephalie wahrscheinlich nichts mit der gesuchten Grundproblematik zu tun hat.

Da das in Frage kommende ätiopathogenetische Spektrum so ungewöhnlich breit ist, müssen zur weiteren Einordnung alle anamnestischen Angaben und somatisch-neurologischen Befunde beachtet werden.

Entsprechend den auch für die Makrozephalie angegebenen Kriterien gilt:

- nur eine nicht erhebliche, perzentilenkonform verlaufende Mikrozephalie
- mit familiärer Komponente
- bei im wesentlichen regelrechtem Entwicklungsstand und normalen klinischen Befunden

ist nicht weiter klärungsbedürftig.

Differentialdiagnostischer Zugang und ätiopathogenetisches Spektrum

Vererbte Mikrozephalieformen

Es gibt sowohl autosomal-dominant als auch autosomal-rezessiv *vererbte Mikrozephalie-Formen* mit unterschiedlich ausgeprägter Begleitsymptomatik (psychomotorische Retardierung, z. T. neurologische Symptome wie spastische Paresen).

Schwangerschaftsanamnese

Welche *Schwangerschaftsbelastungen* lassen sich eruieren? Insbesondere ist nach Infekten und Alkoholkonsum zu fragen oder zu fahnden.

Dysmorphien

Sie können einen Hinweis auf eine Chromosomenanomalie liefern (z. B. meist leichte Mikrozephalie beim Down-Syndrom; deutlichere Mikrozephalie bei Deletion des kurzen Arms des Chromosoms 5, dem Cri-du-chat-Syndrom). Eine weitere Syndromsuche ist ggf. zu veranlassen (s. III/2)

Relation des Kopfumfangs zu Körperlänge und Gewicht

Eine Reduktion aller somatischer Parameter könnte auf eine konstitutionelle oder endokrin bedingte Wachstumsstörung hinweisen. Im Rahmen von Mangelernährung und chronischen Erkrankungen ist die Mikrozephalie meist weniger ausgeprägt als die Störung des Längenwachstums und des Gewichts.

Hinweise auf eine metabolische Erkrankung

Sie können sich aus Verlauf und klinischen Befunden ergeben (z. B. Mikrozephalie bei Phenylketonurie, auch bei nicht adäquat behandelter mütterlicher Phenylketonurie).

Peri- und postnatale Anamnese

Gab es *Besonderheiten perinatal oder später?* Grundsätzlich kann jede erhebliche Hirnschädigung – gleich welcher Art –

die Wachstumspotenz des reifenden Gehirns beeinträchtigen (u. a. Trauma, Meningoenzephalitis, hypoglykämischer Schock, schwere Dehydratation)

Psychosoziales Umfeld
Der psychosoziale Minderwuchs ist auch ein Minderwuchs des Gehirns (s. S. 294).

Diagnostik

Die Frage, ob die Mikrozephalie schon bei Geburt auffiel oder ob und ggf. zu welchem Zeitpunkt später der Wachstumsknick deutlich wurde, ist entscheidend für die Planung der Diagnostik, da hierdurch das Gesamtkollektiv in zwei große Gruppen mit unterschiedlichem Ursachenspektrum eingeteilt wird (einerseits die Chromosomenanomalien, Hirnfehlbildungen und früh-intrauterinen Schädigungen, z. B. durch Infektionen oder Alkohol, und andererseits die perinatal und später erworbenen Schädigungen, aber auch Stoffwechselleiden und einige Syndrome wie z. B. das Rett-Syndrom, s. III/17.).

Die bildgebenden Verfahren sind hier weniger wichtig als bei der Makrozephalie. Drei wichtige Zusatzuntersuchungen sollen besonders erwähnt werden; – ansonsten muß je nach der individuellen Problematik gegebenenfalls das ganze Spektrum diagnostischer Möglichkeiten eingesetzt werden (s. auch III/17.).

Schädel-CT und MRT
– Hirnaufbaustörungen kommen mit der Kernspintomographie gut zur Darstellung. Damit kann u. U. eine Aussage dazu gemacht werden, in welcher Phase die Hirnentwicklung gestört wurde; so kann der Nachweis einer Migrationsstörung auf eine Irritation zwischen der 10. und 25. Gestationswoche hindeuten.
– Kernspintomographisch wurden in den letzten Jahren eine Reihe von Schädigungsmustern herausgestellt, die für eine hypoxisch-ischämische Läsion in einem bestimmten Gestationsalter typisch sind. Entsprechend kann ein solcher Verdacht (z. B. der einer perinatal verursachten Enzephalopathie) gestützt oder relativiert werden. Das kernspintomographische Bild der periventrikulären Leukomalazie z. B. ist inzwischen mehrfach charakterisiert und wird ganz überwiegend auf eine Ischämie wahrscheinlich im Rahmen einer systemischen Hypotension zwischen der 29. – 35. Gestationswoche zurückgeführt.
– Mittels CT gut darstellbare intrakranielle Verkalkungen können auf eine pränatale Infektion oder ein neurokutanes Syndrom hinweisen (s. auch III/2 und 17).
– Bei entsprechender Fragestellung müssen die Schädelnähte überprüft werden (neben der Nativröntgenaufnahme ist dies durch eine Computertomographie mit Knochenfenstereinstellung möglich).

Augenärztliche Untersuchung
– Eine Chorioretinitis wird nicht selten bei einer pränatalen Infektion beobachtet (s. auch III/17).
– Hinweise auf einen erhöhten Hirndruck (Stauungspapille), z. B. im Rahmen einer Kraniosynostose, sind zu beachten.
– Eine Retinitis pigmentosa oder eine Optikusatrophie sind typisches Symptom einiger neurometabolischer Leiden und Syndrome (s. auch III/7, u. a. S. 186).

Chromosomenanalyse
– Die Bedeutung ergibt sich aus dem oben Gesagten.
– Je nach Verdachtsdiagnose muß eine spezielle molekulargenetische Analyse angefordert werden (wie z. B. beim mit einer Mikrozephalie einhergehenden Angelman-Syndrom; s. III/17).

Zusammenfassung

▶ Die Mikrozephalie reflektiert im allgemeinen ein zu geringes Hirnwachstum, das in den meisten Fällen mit einer (kognitiven, sprachlichen und oft auch motorischen) Entwicklungsstörung einhergeht. Insofern ist sie ein sensitives Symptom, die Spezifität ist jedoch gering. Alle Arten einer genetischen Störung und alle verschiedenen Schädigungsmodalitäten können sich in einer eingeschränkten Wachstumspotenz des Gehirns ausdrücken.

▶ Die Bedeutung der Mikrozephalie ist von folgenden Kriterien abhängig:

– der Kopfumfangsentwicklung (gleichbleibender oder zunehmender Perzentilenabstand)
– den familiären Kopfumfangswerten
– den weiteren klinischen Befunden

▶ Die differentialdiagnostische Einordnung (einer nach einer genauen Anamnese nicht zuzuordnenden Mikrozephalie) orientiert sich am Manifestationszeitpunkt (ein schon bei Geburt zu kleiner Kopf beweist z. B. die pränatale zerebrale Entwicklungsstörung), der vorherrschenden klinischen Symptomatik (z. B. Dysmorphien) und dem Verlauf (stationäre Störung oder progrediente Erkrankung).

Literatur
1. Aicardi, J.: Diseases of the Nervous System in Childhood. Mac Keith, London 1992
2. DeMyer, W.: Megalencephaly: Types and differential diagnosis. In: Pediatric Neurology, ed. by K. F. Swaiman. Mosby, St. Louis 1989
3. Fenichel, G. M.: Clinical Pediatric Neurology. Saunders, Philadelphia 1993
4. Jones, K. L.: Smith's Recognizable Patterns of Human Malformation. W. B. Saunders, Philadelphia 1988
5. Wiedemann, H. R., Kunze, J., Dibbern, H.: Atlas der klinischen Syndrome. Schattauer, Stuttgart 1989

4. Körperlänge und Gewicht

Großwuchs

Worum es geht

In der entwicklungsneurologisch-neuropädiatrischen Sprechstunde wird das Symptom „Großwuchs" im allgemeinen nicht primärer Grund der Vorstellung sein. Eher ist folgende Situation typisch: Das Kind kommt wegen einer motorischen, sprachlichen oder kognitiven Entwicklungsstörung oder aufgrund bestimmter neurologischer Auffälligkeiten. Nach Anamneseerhebung schreiten Sie zur Meßlatte und tragen den Längenwert in die entsprechende Perzentilenkurve ein. Sie stutzen, da der Wert oberhalb der 97. Perzentile liegt, was definitionsgemäß Großwuchs bedeutet. Sie messen nach und bestätigen diese Einschätzung.

Diagnostischer Zugang

Die erste, im Vordergrund stehende Frage bezieht sich darauf, ob Sie mit dem Großwuchs ein Symptom der (neurologischen) Grundproblematik in Händen halten. Gehört der Großwuchs zur zugrundeliegenden Störung, die auch z. B. die Entwicklungsauffälligkeit bedingt? Oder hat er damit nichts zu tun, ist z. B. familiär bedingt oder auf andere Faktoren zurückzuführen? Also messen Sie als nächstes die Größe der Eltern und der Geschwister. Wenn ein familiärer Großwuchs zu beobachten ist, kann dies bedeuten, daß auch bei anderen Familienmitgliedern die (beim Kind die neurologisch-funktionelle Problematik hervorrufende) Erkrankung vorliegt (u. U. oligosymptomatisch). Häufiger aber wird die Übergröße auch zumindest eines Elternteils einen deutlichen Hinweis darauf geben, daß der familiäre Großwuchs nichts mit der entwicklungsneurologisch-neuropädiatrischen Fragestellung zu tun hat.

Falls der Verdacht, der Großwuchs sei ein diagnostisch verwertbares Symptom, bestehen bleibt, sind folgende Schritte indiziert: Als nächstes ist die Kinetik des Längenwachstums, die Wachstumsgeschwindigkeit zu beachten. Früher gemessene Werte sind in die Perzentilenkurve einzutragen. Ein primärer, konnataler Großwuchs weist auf andere Störungen hin als eine erst mit 5 Jahren deutlich werdende Übergröße. Beispielsweise sind Kinder mit einem Sotos-Syndrom (s. III/3) schon bei Geburt groß, etwa im Bereich der 75. bis 90. Perzentile, werden übergroß im ersten Jahr und zeigen dann etwa ab dem 3. bis 5. Lebensjahr keine exzessive Wachstumsgeschwindigkeit mehr. Ein erhöhter Wachstumshormonspiegel bei einem Hypophysenadenom dagegen läßt entsprechend dem Anstieg der hormonellen Aktivität z. B. im späten Kindesalter dann eine plötzliche Wachstumsbeschleunigung erkennen. Kopfschmerzen und Sehstörungen können assoziiert sein.

Der dritte Aspekt bezieht sich auf die Einschätzung und Charakterisierung des Großwuchses selbst. Ein dysproportioniertes Längenwachstum mit Übergröße besonders der Extremitäten könnte beispielsweise einen Hinweis auf eine Homozystinurie geben.

Ursachen

Da der Großwuchs – im Gegensatz zum Minderwuchs – in der neuropädiatrischen Sprechstunde selten ist und insofern ein rares, diagnostisch wertvolles Symptom darstellen kann, sind die hauptsächlich in Frage kommenden Diagnosen im folgenden zusammengestellt. Es geht neben den familiären Formen im wesentlichen um Chromosomenanomalien und bestimmte Syndrome. (Neben der Homozystinurie spielen metabolische Störungen in diesem Kapitel keine Rolle. Nur erwähnt werden soll das makrosome Neugeborene einer diabetischen Mutter).

Syndrome mit häufig beobachtetem Großwuchs

- Zerebraler Gigantismus = Sotos-Syndrom: oft mit kognitiver Entwicklungsstörung (s. III/3)
- Weaver-Syndrom (s. III/3)
- Homozystinurie oft mit psychomotorischer Retardierung und/oder neurologischen Auffälligkeiten; differentialdiagnostisch abzugrenzen ist das
- Marfan-Syndrom: dieses geht normalerweise nicht mit wesentlichen entwicklungsneurologisch-neuropädiatrischen Symptomen einher; typisch sind dagegen Herz-, Lungen- und Gefäßanomalien und Augenfehlbildungen (Linsenluxation, Linsenschlottern);
- Wiedemann-Beckwith-Syndrom: meist keine kognitive Beeinträchtigung, keine neurologischen Ausfallserscheinungen;
- Fragiles-X-Syndrom: dieses relativ häufige Syndrom soll auch hier erwähnt werden (s. III/17), da die Größe dieser Kinder nach eigener Erfahrung nicht selten im obersten Bereich liegt.

Chromosomenanomalien:
Klinefelter-Syndrom (47, XXY)
47, XYY-Syndrom
47, XXX-Syndrom

Homozystinurie
Symptome
- Großwuchs (marfanähnlich), im Kindesalter deutlich werdend
- Arachnodaktylie, wenig Fettgewebe; dünnes, meist blondes Haar, Ekzemneigung, Hernien, Skelettauffälligkeiten
- Oft Linsenluxation nach unten, Myopie
- Vorzeitige Arteriosklerose, Thromboembolien
- In etwa der Hälfte kognitive Entwicklungsstörung, Verhaltensauffälligkeiten; als Folge der Hirnthromboembolien auch neurologische Ausfälle, Krampfanfälle

Diagnose
- Homozystin im Urin und Blut erhöht

Genetik
- Gen auf dem langen Arm des Chromosoms 21 (21q21); pränatale Diagnose möglich

Therapie
- Etwa die Hälfte spricht auf hochdosierte Gabe von Vitamin B_6 an; Typ A: zusätzlich Folsäuresubstitution; Typ B: methioninarme und L-Zystin-angereicherte Diät

Zusammenfassung

▶ Großwuchs ist in der entwicklungsneurologisch-neuropädiatrischen Sprechstunde eher selten. Die Elterngröße ist wichtig, um entscheiden zu können, ob die Körperlänge als ein Symptom der (funktionellen) Grundproblematik einzuschätzen ist oder nicht.

▶ Die Wachstumskinetik (ersichtlich aus dem Verlauf der Perzentilenkurve), sowie die Art des Großwuchses (proportioniert oder dysproportioniert) und schließlich die Relation zum Kopfumfang und Gewicht können helfen, weitere differentialdiagnostische Schritte sinnvoll zu planen.

▶ Alle Parameter werden dann unter Beachtung der klinischen Untersuchungsbefunde gewichtet; dabei geht es besonders um die Einschätzung, ob und ggf. welches Syndrom vorliegen könnte. Eine Chromosomenanalyse ist zu veranlassen, ggf. auch die molekulargenetische Analyse bei Verdacht auf ein Fragiles-X-Syndrom. (Zur weiteren Diagnostik: Knochenalter, Aminosäuren im Blut, bildgebende Verfahren, Zusammenarbeit mit der pädiatrischen Endokrinologie)

Minderwuchs

Definition

Der Minderwuchs ist definiert als eine Körperlänge unterhalb der 3. Perzentile. Alter, Geschlecht und ethnische Zugehörigkeit sind zu beachten. Die Größenmessung sollte an einer festinstallierten Meßlatte und – falls es im Verlauf auf genaue Werte ankommt – auch zur gleichen Tageszeit durchgeführt werden.

Diagnostischer Zugang

Die Größe der Eltern muß gemessen werden. Die nach Bestimmung des Knochenalters des Kindes berechnete Zielgröße liegt dann normalerweise in diesem familiär vorgegebenen Bereich. Das Wachstum erfolgt in der Regel parallel zur entsprechenden Perzentilenkurve.

Die Körperproportionen sind zu beachten; sie können u. U. bei der diagnostischen Zuordnung hilfreich sein (dysproportionierter Minderwuchs bei vielen skelettdysplastischen Syndromen, wie z. B. der Achondrodysplasie).

Die Wachstumskinetik, die sich in der Wachstumsperzentilenkurve zeigt, ist diagnostisch relevant. (Handelt es sich um einen konnatalen Minderwuchs wie z. B. beim embryofetalen Alkoholsyndrom oder um eine erst später manifest werdende Wachstumsstörung, wie z. B. beim Prader-Willi-Syndrom?)

Ursachen

Das Symptom Minderwuchs ist für sich genommen in der entwicklungsneurologisch-neuropädiatrischen Sprechstunde wenig aussagekräftig. Es sagt nicht viel mehr aus, als daß ein Großwuchs-Syndrom ausgeschlossen ist. Fast alle schweren exogenen zerebralen Schädigungen führen zu einer teilweise massiven Wachstumsbeeinträchtigung (z. B. Residualsyndrome nach perinataler hypoxämisch-ischämischer Schädigung oder nach prä- bzw. neonatalen Infektionen). Wahrscheinlich spielen verschiedene pathogenetische Faktoren eine Rolle, die meist nicht ausreichende Kalorienzufuhr ebenso wie zerebral-endokrine und -neurogene Einflüsse. Auch bei verschiedenen Syndromen sowie auf dem Boden einer chromosomalen Aberration ist die verminderte Körpergröße sehr häufig. Schließlich gilt dies auch für viele neurometabolisch-degenerative Erkrankungen, wie z. B. die meisten Leukodystrophien.

Eine Reihe skelettdysplastischer Syndrome mit meist dysproportioniertem Minderwuchs und teilweise assoziierten geistigen Entwicklungsstörungen sind schon prima vista als solche zu erkennen. Ansonsten muß die Gesamtheit der anamnestischen Angaben und der klinischen Befunde beachtet werden, um diagnostisch weiter zu kommen.

Beispielhaft sollen weitere Dysmorphiezeichen erwähnt werden. Knöcherne Auffälligkeiten können diagnostisch wertvoll sein:

– Breite Daumen und Großzehen und Achsenabweichungen von Fingern und Zehen können neben einer typischen Fazies und der deutlichen psychomotorischen Entwicklungsstörung auf ein Rubinstein-Taybi-Syndrom hinweisen.

- Eine postaxiale Hexadaktylie spricht (neben Adipositas, Retinitis pigmentosa und psychomotorischer Entwicklungsstörung) für ein Laurence-Moon-Bardet-Biedl-Syndrom (s. u.).
- Das Cornelia-de-Lange-Syndrom ist durch kraniofaziale Besonderheiten, kleine Hände und Füße, nach proximal versetzten Daumen, verkürzten 5. Finger, z. T. auch einer weiteren Reduktion der ulnaren Arm-, Hand- und Fingerknochen gekennzeichnet. Die globale Entwicklungsstörung ist im allgemeinen deutlich.

Syndrome

Noonan-Syndrom (DD Turner-Syndrom)

Symptome
- Proportionierter Minderwuchs, meist in den ersten Jahren manifest werdend
- Hypertelorismus, antimongoloide Lidachsen, Epikanthus, Ptose, hoher Gaumen, Mikrogenie, tiefansetzende Ohren, tiefer hinterer Haaransatz, Flügelfell, knöcherne Thoraxformabweichungen
- Lymphödeme
- Pulmonalstenose, gelegentlich weitere kardiale Auffälligkeiten
- Mäßige psychomotorisch Entwicklungsstörung, gelegentlich Schwerhörigkeit

Differentialdiagnose
- Turner-Syndrom, bei dem die kognitive Entwicklung nicht regelhaft beeinträchtigt ist und das durch den Chromosomenbefund (X0) abgrenzbar ist

Genetik
- Heterogenie

Silver-Russel-Syndrom

Symptome
- Konnataler Minderwuchs und Dystrophie (auffallend grazile Kinder), postnatal anhaltend
- In Relation zur Körpergröße großer Schädel (wirkt hydrozephal), prominente Stirnhöcker
- Kurzes Philtrum, schmales Lippenrot, Mikrogenie
- Oft Klino(brachy)daktylie, weitere Skelettdysplasien, oft kurze obere Extremitäten
- Hohe Stimme
- Teilweise retardierte statomotorische Entwicklung, die kognitive Entwicklung dagegen ist meist unbeeinträchtigt

Genetik
- Heterogenie, sporadisches Vorkommen

Seckel-Syndrom

Symptome
- Intrauteriner und postnatal anhaltender erheblicher Minderwuchs (und Dystrophie)
- Stark ausgeprägte Mikrozephalie
- Charakteristisches Aussehen (Vogel-Aspekt): gebogene Nase, große Augen, Mikrogenie
- Störung der geistigen Entwicklung

Genetik
- Autosomal-rezessive Vererbung

Gewicht

Unter den drei routinemäßig zu erhebenden somatischen Werten ist das Gewicht für den Neuropädiater am wenigsten interessant, wohl auch, da es am stärksten von den äußeren Lebensbedingungen abhängig ist.

Adipositas

Im oben angegebenen Zusammenhang kann die Kombination von Adipositas und Entwicklungsstörung im Einzelfall einen Hinweis auf eine primär ursächliche oder sekundär-reaktive psychosoziale Störung sein. Das Fehlen von Anteilnahme und Akzeptanz wird dann über die Fehlernährung kompensiert. Die gleichen Faktoren können natürlich auch für die Entwicklungsproblematik relevant sein.

Der zweite Aspekt bei der Analyse des Symptoms ‚Adipositas' bezieht sich auf einige wenige, aber in der Praxis durchaus nicht ganz seltene Syndrome, für die neben der psychomotorischen Retardierung bzw. geistigen Behinderung das Übergewicht typisch ist. Die häufigsten sollen anschließend erwähnt werden.

Folgende Fragen können u. U. weiterhelfen:
- Seit wann besteht die Adipositas? (Kinder mit Sotos-Syndrom sind z. B. schon bei Geburt groß und kräftig, während beim Prader-Willi-Syndrom die auffällige Gewichtsentwicklung erst im 2. Lebensjahr deutlich wird.)
- Liegt eine besondere Fettverteilung vor?
- Sind die Eltern (und Geschwister) auch übergewichtig?

Prader-Willi-Syndrom

Symptome
- Adipositas meist ab dem 2. Lebensjahr, die Fixierung aufs Essen erreicht oft groteske Ausmaße; Minderwuchs
- Als Neugeborene und Säuglinge oft erhebliche Muskelhypotonie, Hypokinesie, Trinkschwäche, respiratorische Probleme; Tonusbesserung noch im 1. Lebensjahr
- Deutliche kognitive Entwicklungsstörung
- Hypogenitalismus und Hypogonadismus
- Kleine Füße und Hände
- Breites Gesicht, offener Mund, dreieckige Oberlippe, Mikrogenie, Zahnschmelzdefekte

Genetik
- Gen auf dem Chromosom 15 (15q11–15q13), entsprechende molekulargenetische Diagnostik; paternale Vererbung bzw. maternale Disomie

Laurence-Moon-Bardet-Biedl-Syndrom

Symptome
- Adipositas, besonders ab dem 3. oder 4. Lebensjahr; meist mäßiger Minderwuchs
- Deutliche kognitive Entwicklungsstörung, gelegentlich Schwerhörigkeit
- Hypogenitalismus (nicht deszendierte Hoden, Hypospadie, kaum sekundäre Geschlechtsmerkmale)
- Retinitis pigmentosa (Nachtblindheit), oft Optikusatrophie, Katarakt, weitere okuläre Anomalien
- Anhängsel bzw. zusätzlicher Finger oder Zeh auf der ulnaren oder fibularen Seite

Genetik
- Autosomal-rezessive Vererbung

Untergewicht

Untergewicht im Rahmen einer gravierenden, meist spastischen zerebralen Störung ist völlig unspezifisch und beispielsweise bei fast allen schweren Formen der spastischen tetraparetischen Zerebralparesen zu finden, im allgemeinen kombiniert mit Minderwuchs.

Auch die Zahl der progredienten und stationären Enzephalopathien mit Untergewicht grenzt ans Unendliche.

Literatur
1. Brett, E. M.: Paediatric Neurology. Churchill Livingstone, Edinburgh 1991
2. Fenichel, G. M.: Clinical Pediatric Neurology. Saunders, Philadelphia 1993
3. Jones, K. L.: Smith's Recognizable Patterns of Human Malformation. Saunders, Philadelphia 1988
4. Wiedemann, H. R., Kunze, J., Dibbern, H.: Atlas der klinischen Syndrome. Schattauer, Stuttgart 1989
5. Winter, R. M., Baraitser, M.: Multiple Congenital Anomalies. Chapman and Hall London 1991

5. Kopfschmerzen

Worum es geht

Die wesentliche Frage in der kinderärztlichen Sprechstunde bei Vorstellung eines Kindes mit Kopfschmerzen lautet: Könnte diesem Symptom etwas Schlimmes zugrunde liegen? Ganz besonders die Angst vor einem Hirntumor beunruhigt viele Eltern. Insofern ist mit der richtigen diagnostischen Zuordnung das Problem für die Familie nicht selten schon entschärft.

Zwei differentialdiagnostische Aspekte sollen hier besonders hervorgehoben werden:

1. Handelt es sich um schon länger bekannte (chronisch rezidivierende oder etwa gleichbleibende) Beschwerden oder liegt eine akute bzw. sich (sub-)akut verschlimmernde Symptomatik vor? Im ersten Fall kann man sich zurücklehnen und nachdenken, im zweiten Fall muß man etwas tun.
2. Das gleiche gilt für die zweite wesentliche Frage: Bestehen ausschließlich Kopfschmerzen oder liegen weitere Symptome oder Befunde vor, wie eine Bewußtseinsstörung, Hirnnervenausfälle, sensomotorische Symptome, Anfälle, Fieber oder Meningismus?

Natürlich überschneiden sich diese Zugangsformen. Der akute, bisher nicht bekannte Kopfschmerz und die sich verschlimmernde Symptomatik gehen im Gegensatz zu den chronisch-episodischen und chronisch gleichbleibenden Manifestationen häufig mit Ausfällen einher. Ohne Frage ist dann weitere Diagnostik, u. a. zum Ausschluß einer zerebralen Raumforderung oder Entzündung, obligat.

Am anderen Ende der Bedrohlichkeit und der damit zusammenhängenden diagnostischen Abklärungsbedürftigkeit stehen die chronischen (episodischen) Kopfschmerztypen ohne weitere Auffälligkeiten (in Frage kommen hier z. B. die Migräne und der Spannungskopfschmerz).

Etwas schwieriger wird es im Zwischenbereich, wenn sich also beispielsweise zum episodischen Schmerz weitere Symptome (z. B. visuell-okulärer Art oder eine Bewußtseinsstörung) hinzutreten. Auch dies kann Ausdruck einer Migräne sein, aber auch eine rezidivierende Hirndruckerhöhung oder eine hypertensive Krise sind damit vereinbar.

Wenn also die Art des Kopfschmerzes (episodisch oder chronisch-gleichbleibend) nicht bekannt ist und die allgemein-körperliche und neurologische Untersuchung nicht Normalbefunde erbringt, muß dringend nach einer Ursache gesucht werden. Aber auch ein (bezüglich Art und Intensität) bekannter Schmerz bei regelrechten weiteren Untersuchungsbefunden sollte nach einer genauen Anamnese diagnostisch zugeordnet werden. Die Migräne z. B. entspricht keineswegs diesem gesamten Rest; sie ist keine Ausschlußdiagnose, sondern durch positive Kriterien definiert.

Weitere differentialdiagnostische Aspekte beziehen sich auf anamnestisch erfragbare Dispositionen bzw. Grunderkrankungen und auf die Beziehungen zwischen Kopfschmerzmanifestation und bestimmten Provokationsfaktoren.

Daneben gibt es noch andere, hier nicht weiter ausgearbeitete Kopfschmerzfacetten, wie die Lokalisation, den Charakter oder die Intensität des Schmerzes und das Manifestationsalter.

Differentialdiagnostischer Zugang

Verlauf und Manifestation

Tabelle 10 unterstreicht die Bedeutung der Kriterien „Verlauf" und „Manifestation" für den differentialdiagnostischen Zugang.

Begleit-Befunde

Falls nicht nur Kopfschmerzen, sondern auch noch andere Symptome bestehen, muß weitere Diagnostik veranlaßt werden. Die begleitenden Befunde oder Symptome können unterteilt werden in an den Schmerz gebundene (passagere) und in

Tab. 10 Differentialdiagnostischer Zugang anhand der Verlaufskriterien

Verlauf, Manifestation	Diagnostik	Ursachen
(Sub-)Akuter Beginn: bisher nicht bekannte Schmerzen	Zerebrale Bildgebung (s. u.)	Ausschluß einer Raumforderung (Tumor, Blutung, Abszeß)
	Liquorpunktion, Druckmessung	Meningitisnachweis; Pseudotumor
	Blutdruckmessung	Hypertensive Krise
	S. „episodischer Schmerz"	Erstmanifestation eines episodischen Kopfschmerzes
Episodischer Schmerz	Erfragen der Begleitsymptomatik und Familienanamnese	Migräne
	Zerebrale Bildgebung	Intermittierende Druckerhöhung (z. B. bei Kolloidzyste im Bereich des Foramen Monroi)
	Blutdruckmessung	Hypertensive Krise
	Auskultation des Schädels, ggf. (Angio-)Kernspintomographie, Angiographie	Arterio-venöse Fehlbildung
	Je nach Lokalisation, Triggerung: Augenärztliche Untersuchung	Glaukom, Brechungsfehler
	Je nach Auslöser: Laborchemie	Nahrungsmittelunverträglichkeit
	Je nach Symptomkonstellation: laborchemische Analysen	Metabolische Störungen (Diabetes mellitus, MELAS-Syndrom)
	Symptomkonstellation und EEG	Epilepsie-assoziierter Kopfschmerz
	Laborchemie; Doppler; MRT; Angiographie	Rezidivierende kleine Ischämien oder Blutungen
Chronischer Kopfschmerz mit Progredienz	Zerebrale Bildgebung; Augenärztlicher Befund, EEG, Liquor	Raumforderung (Tumor, Pseudotumor cerebri, Hydrozephalus, chronisches Hämatom)
	Liquoranalyse	Chronische Meningitis
Chronischer Kopfschmerz ohne Progredienz	Befundkonstellation, Schmerzcharakter	Spannungskopfschmerz
	Anamnese, klinischer Eindruck, kinderpsychiatrische Vorstellung	Psychosomatischer Schmerz
	Vorgeschichte	Medikamenten-(Toxin-)induzierter Kopfschmerz

vom aktuellen Schmerz unabhängige. Im erstgenannten Fall kommen primär funktionelle Störungen in Betracht. Beispiele sind die Migräne, Epilepsie-assoziierte Kopfschmerzen, der Hypertensions-Kopfschmerz und Schmerzen im Rahmen einer metabolischen Störung. Im anderen Fall muß an eine strukturelle Läsion gedacht werden. Insbesondere ist eine zerebrale Raumforderung auszuschließen.

Bewußtseinsstörung
- Hirndruck
- Metabolische Störungen (zum MELAS-Syndrom; s. III/13)
- Hypertensive Krise
- Selten: Komplizierte Migräne

Epileptische Anfälle
- Hirndruck; damit zusammenhängend zerebrale Blutung (auch beim mißhandelten Kind)
- Epilepsie-assoziierte Kopfschmerzformen (s. u.)
- Vaskuläre Malformation

Fokale neurologische Ausfälle
- Zerebral raumfordernde Läsion (Tumor, Blutung)
- Irritativ (z. T. hämorrhagischer Art) bei vaskulären Fehlbildungen
- Ischämische (embolische) Ereignisse

Beispiel: Okulomotorische Hirnnervenläsion
- Komplizierte (ophthalmoplegische) Migräne
- Intrakranielles Aneurysma
- Tolosa-Hunt-Syndrom (periokuläre Schmerzen, Okulomotoriusparese, dann weitere Ausfälle der okulomotorischen Nerven, oft auch der ersten beiden Äste des Trigeminus; pathogenetisch am ehesten granulomatös-entzündlicher Prozeß im Sinus cavernosus oder Fissura-orbitalis-superior-Bereich)
- Hirnstammtumor
- Hirndruck (z. B. bei Pseudotumor cerebri)

Fieber, weitere Infektzeichen
- Menigitis, Abszeß
- Arteriitis (z. B. bei Kollagenose)
- Lokale Entzündung (z. B. Gradenigo-Syndrom: Entzündung im Felsenbeinspitzenbereich mit Abduzensparese und Irritation des 1. und 2. Trigeminusastes)

Vorgeschichte und Dispositionen

Der Inhalt dieses Abschnitts überschneidet sich mit dem des nächsten; Vorgeschichte und Auslöser sind nicht ohne weiteres trennbar.

Hydrozephalus, Shuntimplantation, Makrozephalie, Dysraphiezeichen
- Disposition zu erhöhtem Hirndruck

Internistische Grunderkrankungen
- Leber- oder Nierenerkrankung, Dialyse
- Kardiale Probleme (z. B. bei zyanotischem Vitium an Hirnabszeß denken)
- Alveoläre Hypoventilation (morgendlicher Kopfschmerz)
- Diabetes mellitus, andere metabolische (z. B. MELAS, III/13) oder endokrine Störungen (z. B. Kopfschmerzen bei Hypokalzämie)
- Leukämie (leukämische meningeale Infiltration)
- Kollagenose (z.B. Lupus erythematodes)

Fieberhafter Infekt in den letzten Tagen; gehäufte Infektionen
- Z. B. fortgeleitete Schmerzen bei Mastoiditis; Entzündungen im Bereich der Schädelbasis
- Unspezifische Mitreaktion z. B. bei viralem Infekt
- Meningitische Komplikation einer vorbestehenden Infektion
- Liquorfistel mit Infektion

Trauma
- Zerebrale Blutung

- Durch das Trauma induzierter vaskulärer Kopfschmerz
- Liquorfistel mit Infektion
- Verletzung im Schädel-Halsbereich; Diskushernie; Distorsion; muskuläre Verspannung

Medikamenteneinnahme; Toxinexposition

Familiäre Belastungssituation; besondere An- bzw. Überforderungen

Anfallsleiden (auch in der Familie; s. S. 165) **Migränedisposition** in der Familie

Provokationsfaktoren

Manchmal erbringt die Frage nach bestimmten Situationen oder Tätigkeiten, während der oder nach denen die Kopfschmerzen auftraten, einen Hinweis auf die diagnostische Zuordnung.

Nahrungseinnahme (Beispiele)
- Nach/beim chinesischen Essen: glutamatinduzierter Schmerz
- Vaskulärer Kopfschmerz (Migräne) nach Einnahme bestimmter Nahrungsmittel
- Eiskrem-Kopfschmerz; ein akuter Schmerz im Stirn-Nasenwurzelbereich bei Kontakt des Gaumens mit kaltem Material

Medikamente, Toxine (Beispiele)
- Einnahme von Nitraten
- Längere Analgetika-Einnahme (Ergotaminpräparate u. a.)
- Cocain, Marihuana

Akute intrathorakale Druckerhöhung und schwere körperliche Betätigung, Sport (Beispiele)
- Benigner Hustenschmerz

- Sogenannter Exercise-Kopfschmerz mit pulsierendem Charakter
- Hypertensionsinduzierte zerebrale Blutung
- Verstärkung eines vorbestehenden erhöhten Hirndrucks

Lageänderung (Beispiele)
- Verstärkung bzw. Provokation von Kopfschmerzen beim Aufsetzen oder Hinstellen aufgrund eines Liquorunterdrucks

Kopfbewegungen (Beispiele)
- Verstärkung von Kopfschmerzen beim Vorneigen des Kopfes: Sinusitis
- Verstärkung des Schmerzes bei bestimmten Kopfbewegungen: HWS-Syndrom

Trauma (Beispiele)
- Induktion vaskulärer Kopfschmerzen
- Zerebrale Blutung
- HWS-Distorsion

Tageszeit und Schlafdauer (Beispiele)
- Hypoglykämie-induzierte vasomotorische Kopfschmerzen am Morgen
- Wochenendmigräne nach ungewohnt langem Schlaf; die Migräne beginnt häufig morgens
- (Ver-)Spannungsschmerz morgens nach ungünstiger Kopflagerung
- Morgendlicher Kopfschmerz mit Nüchternerbrechen bei erhöhtem Hirndruck
- Morgendlicher Schmerz nach nächtlicher Hypoventilation

Menstruationszyklus
- Migräne

Lesen, Akkommodationsanstrengungen
- Fehlsichtigkeit

Essen, Schlucken, Sprechen
- (Trigeminus-)Neuralgie

Ursachen

Häufige und seltenere Ursachen sowie Störungen, die meist unter Zuhilfenahme anderer Fachkompetenzen diagnostiziert werden, sind in *Tabelle 11* zusammengestellt.

Tab. 11 Synopse der Kopfschmerzursachen

Häufige Ursachen	
Migräne und andere vaskuläre Kopfschmerzformen	
Spannungskopfschmerz	
Erhöhter Hirndruck	Tumor, Sinusthrombose, Hydrozephalus, Blutung, z. B. nach einem Trauma oder bei einer arterio-venösen Fehlbildung, Pseudotumor cerebri – s. u.
Entzündungen	Meningitis, Vaskulitis, Infekte, z. B. mit Epstein-Barr-Virus
Akute Hypertension	z. B. bei Phäochromozytom, Glomerulonephritis
Trauma	kann nicht nur zu einer hämorrhagischen Läsion oder einem HWS-Syndrom führen, sondern auch vaskuläre Kopfschmerzen induzieren

Seltene Ursachen	
Blutungen	kleinere, umschriebene Blutungen, die nicht über den raumfordernden Effekt, sondern eher als vaskulär-meningeales Reizsymptom algetisch wirken, z. B. bei arterio-venöser Fehlbildung oder Aneurysma
Ischämisch-embolische Ereignisse	(s. auch III/6)
Medikamentös-toxisch induzierter Kopfschmerz	z. B. nach langer Analgetika-, speziell Ergotamineinnahme, Einnahme von Nitraten, Gebrauch von Cocain, Marihuana
Metabolische Störungen	Diabetes mellitus, MELAS-Syndrom (s. Kap. III/13)
Epilepsie	Kopfschmerzen im Rahmen einer Epilepsie (s. u. BEOP)
Liquorunterdrucksyndrom	
Neuralgien	wie die Trigeminusneuralgie, im Kindesalter selten

Ursachen aus benachbarten Fachdisziplinen	
Hals-Nasen-Ohrenkrankheiten	Nasennebenhöhlenentzündung, z. T. durch entsprechende Anamnese, Druckschmerz und Verstärkung des Schmerzes beim Vorneigen des Kopfes zu erahnen
Augenkrankheiten	Kopfschmerzen nach entsprechender Tätigkeit, z. B. Lesen im Rahmen von Fehlsichtigkeit, Akkommodationsstörungen; Augeninnendruckerhöhung; Iritis, anderer Reizzustand
Orthopädische Krankheiten	Spondylogener Kopfschmerz nach Schädel-Hals-Trauma, bei Fehlhaltungen, Anlagestörungen
Zahnärztlich-kieferorthopädische Krankheiten	u. a. temporo-mandibuläre Gelenksprobleme
Psychosomatische Krankheiten	Konfliktsituationen, depressive Erkrankungen

Migräne

Manifestationsalter
Häufiger ab dem 7. Lebensjahr

Triggerung
– Manchmal bestimmte Nahrungsmittel (Käse, Schokolade, Zitrusfrüchte), echte Nahrungsmittelallergien sehr selten
– Umstellung des Schlaf-Wachrhythmus (z. B. Wochenendmigräne)
– Menstruationszyklus

Formen
1.) Ohne Aura (einfache Migräne)
2.) Mit Aura (klassische Migräne):
Visuelle Symptome (z. B. Phosphene) oder Dysästhesien, typischerweise vor den Kopfschmerzen
3.) Komplizierte Migräne:
 – Am häufigsten ist die hemiplegische Migräne: kontralateral zu den Kopfschmerzen Sensibilitätsstörungen, Dysphasien, motorische Symptome
 – Basilarismigräne: Symptome der hinteren Schädelgrube wie Ataxie, Hirnnervenstörungen, Bewußtseinsstörung
 – Ophthalmoplegische Migräne: am häufigsten Okulomotoriusparese

Symptome
Besonders charakteristisch für die kindliche Migräne:
– Über Stunden anhaltend und episodisch auftretender Charakter der Symptome
– Blässe, vegetative Symptome, sensorische Reizbarkeit (Licht- und Lärmempfindlichkeit)
– Remission/Besserung nach Schlaf
– bei Kindern nur z. T. unilaterale Lokalisation

Migräneäquivalente
– Episodisches Erbrechen, abdominelle Migräne
– Vorübergehende Konfusions- und Amnesiezustände
– Paroxysmale benigne Vertigo? (s. III/6)
– Paroxysmaler kindlicher Tortikollis? (s. III/12)

EEG
Während der Attacken z. T. fokal betonte Verlangsamung; bei neurologischer Begleitsymptomatik oft noch Tage bis Wochen danach

Diagnostik
– Nicht klar zu entscheiden ist es u. E., ob bei jeder typischen Migränemanifestation weitere Diagnostik sinnvoll ist. In Absprache mit der Familie veranlassen wir im allgemeinen doch folgende Untersuchungen: Schädel-CT, augenärztliche Untersuchung; Blutdruckmessungen; Laboranalysen mit BB, BZ, Nieren- und Leberparametern und Laktat
– Selbstverständlich muß in Abhängigkeit von der anamnestischen und klinischen Konstellation (z. B. bei nicht typischer Migräne oder bei auffälliger Änderung des Schmerzcharakters) ggf. weitere Diagnostik durchgeführt werden
– Selbstverständlich ist die komplizierte Migräne im allgemeinen eine Ausschlußdiagnose (am besten bei unauffälligem zerebralem Kernspintomogramm)

Familienanamnese
Bei kindlicher Migräne besonders häufig positiv; d. h. bei leerer Familienanamnese: Zweifel an der Diagnose

Cluster-Kopfschmerz

Manifestationsalter
Jugendliche, Erwachsene

Symptome
Meist in Clustern, d. h. über einige Wochen des Jahres mehrmals pro Tag auftretender, unilateraler, okulär betonter, Minuten (bis 3 Stunden) anhaltender Kopfschmerz, oft mit Augentränen, Schwellung der Nasenschleimhaut

Nosologische Stellung
Vaskulärer Kopfschmerz

Spannungskopfschmerz

Manifestationsalter
Ältere Kinder, Jugendliche, Erwachsene

Symptome
Im Gegensatz zur Migräne keine wesentliche vegetative Begleitsymptomatik, weniger periodisches Auftreten; z. T. länger anhaltende, chronische Symptomatik; anderer Schmerzcharakter (Band um den Kopf, Druckgefühl)

Pathogenese
Unklar; z. T. nachweisbare muskuläre Verspannung; Überschneidung mit dem Bedeutungsbereich des Begriffs „psychogene Kopfschmerzen"

Insgesamt sind Kopfschmerzen im Rahmen eines epileptischen Anfalls selten; eine Ausnahme stellt folgende Entität dar:

Benigne Epilepsie mit okzipitalen Paroxysmen (BEOP)

Manifestationsalter
2.–17. Lebensjahr

Symptome
– (Partielle) Amaurose, Hemianopsie, Mikro-Makropsie, Phosphene
– Dann oft Kopfschmerzen, migräneähnlich
– (Hemi-)Grand-mal-Anfälle, partialkomplexe Anfälle

Weitere Befunde
Normal

EEG
Spike-wave bzw. Sharp-wave-Aktivitäten okzipital, meist durch Augenöffnen blockiert; Aktivierung im Schlaf

Nosologische Stellung
Gruppe der benignen Partialepilepsien, deren häufigster Vertreter die Rolandi-Epilepsie ist; genetische Faktoren bedeutsam

Pseudotumor zerebri (= Benigne intrakranielle Hypertension)

Definition
Intrakranielle Druckerhöhung ohne nachweisbare Abflußbehinderung oder Raumforderung

Manifestationsalter
Schulkinder

Symptome
Hirndrucksymptome, besonders
– Stauungspapille und Kopfschmerzen als häufigste Symptome
– Weitere Hirnnervenausfälle wie Abduzensparese; variable weitere neurologische Symptome

Pathogenese
Heterogen:
– Idiopathisch, familiär
– Reaktion auf Medikamente, Antibiotika, Kontrazeptiva, während oder nach Absetzen von Steroiden
– Endokrine Störungen wie Hypoparathyreoidismus oder Nebennierenrindendysfunktion, Adipositas
– Bleivergiftung, Vitamin-A-Hypo- oder Hypervitaminose

Diagnose
– Nach Ausschluß einer Raumforderung und – soweit bildgebend möglich – einer anders verursachten Hirndrucksymptomatik (auch einer Sinusthrombose):
– Lumbale Liquorpunktion unter intensivmedizinischen Kautelen: Der Liquordruck liegt über 20, meist über 30 cm Wassersäule

Therapie
– Soweit möglich kausal
– Liquorpunktionen zur Druckentlastung; u. U. Steroide und Azetazolamid

Diagnostik

Obligat ist nur die allgemein-somatische und neurologische Untersuchung. Wenn daraufhin unter Beachtung der Vorgeschichte eine klare ätiopathogenetische Zuordnung möglich ist, kann u. U. auf weitere Diagnostik verzichtet werden. Ansonsten muß entsprechend den im Abschnitt 2 erwähnten differentialdiagnostischen Kriterien weiter nachgeforscht werden. Die zerebrale Bildgebung nimmt unter den diagnostischen Möglichkeiten einen herausragenden Platz ein. Daneben haben die Laboranalysen, die Elektroenzephalographie und die augenärztliche Untersuchung eine gewisse Bedeutung, wenn keine konkrete Verdachtsdiagnose besteht *(Tabelle 12)*.

Tab. 12 Diagnostik bei Kopfschmerzen

Untersuchung	Fragestellung
Allgemeine körperliche Untersuchung mit Blutdruckmessung	
Neurologische Untersuchung	
Computertomographie, Sonographie, Magnetresonanztomographie des Schädels	
Laboranalysen	Entzündungsparameter (bei Verdacht auch Borreliose-Diagnostik); Blutzucker; Leber- und Nierenwerte; Laktat; Allergiediagnostik; u. U. Phäochromozytom- oder Leukämieausschluß
EEG	
Augenärztliche Untersuchung	Stauungspapillen, Fehlsichtigkeit bzw. Akkommodationsstörung; ggf. Hilfe bei der Einordnung einer okulo- oder pupillomotorischen Auffälligkeit
Liquoranalyse	Im allgemeinen nach Ausschluß einer zerebralen Raumforderung; Diagnostik infektiöser, tumoröser Prozesse; Liquordruckmessung
Dopplersonographie	Nachweis von arterio-venösen Fehlbildungen und Gefäßverschlüssen bzw. Stenosen; extrakranielle Veränderungen, die zu einer Embolie/Ischämie disponieren (Beispiel Moya-Moya-Syndrom, s. III/13)
Angiographie	Bei konkretem Verdacht, z. B. auf ein Aneurysma oder eine arterio-venöse Fehlbildung
Röntgenuntersuchung	Bei konkreter Verdachtsdiagnose, entsprechend Anamnese
Kardiologische Untersuchung	Infektdisposition
Pulmonologische Diagnostik	Alveoläre Hypoventilation
Orthopädische Untersuchung	
Hals-nasen-ohrenärztliche Untersuchung	
Zahnärztlich-kieferorthopädische Untersuchung	
Kinderpsychiatrische Untersuchung und Beratung	

Zusammenfassung

▶ Kopfschmerzen können die Erkrankung selbst sein (Beispiel Migräne) oder das Symptom einer zugrundeliegenden intra- oder extrazerebralen Störung darstellen (Beispiel Hirntumor).

▶ Die Beachtung des Verlaufs bzw. der Manifestation ist für die diagnostische Zuordnung entscheidend. Akute, heftige, bisher nicht bekannte sowie progrediente Schmerzen zwingen zu weiterer Diagnostik. Zu denken ist u. a. an eine Blutung, einen Tumor, eine Sinusthrombose oder eine andere zerebrale Raumforderung bzw. einen entzündlichen Prozeß oder an eine hypertensive Krise.

▶ Episodisch sich manifestierende Kopfschmerzen gehören am häufigsten zum Formenkreis vaskulärer Erkrankungen. Die Migräne ist meist durch die vegetative Begleitsymptomatik, das Krankheitsgefühl, die Rückzugstendenzen, die Besserung nach dem Schlaf und die positive Familienanamnese von anderen Ursachen abzugrenzen.

▶ Chronische, nicht progrediente Schmerzen (ohne weitere neurologische Befundabweichungen) können auf einen Spannungskopfschmerz oder einen psychosomatischen Zusammenhang hinweisen.

▶ Eine sorgfältige, allgemein-körperliche (mit Blutdruckmessung) und neurologische Untersuchung bilden die immer notwendige Basisdiagnostik. Bei unauffälligen Befunden und klarer diagnostischer Zuordnung kann ggf. auf weitere Diagnostik verzichtet werden.
Auch aufgrund der meist vorhandenen Ängste der Eltern steht danach die zerebrale Bildgebung (im allgemeinen CT) im Zentrum des weiteren diagnostischen Vorgehens.
Liquor- und weitere Laboranalysen, EEG-Ableitung und augenärztliches Konsil (Frage Stauungspapillen, Fehlsichtigkeit oder Glaukom) sind je nach Symptomkonstellation zu veranlassen. Zur weiteren Klärung ist ggf. hals-nasen-ohrenärztliche, orthopädische oder kinderpsychiatrische Hilfe in Anspruch zu nehmen.

Literatur
1. Barlow, C.: Headaches and Migraine in Childhood. Blackwell, Philadelphia 1984
2. Diener, H. C.: Kopf- und Gesichtsschmerz. In: Klinische Neurologie, hrsg. von D. E. Pongratz, Urban & Schwarzenberg, München 1992
3. Fenichel, G. M.: Clinical Pediatric Neurology. Saunders Philadelphia 1993
4. Gastaut, H.: Benign epilepsy of childhood with occipital paroxysms. In: Epileptic Syndromes in Infancy, Childhood and Adolescence, ed. by J. Roger et al. Libbey 1992

6. Paroxysmal-transitorische Störungen (Bewußtsein, Tonus, Motorik, Gleichgewicht)

Worum es geht

Gemeinsam ist den hier zusammengefaßten Störungen die Modalität der Manifestation, nämlich das plötzliche Auftreten und der nicht persistierende Charakter. Diese Gemeinsamkeit – bei sonst ganz unterschiedlichen qualitativen Symptomen – bringt folgende Besonderheiten mit sich:

1. Es handelt sich um funktionelle Störungen, die etwas mit neuronalen Aktivitäten, Transmitterbalancen oder Durchblutungsverhältnissen zu tun haben, und nicht um strukturelle Läsionen; entsprechend ist beispielsweise eine Tumorsuche nur im Ausnahmefall indiziert. Paradebeispiele der funktionell-episodischen Störungen sind die Epilepsie und die Migräne.

2. Das paroxysmale Auftreten legt die Suche nach auslösenden Faktoren nahe. Im allgemeinen besteht eine bestimmte Disposition, und durch zusätzliche Veränderungen ergibt sich dann die konkrete Manifestation, so wie die letzten Tropfen das Glas zum Überlaufen bringen. Die auslösenden Faktoren sind häufig für eine bestimmte Grunderkrankung oder Pathogenese spezifisch und insofern diagnostisch leitend.

3. Wegen des transitorischen Charakters ist die Symptomatik häufig schon wieder vorüber, wenn der Arzt die diagnostische Klärung vornimmt. Dies weist auf die überragende Bedeutung der Eigen- und vor allem der Fremdanamnese in diesem differentialdiagnostisch schwierigen Gebiet hin. Der Einsatz der Videotechnik ist oft hilfreich.

Teilweise kann aber eine klare Diagnose nur während der Attacke gestellt werden. Die Rahmenbedingungen sind in einem solchen Fall so zu organisieren, daß entsprechende vorgeplante Untersuchungen vom Hausarzt oder in der Klinik dann rasch durchgeführt werden können (z. B. Stoffwechselanalysen aus Blut und Urin oder EEG-Ableitung).

Die Dauer der hier beschriebenen Störungen liegt im allgemeinen im Bereich von Sekunden bis Stunden, selten Tagen. Einige der erwähnten Erkrankungen sind in den Kapiteln über die Hauptsymptomatik aufgeführt (Beispiele: paroxysmal-transitorische Hemiparesen als Migräneäquivalent oder beim Moya-Moya-Syndrom in III/13; vorübergehende dystone Bewegungs- und Haltungsanomalien in III/12. Der Schwerpunkt dieses Kapitels ist der differentialdiagnostische Zugang bei einer transitorischen Veränderung.

Bei differentialdiagnostischen Überlegungen ist immer zu beachten, daß sich im Einzelfall verschiedene Pathogenesen kombinieren können. Eine anoxische Synkope z. B. kann Anlaß für einen epileptischen Anfall sein. Auch eine Migräne kann selten einmal einen Krampfanfall induzieren, ebenso wie eine Hypoglykämie.

Differentialdiagnostischer Zugang

Hauptsymptome

Eine wesentliche differentialdiagnostische Annäherung ergibt sich aus der Analyse der während der transitorischen Attacke im Vordergrund stehenden klinischen Symptomatik.

1. Lag ausschließlich eine **Bewußtseinsstörung** vor bzw. stand diese ganz im Vordergrund? Wirkte das Kind apathisch, nicht ansprechbar? Hier ist eine zerebrale Störung der *neuronalen Aktivität* (Krampfanfall), der *Durchblutung* oder der *metabolischen Homöostase* wahrscheinlich.
2. Stand die **Plus-Symptomatik der Motorik oder des Tonus**, also eine tonische oder klonische Verkrampfung bzw. eine dystone oder choreatisch-ballistische Anspannung im Vordergrund? Derartige zerebrale Übererregbarkeitsphänomene sind gut mit einem *epileptischen Geschehen* oder mit einer *dyskinetischen* (extrapyramidalmotorischen) *Störung* vereinbar (s. III/12.).
3. Wurde eine **Minus-Symptomatik der Motorik und des Tonus** beobachtet? Wirkte das Kind aton oder (hemi-, para- oder tetra-)paretisch? Ein *epileptischer Anfall*, eine vorübergehende *zerebrale Minderdurchblutung* (z. B. Drop-Attack bei vertebrobasilärer Insuffizienz), eine *metabolische* (z. B. hypokaliämische) *Lähmung* oder eine *Migräne* kommen in Frage.
4. Falls das Kind **wackelig, unsicher, taumelig, schwindelig** wirkte (ohne wesentliche Bewußtseinsstörung) ist speziell an eine *peripher- oder zentralvestibuläre* (z. B. eine paroxysmale Vertigo) oder eine *zerebelläre Störung* (z. B. eine periodische Ataxie) zu denken.
5. Gab es **okuläre Auffälligkeiten**, Blickdeviationen, waren die Augen geöffnet (wie bei fast allen *Krampfanfällen*) oder geschlossen (wie bei den meisten orthostatisch oder kardial bedingten *Synkopen*), fielen andere Besonderheiten im Gesicht auf?
6. War das Kind **blaß** (wie bei einer *zerebralen Durchblutungsstörung* oder einer *Migräne*) oder **zyanotisch** (wie bei einer kardialen Symptomatik oder einem *Affektkrampf*), **ängstlich** (wie bei der *paroxysmalen Vertigo*), **schwei-

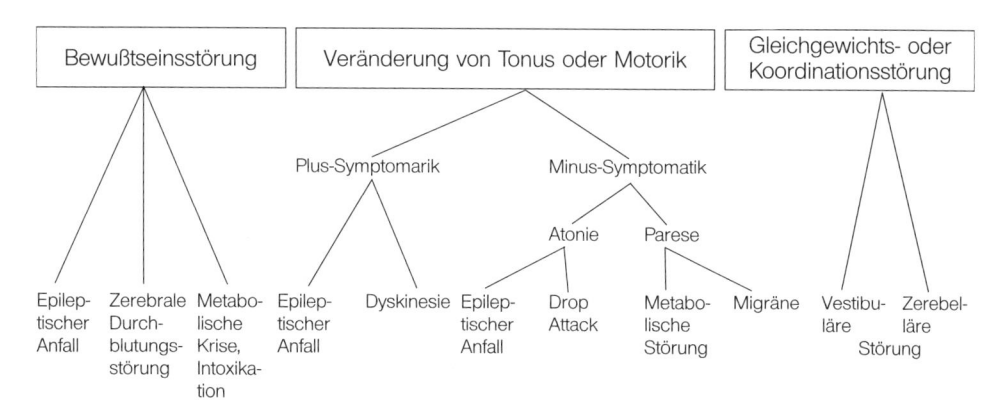

Abb. 20 Paroxysmal-transitorische Symptomatik – Differentialdiagnose (Drop Attack: Plötzlicher Tonusverlust, anfallsweises Hinfallen, erhaltenes Bewußtsein bei intermittierender Basilarisinsuffizienz).

ßig (wie bei verschiedenen *Synkopen*), näßte es ein (wie beim *Krampfanfall*)?

Einige dieser Zusammenhänge sind in *Abbildung 20* nochmals zusammengefaßt.

Auslöser

Bei allen paroxysmal auftretenden Störungen ist die genaue Analyse der Situation, aus der heraus die Symptomatik auftrat, obligat.

Schlaf, Müdigkeit
Beim Einschlafen oder Aufwachen: Epileptische Anfälle (direkt aus dem Schlaf: eher symptomatische Anfälle; kurz nach dem Aufwachen: primär generalisierte Anfälle); orthostatische Kollapszustände; Migräne; hypokaliämische Lähmung; weitere Störungen direkt aus dem Schlaf heraus s. S. 171 (Schlafgebundene Störungen).

Körperliche Belastung
Kardiale Rhythmusstörungen, eingeschränkte kardiale Auswurfleistung; vagovasale Erschöpfungsreaktion.

Rasches Aufrichten, längeres Stehen:
Orthostatische Synkope, auch symptomatische orthostatische Hypotonie (z. B. bei Natriummangel, endokrinen Störungen wie M. Addison oder autonomer Neuropathie)

Trotzreaktion, Schreien:
Affektkrämpfe, vagovasale Synkope, (epileptischer Anfall), kardiale Rhythmusstörung

Hyperventilation
Hyperventilationstetanie; Krampfanfall

Schreck, plötzliche emotionale Reaktion, Schmerz, kleines Trauma
Reflexsynkope, kataplektischer Anfall bei narkoleptischem Syndrom (besonders beim Lachen)

Husten, Pressen, Lachen, Miktion
Entsprechend ausgelöste Synkope

(Bestimmte) Bewegungen
Kinesigene Choreoathetose (s. III/12)

Manipulationen im Halsbereich; bestimmte Kopfhaltungen; Armarbeit
Karotissinussynkope; zerebrale Ischämie z. B. bei Verlaufsanomalie der extrakraniellen Gefäße; Subclavian-Steal-Syndrom

Nahrungsaufnahme
(länger zurückliegend, oder bald danach): Hypoglykämie; metabolische (kaliämische) Paresen; bestimmte Nahrungsmittel: Migräne

Fieber, Erbrechen, Durchfall
Epileptischer Anfall; metabolische Entgleisung

Demonstrations- (neurotische Konflikt)situation
Hysterischer Anfall

Dispositionen

● Gab es beim Kind, bei den Eltern oder anderen Familienangehörigen ähnliche Episoden, ließen diese weiterführende Charakteristika erkennen?

● Ist beim Kind (oder bei den Eltern bzw. Geschwistern) ein Anfallsleiden bekannt; wurde ein solcher Verdacht geäußert?

● Gibt es eine Migränedisposition (auch relevant für kindliche Vertigoformen)?

● Besteht eine kardiale Gesundheitsstörung, z. B. ein Vitium?

● Nimmt das Kind Medikamente ein? Welche weiteren Medikamente sind im Haus?

● Sind in der Familie metabolische Leiden bekannt? Gibt es ungeklärte Komata, Todesfälle, geistige Entwicklungsstörungen oder neurologische Symptome?

Manifestationsalter

Die Altersabhängigkeit der meisten der in diesem Kapitel abzuhandelnden Störungen bietet ein weiteres differentialdiagnostisches Kriterium *(Tab. 13)*. Im folgenden wurde auch versucht, eine gewisse Gewichtung nach der Häufigkeit zu treffen.

Schlafgebundene Störungen

Bei der Differentialdiagnose nächtlicher bzw. schlafgebundener Störungen sind einige besondere Entitäten zu beachten.

Diagnostisch wichtige Parameter bei der Einschätzung schlaf-assoziierter Störungen des Bewußtseins, der Motorik und des Verhaltens sind in *Tabelle 14* zusammengestellt.

Ergänzend ist hier auf die Narkolepsie und die nächtliche paroxysmale Dystonie hinzuweisen. Die Narkolepsie wird später erläutert (S. 175); sie zeigt ja keineswegs ausschließlich schlafgebundene Symptome.

Die nosologische Stellung der nächtlichen paroxysmalen Dystonie ist noch nicht ge-

Tab. 13 Manifestationsalter paroxysmal-transienter Störungen

Säuglingsalter	– Epileptische Anfälle – Benigne (Schlaf-)Myoklonien, andere paroxysmale Dyskinesien (Beispiele: Benigner paroxysmaler Tortikollis und Schauder-Attacken (s. III/12 S. 233 und 246) – Metabolische Krisen – Hirnstammanfälle (z.T. Unreifezeichen?) (s. S. 175) – Alternierende Hemiplegie des Kindesalters (bis 18. Monat) (s. III/13)
1.–5. Lebensjahr	– Affektkrämpfe – Reflexsynkopen – Pavor nocturnus – Epileptische Anfälle – Benigne, paroxysmale Vertigo – Intoxikationen, metabolische Krisen – Frühkindliche paroxysmale Dyskinesien (Dystonien, Choreoathetosen) – Masturbation, andere rhythmische (stereotype) Verhaltensauffälligkeiten – Zerebrale Ischämien unterschiedlicher Genese (auch im späteren Alter)
4.–10. Lebensjahr	– Synkopen – Migräne – Pavor nocturnus – Intoxikationen, metabolische Krisen – Epileptische Anfälle – Dystone und choreoathetotische Syndrome (auch Segawa-Syndrom und idiopathische Torsionsdystonie neben symptomatischen Formen, s. III/12)
> 10. Lebensjahr	– Migräne – Synkopen – Hyperventilations-Syndrom – Epileptische Anfälle – Intoxikationen, metabolische Krisen – Dyskinesien (dystone und choreoathetotische Syndrome, Tics u. a.) – Konversionsneurotische Symptome, Pseudo-Anfälle – Narkolepsie (S. 175)

Tab. 14 Differentialdiagnose schlafgebundener paroxysmaler Störungen

	Rolandi-Epilepsie	Partial-komplexe Anfälle	Pavor	Alptraum	Schlafwandeln
Alter Geschlecht	3.–13. (6.–10.) Jahr ♂ > ♀	Alle Altersgruppen	2.–12. Jahr ♂ > ♀	Alle Altersgruppen	4. (6.)–12 Jahre ♂ > ♀
Zeitpunkt	nach abendlichem Einschlafen; im morgendlichen Leichtschlaf		im/nach erstem Drittel der Nacht, Tiefschlaf (NonREM)	später, nach Mitternacht (REM)	wie Pavor
Angst, vegetative Symptome	bei laryngealer/pharyngealer Beteiligung +	(in Ausnahmefällen: „terror fits" = benigne Partial-Epilepsie mit affektiver Symptomatik	+++	+	
Schrei		+	++	(+)	
Ablauf	sensomotorischer (fokaler) Anfall, gesichtsbetont	u. U. Aura; Bewußtsein getrübt – verändert; Automatismen – Ausgestaltung automatisiert – stereotyp	Kind sitzt im Bett, schlägt z. B. um sich, nimmt Eltern nicht richtig wahr		Aufsitzen, Aufstehen automatisierte Handlungen Rückkehr ins Bett, (≠ partial-komplexe Anfälle)
Bewußtsein	o. B. (Sprechen oft nicht möglich)	→	(↓)		(↓)
Aufwachen	ja	?	partiell	ja	selten
Dauer	meist <5 Minuten		>5 Minuten		bis 30 Minuten
Frequenz/Nacht	u. U. mehrmals		im allgemeinen 1 ×		
Amnesie	nein	(ja)	ja	nein	ja
Anfälle	manchmal nur nachts	normalerweise auch tags		nachts	
EEG	normal oder fokale sharp waves im Intervall; im Schlaf fast immer hypersynchrone Aktivität	häufig temporal lokalisierter Fokus	nach Schrei: Alpha-Aktivität	desynchrone Aktivität	aus hochamplitudiger langsamer Aktivität → Abflachung, Alpha-Wellen
2 mg Diazepam abends	Symptomatik unverändert		Symptomatik verschwindet oft		

sichert; eine pathogenetische Nähe zu den frontalen epileptischen Anfällen wurde mehrfach postuliert. Im Non-REM-Schlaf kommt es zu häufig auftretenden, meist Sekunden anhaltenden dystonen Haltungen, z. T. mit choreatisch-ballistischen Hyperkinesen ohne wesentliche Bewußtseinsstörung. Das EEG zeigt keine epilepsiespezifischen Veränderungen.

Ursachen

Hauptsächlich kommen folgende Störungen in Frage:

- Epileptische Anfälle

- Affektkrämpfe; Reflexsynkopen

- Migräneäquivalente und die nicht direkt der komplizierten Migräne zuzuordnende alternierende Hemiplegie des Kindesalters (s. Kapitel III/13)

- Vertigoformen (z. B. benigner paroxysmaler Schwindel, s. u.)

- Dyskinesien (wie paroxysmale Dystonien, Tics) (s. Kapitel III/12)

- Vaskulär-embolisch-kardiale Komplikationen (z. B. Rhythmusstörungen im Rahmen eines QT-Syndroms)

- Metabolische Entgleisungen (z. B. hypoglykämischer Art oder bei Mitochondriopathie wie dem MELAS-Syndrom, s. Kapitel III/13) einschließlich Intoxikationen und Hyperventilationsreaktionen

- Konversionsneurotische Symptome

Die beiden pathogenetischen Entitäten mit der variabelsten klinischen Symptomatik sind die Epilepsie und die Migräne. Insofern müssen diese beiden ganz besonders häufig in die differentialdiagnostischen Überlegungen einbezogen werden.

Epileptischer Anfall

Fast alle Formen der Bewußtseinsstörung und der motorisch-tonischen Plus- oder Minussymptomatik können ein Anfallsäquivalent darstellen. Die Dauer liegt meist im Bereich von Sekunden bis Minuten, kann aber bei epileptischem Status auch Stunden bis Tage umfassen.
Die Vorgeschichte,
die Auslösung durch Fieber, andere Störungen der inneren Homöostase oder durch Vigilanzänderung,
die sekundenschnelle Entwicklung der Symptomatik,
der häufig stereotyp-repetitive Charakter motorischer Phänome,
die im allgemeinen geöffneten, oft starren Augen,
u. U. auch die altersspezifisch-typische Phänomenologie,
die postiktal meist langsame Reorientierung
und schließlich die (ggf. unter Provokationsbedingungen) spezifischen EEG-Befunde weisen auf eine epileptische Genese hin.
Auch bei gesichertem epileptischem Anfall ist zu prüfen, ob es sich um ein symptomatisches Geschehen (z. B. bei metabolischer Entgleisung oder entzündlicher Erkrankung) handelt.

Migräne

Die Migräne kann sich ebenfalls auf vielfältige Weise äußern. Sehstörungen, Beeinträchtigungen der Okulomotorik, Ataxie, Schwindel, (Hemi-)Paresen, sensible Symptome und natürlich Kopfschmerzen gehören dazu. Eine Bewußtseinsstörung ist (im Gegensatz zu epileptischen Anfällen) selten. Der Beginn ist nicht so rasch wie bei den an die Veränderung der neuronalen Entladung gebundenen Anfällen; die Ausbreitung sensibler oder motorischer Symptome beispielsweise dauert 10 bis 30 Minuten. Falls motorische Symptome bestehen, zeigen sie sich eher als

Minus-Symptomatik, z. B. als Parese und nicht als Übererregungsphänomen. Blässe, vegetative Symptome, Licht- und Lärmempfindlichkeit stützen die Annahme einer Migräne. Das EEG zeigt während (und nach) der Attacke keine hypersynchrone Aktivität, sondern eine Verlangsamung. Die familiäre Disposition schließlich stellt einen wichtigen diagnostischen Mosaikstein dar.
(Weiteres zur Migräne in Kap. III/5 und III/13).

Weitere paroxysmal-transitorische Syndrome

Affektkrämpfe

Manifestationsalter
– 1.–5. Lebensjahr

Auslöser
– Wut, Angst oder Schrecken, verbunden mit Weinen oder Schreien

Symptome
– Aus dem Schreien heraus Atemanhalten, plötzliche Bewußtlosigkeit, Atonie, Zyanose, oft kurze tonische Verkrampfung und einige Kloni; die „blassen Affektkrämpfe" haben wahrscheinlich eine große Nähe zu den Reflexsynkopen (s. u.)

Dauer
– Meist unter einer Minute

Pathogenese
– Zerebrale Minderdurchblutung durch Einschränkung des venösen Rückflusses bei Erhöhung des intrathorakalen Drucks und durch Hypokapnie aufgrund der Hyperventilation

Reflexsynkopen; Schrecksynkopen; blasse Affektkrämpfe

Manifestationsalter
– Häufigkeitsgipfel 1.–5. Lebensjahr

Auslöser
– Schreck, banales Trauma, akute affektive Reaktion

Symptome
– Apnoe, Bewußtlosigkeit, Blässe, z. T. Einnässen, Opisthotonus und einige Kloni nicht selten; keine längere Reorientierungsphase

Dauer
– Sekunden

Pathogenese
– Vagale Synkope, Asystolie

Besonderheit
– Die oft zugrundeliegende Asystolie kann u. U. durch Augenbulbusdruck provoziert werden (unter entsprechenden Kautelen), was eine gewisse diagnostische Bedeutung hat.

Synkopen anderer Ursache

Manifestationsalter
– Häufig jenseits des Kleinkindalters

Auslöser
– Orthostase: schnelles Aufrichten; langes Stehen
– Angst, emotionale Triggerung
– Reflektorisch: Husten, Miktion u. a.

Symptome
– Oft Prodromi mit Schwächegefühl, Schwarzwerden-vor-den-Augen, Blässe, Schwitzen; dann Bewußtlosigkeit und Tonusverlust; u. U. tonische Streckung und einzelne Kloni; rasche Reorientierung; (Anämie kann disponierend sein)

Dauer
– Sekunden (bis 2 Minuten)

Benigne paroxysmale kindliche Vertigo

Manifestationsalter
– 1.–4. Lebensjahr

Symptome
– Plötzliche Stand- und Gangunsicherheit,

Taumeligkeit (u. U. wird ein Karussellgefühl angegeben); Angst, Blässe, manchmal Erbrechen, Nystagmus während der Attacke; Bewußtsein nicht gestört

Dauer und Frequenz
– Sekunden bis einige Minuten; 1–4mal/Monat

Zusatzuntersuchungen
– Unauffällig bis auf kalorische Vestibularis-Untererregbarkeit

Prognose
– Spontanremission; nicht selten Entwicklung einer Migräne (familiäre Disposition)

Hirnstammanfälle

Symptome
– Unterschiedlich; teils Kontraktion einer Körperseite, teils dystone, choreatische oder ataktische Symptomatik; z. T. akinetische oder sensible Störungen; keine Bewußtseinsstörung

Dauer
– Sekunden bis wenige Minuten

EEG
– Unauffällig

Pathogenese
– Oft unklar; manchmal vaskuläre, tumoröse, entzündliche (MS) Hirnstammläsion oder Disposition wie infratentorielle Anlagestörung, z. B. bei Dysraphie

Narkolepsie

Manifestationsalter
– Ältere Kinder, Erwachsene

Symptome
– Attacken mit starkem Schlafbedürfnis, oft ausgelöst durch monotone Handlungen; Schlafdauer dann meist 5–30 Minuten; prinzipielle Erweckbarkeit gegeben; danach Erholung
– Kataplexie: Plötzlicher Tonusverlust ohne Bewußtseinsstörung, ausgelöst durch akuten Affekt (Lachen)
– Schlaflähmung: Transiente Parese beim Aufwachen (oder Einschlafen) ohne Bewußtseinsstörung
– Hypnagoge Halluzinationen: Visuelle, akustische, taktile Halluzinationen im Stadium zwischen Schlaf und Wachsein
– Außerdem REM-(Rapid Eye Movement-)Onset des Schlafes, d. h. der Nachtschlaf beginnt atypischerweise mit einer REM-Phase

Zusatzuntersuchungen
– Polygraphie zum Nachweis des REM-Onsets
– Häufig Assoziation zum HLA-Typ DR2

Pathogenese
– Unklar; manchmal familiäre Basis

Startle-Erkrankung, Hyperekplexie

Manifestationsalter
– Kindheit

Auslöser
– Unerwartete Stimuli, z. B. laute Geräusche

Symptome
– Übersteigerte Schreckreaktion (Zusammenzucken), z. B. mit Beugung des Kopfes, der Ellbogen, des Rumpfes und der Knie, die häufig zum Hinfallen führt, manchmal nächtliche Myoklonien; nicht selten auffällige Hypertonie, steife Haltung im Neugeborenen- und Säuglingsalter

Genetik
– Autosomal-dominanter Erbgang

Episodische (dyskaliämische) Lähmungen

Manifestationsalter
– Erstes oder zweites Lebensjahrzehnt

Auslöser
– Ruhe nach körperlicher Belastung, Käl-

te, Hunger (beide Formen); kohlenhydratreiche Nahrung, Schlaf (hypokaliämische Form); Kaliumsalze (hyper- und normokaliämische Form)

Symptome
- Proximal betonte schlaffe Paresen, fehlende Eigenreflexe, keine Bewußtseinsstörung; Dauer: Stunden – 3 Tage; Frequenz: selten (monatlich – jährlich) = *Hypokaliämische Form*
- Schlaffe Paresen, meist in den Beinen beginnend und sich nach proximal ausbreitend, abgeschwächte oder fehlende Eigenreflexe; Dauer: Minuten – wenige Stunden; Frequenz: häufig (täglich-wöchentlich-monatlich) = *Hyperkaliämische Form*

Genetik
- Autosomal-dominante Vererbung

Transitorisch-ischämische Attacken

Z. B. embolischer Art, im Rahmen einer anatomischen Disposition oder einer metabolischen Störung (Beispiel: MELAS-Syndrom, s. III/13)

Vaskuläre Fehlbildungen

Verschiedene transiente neurologische Symptome (z. B. Hemiparese) bei hämorrhagischer oder ischämischer Irritation

Hypertensive Krise

Bewußtseinsstörung, Kopfschmerzen, Krämpfe oder teilweise Hemiparese

Gastro-ösophagealer Reflux; abdominelle Krisen, z. B. Invagination

Apnoe-Bradykardie-Episoden oder möglicherweise reflektorisch bedingte Bewußtseinsstörungen möglich; Sandifer-Syndrom: tortikollisähnliche Verkrampfung meist bei kleinen Kindern mit Hiatushernie bzw. Reflux

Kindliche Masturbation

Rhythmische Bewegungen, eingeschränkte Anteilnahme am umgebenden Leben

Familiäre periodische Ataxie

s. III/11

Paroxysmale Dystonien und Choreoathetosen

s. III/12

Paroxysmale transitorische Hemiparesen

s. III/13

Diagnostik

Noch weniger als bei den meisten anderen neurologischen Auffälligkeiten kann bei den paroxysmal-transitorischen Störungen eine allgemeine Basisdiagnostik bzw. eine allgemein-gültige Reihenfolge der diagnostischen Maßnahmen formuliert werden. Die bereits genau dargelegten differential-diagnostischen Zugangswege ermöglichen immer eine gezielte weitere Diagnostik. Entsprechend dem erläuterten Ursachenspektrum sind folgende Zusatzuntersuchungen im Einzelfall indiziert:
- EEG (ggf. unter Provokationsbedingungen)
- Laborchemische Analysen (u. a. Blutzucker, Elektrolyte, Blutgase, Blutbild, CK, Laktat, Ammoniak, Urinanalysen u. a. auf Aminosäuren und organische Säuren, Intoxikationshinweise)
- Kardiologische Untersuchung, Überprüfung der Kreislaufbelastbarkeit

Seltener:
- Doppler- bzw. Duplexsonographie
- Zerebrale Bildgebung
- Pädaudiologische Untersuchung mit Vestibularistestung
- Weitere Laboranalysen in Richtung einer Disposition zu Thromboembolien

bzw. Ischämien (s. auch III/13) oder einer endokrinen Störung; Liquorpunktion
- Ausschluß eines gastro-ösophagealen Refluxes
- Elektroneuro- und -myographie, weitere neurophysiologische Untersuchungen
- Kinder- bzw. jugendpsychiatrische Einschätzung

Zusammenfassung

▶ Die vorübergehenden Funktionsstörungen des Bewußtseins, der Motorik, des Tonus oder Gleichgewichts haben ihr Korrelat auf der Ebene der neuronalen Aktivität (z. B. Epilepsie), der Transmitterbalancen (z. B. Dyskinesien), der zerebralen Durchblutung (z. B. Migräne oder Synkopen) oder der metabolischen Situation (z. B. Hypoglykämie).

▶ Dem diagnostischen Zugang stehen zwei Wege offen:
Einige Störungen können nur durch bestimmte diagnostische Schritte während der (transitorischen) Manifestation eingeordnet werden. Es ist dann alles so vorzubereiten, daß vom Hausarzt oder in der Klinik rasch die relevanten Untersuchungen durchgeführt werden können (z. B. Bestimmung des Blutzuckerspiegels, der Blutgase, Elektrolyte sowie des Ammoniaks und Laktats; Urinanalysen; Ableitung eines EEG's). Eine Symptomdauer, die zumindest wenige Minuten überschreitet, ist im allgemeinen Voraussetzung für eine solche Planung.

▶ Typischerweise muß allerdings die diagnostische Klärung retrospektiv vorgenommen werden; die Symptome sind bereits remittiert, und die nosologische Zuordnung stützt sich im wesentlichen auf die Anamnese. Die genaue Beobachtung (Fremdanamnese) stellt meist den Schlüssel zum diagnostischen Erfolg dar. Das Verschreiben einer Video-Kamera käme die Krankenkasse billiger als ein 4tägiger Klinikaufenthalt (zur „Beobachtung" und unnützen Laboranspruchnahme). Alternativ bzw. ergänzend geben wir den Eltern eine Liste mit den wichtigsten Parametern mit, auf die während der Attacke zu achten ist (auslösende Situation, Körperhaltung, Tätigkeit; Gesichtsfarbe, Augenstellung; Dauer; Benommenheit und Verhalten danach).
Die Beachtung der Hauptsymptome ermöglicht oft eine erste diagnostische Einordnung (die Bewußtseinstörung z. B. kann auf einen epileptischen Anfall, eine zerebrale Minderdurchblutung oder eine metabolische Krise hinweisen).
Die äußerst sorgfältige Analyse der Situation, aus der heraus die Symptomatik auftrat, liefert wesentliche Aufschlüsse über die zugrundeliegende Pathogenese. Das rasche Sich-Aufrichten als Provokation eines orthostatischen Kollapszustandes oder das wütende Schreien als Auslöser eines Affektkrampfes verdeutlichen dies beispielhaft.

▶ Die Epilepsie und die Migräne sind unter den transitorischen neurologischen Funktionsstörungen die beiden Entitäten mit den variabelsten Erscheinungsformen und sind besonders häufig in die differentialdiagnostischen Überlegungen einzubeziehen.

▶ Die richtige Diagnose ist die Voraussetzung, um die Familie beruhigen zu können bzw. um Schlimmeres zu verhindern. Schlimmeres kann· hier eine jahrelange antiepileptische Behandlung bedeuten mit entsprechender Stigmatisierung und psychosozialer Belastung – oder auch eine erneute Attacke mit tödlichem Ausgang bei einem Atmungskettendefekt.

Literatur
1. Aicardi, J.: Epilepsy in Children. Raven, New York 1986
2. Aicardi, J.: Diseases of the Nervous System in Childhood. Mac Keith, London 1992
3. Brett, E. M.: Paediatric Neurology. Churchill Livingstone, Edinburgh 1991
4. Fenichel, G. M.: Clinical Pediatric Neurology. Saunders, Philadelphia 1993
5. Jones, K. L.: Smith's Recognizable Patterns of Human Malformation. W. B. Saunders, Philadelphia 1988
6. Lockman, L. A.: Nonepileptic paroxysmal disorders. In: Pediatric Neurology, ed. by K. F. Swaiman. Mosby, St. Louis 1989

7. Okuläre und visuelle Symptome

Worum es geht

In der entwicklungsneurologisch-neuropädiatrischen Sprechstunde sind okulär-visuelle Symptome auf eine möglicherweise zugrundeliegende neuropädiatrische Störung hin zu untersuchen (Beispiel: Nystagmus als typisches Frühsymptom der Pelizaeus-Merzbacher-Krankheit) oder aber darauf, ob die Störungen primär (und ausschließlich) das okulär-visuelle System betreffen.

Auch wenn ersteres die Regel ist, es sich also meist um ein Kind mit Entwicklungsproblemen oder neurologischen Symptomen handelt und in diesem Rahmen die neuro-ophthalmologische Diagnostik relevant wird, so sollten doch in der kinderneurologischen Sprechstunde auch ein Strabismus oder eine Pupillotonie nicht übersehen werden, und es sollte möglich sein, diese Anomalien diagnostisch einzuordnen, nicht nur, weil sie Relevanz für die adäquate Ausreifung des visuellen Systems haben können.

Dazu kommt natürlich, daß die Frage: ‚Erweiterte Grundproblematik oder isoliertes okulär-visuelles Problem' oft erst am Ende der Untersuchung bzw. der differentialdiagnostischen Überlegungen zu entscheiden ist.

Die Anzahl der in diesem Kapitel neuropädiatrisch relevanten Symptome und Befunde ist sehr groß, und eine umfassende pädiatrische Neuro-Ophthalmologie kann hier nicht dargestellt werden. So könnte man jeweils ein eigenes Kapitel über den differentialdiagnostischen Zugang zu folgenden Befunden schreiben:
- Katarakt
- Optikusatrophie
- Retinitis pigmentosa
- Kongenitale Blindheit
- Später erworbene Visusstörung
- Nystagmus, unwillkürliche Augenbewegungen
- Augenmuskelparesen
- Supranukleäre Okulomotorikstörungen
- Ptose

Der Schwerpunkt dieses Kapitels liegt auf der Darstellung eines in der Praxis umsetzbaren Untersuchungsgangs. Der Pupillendiagnostik wird, da sie einfach durchzuführen und diagnostisch besonders ergiebig ist, ein relativ breiter Raum eingeräumt. Das gleiche gilt für die Überprüfung des optokinetischen Nystagmus, die auch bei nur minimaler Kooperation gelingt. Die tapetoretinale Degeneration soll, da sie in der neurometabolischen Diagnostik ein besonders wertvolles Zeichen darstellt, exemplarisch behandelt werden, auch wenn dieser Befund vom Allgemeinmediziner oder Pädiater nicht direkt erhoben werden kann.

Pupillenreaktion

Anatomie und Physiologie

Es gibt von einem Tübinger Kollegen ein Buch, 160 Seiten stark, allein über Pupillenreaktionen und Pupillenstörungen. Hier können der Pupillendiagnostik nicht mehr als 2 Seiten gewidmet werden. Dies zeigt einerseits die notwendige Verkürzung und Vereinfachung, repräsentiert aber andererseits ungefähr die 2 Minuten, die man im

Rahmen der neuropädiatrischen Untersuchung diesem schwarzen Loch widmen sollte.

Die Pupillengröße regelt den Lichteinfall auf der Netzhaut.

Die Afferenz dieses Regelkreises: Licht wird von den retinalen Afferenzen über den N. opticus zum Corpus geniculatum laterale und wahrscheinlich auch zur Sehrinde geleitet.

Die Efferenz: Vom Corpus geniculatum laterale verlaufen – unter nicht genau geklärter Sehrindenbeteiligung – Verbindungen zum Mittelhirn (Area praetectalis), von dort zum Ganglion ciliare und über die Nn. ciliares zu den Mm. sphincter und dilatator pupillae.

Der parasympathische, vom vegetativen Nukleus des N. oculomotorius entspringende und diesen Nerven begleitende Teil ist für die Verengung der Pupille verantwortlich (M. sphincter pupillae). Ein erhöhter Parasympathikotomus (z. B. bei cholinerger Medikation einer Myasthenie) bewirkt also enge Pupillen.

Der sympathische Anteil entspringt im Hypothalamus, deszendiert bis ins obere Thorakalmark, steigt wieder auf, folgt der A. carotis interna, tritt zusammen mit dem N. ophthalmicus durch die Fissura orbitalis superior und versorgt den M. dilatator pupillae. Ein erhöhter Sympathikotonus bzw. eine zentrale Hemmung des Parasympathikus (Angst, Hyperthyreose z. B.) bewirken also weite Pupillen.

Die Pupillen sind normalerweise gleich weit, isokor, auch bei monookulärer Beleuchtung. Die Pupillenreaktionen sind bei Frühgeborenen etwa ab der 32. Schwangerschaftswoche konstant auszulösen. Ein Neugeborenes hat eine relativ kleine Pupillenweite, eine Anisokorie von < 1 mm ist nicht ganz selten.

Untersuchungsgang und Wertung der Befunde

Zunächst werden Weite und Seitengleichheit bei leicht abgedunkelten Verhältnissen und bei hellem Licht eingeschätzt. Die Pupillen wirken nicht extrem eng oder weit und sind jeweils isokor *(Normalbefund).* Wird eine Seitendifferenz (Anisokorie) beobachtet, kann eine der beiden Pupillen entweder zu eng oder zu weit sein:

Engstellung einer Pupille

Ist eine Pupille zu eng, handelt es sich also um eine Beeinträchtigung der Erweiterung auf dieser Seite. Hier kann der Sympathikus – der ja die Dilatation mitbewirkt – nicht so, wie er auf dieser Seite sollte (**Horner-Syndrom**: Miosis, Ptosis, Anhidrosis und manchmal auch Enophthalmus). Die Anisokorie wird deutlicher, wenn die Dilatation besonders gefordert ist, also eher bei abgedunkelten Verhältnissen. Beim Horner-Syndrom sind die Reaktion auf Licht und die Naheinstellung unbeeinträchtigt. Ob wirklich ein Horner-Syndrom vorliegt oder wo die Läsion gesucht werden muß, kann nur nach pharmakologischer Testung entschieden werden. In der Kinderheilkunde spielen Geburtsverletzungen u. a. im Armplexusbereich und Neoplasien wie das Neuroblastom, Lymphome und Hirnstammgliome eine Rolle.

Falls ein Horner-Syndrom ausgeschlossen ist, könnte u. U. eine lokal-pharmakologische Beeinträchtigung vorliegen.

Weitstellung einer Pupille

Ist eine Pupille zu weit bzw. kann sie sich nicht adäquat verengen, dann liegt eine Beeinträchtigung des Verengers, des parasympathisch innervierten Sphincter pupillae vor. Dies rückt den N. oculomotorius ins Zentrum der diagnostischen Überlegungen.

Bei einer (nicht nur externen) **Okulomotoriusparese** sind Lichtreaktion und Akkommodation gestört. Die weiter unten beschriebene Beleuchtungsmethode ergibt auf diesem Auge (bei kompletter Läsion) eine fehlende Pupillenreaktion – egal, ob dieses Auge oder das andere belichtet wird. Eine derartige Okulomotoriusparese könnte z. B. einen Hinweis auf eine zerebrale Raumforderung oder (häufiger im Adoleszenten- bis Erwachsenenalter) für ein Aneurysma geben. Entsprechend kann die weitere Diagnostik bedeuten: CT, Kernspintomographie, Angiographie. Eine rein interne Ophthalmoplegie, also eine ausschließliche Störung der für die Pupillenweite und die Akkommodation verantwortlichen vegetativen Anteile des Okulomotorius, ist eine Rarität.

Die **Pupillotonie** stellt eine postganglionäre parasympathische Störung dar. Im Hellen ist die entsprechende Pupille weiter, sie zeigt eine aufgehobenene oder eingeschränkte Lichtreaktion bei besser erhaltener tonischer Naheinstellreaktion. Im Laufe der Zeit kommt es oft zu einer bilateralen Symptomatik. Eine pharmakologische Klärung, ob eine Pupillotonie vorliegt, ist möglich. Die Pupillotonie in Kombination mit einer Hyporeflexie wird als Adie-Syndrom bezeichnet. Bei primäridiopathischem Auftreten ist dieses Syndrom eine benigne Störung, es wird jedoch auch sekundär im Rahmen einer erweiterten Neuropathie beobochtet (z. B. beim Shy-Drager-Syndrom).

Auch die weitere Pupille kann Ausdruck einer lokal-pharmakologischen Beeinflussung sein.

Physiologische Anisokorie

Schließlich könnte es sich um eine physiologische Anisokorie handeln, eine nicht seltene Normvariante, bei der mit bloßem Auge eine Pupillenweitendifferenz zu erkennen ist. Diese bleibt im Hellen und Dunkeln gleich bzw. wird bei schwacher Beleuchtung etwas deutlicher.

Weitere Testung

Die Pupillenreaktionen werden dann am besten bei leicht reduzierter Helligkeit mittels monookulärer Beleuchtung getestet. Mit einer Taschenlampe wird etwa 3 Sekunden lang ein Auge von unten beleuchtet, während der Patient nicht akkommodiert. Man sieht an diesem Auge die Pupillenverengung (direkte Pupillenreaktion). Dann wird genauso das andere Auge beleuchtet (gleicher Abstand, gleicher Winkel) und dessen direkte Pupillenreaktion eingeschätzt (Swinging-flashlight-Test). Bei nicht zu schnellem Wechsel der Beleuchtung kommt es (während des Wechsels) zu einer mäßigen Erweiterung; die Pupille des anderen Auges kann sich im Normalfall unter dem Lichteinfall auch wieder verengen, ganz ähnlich wie das zuerst getestete Auge, d. h. die Endgrößen sind identisch. Bei raschem Wechsel und träger Pupillenreaktion ist auch die am zweiten Auge während der Beleuchtung fast fehlende Pupillenkonstriktion normal, wenn dieses Auge schon die enge, isokore Pupillenweite zeigt.

Der Wechsel wird mehrfach durchgeführt, um den Effekt von physiologischen Oszillationen ausschalten zu können und den Befund abzusichern.

Pathologisch sind die reduzierte Konstriktionsgeschwindigkeit bzw. die fehlende oder paradoxe Reaktion einer Pupille. Dies weist auf eine afferente Pupillenstörung hin, z. B. im Rahmen einer retinalen Erkrankung, einer Schädigung des N. opticus, auch im Chiasmabereich (im allgemeinen aber nicht auf Erkrankungen der Sehstrahlung und der Sehrinde). Bei einer Läsion der Sehnerven fällt die afferente Pupillenstörung früher auf als die Visusbeeinträchtigung!

Normale Pupillenreflexe bedeuten: Licht wird weitergeleitet und verarbeitet. Sehen und Lichtverarbeitung hängen eng zusammen. Allerdings: Kortikale Blindheit ist möglich.

Gestörte Pupillenreflexe bedeuten nicht, daß auch eine Visusstörung vorliegen muß; dafür gibt es bezüglich der Pupillomotorik zu viele, z. B. pharmakologische Einflüsse.

Optokinetischer Nystagmus (OKN)

Klinische Untersuchung

Bewährt hat sich dem Autor über viele Jahre der routinemäßige Einsatz einer mit Kinderbildern bedruckten Trommel (Radius etwa 30 cm) zur Testung des optokinetischen Nystagmus. Die Trommel wird im Abstand von etwa 50 cm vor den Augen des Kindes sowohl in horizontaler als auch in vertikaler Richtung gedreht. Man erhält in kurzer Zeit eine ganze Menge an Informationen und braucht kaum Kooperationsbereitschaft. Die Trommel ist fast immer für einige Sekunden interessant genug.

Der optokinetische Nystagmus stellt eine Funktion des Blickfolgesystems dar. Wenn also das willkürliche Folgen eines Objektes gestört, sakkadiert ist, dann ist auch der OKN nicht in Ordnung. Bei der Testung des OKN handelt es sich um ein Screening; eine Störung zeigt an, daß irgendwo in diesem System etwas nicht richtig funktioniert. Dieses Symptom allein ist aber in den meisten Fällen diagnostisch nicht spezifisch zuzuordnen.

Wie bei jedem Nystagmus wird die Richtung nach der schnellen Komponente benannt, also der Rückführbewegung (die langsame Komponente folgt dem sich bewegenden Objekt).

Voraussetzungen für einen intakten optokinetischen Nystagmus sind ein ausreichender Visus, das Anschauen (es reicht ein allgemeines Starren, ein genaues Fixieren ist nicht erforderlich, da es sich nicht um eine foveale Funktion handelt), welches an eine entsprechende Bewußtseinslage und gewisse Basis-Kooperation gebunden ist und schließlich die Funktionstüchtigkeit folgender Strukturen:
– Visuelle Afferenzen über das Corpus geniculatum laterale bis in die Kortexzonen 17 und 19
– Verbindungen zur parapontinen retikulären Formation im Hirnstamm (PPRF) und weiter zu den Nn. oculomotorius und abducens
– Im Nebenschluß sind die Vestibulariskerne und das Kleinhirn beteiligt.

Schon nach den ersten Lebenswochen kann der optokinetische Nystagmus auf diese Art beurteilt werden. Die diagnostische Bedeutung einer Veränderung des OKN ist in *Tabelle 15* dargestellt.

Visusstörungen

Klinische Untersuchung

Wir fragen die Eltern, ob es irgendwelche Zweifel am Sehvermögen des Kindes gibt.

Tab. 15 Minderung des optokinetischen Nystagmus bei Läsionen

Läsion	OKN-Störung Ipsilateral	Kontralateral
Großhirnhemisphäre		X
Infratentoriell (Pons Mesencephalon)	X	
Zerebellum (Flocculus)		X

Auch die weitere Eigenanamnese (Beispiel Risikofrühgeburt mit Beatmung oder Verdacht auf durchgemachte pränatale Infektion) und die familienanamnestischen Angaben (z. B. Disposition zu Katarakt, besonderen Brechungsanomalien, Syndromen oder metabolischen Störungen mit visuell-okulärer Beteiligung) können Anlaß geben, das Kind genauer ophthalmologisch untersuchen zu lassen.

Das Kind wird bei der rein visuellen Kontaktaufnahme und beim Spiel (z. B. mit Rosinen) beobachtet. Das Bohren mit dem Finger oder der Hand in der Augenhöhle, um durch diesen Druck Lichtreize zu erzeugen, wird als Okulodigitales Zeichen nach Franceschetti bezeichnet; es weist schon in den ersten Lebensmonaten auf eine erhebliche Visusminderung bzw. Blindheit hin. Toleriert das Kind das spielerische Abdecken eines Auges, schaut es z. B. den Untersucher weiter an, dann ist das dann fixierende Auge sehtüchtig.

Unter Beachtung des Gesamtbefundes ist dann zu entscheiden, ob entsprechend der Kooperationsfähigkeit des Kindes eine exaktere Visusbestimmung durchzuführen ist. Die Ergebnisse der Pupillendiagnostik spielen hier eine große Rolle. Für die in der Entwicklungsneurologie-Neuropädiatrie Tätigen lohnt es sich, die Preferential-Looking-Methode zu erlernen. Bei kleineren Kindern und bei nicht kooperationsfähig Behinderten kann so die Sehschärfe gut reproduzierbar eingeschätzt werden. Auf weitere Methoden der Visusbestimmung soll hier nicht eingegangen werden, man wird immer mit erfahrenen Augenärztinnen/-ärzten zusammenarbeiten müssen.

Meilensteine der Ausreifung des visuellen Systems

Ab 32. SSW – Konstanter Pupillenreflex

1.–2. Monat – Fixation – Lächeln auf Gesicht – dem Gesicht folgen

4. Monat – Visuell gesteuerte Arm-/Handbewegungen

Eine genauere ophthalmologische Untersuchung ist indiziert:

1. Wenn sich aus der Anamnese oder Untersuchung Anhaltspunkte für eine Visusminderung oder eine Pupillo- oder Okulomotorikstörung ergeben. Man denke nur an die praktische Relevanz, die das rechtzeitige Erkennen eines Strabismus für die Verhinderung einer Amblyopie hat.

2. Wenn die gesamte entwicklungsneurologisch-neuropädiatrische Einschätzung auf eine zerebrale Affektion oder eine mit Dysmorphien oder Anomalien einhergehende Anlagestörung hindeutet. Das visuell-okuläre System ist unter diagnostischen Gesichtspunkten besonders sensitiv und gut zugänglich. Verschiedene neurometabolische Erkrankungen zeigen sich beispielsweise in bestimmten, oft charakteristischen Störungen der Augenbewegungen, der Vitalität des N. opticus oder des weiteren Augenhintergrundes.

Ursachen

Retinale Läsion

- Genetisch: z. B. Lebersche kongenitale Amaurose
  - Blindheit seit Geburt/früher Kindheit
  - Meist Nystagmus

- Oft kognitive Entwicklungsstörung, Epilepsie
- Zerebrale Aufbaustörung (Anomalie des Kleinhirnwurms)
- Manchmal renale Defekte
- Diagnosestellung unter Beachtung des ERG
- Autosomal-rezessiver Erbgang

• Exogen induziert: z. B. Vitamin-E-Mangel

• Durchblutungsstörung (meist monookuläre und transiente Symptomatik im Rahmen einer Migräne)

Optikusläsion

• Primär: z. B. Lebersche Optikusatrophie
- Manifestation im Jugend- bzw. Erwachsenenalter
- Sehverschlechterung (nur initial einseitig)
- Mitochondriale Genetik

• Sekundär:
- Entzündlich, immunologisch, demyelinisierend (bei Enzephalomyelitis disseminata, Borrelien, verschiedenen viralen Erkrankungen)
- Toxisch-nutritiv (Beispiele: Antibiotika wie Chloramphenicol, Isoniazid, Streptomyzin; Vitamin B_1-, B_2-, B_6-, B_{12}- und Folsäure-Mangel)
- Kompression, z. B. durch ein Optikusgliom (u. a. bei M. von Recklinghausen) oder ein Kraniopharyngeom

Weiter zentral-kortikale Läsion
- Trauma (führt charakteristischerweise zu einem transienten, Minuten bis Stunden anhaltenden Visusverlust nach einem „banalen" Schädel-Hirn-Trauma ohne oder mit kurzer Bewußtlosigkeit)
- Shuntdysfunktion bei Hydrozephalus
- Entzündungen, Ischämien und Blutungen, Raumforderungen
- Epilepsie (s. BEOP-Syndrom, III/5)
- Migräne

- Hypoglykämie (Diabetes mellitus oder andere Stoffwechselstörung oft bekannt; paroxysmale Blindheit für 2–3 Stunden)

Ätiopathogenetische Zuordnung

Familienanamnese
Sehstörungen oder neurologische Ausfälle (hereditäre Retina- bzw. Optikuserkrankung; neurometabolische Störungen wie M. Refsum; Neurofibromatose)

Eigenanamnese
Migräne, Krampfanfälle; andere neurologische Auffälligkeiten; Trauma (kortikale Irritation; aber auch Karotisverletzung pathogenetisch denkbar); Infektionen (Masern-Retinitis); internistische Grunderkrankungen, Disposition zu Ischämien, Embolien, Hypoglykämien, Hypotension; Medikamente, Drogen, Schwermetallexposition

Verlauf

• *Akutes* Auftreten (u. U. nur akut bemerkt bzw. richtungsgebende akute Verschlechterung)
- Störungen der Retina oder des N. opticus (z. B. Zentralarterienverschluß, Migräne, entzündliche, demyelinisierende, ischämische Optikusläsion)
- Läsionen im Hypophysenbereich (z. B. Apoplex oder Raumforderung)
- Kortikal (z. B. Trauma, Tumor, Migräne, Epilepsie, Hypoglykämie, Ischämie)

• *Progredienter* Visusverlust: zusätzlich zu den Ursachen mit häufig akuter Symptomatik:
- Hereditäre Optikusatrophie
- Tapetoretinale Degeneration (s. u.)
- Raumfordernde Prozesse

Befunde am Auge
- Pupillenreaktionen: Die entsprechende Testung ergibt einen guten Hinweis, ob eine afferente Störung vorliegt; wenn

bei einem Visusverlust die Befunde im Rahmen des Swinging-flashlight-Tests unauffällig sind, ist dies besonders gut mit der Annahme einer Störung im Bereich der Sehbahn oder des visuellen Kortex vereinbar.
- Gesichtsfeldeinschätzung: Hemianoptische Störungen treten bei Chiasmaläsionen und bei Tractus-opticus-Schädigungen auf.

Bei einer Visusstörung ist also in erster Linie zu denken an:
- eine okuläre Störung (des Sehnerven oder der Retina)
→ Pupillenreaktionen testen, Fundoskopie
- eine weiter zentral gelegene Läsion (z. B. ein Optikusgliom, eine Chiasmaraumforderung, eine Ischämie)
→ Schädel-CT, Orbita- und Chiasmadarstellung
- eine funktionelle (oft transiente) Problematik (bei Migräne, Epilepsie, Ischämie)
→ EEG, Dopplersonographie

Ergänzende Diagnostik:
- Liquoranalyse (Bestimmung des Drucks, Frage nach entzündlich-immunologischer Erkrankung, Suche nach atypischen, neoplastischen Zellen)
- Suche nach einer Emboliequelle
- Neurometabolische Diagnostik

Tapetoretinale Degeneration; Retinitis pigmentosa

Als Beispiel für die diagnostischen Möglichkeiten, die sich ergeben, wenn ein seltener Befund ins Zentrum der Überlegungen gestellt wird, soll das Symptom „Retinitis pigmentosa" bzw. „tapetoretinale Degeneration" erläutert werden, auch wenn es vom Kinderarzt oder Allgemeinmediziner selbst nicht erhoben wird. Das Manifestationsalter und das Vorhandensein oder Fehlen weiterer klinischer Symptome sind die beiden Schienen, auf denen die differentialdiagnostische Einordnung läuft. Der Verlauf und die zusätzlichen Untersuchungsbefunde ermöglichen die Entscheidung, ob es sich um eine progrediente oder eine stationäre Erkrankung handelt.

In der folgenden *Tabelle 16* werden Syndrome (stationäre Entitäten) und neurometabolisch-degenerative Erkrankungen zusammengefaßt und nach dem Manifestationsalter geordnet aufgeführt. Nicht erwähnt werden Retinitis-pigmentosa-Erkrankungen ohne eine entwicklungsneurologisch-neuropädiatrische Symptomatik.

Okulomotorikstörungen

Strabismus

Wir fragen die Eltern, ob sie Bedenken bezüglich der Augenstellung haben.
Die achsenadäquate Bulbusstellung ist dann beim Blick in die verschiedenen Richtungen (auch wenn die Schielstellung hiervon nicht abhängig ist) zu überprüfen. Wenn das Kind die vom Gesicht des Untersuchers knapp unterhalb des Beobachterauges ausgehende Lichtquelle fixiert, sollte das Hornhautspiegelbild symmetrisch sein.
Das Abdecken eines Auges bei Fixation eines etwas weiter entfernten Objektes führt, falls das freie Auge in Schielstellung steht, zu einer Einstellbewegung auf das erst dann adäquat fixierte Ziel (falls unilateral keine erhebliche Visusminderung bzw. eine exzentrische Fixation vorliegt). Das wechselseitige Ab- und Aufdecken der Augen ermöglicht auch die Feststellung eines Strabismus alternans.
Jede Schielstellung, zumindest ab dem 6. Lebensmonat, sollte Anlaß zu einer genauen ophthalmologischen Untersuchung sein.

Tab. 16 Tapetoretinale Degeneration bzw. Retinitis pigmentosa: Differentialdiagnose.
LJ = Lebensjahr.

Manifestationsalter	Weitere Leitsymptome	Erkrankung
1. LJ	Schwerste muskuläre Hypotonie, Muskelschwäche, Anfälle, Schwerhörigkeit, Hepatomegalie, Nierendysplasie	Zellweger-Syndrom und infantiler M. Refsum
1. LJ	Myopathie, Neuropathie	3-Hydroxydicarbonsäure-Azidurie (Mitochondriopathie)
1.–2. LJ	Allgemeine Entwicklungsstörung, Mikrozephalie, Sehverschlechterung (Myokonische Epilepsie), Zerebrale Atrophie	Infantile Zeroidlipofuszinose (Santavuori-Hagberg)
1.–3. LJ	Korneatrübung (Typ I), Hepatosplenomegalie, Minderwuchs, Skelettdeformationen, Kraniofaziale Dysmorphien	Mukopolysaccharidose I und II
1.–3. LJ	Mukopolysaccharidose-I-ähnlich z.T. Angiokeratome	Fukosidose
1.–3. LJ	Adipositas, Hypogenitalismus, Geistige Behinderung, Ulnare oder fibulare Polydaktylie	Bardet-Biedl-Syndrom
1.–3. LJ	Ichthyosis, Hyperkeratose ab Geburt, Spastische Para-(Tetra-)parese, Geistige Behinderung, Minderwuchs	Sjögren-Larsson-Syndrom
1.–3. LJ	Zuerst Gedeihstörung, Hypotonie, hepatische Störungen, Perikarderguß, Strabismus, Später Ataxie, geistige Entwicklungsstörung, tapetoretinale Degeneration	DDD-(CDG-)Syndrom (s. III/11)
1.–4. LJ	Myoklonische Anfälle, Typischer EEG-Befund, Geistige Entwicklungsstörung	Spät-infantile Zeroidlipofuszinose
2.–4. LJ	Korneatrübung, Psychomotorische Retardierung, Schwerhörigkeit, Skelett- und faziale Auffälligkeiten weniger deutlich	Mukopolysaccharidose III (Sanfilippo)

2.–4. LJ	Mikrozephalie Psychomotorische Retardierung Minderwuchs Innenohrschwerhörigkeit Charakteristisches (progeroides) Aussehen Photosensibilität der Haut	Cockayne-Syndrom
4.–9. LJ	Verhaltensprobleme Kognitiver Abbau	Juvenile Zeroidlipofuszinose
5.–10. LJ	Durchfälle, Steatorrhoe (1. LJ) Polyneuropathie M. Friedreich-ähnliches Bild Akanthozytose	Abetalipoproteinämie
3.–15. LJ	Tapetoretinale Degeneration nicht obligat Progrediente extrapyramidalmotorische Symptomatik (Dystonie u. a.) Dysarthrie Kognitive Entwicklungsstörung	Hallervorden-Spatz-Krankheit
5.–16. LJ	Stand- und Gangataxie Erlöschen der Beineigenreflexe Dysarthrie Skoliose, Hohlfüße Kardiomyopathie	Friedreich-Ataxie
5.–20. LJ	Opthalmoplegie, Ptose Ataxie Kardiale Reizleitungsstörungen Geistige Entwicklungsstörung Minderwuchs Hörminderung	Kearns-Sayre-Syndrom (Mitochondriopathie)
5.–30. LJ	Polyneuropathie Ataxie Schwerhörigkeit Katarakt Ichthyosis	M. Refsum

Augenmuskel- und Blickparesen

Wenn ein bzw. beide Augen sich nicht richtig bewegen, (was teils über eine Kopffehlhaltung kompensiert wird) gilt es, die *Topik der Parese* festzulegen und von dort weiter zu differenzieren:

(1) Eine *muskuläre (bzw. neuromuskuläre Transmissions-)Störung* läßt sich im allgemeinen nicht auf das Versorgungsgebiet eines Nerven beziehen. Untersuchungsmethoden sind: EMG-Ableitung, Sonographie oder CT der Orbita; Suche nach der Grundkrankheit.

Isoliert okuläre Symptomatik

– Myasthenie

– Fibrose der extraokulären Muskeln

- Brown-Syndrom mit Einschränkung der Beweglichkeit des M. obliquus superior

(Neuro)metabolische Leiden als Grundkrankheit
- Mitochondriale Myopathie
- Kearns-Sayres-Syndrom
- Thyreotoxikose
- Vitamin-E-Mangel
- Myopathie bei Fasertypen-Dysproportion

(2) Eine *Hirnnervenläsion* kann durch die maximale Doppelbildwahrnehmung bzw. Achsenabweichung bei Blick in die paretische Richtung identifiziert werden.

Hirnnervenkernaplasie:
- Duane-Syndrom: Kernaplasie des N. abducens, z. T. kombiniert mit Aplasie des N. facialis; damit Nähe zum Möbius-Syndrom; daneben meist einseitiges Abduktionsdefizit eines Auges mit Lidspaltenerweiterung bei Abduktion, dagegen Lidspaltenverengung mit Bulbusretraktion bei Adduktion (hängt mit der z. T. vom M. oculomotorius übernommenen Innervation des M. rectus lateralis zusammen)

Schädigung des/der Hirnnerven durch
- Hirndruck, Pseudotumor cerebri (s. III/5)
- Tumoröse Raumforderung
- Blutung, speziell aus einem Aneurysma
- Weitere vaskulär vermittelte Ausfälle, z. B. im Rahmen einer Migräne (s. III/5)
- Infektion und para-/postinfektiöse Pathogenese, z. B. nach einem Virusinfekt oder bei Guillain-Barré-Syndrom (Tolosa-Hunt-Syndrom, s. III/5)

(3) *Supranukleäre Störung*
Eine weiter zentral verusachte Störung führt im allgemeinen zur Blickparese, also einer Einschränkung der willkürlichen Bewegung beider Bulbi z. B. nach einer Seite oder in der gesamten horizontalen oder vertikalen Achse. Auch die internukleäre Ophthalmoplegie, die Ad-

duktionsschwäche auf der einen Seite kombiniert mit einem Nystagmus des anderen abduzierten Auges, ist in etwa hier einzuordnen und als Symptom einer Schädigung des im Hirnstamm verlaufenden medialen Längsbündels zu interpretieren. Die Augen können aber durch Auslösen bestimmter Hirnstammreflexe (z. B. im Rahmen der kalorischen Testung) auch in die paretische Position gebracht werden. Die Ursachen sind:

- Tumoren
- Immunologisch-entzündliche Prozesse
- Vaskuläre Ursachen
- Anlagestörungen
- (Neuro)metabolische Störungen:
  - Niemann-Pick-Krankheit Typ C (vertikale Blickparese)
  - Morbus Gaucher (typischerweise Typ 3, die juvenile Form mit einer supranukleären horizontalen Ophthalmoplegie, Hepatosplenomegalie und Ataxie sowie extrapyramidalmotorischen Symptomen im 1. Lebensjahrzehnt)

Deswegen sind die beiden **diagnostischen Methoden der ersten Wahl:**
- Kernspintomographie des Gehirns
- Liquoranalyse

Unwillkürliche Augenbewegungen

Differentialdiagnostischer Zugang

Werden unwillkürliche Augenbewegungen beobachtet, ist folgendes Vorgehen empfehlenswert:

- Die unwillkürlichen Augenbewegungen sollten genau beschrieben, phänomenologisch charakterisiert werden (s. u.).
- Entsprechend dieser Einschätzung ist das genaue Symptom festzulegen (Beispiel: Ein Opsoklonus ist kein Nystagmus i. e. S. und hat eine andere diagnostische Bedeutung).
- Entweder ist das richtige phänomenologische Ansprechen schon die Diagnose selbst oder die nächste Frage lautet (besonders bei Nystagmus): Wozu paßt das Symptom (z. B. die Nystagmusart) am ehesten? Die wichtigsten Formen werden vorgestellt.

Beschreibung der Augenbewegungen
- Monookuläre oder beidseitige unwillkürliche Bewegungen
- Konjugierte Bewegungen
- Schlagrichtung (horizontal, vertikal, rotatorisch)
- Frequenz
- Amplitude
- Rhythmische Bewegungen: pendelnd? ruckend?
- Konstant oder intermittierend

Auslösemechanismen, Verstärkungs- oder Suppressionsbedingungen:
- Fixation (Verstärkung z. B. beim kongenitalen Nystagmus)
- Bestimmte Blickrichtung (z. B. beim Nystagmus im Rahmen einer Kleinhirnläsion)
- (Kopf-)Bewegungen (z. T. Provokation des vestibulären Nystagmus)
- Monookuläre Abdeckung (Manifestation des latenten, kongenitalen Nystagmus)

Begleitsymptome, v. a. Zuckungen
- Beispiel: Gaumen(segel)myoklonie und Nystagmus bei bestimmten Hirnstammläsionen

Danach sollte es möglich sein, die unwillkürlichen Augenbewegungen richtig anzusprechen und der darauf aufbauenden Differentialdiagnose zu folgen (s. u.), die zwischen etlichen verschiedenen Entitäten zu unterscheiden hat. Sie sind jeweils durch unwillkürliche Augenbewegungen charakterisiert bzw. können mit solchen verwechselt werden.

Nystagmus: Im allgemeinen rhythmische Oszillationen eines oder beider Augen. Definitionsgemäß wird die Richtung des Nystagmus nach der schnelleren Schlagrichtung angegeben.

Opsoklonus: Nicht-rhythmische, chaotische (aber konjugierte, d. h. von beiden Augen synchron, identisch bzw. spiegelbildlich) durchgeführte Augenbewegungen. Bedeutung: teils mit Myoklonien und Ataxie im Kleinkindesalter auftretende Störung, u. a. bei Neuroblastom, Enzephalitis oder idiopathisch (s. III/11 und III/12).

Okular-Bobbing: Schnelle Abwärtsbewegung der Bulbi, oft intermittierend. Bedeutung: pontine Läsion meist bei komatösen Patienten.

Okuläre Dysmetrie: Überschießende Sakkaden bei (neuer) Fixation bzw. überschießende Folgebewegung. Bedeutung: Hinweis auf eine zerebelläre Läsion.

Okulomotorische Apraxie (Cogan-Syndrom): Störung der horizontalen Folgebewegung bzw. der willkürlichen Refixation. Ausgleich durch rasche Kopfdrehung in die Blickrichtung, dadurch Augenbewegung mittels Vestibulo-okulären-Reflexes; dann neue Fixation.

M. obliquus-superior-Myokymie: Kleinamplitudige, monookuläre Bewegung mit rotatorischer Komponente, meist mit Oszillopsie (Bewegungswahrnehmung); Bedeutung: Symptom einer benignen, neuromuskulären Instabilität des M. obliquus superior.

Tonische Abweichung der Bulbi:
– Okulogyre Krisen bei extrapyramidal-motorischen Erkrankungen (z. B. beim postenzephalitischen Parkinson-Syndrom); Neuroleptika-Nebenwirkung.
– Sonderform einer frühkindlichen benignen paroxysmalen Dystonieform (s. III/12, S. 233)
– Bulbusabweichung als Lähmungssymptom z. B. bei Hirndruck; bei pontinen Läsionen in der horizontalen Achse.

Suchend-schwimmende Augenbewegungen bei blinden Kindern.

Nystagmus

Das Symptom „Nystagmus", die häufigste unwillkürliche Augenbewegung ist diagnostisch weiter einzuordnen. Die einzelnen Formen sind deskriptiv, topisch oder ätiopathogenetisch definiert.

Vertikaler Nystagmus
– Down-beat-Nystagmus: schnelle Bewegung nach unten, langsames Abdriften nach oben;
– Läsion im Hirnstamm-Kleinhirnbereich, im kraniozervikalen Übergang (z. B. bei Chiari-Malformationen und bei zerebellären Degenerationen), auch hereditäre Formen beschrieben.

See-saw-Nystagmus
– Phasenverschobene, vertikale, meist pendelnde Bewegungen
– Z. T. kongenital wie bei der Septo-optischen Dysplasie, z. T. erworben bei Raumforderungen im parasellären Bereich

Konvergenz-/Retraktions-Nystagmus
– Oft besonders bei Blick nach oben
– Läsion im Bereich der Pinealisregion bzw. der Vierhügelplatte (raumfordernde Prozesse)

Monookulärer Nystagmus
– Spasmus nutans, s. u.
– Tumor im Chiasma-Bereich

– Noch nach längerer Latenz bei Amblyopie
– Intermittierend als Anfallsäquivalent

Medikamenten-induzierter Nystagmus
– Meist horizontaler, horizontal-rotatorischer Nystagmus mit Verstärkung bei Blick nach lateral
– Vorkommen z. B. nach Einnahme höherer Dosen von Antiepileptika oder Tranquilizern.

Zerebellärer Nystagmus
– Meist horizontale Schlagrichtung, besonders bei Blick in Richtung der Läsion, schnelle Komponente in Blickrichtung; mit entsprechender Blickfolgesakkadierung (s. auch III/11)
– Konsequenz: CT/MRT des Kleinhirns, neurometabolische Diagnostik

Vestibulärer Nystagmus
– Bei Labyrinth-Läsionen mit Schwindel, Übelkeit, z. T. Hörminderung; meist horizontale (rotatorische) Schlagrichtung; bei Fixation Abnahme der Symptomatik, bei Kopfbewegungen Verstärkung; häufig entzündliche Genese
– Bei zentraler Vestibularisläsion keine Abhängigkeit von Kopfbewegungen, geringere vegetative Begleitsymptomatik; Vorkommen bei Raumforderungen, entzündlichen Läsionen, spinozerebellären Degenerationen.

Kongenitaler Nystagmus
– Manifestation bald nach Geburt
– Horizontale Schlagrichtung, oft pendelnd; bei Fixation meist Verstärkung; häufig gibt es einen relativen Ruhepunkt, eine Blickrichtung mit nur gering ausgeprägter Symptomatik; manchmal Inversion des optokinetischen Nystagmus, also Schlagrichtung in die eigentlich nicht zu erwartende Richtung;
– Erbliche Formen beschrieben
– Konsequenzen: Neuropädiatrische und augenärztliche Untersuchung: Wenn keine weiteren Auffälligkeiten zu beob-

achten sind, ist keine weitere Diagnostik notwendig.
– Sonderform: Latenter Nystagmus, der nur bei monookulärer Fixation manifest wird.

Nystagmus bei früh manifester/erworbener Blindheit

Spasmus nutans (s. auch III/12, S. 246)
– Typische Manifestation zwischen dem 6. und 18. Monat
– Bilateraler, aber z. T. auch monookulärer Nystagmus, hohe Frequenz (bei 5/s), horizontal, vertikal oder rotatorisch
– Weitere Symptome: Kopfwackeln und Kopfschiefhaltung
– Konsequenz: Augenärztliche Untersuchung und Untersuchung mit bildgebenden Verfahren
– Prognose gut, Remission nach 1–4 Jahren
– Differentialdiagnose: **Bobble-head-doll-Syndrom:** Ähnliche Symptomatik bei Fehlbildungen mit langsam entstehender Hirndrucksymptomatik, etwa bei basalen Subarachnoidalzysten oder Zysten im Bereich des 3. Ventrikels

Iktaler Nystagmus
– Nystagmus als Anfallsäquivalent ist selten, kann aufgrund der Vorgeschichte, der begleitenden Symptome und der EEG-Befunde von den anderen Formen abgegrenzt werden.

Nystagmus und neurometabolisch-degenerative Krankheiten

Welche Bedeutung hat das Symptom ‚Nystagmus' im Rahmen der neurometabolisch-degenerativen bzw. allgemein der neuropädiatrischen Differentialdiagnostik?

● Der Nystagmus kann eine visuell-okuläre Funktionsstörung anzeigen und damit diagnostisch wegweisend sein (Beispiel: mit Optikushypoplasie ein Zeichen der septo-optischen Dysplasie).
● Der Nystagmus kann aufgrund seiner topischen Bedeutung ein Fokussieren der neuroradiologischen Diagnostik ermöglichen (Beispiele u. a. vertikaler Nystagmus bei kraniozervikaler Übergangsanomalie).
● Der Nystagmus ist schließlich, wenn auch nicht gerade pathognomonisch, so doch typisch für folgende neurometabolisch-degenerative Erkrankungen:

Pelizaeus-Merzbacher-Krankheit

Genetisch bedingte Myelinisierungsstörung mit verschiedenen Formen und unterschiedlichem Manifestationsalter. Hypotonie, später Spastik. Schon im 1.–2. Lebensjahr tritt ein Pendel-Nystagmus auf. Diagnose nach Klinik und MRT.

Infantile neuroaxonale Dystrophie

Manifestation im 1.–2. Lebensjahr. Zuerst deutliche muskuläre Hypotonie, allmählich auch Pyramidenbahnsymptome, Spastik, dann auch häufig Nystagmus und Optikusatrophie, mentaler Abbau. Im MRT keine Myelinisierungsstörung. Im EMG Denervierungszeichen in den distalen Muskeln. Autosomal-rezessiver Erbgang. Genaue Pathogenese unklar.

M. Leigh

Eine meist in den ersten 2–3 Jahren manifest werdende Mitochondriopathie mit psychomotorischer Retardierung bzw. Abbau, Gedeihstörung, Erbrechen und unterschiedlichen pyramidalen und extrapyramidalmotorischen Bewegungsstörungen. Z. T. episodischer, irregulärer Nystagmus und nukleäre bzw. supranukleäre Okulomotorikstörung. Im MRT charakteristisches Läsionsmuster im Bereich der Stammganglien.

Friedreich-Ataxie

s. III/11

Ataxia teleangiectatica

s. III/11

Zusammenfassung

Viel ist bereits gewonnen, wenn man sich an die folgende Trias hält (deren Teile natürlich nicht unabhängig voneinander zu beurteilen sind):

1. Gibt es Hinweise auf eine Visusstörung?
a) Aufgrund konkreter Angaben der Eltern oder aufgrund erhobener Befunde
b) Aufgrund weiterer familien- oder eigenanamnestischer Angaben, die das Kind in dieser Richtung disponiert erscheinen lassen

2. Reagieren die Pupillen normal?
Die Beobachtung bei leicht abgedunkelten Verhältnissen und bei hellem Licht, anschließend die wechselnd monokuläre Beleuchtung (Swinging-flashlight-Test) ermöglichen die orientierende Einschätzung, ob eine afferente oder efferente pupillomotorische Störung vorliegt.

3. Ist die Stellung und sind die Bewegungen der Augen regelrecht?
(Strabismus, Augenmuskel- und Blickparesen, sakkadierte Folgebewegungen).
Fallen unwillkürliche Augenbewegungen auf?

Die orientierende und dennoch ausreichend sensitive Untersuchung ist schnell durchgeführt, obwohl sie zeitaufwendig und kompliziert zu sein scheint.
Während die Eltern zum Sehvermögen befragt werden, hantiert und spielt das Kind, wobei erste Informationen gewonnen werden über:
– den Abstand und die Sicherheit beim Hantieren mit kleinen Gegenständen oder beim Malen
– die Kopf(fehl)haltung
– die (isokore) Pupillenweite
– die Stellung der Sehachsen
– willkürliche Augenbewegungen
– die Lidspaltenweite
– unwillkürliche Augenbewegungen

Erst danach werden diese Informationen ergänzt durch die Untersuchung, während der das Kind z. B. auf dem Schoß der Mutter sitzt. Die ruhige und adäquate Fixation und das glatte Folgen in die verschiedenen Richtungen sind neben den o. a. Parametern nochmals einzuschätzen, z. B. indem das Gesicht des Untersuchers als Fixationsreiz dient und ergänzend Gegenstände von lateral hinten ins Gesichtsfeld des Kindes geführt werden. Dann kommt die Optokinetik-Trommel zum Einsatz, und erst dann tritt die Taschenlampe in Aktion (die ja nicht selten aufgrund früherer Erfahrungen, bei denen die Lampe in Kombination mit einem Spatel auftrat, Angst macht).

Bedeutung der Diagnostik okulär-visueller Symptome:

1. Erkennen von Anomalien, die die adäquate Ausreifung bzw. die Funktionstüchtigkeit dieses Systems bedrohen.

2. Das visuell-okuläre System ist außerdem ein geeignetes diagnostisches Feld, um Hinweise auf eine neurometabolische, syndromatologische, exogen induzierte oder zerebral-raumfordernde Störung zu erlangen.

▶ Auf folgende Aspekte soll hier nochmals hingewiesen werden:
Der N. opticus ist ein vorgeschobener Hirnteil. Dies hat diagnostische Relevanz bezüglich der Möglichkeit, an ihm eine zerebrale Myelinisierungsstörung nachzuweisen (z. B. beim M. Canavan). Auch die Stauungspapille als Hirndrucksymptom ist in diesem Zusammenhang zu erwähnen.
Das optische System hat entwicklungsgeschichtlich eine große Nähe zu anderen Mittellinienstrukturen. Im Rahmen der Septo-optischen Dysplasie z. B. treten hypothalamisch-endokrine Funktionsausfälle und eine Septum-pellucidum-Anlagestörung kombiniert mit Anomalien des N. opticus auf.

Ein weiteres Charakteristikum ist die besondere Abhängigkeit der Pupillenweite und der Augenbewegungen von Pharmaka und Toxinen:

– Mydriasis z. B. durch Adrenalin, Kokain, Scopolamin, Pflanzen mit Tropanalkaloiden

– Miosis z. B. durch Heroin und Opium, Codein und Morphinantagonisten wie Naloxon, Insektiziden

– Nystagmus z. B. bei hoher Dosis von Antiepileptika.

Literatur
1. Brett, E. M.: Paediatric Neurology. Churchill Livingstone, Edinburgh 1991
2. Fenichel, G. M.: Clinical Pediatric Neurology. Saunders Philadelphia 1993
3. Mayer, U. M.: Pädiatrische Ophthalmologie. Enke, Stuttgart 1993
4. Wilhelm, H.: Pupillenreaktionen – Pupillenstörungen. Kohlhammer, Stuttgart 1991

8. Hörminderung

Worum es geht

Die Hörminderung ist unter den beiden folgenden Aspekten relevant:

1. Die Hörminderung ist bereits bekannt. Die Fragen in der entwicklungsneurologisch-neuropädiatrisch orientierten Sprechstunde lauten dann:
Gibt es weitere Probleme wie Störungen der Sprachentwicklung oder auch der allgemein-kognitiven Entwicklung, neurologische oder sonstige Befundabweichungen? Müßten unter diesen Aspekten noch andere Maßnahmen eingeleitet werden, diagnostisch oder therapeutisch?
Kann nach Anamnese- und Befunderhebung zur Ursache der Hörstörung etwas ausgesagt werden?
2. Bei neuropädiatrischen Problemen oder Entwicklungsstörungen muß nach einer möglichen Hörminderung gefahndet werden:
   – Dies hat diagnostische Bedeutung, da für bestimmte Erkrankungen, Syndrome oder auch neurometabolische Leiden eine Hörstörung typisch ist.
   – Die Diagnose einer Hörminderung ist u. U. für die Behandlung relevant; das frühzeitige Erkennen ist entscheidend. Ganz besonders ist hier auf die enge Beziehung zwischen Sprachentwicklung und Hörvermögen hinzuweisen (s. auch III/18).

Beurteilung des Hörvermögens

Fragen an die Eltern
Sind Sie sicher, daß Ihr Kind richtig hört? (je nach Alter: Reagiert es auf Ansprache oder nur auf die visuelle Kontaktaufnahme? Wirkt es aufmerksam, lauschend? Erschrickt es bei Geräuschen, dreht es den Kopf bzw. den Körper zur Geräuschquelle, blickt es dorthin? Bringt es selbst Laute hervor? Ahmt es Geräusche nach, die man ihm vormacht – etwa ab dem 10. Monat? Sprachentwicklungsstand?)

Reflexe
Auropalpebraler Reflex (gehört zur Untersuchung eines Neugeborenen und eines jungen Säuglings): Kurzer, schneller Lidschluß auf nicht sichtbares Klatschen; z. T. sieht man auch einen Moro-Reflex bei plötzlicher akustischer Irritation.

Beobachten und orientierendes Überprüfen
Reaktion auf Ansprache, auf rein akustische Kontaktaufnahme. Reproduzierbare Reaktion auf nicht sichtbares Papierknistern, Hoch- und Tieftonrassel (rechts und links), auf Dinge, die außerhalb des Gesichtsfeld herunterfallen; Reaktion auf die Fragen nach „Mama" oder „Oma". Wie beschäftigt sich das Kind mit Spielsachen?

Einschätzung der Sprachentwicklung
Eine regelrechte Sprachentwicklung ist mit einer wesentlichen Hörminderung nicht kompatibel, wenn eine unilaterale Beeinträchtigung wenigstens orientierend ausgeschlossen ist.
Ist das Sprachverständnis altersentsprechend? Reagiert das Kind auf seinen Namen? Versteht es Aufforderungen und Vorschläge – auch situationsunabhängig, also ohne begleitende Gestik oder visuelle Vermittlung?

Telefon
Wirkt das Kind aufmerksam, hört es zu, wenn z. B. der Vater am Telefon etwas

erzählt, flüstert – rechts genauso wie links?

Pädaudiologische Testung

> Eine relevante Hörminderung sollte früh, möglichst in den ersten Lebenswochen erkannt werden, um über entsprechende Hilfsmaßnahmen dennoch eine ausreichende Stimulation und damit Ausreifung dieses sensorischen Systems erreichen zu können.

Differentialdiagnostischer Zugang

Eine zentrale Frage lautet: Handelt es sich um eine isolierte Hörminderung (genetisch-familiäre Form oder Gründe, die in der eigenen Anamnese zu finden sind, z. B. traumatischer, toxischer oder infektiöser Art) oder liegen weitere neurologische oder somatische Befundabweichungen vor, die die Hörminderung zum Symptom eines Syndroms (einer Fehlentwicklung z. B.) oder einer metabolischen Erkrankung machen? Die Synopsis der begleitenden Befunde, die Beachtung des Manifestationsalters und des Verlaufs ermöglichen dann eine Verdachtsdiagnose. Folgende Aspekte helfen weiter:

Entwicklungsstand
Handelt es sich nur um ein durch die Hörstörung ausschließlich erklärbares, ganz überwiegend sprachliches Entwicklungsproblem? Ist der kognitive Stand bezüglich der sprachungebundenen Fähigkeiten altersentsprechend? Oder ist die Hörminderung Zeichen einer globalen zerebralen Funktionsstörung?

Neurologische Symptome
Liegen weitere Hirnnervenausfälle vor? Auf die dem N. vestibulo-cochlearis benachbarten Hirnnerven ist besonders zu achten:
Erscheint die faziale Gesichtskontraktion ausreichend? Kann das Auge ausreichend abduziert werden? Sind die Sensibilität im Gesicht und die Kraft der Kiefermuskulatur regelrecht? Gibt es Hinweise auf eine Schluck- oder Stimmstörung? Falls nicht nur der VIII. Hirnnerv beeinträchtigt erscheint, ist die Indikation zur weiteren Diagnostik um so dringlicher, es könnte z. B. eine zerebrale Raumforderung, selte-

```
                          Hörstörung
                         /          \
                  Isoliert          Kombiniert mit
         (mit dadurch erklärter
         Sprachentwicklungsstörung)
```

| Genetische Störung, unterschiedliche Erbgänge | Exogene intrauterine Störung, medikamentös, toxisch oder infektiös | Später erworben: z. B. traumatisch, entzündlich, toxisch | Dysmorphiehinweisen (Chromosomenanomalie, Syndrome, genetisch und exogen bedingte Fehlentwicklungen) | Pigmentanomalien (s. u. a. S. 197) | Hinweisen auf ein progredientes Geschehen (neurometabolische Störungen, Raumforderungen) |

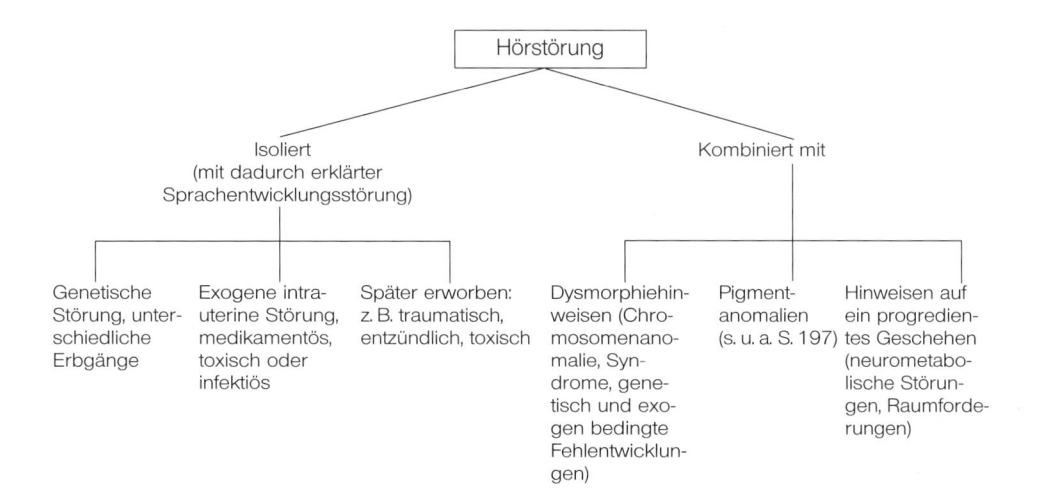

Abb. 21 Differentialdiagnostischer Zugang bei Hörminderung.

ner eine Anlagestörung (ähnlich dem Möbius-Syndrom) oder eine Neuritis der Hirnnerven dahinter stehen.
Gibt es andere neurologische Symptome, die z. B. auf eine Kleinhirnbeteiligung hinweisen (z. B. eine zur Hörminderung ipsilaterale Ataxie bei einem Tumor im Kleinhirnbrückenwinkelbereich) oder durch eine Pyramidenbahnsymptomatik eine Hirnstammläsion offenbaren?

Weitere allgemein-körperliche Befunde
1. Auffälligkeiten von Stellung, Lage und Größe der Ohren bzw. im Ohrmuschel-, periaurikulären und Gehörgangsbereich
2. Kraniofaziale Dysmorphien und Anomalien, die auf eine Störung der entsprechenden Entwicklungsfelder hinweisen (z. B. Schädeldeformationen, Spalten, Mikro- oder Retrogenie, Mittelgesichtshypoplasie, okuläre Besonderheiten) (s. auch III/2.)
3. Pigmentabweichungen von Haut-, Haaren und Augeniris (Beispiele: M. v. Recklinghausen und Waardenburg-Syndrom) (s. u.)

Verlauf
Anhaltspunkte für eine zunehmende Störung (Progredienz der Hörstörung selbst oder Entwicklungsstillstand, Regressionen, neu auftretende neurologische Störungen) bestimmen die Diagnostik (z. B. Ausschluß eines raumfordernden Prozesses oder metabolischer Erkrankungen).

Ursachen

Genetisch-kongenital
1. Es gibt autosomal-dominant, autosomal-rezessiv und x-chromosomal **vererbte Hörstörungen**, zum einen isoliert und zum anderen kombiniert mit weiteren Fehlbildungen oder neurologischen Ausfällen.
2. **Chromosomenanomalien**: Beispiel: 18q-Syndrom, Deletion des langen Armes: Mittelgesichtshypoplasie, Mikrozephalie, Anfälle, Hypotonie, Genitalanomalien. Weiter die Trisomien 13 und 18.

3. Syndrome

Syndrome mit kraniofazialen Dysmorphiezeichen

Goldenhar-Syndrom
– Ohrmalformationen, präaurikuläre Anhängsel, Iriskolobome

Treacher-Collins-Syndrom = Mandibulo-Faziale Dysostose

– Hypo-/Aplasie der Ohrmuschel, z. T. Gehörgangsatresie
– Veränderungen im Mund-/Kieferbereich, Makrostomie, Hypoplasie des Unterkiefers, z. T. Spalte
– Oft Mikrophthalmie
– Skelettanomalien

Stickler-Syndrom = Arthro-Ophthalmopathie
– Kraniofaziale Auffälligkeiten, Gaumenspalte, flaches Gesicht, tiefliegende Nasenwurzel
– Kurzsichtigkeit, Augenfehlanlagen
– Marfanoider Habitus; überstreckbare, vorspringende Gelenke, Arthropathien
– Autosomal-dominanter Erbgang

Andere (Kranio-)skelettale Syndrome

Klippel-Feil-Syndrom
– Anomalien des kraniozervikalen Übergangs, Halswirbelfusionen, kurzer Hals, z. T. Skoliose, vestibuläre Störungen

Akrozephalosyndaktylie, Morbus Apert
Morbus Crouzon
Osteogenesis imperfecta
Osteopetrosis
Marfan-Syndrom

Weitere Syndrome

Laurence-Moon-Bardet-Biedl-Syndrom

- Polydaktylie
- Adipositas
- Retinitis pigmentosa
- Geistige Retardierung

Pendred-Syndrom
- Neben der kongenitalen Taubheit Schilddrüsendysfunktion bzw. Struma
- Autosomal-rezessiver Erbgang

Usher-Syndrom
- Angeborene oder früh manifeste Innenohrschwerhörigkeit
- Visusstörung, Retinitis pigmentosa
- Z. T. mentale Retardierung
- Autosomal-rezessiver Erbgang

Alport-Syndrom
- Bilaterale Innenohrschwerhörigkeit im 2. Lebensjahrzehnt
- Glomerulo- und interstitielle Nephritis
- Z. T. Katarakt, Nystagmus

Waardenburg-Syndrom
- Weiße Haarlocke, z. T. Haut-Hypopigmentierungen
- Heterochromatische Iris, Pigmentanomalien auch des Fundus, Lateralverlagerung der inneren Augenwinkel, Blepharophimose
- Mentale Retardierung nicht typisch
- Autosomal-dominanter Erbgang

Jervell-Lange-Nielsen-Syndrom
- Kardio-auditives Syndrom; Herzrhythmusstörungen

Noonan-Syndrom
S. auch III/4, S. 157 (Turner- und Noonan-Syndrom)

Fanconi-Anämie
- Minderwuchs, Mikrophthalmie, Hypo-Aplasie des Daumens und des Radius
- Nierenfehlbildungen
- Pigmentanomalien
- Makrozytäre Anämie
- Chromosomenbrüchigkeit

LEOPARD-Syndrom
- **L**entigines

- **K**ardiale Überleitungsstörungen (**E**lektrokardiographie)
- **O**kulärer Hypertelorismus
- **P**ulmonalstenose
- **A**bnorme Genitalien
- Minderwuchs (**R**etardation of growth)
- Hörstörung (**D**eafness)

Neurofibromatose Typ 2
- s. S. 198

4. (Neuro)metabolische Erkrankungen

Mukopolysaccharidosen/Mukolipidosen
- s. auch III/3, 7, 17 (u. a. S. 295)
- Psychomotorische Entwicklungsstörung, großer Kopf, Skelettanomalien, Hepatomegalie

Peroxisomale Erkrankungen bzw. Leukodystrophien und Mitochondriopathien
- *Neonatale Adrenoleukodystrophie und Zellweger-Syndrom*
  - Neonatal manifeste muskuläre Hypotonie, globale Entwicklungsstörung, dysmorphe Zeichen (s. auch III/14)

- *Refsum-Erkrankung*
  - Gegen Ende des 1. oder im 2. Lebensjahrzehnt manifeste visuelle Störungen (Retinitis pigmentosa), Gangstörung bei Ataxie und Polyneuropathie (s. auch III/11)

- *Metachromatische Leukodystrophie*
  - Im Kindesalter auftretende Gangstörung, Spastik und gleichzeitig hypotone Symptome bei zentraler und peripherer Demyelinisierung (s. III/11)

- *Cockayne-Syndrom*
  - Progeroides Aussehen, Minderwuchs, Ataxie, mentale Retardierung und Retinitis pigmentosa (s. auch III/7, 17

- *Mitochondriopathien, MELAS- und Kearns-Sayre-Syndrom (s. auch III/13, S. 261)*

Hypothyreose

Neuromuskuläre Störungen mit fakultativer Hörstörung:

- Hereditäre motorisch sensible-Neuropathien (s. auch III/15)
- Muskeldystrophie

Kongenital-Exogen

Teratogen-toxisch

- z. B. im Rahmen einer Trimethadionbehandlung
- Röntgenbestrahlung

Infektiös

Toxoplasmose

- Hepatosplenomegalie, Ikterus
- Chorioretinitis
- Psychomotorische Retardierung
- Intrazerebrale Verkalkungen

Zytomegalie

- Hepatosplenomegalie, Ikterus
- Mikrozephalie, Anfälle, psychomotorische Retardierung
- Intrazerebrale Verkalkungen

Röteln

- Herzfehler
- Katarakt, Glaukom, Retinopathie
- Mikrozephalie

Diabetes mellitus der Mutter

Perinatal

Schwere Hypoxie

Relevante Hyperbilirubinämie

Frühgeburtlichkeit, wahrscheinlich z. T. Hämorrhagien der Kochlea

Später erworben

Infektionen

- Meningitis
- Parotitis
- Otitiden (gehäuft)
- Borreliose
- Viruserkrankungen (Masern, Röteln, Varizellen, Mumps, Herpes zoster)

Trauma

- Meist mit deutlicherer Beeinträchtigung auch des vestibulären Anteils (Vertigo);
- Lärmschaden

Tumor

- Beispiel: *Akustikusneurinom bei Neurofibromatose Typ 2* (autosomal-dominant vererbt, im Vergleich zum Typ 1 nicht identischer Genlokus; charakteristisch sind die bilateralen Akustikusneurinome)

Gehörgangsobstruktionen

z. B. durch Fremdkörper

Medikamente

- Längerdauernde und hochdosierte Aspirinbehandlung
- Aminoglykoside
- Cisplatin
- Beta-Rezeptorenblocker (selten)
- Saluretika (Furosemid)

Anamnese, Befunde und Diagnostik

Hier sind checklistenartig die wesentlichen Punkte zur Anamnese und klinischen Befunderhebung zusammengetragen. Außerdem wird ein Vorschlag für die Zusatzdiagnostik unterbreitet, unterteilt in Basisuntersuchungen bei ungeklärter Hörminderung und eine je nach gesamter Befundkonstellation gezielt anzufordernde ergänzende Diagnostik.

Anamnese

Familienanamnese

- Hörminderungen

- Fehlbildungen, Skelettanomalien, kutane Besonderheiten, Nierenerkrankungen, Diabetes mellitus
- Neurologische Leiden (z. B. mit Ataxie, Polyneuropathie, Spastik)

Eigenanamnese
- Pränatale Infektion, pränatale Hypoxie, Möglichkeit einer teratogenen Schädigung
- Geburt: Gestationsalter; schwere Hypoxie; erheblicher Ikterus; Hirnblutung; perinatale Infektionen; antibiotische Behandlung mit Aminoglykosiden (auch später)
- Meningoenzephalitis
- Trauma
- Medikamente: Antibiotika, Saluretika wie Furosemid, Salicylate, Beta-Blocker
- Verlauf: Entwicklungsstillstand, Rückschritte, neu aufgetretene neurologische Ausfälle

Befunde

Entwicklungsstand

Neurologische Befunde
- Weitere Hirnnervenausfälle
- Hirnstammsymptome
- Hinweise auf zerebelläre Läsionen
- Weitere Symptome (z. B. polyneuropathischer Art) als Hinweis auf eine systemische Erkrankung

Allgemein-körperliche Befunde:
- Dysmorphien des Schädels oder Gesichts. Schädelform, Mundgröße, mandibuläre Hypoplasie, Spalte, Ohrmuschel, Ohranhängsel
- Okuläre Auffälligkeiten wie Mikrophthalmie, Pigmentanomalien der Iris oder der Retina, Katarakt
- Pigmentbesonderheiten: Haare und Haut
- Skeletteinschätzung: Größe und Habitus, Wirbelsäulen- und Gelenkbeurteilung

Diagnostik

Basisuntersuchung
- HNO-pädaudiologische Untersuchung (u. a.: kochleärer Schaden oder Hinweise auf eine weiter zentral gelegene Läsion? – Bedeutung für die Indikationsstellung zur zerebralen Bildgebung)
- (Neuro-)Pädiatrische Untersuchung
- Augenärztliche Beurteilung
- Laborparameter: Blutbild, Schilddrüsen- und Nierenwerte; Urinstatus; je nach Alter Untersuchungen auf pränatale Infektionen
- Wenn noch keine Einordnung möglich: Schädel-CT

Ergänzende Untersuchungen
Falls noch keine ätiopathogenetische Klärung möglich ist und/oder Hinweise für ein neurometabolisch-degeneratives Leiden, eine Raumforderung oder eine syndromatologische Entität vorliegen:
- Urinanalysen auf Aminosäuren und organische Säuren; Untersuchungen auf Mukopolysaccharidosen und Mukolipidosen, Bestimmung der überlangkettigen Fettsäuren und von Laktat/Pyruvat
- Chromosomenanalyse (ggf. auch in Richtung Fanconi-Anämie)
- Untersuchungen auf Auto-Immunphänomene
- MRT
- Abdomensonographie
- Röntgen: Schädel, kraniozervikaler Übergang, Hand
- Kardiologische Untersuchung
- Dermatologische Einschätzung

Zusammenfassung

▶ Eine genaue pädaudiologische Beurteilung des Hörvermögens ist indiziert:
1. Bei jedem Verdacht auf eine Hörstörung (Einschätzung der Eltern, Beobachtung und orientierende Testung),
2. Bei jedem Kind mit
   - einer Sprachentwicklungsstörung
   - einer geistigen Behinderung
   - Anhaltspunkten für ein progredientes neurologisches Leiden
   - Syndromhinweisen (Fehlbildungen im Schädel- oder Gesichtsbereich, Skelettdysplasien, kutanen Besonderheiten)
3. Bei Disposition, d. h. aus eigen- oder familienanamnestischen Gründen (z. B. Frühgeburt etwa < 1500 g; Hörstörungen, Syndrome, neurologische Leiden in der Familie).

▶ Eine relevante Hörminderung sollte in den ersten Lebenswochen bzw. Monaten erkannt werden, um über Hilfsmaßnahmen dennoch eine ausreichende Stimulation und damit Ausreifung dieses sensorischen Systems erreichen zu können. Dies ist von überragender Bedeutung für die sprachliche, kognitive und psychosoziale Entwicklung. Die Fragen nach einer möglichen Hörminderung und die Einschätzung des Hörvermögens sind eine konstante Aufgabe des betreuenden Kinderarztes oder Allgemeinmediziners.

▶ Die diagnostische Zuordnung des Symptoms „Hörminderung" ist manchmal schon nach einer genauen Anamneseerhebung möglich (z. B. familiäre Formen; bakterielle Meningitis in der Vorgeschichte). Ansonsten orientiert sie sich am Manifestationsalter und dem Verlauf der Symptomatik sowie an der Frage, ob neben der Hörminderung andere klinische Auffälligkeiten vorliegen. Danach ist zu entscheiden, welche weitere Diagnostik anzufordern ist, ob der Bereich der Kochlea, des N. vestibulo-cochlearis bzw. das ganze Gehirn bildgebend darzustellen ist, ob eine weitere syndromorientierte Diagnostik zu veranlassen ist und ob (neuro-)metabolische Analysen indiziert sind.

Literatur
1. Fenichel, G. M.: Clinical Pediatric Neurology. Saunders, Philadelphia 1993
2. Frankenburg, W. K., S. M. Thornton, M. E. Cohrs: Entwicklungsdiagnostik bei Kindern. Thieme, Stuttgart 1992
3. Rapin, I.: The Ear, Hearing and Hearing Loss. In: Pediatric Neurology, ed. by K. F. Swaiman. Mosby, St. Louis 1994
4. Rapin, I.: Children with Hearing Impairment. In: Pediatric Neurology, ed. by K. F. Swaiman. Mosby, St. Louis 1994
5. Schmidt, D., Malin, J. P.: Erkrankungen der Hirnnerven. Thieme, Stuttgart 1986

9. Fazialisparese

Worum es geht

Fällt in der Sprechstunde eine Schwäche bzw. Asymmetrie der Gesichtsmukulatur auf oder wird anamnestisch darüber berichtet, stellt sich die Frage, wie dieses Symptom differentialdiagnostisch einzuordnen ist.

Neuroanatomie

Der Fazialisnerv, der VII. Hirnnerv, hat sein Kern-Ursprungsgebiet in der Pons (daher kann er bei Ponstumoren oder Hirnstammenzephalitiden beteiligt sein). Im Hirnstamm bzw. im weiteren Verlauf ist er den Nn. abducens, vestibulocochlearis und trigeminus eng benachbart (also sind diese bei entsprechender Läsionstopik ebenfalls beeinträchtigt).
Vom Meatus acusticus bis zum Foramen stylomastoideum verläuft er im Fazialiskanal und ist in diesem Abschnitt durch Schwellungen besonders gefährdet.
In bzw. mit dem N. facialis verlaufen folgende Anteile
- Somatisch-efferente Anteile
 = Innervation der mimischen Gesichtsmuskulatur
- Sensibel-afferente Anteile
 = Teile des äußeren Gehörs und des Gehörgangs (u. a.)
- Sensorisch-afferente Anteile
 = Geschmacksempfindung von den vorderen zwei Dritteln der Zunge
- Parasympathische Anteile
 = Speichel- und Tränendrüse (u. a.).

Die Abgänge vom somatisch-efferenten Hauptstamm sind der Reihe nach von proximal nach distal:
- Zur Tränendrüse (verminderte Tränensekretion u. U. mit dem Schirmer-Test zu erfassen)
- Zum M. stapedius (bei Läsion des Fazialisstammes bis dahin, d. h. nicht erst nach dem Abgang dieses Astes: Dysakusis)
- Zur Geschmacksrezeption im vorderen Zungenbereich.

Eine differenzierte topische Läsionsanalyse kann im Einzelfall sinnvoll sein.
Nur die Stirnmuskeln sind kortikal bilateral repräsentiert, die anderen Fazialis-Innervationsgebiete sind lediglich kontralateral verankert. Dies bedingt die klinische Unterscheidungsmöglichkeit zwischen einer zentralen und einer peripheren Fazialisparese: da die Mm. frontales supranukleär von beiden Hirnhälften innerviert werden, ist bei einer zentralen Fazialisparese der Stirnteil nicht bzw. kaum betroffen, auch der Lidschluß ist vollständig.
Erwähnt werden soll noch die klinisch relevante Nähe des N. facialis zum (Innen)Ohr und zur Parotis (Fazialisparese bei Mastoiditis, Otitis, Parotitis).

Differentialdiagnostischer Zugang

Der differentialdiagnostische Zugang erschließt sich über die Fragen:

1. Fazialisparese oder?
2. Periphere Fazialisparese – oder zentrale?
3. Isolierte Fazialisparese – oder weitere Hirnnervenausfälle/andere Symptome?
4. Einseitige Fazialisparese – oder bilaterale?
5. Erworbene Fazialisparese – oder kongenitale?

Die Antworten auf diese Alternativen engen das Spektrum der in Frage kommenden Ursachen bzw. der weiteren diagnostisch sinnvollen Maßnahmen ein. Es ergibt sich je nach Kombination der Antworten eine andere Schnittmenge, und man kann sich übungshalber Gedanken zu ganz verschiedenen (mehr oder weniger wahrscheinlichen) Konstellationen machen, Beispiel: Eine erworbene bilaterale isolierte periphere Fazialisparese – an was ist zu denken? Oder: Eine kongenitale, unilaterale, mit weiteren Hirnnervenausfällen einhergehende zentrale Fazialisparese – welche Diagnostik macht Sinn?

Fazialisparese oder?

Liegt eine Fazialisparese i. e. S. vor oder erscheint die Mimik, die Gesichtsmuskulatur aus anderen Gründen schwach oder asymmetrisch?

• Besteht eine Schädel/Gesichtsasymmetrie (z. B. im Rahmen eines Syndroms, s. auch III/2)

• Ist eine A- oder Hypoplasie der eigentlich vom N. facialis innervierten Muskeln zu vermuten, beispielsweise die Aplasie des M. depressor anguli oris (das asymmetrische Schreigesicht): Wenn das Kind weint oder schreit, wird auf der betroffenen Seite der Mundwinkel nicht heruntergezogen. Alle anderen fazialen Bewegungen sind nicht beeinträchtigt. Eine elektrophysiologische Klärung ist möglich (wenn auch in der Regel nicht unbedingt notwendig): Die Nervenleitgeschwindigkeit des N. facialis ist bei der muskulären Aplasie normal.

• Die Myasthenie, die fazio-skapulo-humerale Muskeldystrophie, die myotone Dystrophie und die mitochondrialen Myopathien führen im allgemeinen zur bilateralen mimischen Schwäche.

• Eine Asymmetrie der mimischen Muskulatur wird auch aufgrund einer Kontraktur nach Defektheilung einer Fazialisparese beobachtet: Hier steht der Mundwinkel auf der betroffenen Seite etwas höher.

• Oder könnte es sich um eine mimische Besonderheit handeln, die in den Grenzbereich der mit entsprechenden Methoden bei allen Menschen registrierbaren Asymmetrie fällt?

Periphere oder zentrale Parese?

Handelt es sich um eine periphere (Läsion ab dem Hirnstammkern) oder um eine zentrale Fazialisparese? Das Ursachenspektrum ist ganz unterschiedlich. Zerebrale Tumoren, Infektionen (Hirnabszeß), traumatische Läsionen und Fehlbildungen können der supranukleären Symptomatik zugrunde liegen. Eine isolierte zentrale Fazialisparese ist eine Rarität; Sonographie, Computertomographie oder Kernspintomographie sind dann die diagnostischen Methoden der ersten Wahl.

Isolierte Fazialisparese oder weitere Begleitsymptome?

Liegt ausschließlich eine Fazialisparese vor (im hier zu besprechenden typischen Fall eine periphere) oder ergibt die genaue klinische Untersuchung bzw. Anamneseerhebung weitere Befundabweichungen? Jede „kombinierte" Fazialisparese erzwingt eine weitere Diagnostik.

• Kombination mit weiteren Hirnnervenausfällen (Nachbarschaftsverhältnisse beachten!). Läsionen im Bereich des Hirnstamms sind häufig durch ein Mitbetroffensein u. a. des N. abducens, des N. vestibulocochlearis oder des N. trigeminus erahnbar. An eine Hirnnervenneuritis muß gedacht werden. Auch die progressive juvenile Bulbärparalyse ist ggf. differentialdiagnostisch zu erwägen. Selten sind toxische Faktoren anzuschuldigen. Etwas häufiger kommt – speziell bei

Kombination einer kongenitalen Fazialisparese mit einer entsprechenden Abduzensschwäche – ein Möbius-Syndrom in Frage.

- Kombination mit anderen neurologischen Symptomen: Läsionen des N. facialis-Kerngebietes in der Brückenhaube können sich durch eine periphere Fazialisparese und eine kontralaterale Hemiparese bemerkbar machen. Hirnstammgliome sind im Kindes-/Jugendalter nicht ganz selten.

- Kombination mit Fehlbildungssymptomen oder knöchernen Besonderheiten: Eine Anlagestörung des Nerven kann bei Fehlbildungszeichen im Ohr- (Schädel- oder Gesichts-)Bereich vermutet werden. Bei der Osteopetrosis besteht nicht selten neben einer Hörstörung auch eine Fazialisschwäche.

Uni- oder bilaterale Fazialisparese?

Diese Unterscheidung ist im Vergleich zu den anderen differentialdiagnostischen Parametern die am wenigsten aussagekräftige, da sich das jeweilige Ursachenspektrum in weiten Bereichen überschneidet. Dennoch, die idiopathische Fazialisparese (wenn es sie überhaupt gibt) und auch die traumatische sind typischerweise unilateral.

Bei einer *beidseitigen (bzw. seitenwechselnden)* Symptomatik ist an folgendes zu denken:

Anlagestörungen (Möbius-Syndrom)

Infektiöse Ursachen

- Polyneuritis (radikulitis) cranialis (teilweise dem Guillain-Barré-Syndrom ähnlich)
- Borreliose
- Basale Meningitis

Tumoröse Prozesse

- Z. B. Infiltration der basalen Meningen im Rahmen einer Karzinose oder eines Lymphoms
- Hirnstammtumoren

Vaskuläre Läsionen

im Hirnstammbereich oder Pseudobulbärparalyse bei Schädigung der kortiko-bulbären Bahnen

Myopathien

- Myasthenie, Myotone Dystrophie, fazio-skapulo-humerale Muskeldystrophie, andere Myopathien

Erworbene oder kongenitale Fazialisparese bzw. Schwäche?

Wurde die Schwäche nur später entdeckt, bewußt wahrgenommen oder ist sie wirklich neu aufgetreten? Alte Photos können unter Umständen helfen. Falls neu aufgetreten: Unter welchen Umständen, mit welchen weiteren Krankheitssymptomen und wie schnell? Die differentialdiagnostisch meist schwieriger einzuordnende erworbene Symptomatik wird weiter unten behandelt.

Bei der *kongenitalen* Form kommen in Frage:

Anlagestörungen

- Möbius-Syndrom, dem wahrscheinlich eine Kernaplasie im Hirnstamm zugrunde liegt
- Muskulärer Art (z. B. Aplasie des M. depressor anguli oris)

Geburtstraumata

Muskulär-systemische Erkrankungen

Z. B. die kongenitale oder neonatale Myasthenie, die myotone Dystrophie oder andere Myopathien.

Von der peripheren Fazialisparese zur Borreliose

Da die Diagnose einer Borrelien-Infektion therapeutische Konsequenzen nach sich zieht, ist es wichtig, eine borreliogene Fazialisparese in die Differentialdiagnose einzubeziehen. Die durch Borrelien hervorgerufene Fazialisparese ist klinisch von der sogenannten idiopathischen nicht zu unterscheiden. Auch die Fragen nach Zeckenbiß und Erythema migrans lassen oft im Stich.

Im Kindesalter gilt die zuerst uni- dann manchmal auch bilaterale Fazialisparese als eine, fast kann man sagen *die* typische solitäre Manifestation der Lyme-Borreliose in den Monaten März bis November. Etwa 30-40 % des Gesamtkollektivs der scheinbar idiopathischen Fazialisparesen dürften borreliogen sein. Die Liquorbefunde sind aussagekräftiger als die Serumanalysen; die Fazialisparese ist als Neuroborreliose (Stadium 2) einzuschätzen. Nach Literaturdurchsicht und eigenen Erfahrungen geht die borreliogene Fazialisparese in den allermeisten Fällen mit einer Liquorpleozytose einher, so daß dieser schnell verfügbare Parameter in den nachfolgend dargestellten Entscheidungsbaum miteingearbeitet wurde. U. E. muß also bei *jeder* erworbenen, ätiopathogenetisch unklaren Fazialisparese eine entsprechende Diagnostik durchgeführt werden *(Abb. 22)*.

```
              Fazialisparese (peripher, scheinbar idiopathisch)
                              │
                      Erythema Migrans
                         ↙       ↘
                      nein        ja ─────────────────→ Antibiotika
                       │
                       ▼
                  Liquor-Pleozytose
                         ↙       ↘
  Entlassung ←────── nein        ja ─────────────────→ Antibiotika
                       │
                       ▼
                Borrelien-Serologie/Kultur
                    (Liquor/Blut)
                         ↙       ↘
                    negativ      positiv ──────────────→ Antibiotika
                       │
                       ▼
                  Kontrolle Blut
                  nach 3–4 Wochen incl. auf EBV-Titer ──→ Rücksprache
```

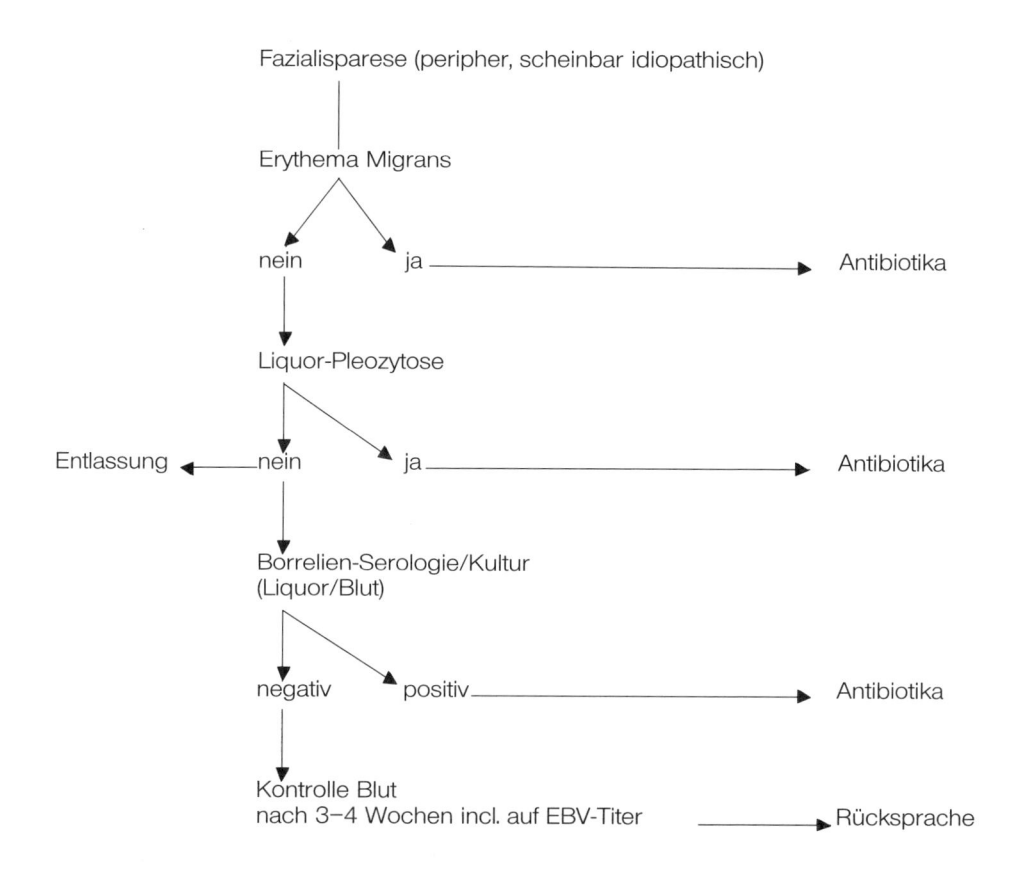

Abb. 22 Fazialisparese und Borreliose.

Wurde eine Borreliose gesichert, besteht die Behandlung in parenteraler Antibiotikagabe (z. B. Ceftriaxon über 14 Tage).

Weitere Ursachen

Melkersson-Rosenthal-Syndrom

- Manifestation im Kindes-, Jugendalter
- Rezidivierende, oft bilaterale Fazialisparese; dann später angioneurotisches Ödem, Lippen- und Gesichtsschwellungen; z. T. Lingua plicata
- Wahrscheinlich autosomal-dominanter Erbgang mit variabler Expression
- Keine voll etablierte Therapie bekannt

Guillain-Barré-Syndrom (GBS)
Miller-Fisher-Variante

- Beim GBS in etwa der Hälfte der Fälle periphere, oft bilaterale Fazialisparese (s. auch III/15)
- Das Miller-Fisher-Syndrom ist durch die Trias
  - Ophtalmoplegie
  - Ataxie
  - Areflexie

gekennzeichnet. Auch bei dieser GBS-Variante kann eine Fazialisparese auftreten.

Seltene Ursachen

- Diphtherie, Botulismus, Postimmunisation (?) (Pertussis, Diphtherie, Tetanus, Polio)
- Sarkoidose, Heerfordt-Syndrom
- Kawasaki-Syndrom
- Primär ossäre Erkrankungen wie die Osteopetrosis

Diagnostik

Der N. facialis kann klinisch, elektrophysiologisch und durch bildgebende Verfahren beurteilt werden *(Tab. 17)*. Das Vorgehen zur raschen Orientierung in der Sprechstunde ist ebenfalls in *Tabelle 17* angegeben.

Tab. 17 Diagnostik zur Klärung einer isolierten Fazialisparese oder Gesichtsmuskelschwäche

Klinische Einschätzung der Fazialisfunktion

- Beobachten der spontanen bzw. induzierten mimischen Motorik beim Sprechen, Schreien, Weinen und Lachen. Beurteilung des Gesichtsausdrucks (bei der Fazialisparese verstrichene Stirn- und Nasolabialfalte, Lidspalte oft etwas weiter, Mundwinkel hängend).
- Ergänzende Information durch Stirnrunzeln, kräftigen Lidschluß, Zähnezeigen, Wangenaufblasen und Mundspitzen auf Aufforderung.
- ggf. Überprüfung auch der den Fazialishauptstamm begleitenden parasympathischen Anteile zur Versorgung der Tränendrüse sowie der Geschmacksrezeption im Zungenbereich und des Astes zum M. stapedius.

Elektrophysiologische Beurteilung der Fazialisfunktion

- Notwendig nur, wenn entweder Zweifel daran bestehen, ob wirklich eine periphere Fazialisparese vorliegt oder wenn eine Aussage zur Prognose oder zur Restinnervation gewünscht wird.
- Der N. facialis kann vor dem Ohrläppchen stimuliert und das Antwortpotential der mimischen Muskulatur registriert werden. Wenn nach etwa 10 Tagen kein Antwortpotential abgeleitet werden kann, ist die Prognose bezüglich der Spontanremission schlecht.
- Mit dem Orbikularis-okuli-Reflex wird ebenfalls (u. a.) eine Fazialisfunktion getestet.

Bildgebende Verfahren

(Ebenfalls u. E. nur bei bestimmten Konstellationen oder Fragestellungen indiziert: Trauma oder Raumforderung nicht völlig unwahrscheinlich).
- Röntgen (Stenvers, Schüller).
- CT mit Knochenfenstereinstellung, auch zur Schädelbasisbeurteilung gut geeignet; Beurteilung des Kleinhirnbrückenwinkels
- MRT: der N. facialis kann hier auch im Kanal dargestellt werden, u. U. kann eine Aussage über eine Schwellung gemacht werden.

Zusammenfassung: Diagnostisches Vorgehen (nach gründlicher Anamneseerhebung)

- Klinische (Lymphknoten, Organomegalie u. a.) und neurologische Untersuchung
- Blutdruckmessung (wahrscheinlich wird die hypertensionsbedingte schwellungs- oder blutungsinduzierte Fazialisparese zu selten diagnostiziert. Der Verlauf und die klinische Symptomatik der typischerweise unilateralen Parese entsprechen der idiopathischen Form).
- Hals-Nasen-Ohrenärztliche Untersuchung
- Blut:
  - Blutbild, BSG, BZ
  - Borrelien-Serologie
  - Untersuchungen auf EBV, Mumps, Polio, Herpes (zoster), Varizellen, Röteln, Mykoplasmen
    - (ggf. Schilddrüsenwerte; Untersuchungen auf Autoimmunphänomene)

Falls noch keine Ursache erkennbar ist:
- Liquoruntersuchung (s. o.)

Außerdem:
- Großzügige Indikation zur Schädelcomputertomographie (s. o.)

Zusammenfassung

▶ Die Fazialisparese kann die Erkrankung selbst sein, ist dann einziger Ausdruck eines (u. U. auch behandelbaren) Krankheitsgeschehens. (Beispiele: Idiopathische oder borreliogene Fazialisparese)

▶ Die Fazialisparese kann Symptom einer erweiterten Störung sein, vor allem, wenn sie gemeinsam mit weiteren neurologischen Ausfallserscheinungen auftritt. Daraus leitet sich die Notwendigkeit einer adäquaten Diagnostik ab, um zur Ätiopathogenese Stellung nehmen zu können.
Die Fazialisparese ist oft ein wertvolles topisches Symptom; in jedem Fall weist sie auf eine supraspinale Störung hin (weitere Differenzierung dann durch die Festlegung, ob eine periphere oder eine zentrale Parese vorliegt).

▶ Schließlich kann die Symptomatik der Fazialisparese unabhängig von der Ätiopathogenese andere therapeutische Konsequenzen nach sich ziehen (z. B. Verhindern der Austrocknung des Auges, bei inkomplettem Lidschluß: Augensalbe oder künstliche Tränen).

▶ Die wesentlichen differentialdiagnostischen Überlegungen sind:

Differenzierung zwischen
– Fazialisparese und anderen Störungen (z. B. muskuläre Anlagestörung)
– Peripherer und zentraler Fazialisparese
– Isolierter oder in Kombination mit weiteren Hirnnervenausfällen oder anderen Symptomen auftretende Fazialisparese (z. B. aufgrund eines Hirnstammglioms oder einer Hirnnervenneuritis)
– Einseitiger oder bilateraler Fazialisparese
– Erworbener oder kongenitaler Fazialisparese (z. B. Geburtstraumata und Anlagestörungen wie Möbius-Syndrom)

▶ Unter den erworbenen, isolierten, peripheren Fazialisparesen hat in der Neuropädiatrie die Borreliose eine besondere, da therapeutische Bedeutung.

▶ Die wichtigsten Ursachen einer Fazialisparese sind:
– Borreliose
– Otitis, Mastoiditis, Parotitis
– Trauma
– Hypertension, hypertensive Krise
– Raumforderung oder Entzündung im Hirnstamm- oder Schädelbasisbereich
– Guillain-Barré-Syndrom

Literatur
1. Aicardi, J.: Diseases of the Nervous System in Childhood. Mac Keith Press, London 1992
2. Brett, E. M.: Paediatric Neurology. Churchill Livingstone, Edinburgh 1991
3. Christen, H. J., N. Bartlau, F. Hanefeld, R. Thomssen et al: Lyme-Borreliose: Häufigste Ursache der akuten peripheren Fazialisparese im Kindesalter. Mschr. Kinderheilkd. 137 (1989) 151–157
4. Christen, H. J., N. Bartlau, F. Hanefeld, H. Eiffert, R. Thomssen: Peripheral facial palsy in children – Lyme borreliosis to be suspected unless proven otherwise. Acta paediat. scand. 79 (1990) 1219-1224
5. Fenichel, G. M.: Clinical Pediatric Neurology. Saunders, Philadelphia 1993
6. Millner M. M., K. D.Spork, R. R. Mülleger: Die Neuroborreliose im Kindesalter. Pädiat. Prax. 46 (1993/94) 23–36
7. Schmidt, D., J. P. Malin: Erkrankungen der Hirnnerven. Thieme, Stuttgart, New York 1986

10. Bewegungsstörungen: Definitionen, Einteilung und primäre diagnostische Einordnung

Korrelate von Bewegungsstörungen

Dieses Kapitel soll das Verständnis für die Störungsmöglichkeiten einer Bewegung vertiefen und zur Klärung einiger Begriffe beitragen; außerdem werden die diagnostischen Unterscheidungsmöglichkeiten bei einer Parese zusammengefaßt. Es dient damit als Einführung in die folgenden sechs Kapitel, in denen die verschiedenen motorisch-koordinativen Symptome genauer definiert und analysiert werden. Der Begriff Bewegungsstörung wird hier rein phänomenologisch verstanden und impliziert nicht mehr als eine Störung des sensomotorischen Systems im weitesten Sinne. Dazu gehören:

- Das afferente System, besonders die den Lage- und Bewegungssinn leitenden peripheren und zentralen Bahnen (epikritische Qualitäten; spinal im Hinterstrang organisiert)

- Der Assoziationskortex, Ort der Bewegungsintention, der Vorstellung, Initiierung und Zusammensetzung einer Willkürbewegung

- Die extrapyramidalmotorischen Regelkreise, im wesentlichen das Basalgangliensystem

- Das Kleinhirn als Koordinationszentrum

- Das – sozusagen ausführende – motorische System,
    a) zentral im wesentlichen die Pyramidenbahn (zerebral und spinal) und
    b) die peripheren motorischen Nerven und die Muskulatur

Auf die visuellen und vestibulären Kontroll- und Interaktionsmöglichkeiten wird an dieser Stelle nicht näher eingegangen.

Eine nicht kompensierbare Läsion in einer dieser ineinandergreifenden Strukturen zeigt sich in einer Bewegungsstörung. Den Zugang zur weiteren Einordnung zu vermitteln, ist das Ziel dieses Kapitels.

Das genaue Beobachten, in Ruhe und bei Willkürmotorik, im Liegen, Sitzen, Stehen und bei verschiedenen fein- und grobmotorischen Tätigkeiten, die Fähigkeit, Irritationen im Bewegungsablauf zu kompensieren (Untersuchung bei geöffneten und geschlossenen Augen; Prüfen des Rebound-Phänomens u. a.), die Videodokumentation, danach die Gewichtung der Beobachtungen im Rahmen der weiteren Befunde und anamnestischen Angaben, schließlich die Suche nach einem Korrelat der Bewegungsstörung speziell auf der elektrophysiologischen Ebene (EMG; NLG; SEP) – dies alles wird helfen, die Bewegungsstörung richtig anzusprechen und sinnvolle weitere Schritte zur topischen und ätiopathogenetischen Diagnostik zu veranlassen.

Dyskinesien – Koordinationsstörungen – Paresen

Die folgenden drei qualitativen Störungen einer Bewegung sind im allgemeinen schon phänomenologisch zu unterscheiden:

Dyskinesien
Sie zeigen sich
1. als unwillkürliche Bewegungen, die unabhängig von einer Bewegungsintention bzw. einer konkret durchgeführten Bewegung auftreten (z. B. Ruhetremor, spontane Myoklonien oder dystone Verkrampfungen); oder
2. als eine Störung des willkürlichen Bewegungsablaufs, wobei die Bewegung durch eine zusätzlich auftretende Bewegungs- oder Tonuskomponente überlagert wird, d. h. durch ein nicht adäquates räumlich-zeitliches Innervationsmuster verändert wird (z. B. Aktionstremor, Aktionsmyoklonie).

Dyskinesien haben eine spezielle Assoziation zu den extrapyramidal-motorischen Regelkreisen, zum Basalgangliensystem. Die Definitionsbereiche „Dyskinesie" und „extrapyramidalmotorische Bewegungsstörung" überschneiden sich weitgehend, aber nicht vollständig, da auch z. B. bestimmte Hirnstammstrukturen und vor allem das Kleinhirn für Dyskinesien verantwortlich sein können. So gibt es einen im eigentlichen Sinne extrapyramidal-motorischen Ruhe-Tremor, aber auch einen zerebellären Intentions-Tremor. Der Begriff „Dyskinesie" sollte u. E. deskriptiv verstanden werden, der Begriff „extrapyramidal-motorische Bewegungsstörung" aber impliziert eine bestimmte Läsionstopik (s. auch III/12, Abschnitt 1).

• Zu den Dyskinesien gehören: Dystonie, Athetose, Chorea, Ballismus, Tremor, Tics und Myoklonien.

Koordinationsstörungen
Sie stellen wie die Dyskinesien eine Beeinträchtigung des Bewegungsablaufs dar, die aber im Gegensatz zu diesen nur bei Willküraktivität wirksam wird. Sie kommt nicht durch eine zusätzliche, unwillkürliche Bewegungskomponente zustande, nicht durch ein Überlagern, sondern durch eine Störung der Regelkreisverarbeitung, so daß die Bewegung nicht glatt, ziel- und intentionsadäquat durchgeführt wird (bei den Dyskinesien ist es eher ein „Zuviel", bei den Koordinationsstörungen in gewisser Weise ein „Zuwenig").
Die relevanten Systeme sind hier
– das Kleinhirn mit den entsprechenden Verbindungen und
– das epikritische (Hinterstrang-)Sensibilitätssystem

Das Paradebeispiel einer Koordinationsstörung ist die Ataxie (s. III/11).

Parese
Der Begriff umschreibt eine Einschränkung der willkürlichen Kraftentfaltung (also keine Überlagerung mit anderen Bewegungskomponenten oder Integrationsstörung auf der für die Durchführung relevanten Ebene). Sie tritt auf
– sowohl bei Störung des 1. motorischen Neurons: Spastische (zentrale) Parese
– als auch bei Läsionen im Bereich des 2. motorischen Neurons: schlaffe (periphere) Parese
– und auch bei direkter Einschränkung der Muskelkontraktionsfähigkeit.

Diese drei hier zuletzt angesprochenen Strukturen sind immer die Endstrecke bei der Manifestation von Bewegungsstörungen. Sie vermitteln auch die Dyskinesien und sind an den Koordinationsstörungen beteiligt – aber nicht primär dafür verantwortlich.

Weitere Begriffe
Plegie im engeren Sinne bezeichnet eine komplette Parese; bei der Hemiparese sind unilateral Arm- und Bein betroffen, bei der Paraparese ausschließlich beide Beine (der mit dem Terminus auch vereinbare Zustand einer bilateralen Parese beider Arme ist eine Rarität).

Allgemeine Differentialdiagnose der Paresen

Tab. 18 Allgemeine Differentialdiagnose der Paresen

Diagnost. Hinweise	Zentral-motorische Parese	Peripher-neurogene Parese	Muskuläre Parese
Muster	Teilweise besonders bei Streß Steifheit, z. B. Streckung der Füße und Beine. (Mit)Bewegungen en bloc. Beugung-Pronation und Faustung der oberen Extremität	Die Schwäche fällt als Schlaffheit auf, Hand oder Fuß werden hängen gelassen. Kein Einbau dieser Ausfälle in ein die ganze Extremität oder die ganze Seite beeinträchtigendes Bewegungsstörungsbild	
Verteilung	Tonuserhöhung, funktionelle Ausfälle meist besonders distal registrierbar (Supinations-Pronationsbewegung, Dorsalextension im Sprunggelenk)	Eher peripher, wie bei Polyneuropathie. Ausfälle u. U. passend zu Wurzel, Plexus, peripherem Nerv	Eher proximal, Schulter-Beckengürtelbereich. Aber: Myotone Dystrophie, dystal betonte Ausfälle
Weitere Symptome	U. U. psychoorganische Beeinträchtigung, Anfälle, Hirnnervenläsionen. Eigenreflexe: ↑ Tonus: ↑ (Spastik) Weitere Pyramidenbahnzeichen (Babinski)	Eigenreflexe: ↓ Tonus: ↓ Eher Atrophien U. U. (passende) sensible Ausfälle	Reflexe: n – ↓
Labor			CK-Spiegel ↑ (u. U.)
EMG/ NLG		NLG reduziert (demyelinisierende Komponente) bzw. Amplitudenminderung (axonale Komponente)	EMG mit myopathischem Muster
Familienanamnese/ -untersuchung	Fragen nach motorisch-koordinativen und kognitiven Problemen, okulär-visuellen, kardialen, endokrinen und ossären Symptomen; Eltern, Verwandte klinisch untersuchen (ähnliche Muster, Hinweise für Myopathie, Myotonie, z. B. unerkannte myotone Dystrophie der Mutter?); peripher-neurogene Läsionshinweise (wie Hohlfüße); ggf. auch bei Familienmitgliedern CK-Bestimmung, EMG/NLG, u. U. bildgebende Verfahren, Stoffwechseluntersuchungen		

11. Ataxie

Definition

Die Ataxie ist eine Koordinationsstörung, eine Störung des sonst glatten, ökonomischen und intentionsadäquaten Bewegungsablaufes, die nicht auf einer Parese beruht. Die Koordinationsstörung kann sich sowohl auf die Rumpfsicherheit beim Sitzen und Stehen als auch auf die Gehfähigkeit und die anderen Bewegungen der Extremitäten beziehen (z. B. gliedkinetische Ataxie beim Greifen).

In enger gefaßtem Sinn wird unter Ataxie die durch eine Kleinhirnläsion oder durch eine Störung der Afferenzen (der epikritischen Hinterstrangqualitäten wie Lage- und Bewegungssinn) bedingte Koordinationsstörung verstanden (s. u.).

Eine Standataxie kann natürlich erst registriert werden, wenn das Kind stehen kann, eine Greifataxie, wenn es greift. Insofern wird man im allgemeinen von einer Ataxie erst ab einem Lebensalter von etwa 5 oder 6 Monaten sprechen. Die entsprechenden Bewegungen sind zuerst physiologischerweise noch ataktisch. Im Rahmen einer motorischen Retardierung ist nicht selten eine prolongierte Phase mit abnormer Wackeligkeit der Bewegungsabläufe zu beobachten. Es kann dann schwierig sein, vorauszusehen, ob die Symptomatik wirklich in eine bleibende Ataxie mündet. Die Koordinationsstörung kann sich auch allmählich zurückbilden, um dann die kognitive Beeinträchtigung als Hauptproblem evident werden zu lassen.

Sehr selten werden ataxieähnliche Abläufe bei den spontanen Bewegungen der Arme und Hände oder bei der Kopfkontrolle schon bald nach der Geburt gesehen, wie wir dies vereinzelt z. B. bei Kindern mit embryo-fetalem Alkoholsyndrom beobachtet haben.

Klinische Untersuchungsbefunde

Entscheidend für die Diagnose ist meist die Beobachtung des Kindes sowohl in Situationen, in denen die Feinmotorik eingesetzt werden muß (Greifen, Malen, Bauen, Rollenspiele) als auch bei verschiedenen Sitz-, Stand- und Gehanforderungen. Finger-Finger-, Finger-Nase-, Knie-Hacken-Versuch, Romberg-Phänomen etc. ergänzen das Untersuchungsprogramm bei älteren Kindern. Folgende Schlüsse lassen sich aus dem neurologischen Befund ziehen:

Ataxie: Ipsilateral bei zerebellären Läsionen: bei mittelliniennahen Kleinhirnstörungen eher Rumpf- und Gangataxie; bei Hemisphärenläsionen Koordinationsbeeinträchtigung der Arme und Hände

Muskeltonus: Hypotonie vor allem nach akuten zerebellären Läsionen (wenn – wie bei verschiedenen neurometabolisch/degenerativen Leiden – das Pyramidenbahnsystem mitbetroffen ist, kann eine Spastik beobachtet werden).

Dysdiadochokinese: Die Fähigkeit, alternierende Bewegungen rasch hintereinander durchzuführen, ist speziell bei Kleinhirnstörungen eingeschränkt (z. B. Supinations-Pronations-Bewegung bei entsprechender ipsilateraler Hemisphärenläsion).

Tremor: Ipsilateraler Intentionstremor bei Kleinhirnhemisphärenläsionen; z. T. auch Haltetremor (s. auch III/12)

Dysmetrie: Fehlendes Maß für die richtige Metrik der geplanten Bewegung; z. B. Hypermetrie: es wird zu weit gegriffen

Sprache: Abgehacktes, explosives Sprechen bei zerebellären Läsionen

Okulomotorik:
– Blickdysmetrie, es wird sozusagen über das Ziel hinausgeblickt, dann Korrektursakkaden (Kleinhirnwurmläsionen)
– Sakkadierungen der Folgebewegungen, gestörte Suppression des vestibulo-okulären Reflexes durch Fixation, Blickrichtungsnystagmus bei Blick nach ipsilateral, z. T. periodisch die Schlagrichtung ändernder horizontaler Spontannystagmus (Vestibulozerebellum)

Hohlfüße, trophische Störungen, fehlende Beineigenreflexe, Atrophien: Hinweise auf eine peripher-neurogene Symptomatik

Differentialdiagnostischer Zugang

Welches System ist betroffen?

Liegt wirklich eine Ataxie vor oder eine andere das Bewegungsmuster beeinträchtigende Störung?

Zerebelläre Läsion

Liegt wirklich eine *zerebelläre Läsion* vor, dann gilt: Eingeschränkte Kompensationsmöglichkeit durch visuellen Input, d. h. die Ataxie wird bei geöffneten Augen wie auch bei Augenschluß beobachtet. Weitere zerebelläre Symptome wie Intentionstremor und Nystagmus sind häufig vorhanden, u. U. auch Hirnstamm-, Hirnnervenausfälle und Hirndruckzeichen.

Störung der Afferenzen

Störung vor allem der Hinterstrangqualitäten wie Lage- und Bewegungssinn:

a) spinal
b) peripher-neurogen

Durch eigene Beobachtung der Fußstellung und -führung und der gesamten Haltung im Raum kann der Patient die Unsicherheit hier (im Gegensatz zur Kleinhirnsymptomatik) zum Teil kompensieren. Die epikritischen Empfindungen können klinisch meist überprüft werden (also Testung des Vibrationsempfindens mit einer Stimmgabel, Untersuchung des Lage-/Bewegungssinns z. B. bei passiven Bewegungen im Zehengrundgelenk). Teilweise liegen weitere spinale (radikuläre Schmerzen, sensibles Niveau, Störung auch der pyramidalen Versorgung der unteren Extremität, vegetative Ausfälle) oder peripher-neurogene Symptome (Reflexverhalten, trophische Störungen, Hohlfüße) vor. Elektroneurographie und sensibel evozierte Potentiale sowie spinale Bildgebung sind bei der Diagnostik hilfreich.

Vestibuläre Störung

Keine eigentliche Ataxie, eher eine Gleichgewichtsstörung mit Schwindel, gerichtetem Nystagmus. Sie kann bei kleinen Kindern, die nicht das Gefühl „Schwindel" angeben können, schwierig zu differenzieren sein. Vor allem die Abgrenzung von den sich paroxysmal-episodisch manifestierenden Ataxieformen ist problematisch (s. familiäre periodische Ataxie). Im Einzelfall kalorische, elektronystagmographische und ggf. topisch orientierte Diagnostik.

Motorische Schwäche

Imitation durch *motorische Schwäche:* Wird bei Neuropathien (z. B. Guillain-Barré-Syndrom) und Myopathien (z. B. Dermatomyositis) beobachtet. Die Überprüfung der Kraft in gehaltenem Zustand (Ausschaltung des Koordinationsfaktors) sowie im Sitzen und Liegen zeigt die Parese; Beachtung des Reflexverhaltens, Bestimmung der CK sowie Neuro- und Myographie stehen im Zentrum der Diagnostik.

Außerdem ist die Imitation einer Ataxie durch erhebliche *muskuläre Hypotonie* möglich.

Epilepsie

Pseudoataxie bei *Epilepsie:* Besonders bei Petit-mal-Anfällen bzw. entsprechendem Status zu beobachten. Hinweise: Anfallsvorgeschichte, Bewußtseinsstörung, Triggerung durch typische anfallsprovozierende Situationen/Faktoren; EEG-Befunde.

Okuläre Störungen

wie die okulomotorische Apraxie Cogan (s. III/7 S. 189) können ebenfalls ein unsicheres Bewegungsbild verursachen.

Hyperkinesen

Verwechselt werden kann eine Ataxie schließlich mit *Hyperkinesen*, also unwillkürlichen Bewegungen wie Myoklonien oder choreatischen Zuckungen, die eine Beeinträchtigung der Feinmotorik oder auch des Stehens und Gehens bewirken können.

Konversionsneurose

Gangstörung bei *konversionsneurotischer Symptomatik:* Ältere Kinder, Jugendliche, häufiger Mädchen. Diagnostisch wichtig: Rahmenbedingungen des erstmaligen Auftretens, Imitation möglich? Ausdruckscharakter der Symptomatik. Beobachtung und neurologische Untersuchung s. o.

Gelegentlich Imitation einer Ataxie durch *ossäre Komplikationen* (z. B. Hüftgelenksaffektionen).

Verlauf und Manifestation

Die Verlaufs- und Manifestationsparameter (akut, stationär und progredient sowie periodisch) geben bei einer Ataxie einen

Tab. 19 Ataxie: Verlauf und Manifestation

Akut	Progredient	Stationär	Periodisch

– Intoxikation (Medikamente wie Antiepileptika, andere Psychopharmaka, Antihistaminika; Alkohol; Blei)
– Infektionen (meist post/parainfektiös); selten direkte Zerebellitis; Hirnstammenzephalitis; Guillain-Barré-Syndrom mit Fisher-Variante
– Trauma
– Metabolische Entgleisung
– Vaskuläre Ereignisse
– (Pseudoataxie bei Epilepsie; Akute Neuropathie, Parese)
	1. Neurometabolisch-degenerativ, u. a.:
	– Ataxia teleangiectatica
	– Abetalipoproteinämie (und Vitamin-E-Mangel)
	– Hexosaminidasedefekt, andere lysosomale Speicherkrankheiten
	– M. Refsum
	– Cockayne-Syndrom
	– M. Friedreich und frühmanifeste Ataxien u. a. mit
	  – erhaltenen Eigenreflexen
	  – Optikusatrophie
	  – Katarakt
	2. Raumforderungen
	3. Entzündungen, immunologische Prozesse, myoklonische Enzephalopathie, Syndrome
		1. Residualsyndrom
		– nach Trauma, Insult,
		– (Blei-)Intoxikation
		– Ataktische Zerebralparese
		2. Syndrome (Überschneidung mit progredienten Störungen)
		– Joubert-Syndrom
		– Rett-Syndrom
		– Angelman-Syndrom
		– Dysraphien
			1. – Familiär-periodische Ataxie
			– Paroxysmale Ataxie mit Myokymien
			– Migräne
			2. – Hartnup-Krankheit
			– Ahornsirup-Krankheit
			– Hyperammonämie, Störungen im Harnstoffzyklus
			– Pyruvat-Decarboxylase-Defekt, M. Leigh, Laktazidosen, Carnitin-Acetyltransferase-Defekt
			3. Differentialdiagnose, seltene Ursachen:
			– Paroxysmale Choreoathetose
			– (Benigne paroxysmale) Vertigo
			– Pseudoataxie bei Epilepsie
			– Rezidivierende Intoxikation
			– MS

wichtigen Hinweis auf das in Frage kommende Ursachenspektrum, das in *Tabelle 19* zusammengestellt ist.

Natürlich wird es immer wieder Überschneidungen geben: Episodische Formen, die sich als akute Störungen manifestieren mit nur inkompletter Remission und insofern progredientem Verlauf. Oder eigentlich subakut-chronisch progrediente Verlaufsformen, die – durch Triggerfaktoren angestoßen – ein akutes Krankheitsbild bieten.

Unter den **akuten** kindlichen Ataxien stehen die Intoxikationen und die (para-/post)infektiösen Ursachen ganz im Vordergrund. Daher ist zu fragen: Welche Medikamente sind zu Hause vorhanden? Außerdem sind Blut und Urin zu asservieren; eine Infektanamnese ist wichtig. Eine direkte virale oder bakterielle Zerebellitis oder Hirnstammenzephalitis ist sehr viel seltener als eine post-/parainfektiöse Erkrankung der meist kleinen Kinder (sog. „akute zerebelläre Ataxie"), wie sie am häufigsten im Zusammenhang mit einer Varizellen-Infektion gesehen wird.

Eine **intermittierend-episodisch** auftretende Ataxie läßt zum einen an eine sich krisenhaft demaskierende systemisch-metabolische Erkrankung denken (z. B. Hartnup- oder Ahornsirup-Krankheit oder Störung im Pyruvatmetabolismus), zum anderen sind Entitäten zu beachten, die – über vaskuläre oder neurale Mechanismen vermittelt – derartige rezidivierende Symptome verursachen können (Migräne, familiäre periodische Ataxie). Unter Umständen ist eine adäquate Diagnosestellung nur während der Krise möglich!

Die meisten der in *Tabelle 19* erwähnten Erkrankungen werden näher beschrieben (s. S. 217 ff.).

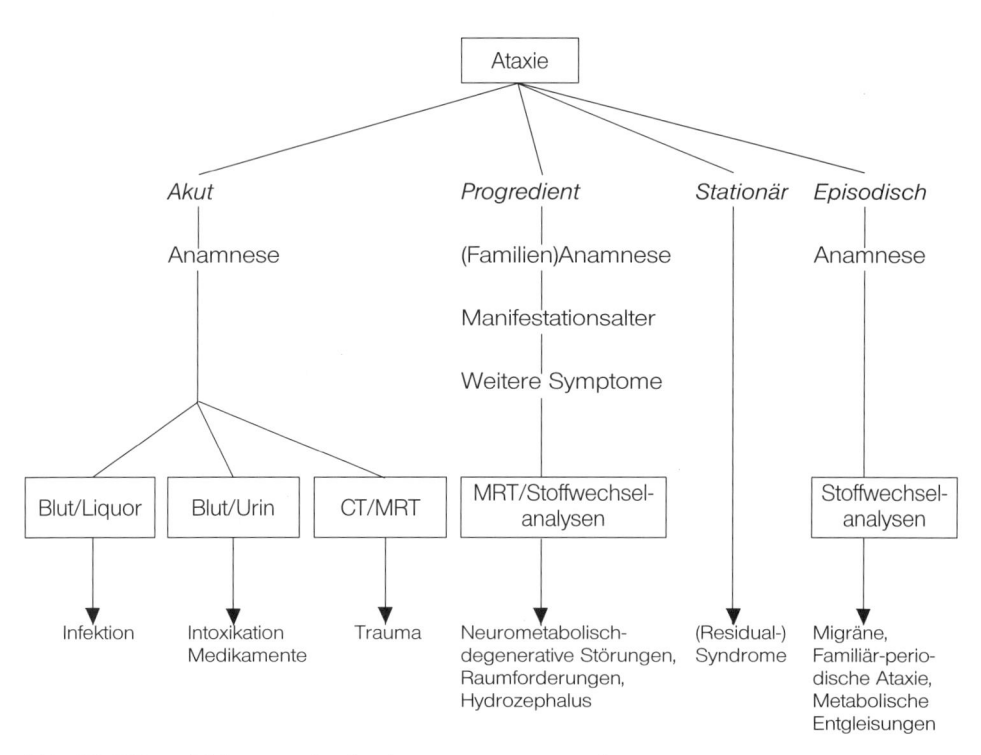

Abb. 23 Differentialdiagnose der Ataxie

Die differentialdiagnostische Annäherung wird in *Abbildung 23* zusammengefaßt.

Manifestationsalter und Begleitsymptomatik

Während die meisten akut auftretenden Ataxien keine besondere Altersabhängigkeit erkennen lassen (s. Intoxikationen), sind vor allem neurometabolisch-degenerative Erkrankungen mit (subakut-chronisch-)progredientem Verlauf oft durch ein typisches Manifestationsalter charakterisiert, mit teilweise allerdings recht großer Bandbreite. Dies gilt mit Einschränkungen auch für die hier in Frage kommenden Tumoren und einige Infektionen. Im folgenden wird es also um Erkrankungen mit progredienter Ataxie gehen, wobei auch hier die Grenzziehung etwas willkürlich ist und Überschneidungen nicht zu vermeiden sind: So muß beispielsweise eine eigentlich stationäre Enzephalopathie mit Ataxie irgendwann erst manifest werden. In dieser Zeit kann sie als progrediente Störung imponieren.

Im Zweifelsfall wird eine Erkrankung eher unter dem früheren Manifestationsalter aufgeführt, da sich immer wieder herausstellt, daß die in den verschiedenen Lehrbüchern angegebenen Manifestationsalter zu hoch liegen bzw. da zunehmend frühinfantile oder -juvenile Verläufe beschrieben werden.

Progrediente Ataxie – Manifestationsalter

	Begleitsymptomatik	Erkrankung
	Neurologische Symptome	
1.–3. LJ	Choreoathetose	Ataxia teleangiectatica
	(Extra) pyramidal-motorische Symptome, Ophthalmoplegie	Mitochondriopathie, M. Leigh
	Peripher-neurogene Symptome, (Spastik)	Metachromatische Leukodystrophie
	Vertikale Blickparese	Niemann-Pick Typ C
	Strabismus konvergens, muskuläre Hypotonie	Disialotransferrin-Developmental-Deficiency (DDD-)Syndrom (s. S. 221)
	Anfälle, visuelle Störungen	Infantile Zeroidlipofuszinose
	Katarakt	Marinesco-Sjögren-Syndrom
	Optikusatrophie, Spastik	Behr-Krankheit
	Psychopathologische Auffälligkeiten, chaotische Augenbewegungen	Myoklonische Enzephalopathie
	Hirndruck	Tumor, z. B. Ependymom
	Psychomotorische Retardierung bzw. Abbau	
		Niemann-Pick Typ C
		DDD-Syndrom
		Zeroidlipofuszinose
		Behr-Krankheit
		Marinesco-Sjögren-Syndrom
		Syndrome wie Joubert, Rett, Angelman (als „Syndrome" i. e. S. hier unter den progredienten Formen nicht weiter ausgeführt; s. auch III/17)
	Weitere Symptome	
	Infekthäufung (später Teleangiektasien)	Ataxia teleangiectatica
	Hepatische Funktionsstörung, Hepatomegalie	Niemann-Pick Typ C
	Gedeihstörung, Perikarderguß, Leberstörung	DDD-Syndrom
	Episodische Hyperpnoe	Joubert-Syndrom

Progrediente Ataxie – Manifestationsalter

	Begleitsymptomatik	Erkrankung
	Neurologische Symptome	
3.–7. LJ	Polyneuropathie, Retinitis pigmentosa (Nachtblindheit), progrediente Hörminderung	M. Refsum
	Innenohrschwerhörigkeit, Retinitis pigmentosa	Cockayne-Syndrom
	Intentionstremor (eine spinozerebelläre Degeneration imitierend)	Juvenile GM2-Gangliosidose
	Spastik, Anfälle (Neuropathie)	Metachromatische Leukodystrophie
	Innenohrschwerhörigkeit, Retinitis pigmentosa	Cockayne-Syndrom
	Intentionstremor (spinozerebelläre Degeneration imitierend)	Juvenile GM2-Gangliosidose
	Spastik, Anfälle (Neuropathie)	Metachromatische Leukodystrophie
	Spastik, supranukleäre Ophthalmoplegie	Niemann-Pick Typ C
	Pyramidenbahnsymptome, myoklonische Anfälle, Visusverlust	Neuronale Zeroidlipofuszinose (spätinfantile, juvenile Form)
	Später deutlichere choreatische Bewegungen, abnorme Kopfbewegungen	Ataxie-okulomotorische Apraxie-Syndrom
	Anfälle, Hypotonie	Biotinidase-Defekt
	Polyneuropathie, Retinitis pigmentosa	Abetalipoproteinämie
	Polyneuropathie, Dysarthrie	Vitamin-E-Mangel
	Fehlende (abgeschwächte) Eigenreflexe, Dysarthrie, Störung der Hinterstrangsensibilität	Friedreich-Ataxie
	Weitere zerebelläre Symptome, Anfälle, Optikusatrophie	Olivo-ponto-zerebelläre Atrophie
	Hirndruck, zerebelläre Mittelliniensymptome	Hirntumor
	Dystonie	Ataxie mit episodischer Dystonie, u. a. (S. 216)
	Psychomotorische Retardierung	
		Zeroidlipofuszinosen
		Cockayne-Syndrom
		Lysosomale Speicherkrankheiten
		Anlagestörungen, Syndrome (z. B. das Dysäquilibrium-Syndrom)
	Weitere Symptome	
	Minderwuchs, gealtert wirkendes Gesicht	Cockayne-Syndrom
	Hepatomegalie	Niemann-Pick Typ C; GM2-Gangliosidose
	Steatorrhoe, Gedeihstörung (Säuglingsalter)	Abetalipoproteinämie
	Malabsorptionssymptome	Vitamin-E-Mangel
	Periorale Dermatitis	Biotinidase-Defekt

Progrediente Ataxie – Manifestationsalter

	Begleitsymptomatik	Erkrankung
	Neurologische Symptome	
ab 6. LJ	Fehlende (abgeschwächte) Eigenreflexe, Dysarthrie, Störung der Hinterstrangsensibilität	Friedreich-Ataxie
	Frühmanifeste Ataxie mit:	
	– Erhaltenen Eigenreflexen	Harding-Ataxie
	– Myoklonien	Ramsay-Hunt-Syndrom
	Polyneuropathie, Retinitis pigmentosa	M. Refsum
		Abetalipoproteinämie
	Weitere zerebelläre Symptome, z. T. Anfälle, Optikusatrophie	Olivo-ponto-zerebelläre Atrophie
	Unterschiedliche Symptome wie Spastik, Dysarthrie	Lysosomale Speicherkrankheiten
	Psychoorganische Veränderungen, Seh- und Hörstörung, Nebenniereninsuffizienzsymptome	Adrenoleukodystrophie
	Degeneration aller motorischen Systeme	Machado-Joseph-Krankheit
	Visusstörung (Retrobulbärneuritis), unterschiedliche zentrale Bewegungs- oder Sensibilitätsstörungen	Multiple Sklerose
	Hirndruck, zerebelläre Mittelliniensymptomatik	Tumor (Medulloblastome, Astrozytome)
	Psychomotorische Retardierung	
		Lysosomale Speicherkrankheiten
	Weitere Symptome	
	Hohlfüße, Skoliose, Kardiomyopathie	Friedreich-Ataxie
	Ichthyosis-ähnliche Hautprobleme, kardiale Rhythmusstörungen	Morbus Refsum

Kaum in eine bestimmte Altersgruppe einzuordnen:
- Dysraphische Störungen, u. a. die verschiedenen Formen der Chiari-Malformation; weitere Anlagestörungen mit variabler Manifestation
- Hydrozephalus
- Tumoren, auch spinaler Lokalisation

Ursachen

(Post-/Para-)infektiös – immunologische Erkrankungen

Akute zerebelläre Ataxie

Manifestationsalter
Häufigkeitsgipfel zwischen dem 1. und 5. Lebensjahr
Symptome
Akut auftretende Stand- und Gangunsicherheit bzw. -unfähigkeit, manchmal mäßig ausgeprägter Nystagmus, keine psychoorganische Beeinträchtigung, Remission meist erkennbar nach Tagen oder wenigen Wochen
Erreger
- U. a. Varizellen (der entsprechende Zusammenhang ist am besten dokumentiert), Epstein-Barr-Virus, Mumps, Masern, Polio, Coxsackie und ECHO-Viren, Mykoplasmen, u. U. FSME, Borrelien, Rickettsien

Differentialdiagnosen
- Intoxikation
- Raumforderung
- Enzephalitis

Myoklonische Enzephalopathie (s. auch III/12, S. 243):

Manifestationsalter
– Meist 1.–5. Lebensjahr

Symptome
– Irreguläre, unrhythmische Augenbewegungen (Opsoklonus), sogar im Schlaf
– Ataxie und irreguläre Myoklonien
– Teilweise psychoorganische Beeinträchtigung

Besonderheit
– Da das Symptom bei einem Neuroblastom auftreten kann, ist entsprechende Diagnostik zu fordern

Therapie
– Steroide, ACTH (Effekt bei etwa 80 %, Rezidivgefahr)

Multiple Sklerose

Genetisch-idiopathische Ataxien

Acetazolamid-responsive familiär-episodische Ataxie

Manifestationsalter
– Frühe Kindheit, z. T. Erwachsenenalter

Symptome
– Ataxie-Attacken in wöchentlichen bis jährlichen Abständen, Minuten bis Tage dauernd; meist Unfähigkeit zu stehen, Schwindel, Übelkeit, Nystagmus; nicht immer vollständige Symptomfreiheit im Intervall

Bildgebende Diagnostik
– Manchmal zerebelläre Wurmatrophie

Differentialdiagnose
– Migräne, benigne Vertigo (s. III/6)

Therapie
– Acetazolamid (2 x 125 bis 2 x 250 mg/d)
  Flunarizin (5–10 mg/d)

Genetik
– Autosomal-dominanter Erbgang

Paroxysmale Ataxie mit Myokymien

Manifestationsalter
– Etwa ab 5.–7. Lebensjahr

Symptome
– Z. T. kinesigen getriggerte Attacken mit Koordinationsstörung, Stand- und Gangunsicherheit, Sehstörung, Zittern;
– Myokymien (Muskelwogen) im Bereich der Hände, auch im Intervall;

Dauer
– Meist wenige Minuten (bis Stunden)

EMG
– Kontinuierliche motorische Entladungen

Differentialdiagnose
– Acetazolamid-responsive familiär-episodische Ataxie;
– Paroxysmale Choreoathetose (s. III/12)

Therapie
– Acetazolamid
  (2 x 125 bis 2 x 250 mg/d)

Ataxie mit episodischer Dystonie

Manifestationsalter
– Erstes Lebensjahrzehnt

Symptome
– Progrediente Ataxie, Dystonie-Episoden (z. T. unilateral)

Genetik
– Autosomal-rezessiver Erbgang; (ansonsten Nähe zur paroxysmalen Choreoathetose)

Metabolisch-degenerative Störungen

Hartnup-Krankheit

Symptome
– Z. T. primäre Entwicklungsretardierung
– Episodische Ataxie (nicht ganz akuter Beginn, Dauer Tage bis Wochen), z. T. mit Nystagmus, Somnolenz, Verwirrtheit, Koma;
– Photosensibilität der Haut

– Triggerung z. T. durch Streß, Infektionen

Diagnose
– Aminoazidurie

Genetik
– Autosomal-rezessiver Erbgang

Therapie
– Niacin-Substitution (50–300 mg/d)

Ahornsirup-Krankheit

Symptome
– Klassische Form mit Neugeborenenanfällen
– Intermittierende Form mit episodischer Ataxie, Irritabilität, Somnolenz bis Koma meist ab dem 2. Jahr, ausgelöst u. a. durch Infektionen, Einnahme größerer Proteinmengen; Dauer der Attacken variabel

Diagnostik
– Verzweigtkettige Aminosäuren im Urin während der Attacke; Enzymdefektnachweis

Genetik
– Autosomal-rezessiver Erbgang

Therapie
– Eiweißarme Diät; z. T. auf Thiamin ansprechender Enzymdefekt (100 mg – 1 g/d); ggf. Behandlung der Ketoazidose; Peritonealdialyse

Pyruvat-Decarboxylase-Dehydrogenase-Defekt
(beim Morbus Leigh auch andere biochemische Defekte mit variabler Symptomatik)

Manifestationsalter
– Zuerst mäßige Entwicklungsretardierung, dann nach dem 3. Lebensjahr:

Symptome
– Episoden mit Ataxie, Dysarthrie, z. T. allgemeiner Schwäche oder Bewußtseinsstörung, Areflexie, Nystagmus, Intentionstremor, Dysarthrie, Hyperventilation; Dauer 1 Tag bis Wochen;

Diagnostik
– Laktazidose, z. T. Hyperalaninämie; Oraler Glukosetoleranz-Test; Zerebrale Kernspintomographie u. U. mit Spektroskopie (Laktatnachweis); Enzymdefektnachweis

Therapie
– Ketogene Diät; u. U. Acetazolamid, Biotin, Thiamin

Carnitin-Acetyltransferase-Defekt

Einzelfallbeschreibung
Episoden mit Verwirrtheit, Bewußtseinsstörung, Ataxie ab dem 2. Lebensjahr; muskuläre Hypotonie, Ophthalmoplegie; weitgehende Remission innerhalb von 3 Tagen

Ataxia teleangiectatica (Louis-Bar-Syndrom)

Manifestationsalter
Ende des 1. Lebensjahres oder im 2./3. Lebensjahr: Rumpfataxie

Symptome
– Neben der Ataxie Choreoathetose, okulomotorische Apraxie;
– Teleangiektasien 1–4 Jahre später (an Konjunktiven, Ohrmuscheln, Gesicht)
– Infekthäufung (Immundefekt); erhöhte Inzidenz von Malignomen, u. a. Lymphomen und lymphatischer Leukämie

Diagnose
– IgA und E fehlend bzw. reduziert; Alpha-Fetoprotein erhöht

Genetik
– Autosomal rezessiver Erbgang (Chromosom 11)

Ataxie-okulomotorische Apraxie-Syndrom

Symptome
– Nur neurologische Symptome (wie Ata-

xia teleangiectatica), Beginn mit Gangataxie 2.–7. Lebensjahr

Genetik
– Wahrscheinlich autosomal rezessiv

Abetalipoproteinämie (Bassen-Kornzweig-Syndrom)

Symptome
– Fettmalabsorption ab Geburt, Gedeihstörung, Erbrechen,
– Psychomotorische Retardierung und Ataxiemanifestation sehr variabel: Kleine Kinder, aber auch erst im 2. Lebensjahrzehnt (z. T. Friedreich-ähnlich);
– Neuropathie: Erlöschen der Eigenreflexe, sensible Störungen;
– Retinitis pigmentosa (Nachtblindheit)

Diagnostik
– Lipidelektrophorese; niedriger Cholesterinspiegel (Stuhlmengen, Steatorrhoe; Akanthozytose);

Therapie
– Vitamin E (200–300 IU/kg/d) und Vitamin A (200–400 IU/kg/d)

Hypobetalipoproteinämie

Symptome
– Früh: muskuläre Hypotonie, Erlöschen der Reflexe, Gedeihstörung,
– Später Leberfunktionsstörung, Ataxiemanifestation variabel (keine Malabsorption)

Diagnostik
– Lipidelektrophorese

Vitamin-E-Mangel

Symptome
– Bei Malabsorptionssyndromen nach Jahren: Ataxie, Dysarthrie, (axonale) Polyneuropathie

Juvenile GM2-Gangliosidose

Manifestationsalter
– Ataxiemanifestation variabel, meist nach dem 3. Lebensjahr, auch sehr viel später

Symptome
– Formen mit Friedreich-ähnlichem Verlauf beschrieben; Intentionstremor, z. T. auch Spastik, Dysarthrie, Optikusatrophie, Dystonie, Demenz; Hohlfüße, Skoliose, Viszeromegalie

Diagnostik
– Enzymbestimmung (Hexosaminidase A)

Genetik
– Autosomal-rezessiver Erbgang

Niemann-Pick Typ C

Manifestationsalter
– Variabel, im 1. Lebensjahrzehnt

Symptome
– Zuerst Hepatomegalie, dann Ataxie, Spastik, weitere Bewegungsstörung, supranukleäre Ophthalmoplegie, Demenz, Anfälle; variable, auch frühe Manifestation (1.–3. Jahr)

Diagnostik
– Knochenmarksuntersuchung (Nachweis der Cholesterin-Ester-Transportstörung)

Genetik
– Autosomal-rezessiver Erbgang

Metachromatische Leukodystrophie

Manifestationsalter
– 4.–10. Lebensjahr (juvenile Form)

Symptome
– Psychische Auffälligkeiten, später allgemeiner Abbau; Spastik, Ataxie, Anfälle

Diagnostik
– Enzymdefektnachweis (Arylsulfatase A)

MRT
- Demyelinisierungsnachweis

Genetik
- Autosomal-rezessiver Erbgang

DDD-Syndrom (Disialotransferrin-Developmental-Deficiency-Syndrom = CDG, Carbohydrate-Deficient-Glykoprotein-Syndrom)

Manifestationsalter und Symptome
- 1. und 2. Lebensjahr: Gedeihstörung, Perikarderguß, Leberstörung, lipodystrophe Hautveränderungen, eingezogene Mamillen, Strabismus konvergens, muskuläre Hypotonie
- 2.–10. Lebensjahr: Zerebelläre Ataxie, globale Entwicklungsstörung, peripherneurogene Schwäche besonders der Beine, z. T. infektionsgetriggerte schlaganfallähnliche Episoden, tapetoretinale Degeneration

Diagnostik
- Bildgebende Verfahren: Hypoplasie (Atrophie?) im Kleinhirn- (und Hirnstamm-)bereich
- Transferrinanalyse im Blut

Genetik
- Autosomal-rezessiver Erbgang

Infantile neuronale Zeroidlipofuszinose (s. auch III/12)

Manifestationsalter
- 1.–5. Lebensjahr (infantile und spätinfantile Form)

Symptome
- Anfälle, Ataxie, Myoklonien, mentaler Abbau, auch visuelle Symptome (Retinadegeneration, Optikusatrophie)

Diagnostik
- Haut- und/oder Konjunktivalbiopsie

MRT
- Generalisierte oder zerebellär betonte Hirnatrophie

Cockayne-Syndrom

Manifestationsalter
- 2.–3. Lebensjahr

Symptome
- Minderwuchs, dann Ataxie, progrediente Innenohrschwerhörigkeit, okuläre Symptome (Retinitis pigmentosa, Optikusatrophie, z. T. Katarakt), globale Entwicklungsstörung, Photosensibilität der Haut, typische Fazies (progeroid)

Morbus Refsum

Manifestationsalter
- Meist 1. oder 2. Lebensjahrzehnt

Symptome
- Retinitis pigmentosa, Polyneuropathie (sensomotorisch, demyelinisierend), Ataxie, z. T. Nystagmus, Intentionstremor, kardiale Arrhythmien, Ichthyosis-ähnliche Hautprobleme, Hörminderung

Diagnostik
- Bestimmung der Phytansäure und der überlangkettigen Fettsäuren im Blut (Liquoreiweiß erhöht; Nervenleitgeschwindigkeit, Elektroretinogramm)

Genetik
- Autosomal-rezessiver Erbgang

Therapie
- Diät, u. U. Plasmaaustausch

Friedreich-Ataxie

Manifestationsalter
- 6.–16. Lebensjahr

Symptome
- Zuerst Stand- und Gangataxie, Erlöschen der Beineigenreflexe, Dysarthrie, deutliche Störung der Hinterstrangsensibilität; dann auch distal betonte Atrophien, Schwäche; Okulomotorikstörung, z. T. Optikusatrophie; Skelettdeformitäten (Friedreich-Fuß, Skoliose), hypertrophe obstruktive Kardiomyopathie, manchmal Diabetes mellitus

Genetik
– Autosomal-rezessiver Erbgang (Chromosom 9q 12–13)

Harding-Krankheit

Symptome
– Frühmanifeste Ataxie mit erhaltenen Eigenreflexen, Friedreich-ähnlich; seltener Paresen, Muskelatrophien, Sensibilitätsstörungen, Skelettdeformitäten, Kardiomyopathie

CT/MRT
– Zerebelläre Atrophie

Morbus Behr

Symptome
– Frühmanifeste Ataxie, Spastik, Entwicklungsstörung und Optikusatrophie; initial motorische Retardierung; progredienter Verlauf

Marinesco-Sjögren-Syndrom

Symptome
– Bilaterale, z. T. kongenitale Katarakt, frühmanifeste Ataxie, Dysarthrie, Nystagmus, kognitive Beeinträchtigung

Ramsay-Hunt-Syndrom

Symptome
– Zerebelläre Ataxie, Aktions-/Reflexmyoklonien, später Epilepsie (Zuordnung dieses Syndroms umstritten)

Olivo-ponto-zerebelläre Atrophie (OPCA)

Manifestationsalter
– Häufigkeitsgipfel 15.–35. Lebensjahr, in letzter Zeit auch Manifestation im ersten Lebensjahrzehnt beschrieben: (unterschiedliche Formen)

Symptome
– Zerebelläre (Gang-)Ataxie, Dysmetrie, Dysdiadochokinese, z. T. mentale Retardierung, Anfälle, Optikusatrophie, Pyramidenbahnsymptome

Genetik
– Autosomal-dominanter Erbgang

Machado-Joseph-Krankheit

Symptome
– Degeneration aller motorischen Systeme mit entsprechenden zerebellären, pyramidalen, extrapyramidalen und peripheren Ausfällen; oft initial Ataxie oder Dystonie

Genetik
– Autosomal-dominanter Erbgang

Vaskuläre Störungen

Vaskuläre Pathomechanismen führen meist zu einer sich akut bis subakut manifestierenden Ataxie. Häufig ist die Grunderkrankung aufgrund weiterer Symptome bekannt.

Zu denken ist an:
– *Lupus erythematodes*
– *Antiphospholipid-Antikörper-Syndrom*
– *Kawasaki-Syndrom*
– *Moya-Moya-Syndrom*
– *Emboli (bei welcher Disposition?)*
– *(Migräne)*
– *Blutung (bei arteriovenöser Malformation)*

Die im wesentlichen hier relevante zerebelläre Blutversorgung erfolgt aus dem vertebrobasilären Stromgebiet. Eine Ischämie oder Blutung bewirkt (je nach Lokalisation unterschiedlich akzentuiert) eine ipsilaterale Ataxie, im allgemeinen kombiniert mit Hirnstammsymptomen (z. B. halbseitige Sensibilitätsstörungen im Gesicht, kontralateral dazu auch am Rumpf und an den Extremitäten, Horner-Syndrom, kaudale Hirnnervenausfälle = Wallenberg-Syndrom)

Syndrome, zerebelläre Anlagestörungen

Joubert-Syndrom

Symptome
– Früh manifeste Entwicklungsstörung, episodische Hyperpnoe, abnorme Augenbewegungen, dann deutlicher werdende Ataxie

CT/MRT
– Kleinhirnwurma(hypo)plasie

Genetik
– Autosomal-rezessiver Erbgang

Dandy-Walker-Malformation

Symptome
– Meist zuerst Makrozephalie (im 1. Lebensjahr); z. T. Apnoe-Anfälle, Nystagmus; Ataxie, manchmal Hirnnervenausfälle

CT/MRT
– (Teil-)Agenesie des Kleinhirnwurms, zystische Dilatation in der hinteren Schädelgrube mit Kommunikation zwischen 4. Ventrikel und dieser zystischen Erweiterung bzw. der Zisterna magna

Chiari-Malformation (ohne Meningomyelozele)

Manifestationsalter und Symptome
– Sehr variabel, Kindheit oder Erwachsenenalter

Symptome
– Kopfschmerzen, Kopfschiefhaltung, Ataxie, kaudale Hirnnervenausfälle, Parese der Arme, gesteigerte Beineigenreflexe

CT/MRT
– Tiefstand der Kleinhirntonsillen

Dysäquilibrium-Syndrom

Manifestationsalter
– Von Geburt an Hypotonie, erhebliche Entwicklungsstörung; nach sehr spätem Erlernen des freien Gehens (7.–10. Jahr): Ataxie, Intentionstremor, meist globale Retardierung

CT/MRT
– Zerebelläre Hypoplasie

Angelman- und Rett-Syndrom

s. III/17

Ataktische Zerebralparese (s. auch II/1)

Definitionsgemäß bleiben ataktische Zerebralparesen stationär und beruhen auf einer umschriebenen, abgeschlossenen Störung des unreifen Gehirns (prä-, peri-, postnatal). Die genetisch determinierten Syndrome sollten u. E. hier nicht subsumiert werden. In jedem Fall bedeutet die Kennzeichnung als „ataktische Zerebralparese" ohne weitere Einordnung in den anamnestischen Rahmen und ohne differentialdiagnostische Abklärung eine heute nicht mehr erlaubte Diagnose.

Die ataktische Symptomatik wird meist erst gegen Ende des 1. Lebensjahres oder im 2.–3. Lebensjahr evident. Anfangs bestehen oft eine unspezifische muskuläre Hypotonie und eine psychomotorische Retardierung. Die Begleitsymptomatik ist variabel, eine Unterform wird als „ataktische Diplegie" bezeichnet; diese kombiniert ataktisch-spastische Symptomatik scheint eine besondere Affinität zum nicht mit einem Shunt versorgten infantilen Hydrozephalus zu besitzen. Das Krankheitsbild der ataktischen Diplegie ist heute daher sehr selten geworden.

Anamnese

Zur raschen Orientierung auch in der Sprechstunde sollten die folgenden Aspekte erfragt werden:

Eigenanamnese
– Entwicklungsverlauf; frühere Erkrankungen, häufige Infektionen, Gedeihen, Wachstum, Nahrungsunverträglichkei-

ten, Stuhlgang, neurologische Symptome, Hör- und Sehvermögen;
- Manifestation, Verlauf der ataktischen Symptomatik (u. a. akut, progredient, episodisch)
- Auslöser:
    1. Fasten (M. Refsum u. a), besondere Nahrungs-/Proteinbelastung (Ahornsirup-Krankheit), Durchfall
    2. Infekt (para-/postinfektiöse Symptomatik; Infekt als Trigger für metabolische Entgleisung)
    3. Trauma
    4. Medikamente und Intoxikationen

Familienanamnese
- Fehl-/Totgeburten; früh verstorbene Kinder? (Stammbaum)
- Neurologische Systemerkrankungen, motorische Symptome, Entwicklungsstörungen, orthopädische Besonderheiten, ungeklärte Bewußtseinsstörungen, Krisen, Anfälle; Unverträglichkeiten?
- Migräne?
- In der letzten Zeit bei Kontaktpersonen Infektionen?
- Welche Medikamente, toxischen Stoffe sind im Haushalt (Neubau, Handwerk, Landwirtschaft)?

Labordiagnostik und weitere Zusatzuntersuchungen

Ein starres Schema zur Basisdiagnostik kann nicht formuliert werden; je nach den dargestellten differentialdiagnostischen Kriterien sind Untersuchungen immer gezielt zu veranlassen. Von besonderer Bedeutung sind dennoch:

• Die laborchemische Diagnostik (möglicher Infektions- oder Intoxikationszusammenhang und metabolische Analysen)

• Die zerebrale – und manchmal auch die spinale – Bildgebung (Ausschluß oder Nachweis einer Raumforderung oder Fehlanlage und kernspintomographisch auch einiger neurometabolischer Erkrankungen).

• Neurophysiologische Methoden zum Nachweis einer möglichen peripher-neurogenen Beteiligung oder einer Hinterstrangaffektion.

Die folgende Zusammenstellung soll eine rationale Auswahl ermöglichen. Den meisten Laborparametern bzw. weiteren Zusatzuntersuchungen sind die entsprechenden Störungen und Erkrankungen zugeordnet. So kann bei Unklarheiten, ob das angesprochene Krankheitsbild in Frage kommt und eine diesbezügliche Abklärung überhaupt sinnvoll ist, im vorangehenden Abschnitt oder in anderen Lehrbüchern nachgeschlagen werden.

Klinisch-chemische Untersuchungen
- Aminosäuren (primär im Urin; u. U. nur während der Attacke auffällig)
- Ammoniak
- Lysosomale Enzyme im Serum (speziell GM2-Gangliosidose, metachromatische Leukodystrophie)
  Transferrin-analyse im Serum (DDD-Syndrom als weitere lysosomale Erkrankung, s. o.)
- Laktat, Pyruvat, organische Säuren, Blutgasanalyse (Mitochondriopathie, Laktazidosen)
- Überlangkettige Fettsäuren im Serum, Phytansäure (M. Refsum, Adrenoleukodystrophie)
- Biotin-/Biotinidasebestimmung
- Lipidelektrophorese, Cholesterin und Triglyceride (M. Bassen-Kornzweig)
- Alpha-Fetoprotein und Immunglobuline (Ataxia teleangiectatica)
- Vitamin E
- TSH, Thyroxin
- Infektparameter (EBV, Varizellen, Coxsackie, Mumps, Masern, Polio, ECHO, Mykoplasmen, u. U. Diphtherie, Borrelien, HIV)

- Immunologische Parameter (Antiphospholipid- und LE-Antikörper u. a.)
- Katecholaminmetabolit-Analysen (bei V. a. Neuroblastom im Rahmen einer myoklonischen Enzephalopathie)
- Liquor: (u. a. bei Verdacht auf Guillain-Barré-Syndrom, MS, Entzündungsparameter; Eiweißerhöhung u. a. beim M. Refsum; metabolische Analysen: z. B. Laktat bei M. Leigh)

Kernspintomographie
Raumforderung; Anlagestörung (wie Joubert-Syndrom), dysraphische Problematik; hoch zervikal-spinale Verschmächtigung bei Friedreich-Ataxie, zerebelläre Atrophie bei frühmanifester Ataxie mit erhaltenen Eigenreflexen und beim DDD-Syndrom; neurometabolische Störungen wie Leukodystrophien, Mitochondriopathien
- U. U. kombiniert mit Spektroskopie (z. B. Laktatnachweis beim M. Leigh)

Neurophysiologische Methoden
- EEG: Wackeligkeit als Anfallssymptom? Allgemeinveränderung bei einigen Infektionen und metabolischen Krisen; typische Befunde bei manchen Syndromen (s. Angelman-Syndrom S. 293)
- SEP: Somatosensibel evozierte Potentiale: Abklärung der Hinterstrangqualitäten, z. B. Tibialis-SEP bei Friedreich-Ataxie früh und fast obligat pathologisch
- NLG: Peripher-neurogene Beteiligung u. a. bei M. Refsum, Abetalipoproteinämie, frühere Form der metachromatischen Leukodystrophie, Mitochondriopathie zum Teil; Guillain-Barré-Syndrom
- Elektromyographie und ggf. weitere neurophysiologische Untersuchungen

Weitere Untersuchungen
- Kardiologische Untersuchung bei Friedreich-Ataxie, M. Refsum
- Abdomensonographie: Organomegalie im Rahmen von Speicherkrankheiten (z. B. Niemann-Pick); Fehlbildungshinweise
- Augenärztliche Klärung: Behr-Syndrom; M. Refsum; Cockayne-Syndrom; Zeroidlipofuszinose; Marinesco-Sjögren-Syndrom; Friedreich-Ataxie (z. T.), Abetalipoproteinämie, Adrenoleukodystrophie, Multiple Sklerose
- Pädaudiologische Untersuchung: M. Refsum; Cockayne-Syndrom, Adrenoleukodystrophie

Zusammenfassung

▶ Die erste diagnostische Annäherung ergibt sich aus der Frage, ob überhaupt eine Ataxie vorliegt und nicht eine andere Bewegungsbeeinträchtigung (z. B. eine peripher-neurogene Parese, eine Myopathie, eine extrapyramidal-motorische Störung, eine Taumeligkeit als Anfallsäquivalent oder eine noch physiologische Unsicherheit beim Erlernen des Gehens).

▶ Die Frage, welches neurogene System gestört ist und die Ataxie bedingt, läßt sich oft schon aus der gesamten Beschwerde- und Befundlage beantworten. Im wesentlichen geht es um die Alternative: zerebelläre Ausfallserscheinungen versus Störung der Afferenz, der epikritischen sensiblen Qualitäten. Eine solche Unterscheidung hat erhebliche Relevanz für die Planung der weiteren Diagnostik.

▶ Danach führt die Analyse des Verlaufs und des Manifestationszeitpunktes diagnostisch weiter. Das Ursachenspektrum der akuten Ataxien sieht ganz anders aus als das der (meist langsam) progredienten Erkrankungen. Episodische ataktische Störungen bilden ein eigenes Kollektiv (s. auch III/6).

▶ Das Zusammenstellen der neurogenen und nicht-neurogenen weiteren Symptome und das Beachten des Manifestationsalters hilft bei der oft schwierigen Differentialdiagnose innerhalb der Gruppe der neurometabolisch-degenerativen Erkrankungen weiter.

▶ Nach diesen Vorüberlegungen sollte eine klinische Verdachtsdiagnose möglich sein, die dann entsprechend weiter abzusichern ist.

Literatur
1. Aicardi, J.: Diseases of the Nervous System in Childhood. Mac Keith, London 1992
2. Berg, B. O.: Child Neurology – A Clinical Manual. Lippincott, Philadelphia 1994
3. Brett, E. M.: Paediatric Neurology. Churchill Livingstone, Edinburgh 1991
4. Dyck, P. J.: Neuronal atrophy and degeneration predominantly affecting peripheral sensory and autonomic neurons. In: Peripheral Neuropathy, ed. by P. J. Dyck, P. K. Thomas. Saunders, Philadelphia 1993
5. Fenichel, G. M.: Clinical Pediatric Neurology. Saunders, Philadelphia 1993
6. Harding, A. E.: The Hereditary Ataxias and Related Disorders. Churchill Livingstone, Edinburgh 1984
7. Hopf, H. C., Poeck, K., Schliack, H. (Hrsg.): Neurologie in Praxis und Klinik, Bd. II. 2. A. Thieme, Stuttgart 1992

12. Dyskinesien:
Dystonie, Athetose, Chorea, Ballismus, Myoklonie, Tremor, Tic

Worum es geht

Die Terminologie der hier abzuhandelnden Bewegungsstörungen ist nicht einheitlich bzw. wird nicht konsequent durchgehalten (s. auch III/10). Zu den *Dyskinesien* zählen wir: Dystonie, Athetose, Chorea, Ballismus, Myoklonien, Tremor und Tics. Der Begriff soll primär deskriptiv verstanden werden und bezieht sich auf Bewegungen (manchmal auch Haltungen), die folgende Gemeinsamkeiten aufweisen:
Es handelt sich um Bewegungen, die
- abnorm und
- unwillkürlich sowie
- besonders abhängig vom emotionalen Zustand und von bestimmten Innervationsvorgaben wie Körperhaltung und Bewegungsintention sind,
- im Schlaf im allgemeinen (klinisch) verschwinden,
- etwas mit der motorischen Programmgebung zu tun haben, also nicht auf einer Störung der nachgeordneten, sozusagen ausführenden motorischen Bahnen beruhen,
- häufig auf eine Läsion im kontralateralen Basalgangliensystem zurückzuführen sind.

In weiten Bereichen überschneidet sich der Bedeutungsbereich **„extrapyramidalmotorische Bewegungsstörung"** mit dem der „Dyskinesien", die wiederum häufig mit *Hyperkinesen* gleichgesetzt werden oder aber in Hyper- (z. B. Chorea, Tremor) und *Hypokinesen* (wie die hypokinetische Symptomatik bei M. Parkinson) unterteilt werden können. Es sind aber – wie am Beispiel der Myoklonie und des Tremors deutlich werden wird – neben dem Basalgangliensystem (das sozusagen das Korrelat der extrapyramidalmotorischen Störungen i. e. S. darstellt) im Einzelfall auch andere Funktionskreise pathogenetisch relevant. Insofern sollten die extrapyramidalmotorischen Bewegungsstörungen als Teilmenge der Dyskinesien angesehen werden *(Abb. 24)*.

Abnorme, unwillkürliche Bewegungen werden bei vielen neurologischen Störungen und Erkrankungen gesehen. In diesem Kapitel sollen diejenigen vorgestellt werden, für die eine entsprechende Symptomatik typisch ist, also entweder im Vordergrund steht und/oder früh im Verlauf auftritt.
Die Schritte der klinischen Einordnung und des diagnostischen Vorgehens bei Vorliegen einer dyskinetischen Störung sollen im folgenden als aufeinander aufbauende Ebenen dargestellt werden *(Abb. 25)*. Diese Systematisierung ist gleichzeitig Leitfaden für die Fehlersuche, also für den Fall einer insuffizienten diagnostischen Einschätzung.

● **Ebene 1**
In der klinischen Situation geht es zunächst immer um das richtige Ansprechen des beobachteten Phänomens, was hier mehr noch als in den anderen neuropädiatrischen Bereichen oft besonders schwierig ist. Das Symptom wird zuerst genau charakterisiert:
- Verteilung, Lokalisation, betroffener Körperteil und beteiligte Muskulatur:

```
                    Dyskinesien
                  = Hyperkinesen
                        oder
              = Hyperkinesen + Hypokinesen
                         |
        ┌────────────────┴────────────────┐
  Extrapyramidal-motorische      Weitere unwillkürliche
      Störungen i. e. S.              Bewegungen

  Dystonie    Chorea     TIC     Tremor    Myoklonie

  Athetose   Ballismus
```

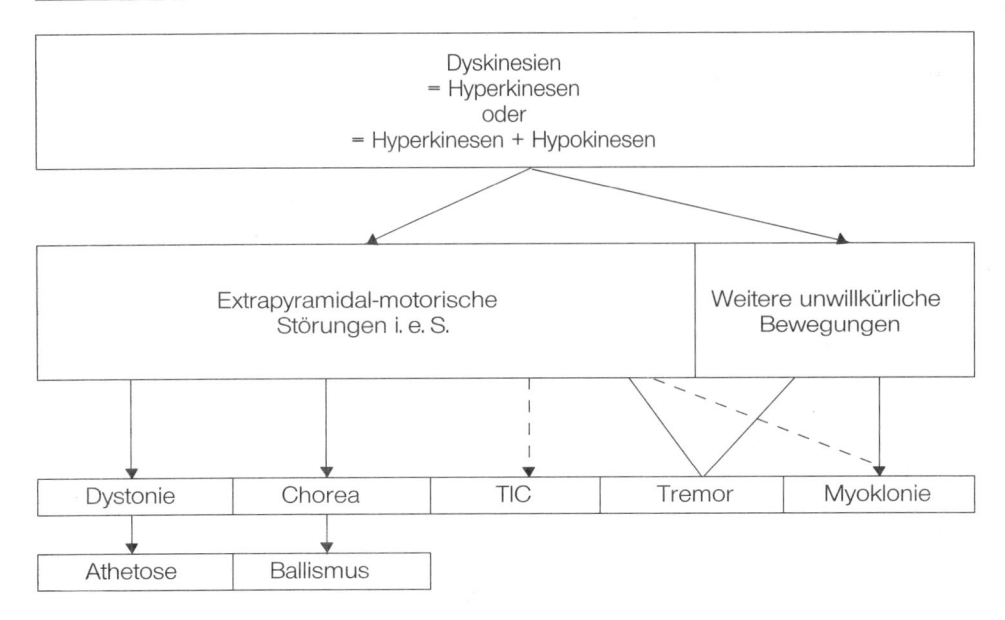

Abb. 24 Dyskinesien: Klassifikationsvorschlag.

z. B. proximale oder distale, fokale oder unilaterale Manifestation
- Art und Amplitude: z. B. drehend, schleudernd
- Geschwindigkeit
- Weitere Zeitkriterien:
  - Frequenz
  - Rhythmisch – unregelmäßig
  - Kontinuierlich – intermittierende Manifestation
- Abhängigkeit z. B. von (bestimmten) Bewegungen, Haltungen, Medikamenten, Tageszeiten oder Verhaltenszuständen

Bewegungsstörungen lassen sich aber kaum adäquat beschreiben, man muß sie sehen. Dies unterstreicht die Bedeutung von Videoaufzeichnungen. Das gemeinsame Anschauen ermöglicht dann einen fruchtbaren Erfahrungsaustausch.
(Wenn weiterhin Unklarheiten auf der phänomenologischen Ebene verbleiben, sind es neurophysiologische Untersuchungen, die weiterhelfen, z. B. typische elektromyo-/polygraphische Befunde beim Tremor oder bei der Dystonie).

● **Ebene 2**
Nach der genauen phänomenologischen Charakterisierung der Bewegungsstörung wird dieses Leitsymptom dann in den Kontext der Begleitsymptomatik und den gesamten eigen- und familienanamnestischen Zusammenhang gestellt:
- Begleitsymptomatik
- Verlauf
- Manifestationsalter und -umstände
- Weitere Eigenanamnese
- Familienanamnestische Besonderheiten

Dies ermöglicht im allgemeinen (nach Anamnese- und Befunderhebung) eine klinische Differentialdiagnose und leitet damit zur Ebene 3 über.

● **Ebene 3**
Hier geht es um die weitere diagnostische (topische und ätiopathogenetische) Einordnung. Die Antworten auf die Fragen, wo im zentralen Nervensystem die Symptomatik verursacht sein könnte und welche Pathogenesen unter Beachtung des Verlaufs und der Begleitsymptomatik in Frage kommen, sind leitend für eine ge-

```
        ┌─────────────────────────────────────────────┐
         \  Ebene 3  Topische und ätiopathogenetische Diagnose  \
          └─────────────────────────────────────────────┘
                               ▲
        ┌───────────────────────────────────────────────────┐
         \  Ebene 2  Die Dyskinesie im Zusammenhang          \
          \         (Begleitsymptomatik; Eigen- und Familienanamnese)  \
           └───────────────────────────────────────────────────┘
                               ▲
        ┌─────────────────────────────────────────────────────────┐
         \  Ebene 1  Charakterisierung der Dyskinesie              \
          └─────────────────────────────────────────────────────────┘
```

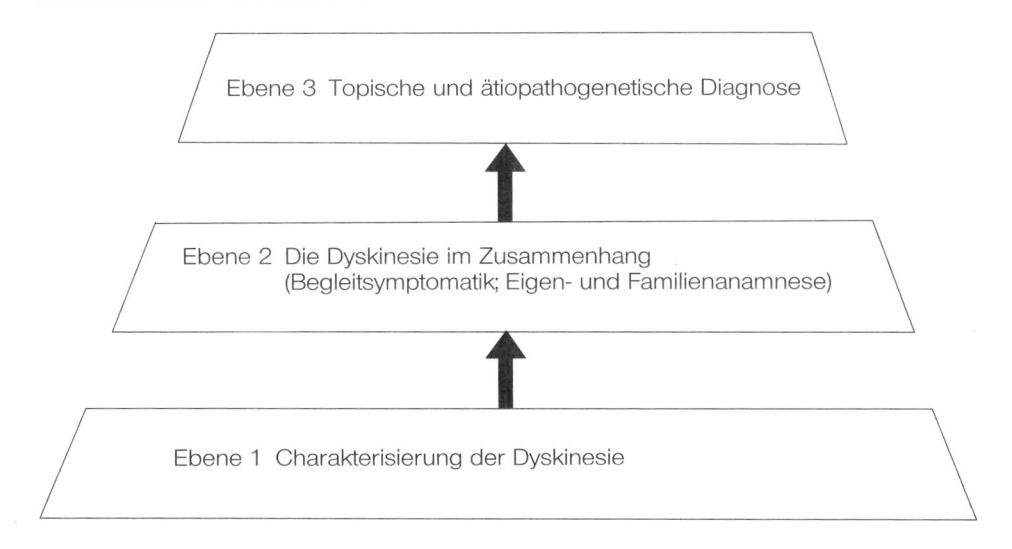

Abb. 25 Diagnostisches Vorgehen.

zielte Zusatzdiagnostik, die auf dieser Ebene angesprochen sein soll.

Dystonie

Definition

In enger Anlehnung an die Definition des Ad-hoc-Komitees der *Dystonia Medical Research Foundation* ist eine Dystonie auf phänomenologischer Ebene
- eine abnorme,
- drehend-windende oder repetitive (bzw. anhaltende) Bewegung und/oder
- Haltung.

Ergänzend ist auf pathophysiologischer Ebene eine Störung von inhibitorischen Aktivitäten mit unwillkürlichen (anhaltenden/repetitiven) Entladungen charakteristisch, häufig entsprechend einer Kokontraktion von Agonisten und Antagonisten. – Nach dieser Definition kann sowohl eine Bewegung als auch eine Haltung dyston sein.

Weder die Verteilung (betroffene Körperteile) noch die Geschwindigkeit gehen als essentielle Charakteristika in die Definition ein.

Die alternative Definition der Dystonie als Tonusstörung im Sinne einer Koexistenz von Hypo- und Hypertonie bzw. eines abnorm wechselnden Tonus, kann sich auf die Originalarbeit von *Oppenheim* stützen und ist durchaus weiterhin neuropädiatrisch relevant. Da aber Neurologie und Neuropädiatrie zumindest teilweise in wissenschaftlicher Hinsicht einen gemeinsamen Raum besetzen, sollte auch die Sprache eine gemeinsame sein. Wir plädieren dafür, nur die erstgenannte Definition gelten zu lassen, da der Begriff in diesem Sinne wohl unwiderruflich etabliert ist und die entsprechende klinische und pathophysiologische Entität in den letzten 15 Jahren detailliert herausgearbeitet wurde.

Auch sollte der Begriff „Dystonie" nicht als Synonym für eine bestimmte Krankheitsentität (idiopathische Torsionsdystonie) benutzt werden (weitere abgrenzende Definition s. Athetose).

Einteilungskriterien und differentialdiagnostischer Zugang

So es nach der angegebenen Definition klar ist, daß wirklich eine Dystonie vorliegt, folgt die weitere, diagnostische Einordnung den Kriterien:

Manifestationsalter

– Kindliche Form : 0 – 12 Jahre
– Jugendliche Form: 13 – 20 Jahre
– Erwachsenen-Form: > 20 Jahre

Verteilung

– Fokal
  Nur ein Körperteil (z. B. Blepharospasmus; Tortikollis; Schreibkrampf)
– Segmental
  zwei zusammenhängende Körperteile (z. B. Arm + Hals/Rumpf; Meige-Syndrom)
– Multifokal
  Mindestens zwei nicht zusammenhängende Körperteile
– Hemidystonie
  Unilateral: Arm und Bein
– Generalisiert
  Beinsegment + weitere Region

Daß diese Kriterien diagnostische Aussagekraft haben, wird u. a. daran erkennbar, daß Dystonien bei Manifestation im Kindesalter zu etwa 60% generalisieren (bei Manifestation im Erwachsenenalter nur zu 3%) und dann typischerweise im Bereich der unteren Extremität beginnen.

Verlauf bzw. Manifestation:

– Stationär
  Entweder Residualsymptom oder Endbzw. Zwischenzustand einer idiopathischen Dystonie (s. u.)
– Fluktuierend
  Tagesschwankungen typisch bei DOPA-responsiver Dystonie (Segawa-Syndrom) (s. S. 232)
– Progredient
  Je nach Dynamik und weiteren Befunden: idiopathische Form oder neurometabolisch-degenerative Erkrankung
– Paroxysmal
  Eigene, meist benigne Entitäten
– Ruhe- und Aktions-Dystonie
  Wird wegen folgender Bedeutung hier gesondert aufgeführt: Nur die durch bestimmte Bewegungen getriggerte Dystonie ist typisch für eine idiopathische Dystonie im Frühstadium.

Ätiopathogenese:

Idiopathisch
– Idiopathische Torsionsdystonie
– DOPA-responsive Dystonie (Segawa-Syndrom)
– Paroxysmale(r)
  – dystone Choreoathetose
  – kinesigene Choreoatheose
  – nächtliche Dystonie
  – benigne frühkindliche Dystonie
  – benigner Tortikollis
  – benigner tonischer Aufblick
– Myoklonische Dystonie
(Zu den einzelnen Formen s. auch S. 231 ff.)

Symptomatisch
– Neurometabolisch/degenerativ
– Symptom einer anderen (noch wirkenden) Pathogenese (z. B. Raumforderung, Entzündung)
– Residualsymptom

Idiopathisch bedeutet in diesem Zusammenhang:
1. die Dystonie muß ganz im Vordergrund stehen;
2. klinisch (und zunehmend wohl auch genetisch) definierbare Krankheitsentität

```
┌─────────────────────────────┐                    ┌─────────────────────────────┐
│ 30 % Kinder und Jugendliche │                    │      70 % Erwachsene        │
└─────────────────────────────┘                    └─────────────────────────────┘
        ╱           ╲                                      ╱           ╲
60 % idiopathisch   40 % symptomatisch          87 % idiopathisch   13 % symptomatisch
        │                                               │
      davon                                           davon
knapp 50 % generalisiert                        etwa 3 % generalisiert
```

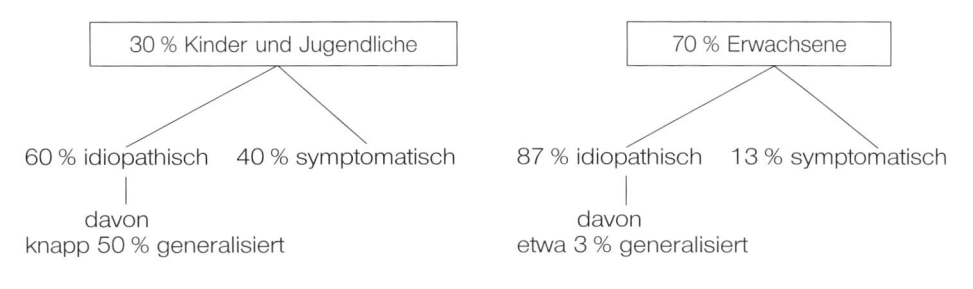

Hier nicht berücksichtigt: 33 paroxysmale und 90 tardive Dystonien

Abb. 26 Dystonie-Formen: Häufigkeit
(*Dystonia Clinical Research Center New York;* n = 932)

3. keine (auch andere Systeme betreffende) progrediente Ursache erkennbar;
4. keine Hinweise auf eine Residualsymptomatik.

Einige der hier aufgeführten idiopathisch-paroxysmalen Syndrome sind bisher noch nicht als solche voll anerkannt.

Die Unterscheidung zwischen idiopathischen und symptomatischen Dystonieformen ist in bezug auf das weitere Vorgehen wesentlich; Anhaltspunkte für eine **symptomatische** Form ergeben sich aus der
– Anamnese
  – Perinatale Vorgeschichte
  – Bisheriger Entwicklungsverlauf
  – Läsionsereignisse
  – Medikamentenvorgeschichte
– Befundkonstellation
  – Beginn als Ruhe-Dystonie
  – Manifestation als Hemidystonie
  – Frühe Manifestation von
    – Dysarthrie,
    – okulogyren Krisen,
    – fixierten Fehlhaltungen,
    – Risus sardonicus
  – Oft schnelle Progredienz
  – Weitere Befundabweichungen
    So sind Pyramidenbahnsymptome (Ausnahme DOPA-responsive Form), aber auch nicht-neurogene Befundabweichungen wie eine Retinitis pigmentosa primär nicht mit der Verdachtsdiagnose einer idiopathischen Dystonie kompatibel.

Daß die Kombination der vorgestellten Einteilungskriterien weitere diagnostisch sinnvolle Aufschlüsselungen liefert, verdeutlicht die *Abbildung 26:* Bei einer Manifestation im Kindes- oder Jugendalter ist ätiopathogenetisch zum einen häufig an eine *symptomatische* Dystonieform zu denken. Zum anderen umfassen die *idiopathischen* Formen vor allem die schweren, generalisierenden Verläufe.

Neben der Entscheidung „idiopathisch oder symptomatisch" sind es Kriterien des Verlaufs und der Manifestation, die eine primäre klinische Zuordnung ermöglichen *(Abb. 27).*

Ursachen

Im folgenden werden die wichtigsten und häufigsten idiopathischen Dystonien vorgestellt und danach die in Frage kommenden neurometabolisch-degenerativen Erkrankungen aufgeführt.

Idiopathische Torsionsdystonie (= ITD = Dystonia musculorum deformans)
Manifestationsalter
– Unterschiedlich; etwa 50% im Kindesalter

```
                              Dystonie
            ┌──────────────────┼──────────────────┐
      idiopathisch         symptomatisch      Pseudodystonie
     ┌──────┼──────┐     ┌──────┼──────┐
progredient/ flukturierend paroxysmal
stationär                             neurometabolisch  Residualsyndrom
    │         │        ┌───┼───┐
   ITD       DRD      PKC PDC PNP
```

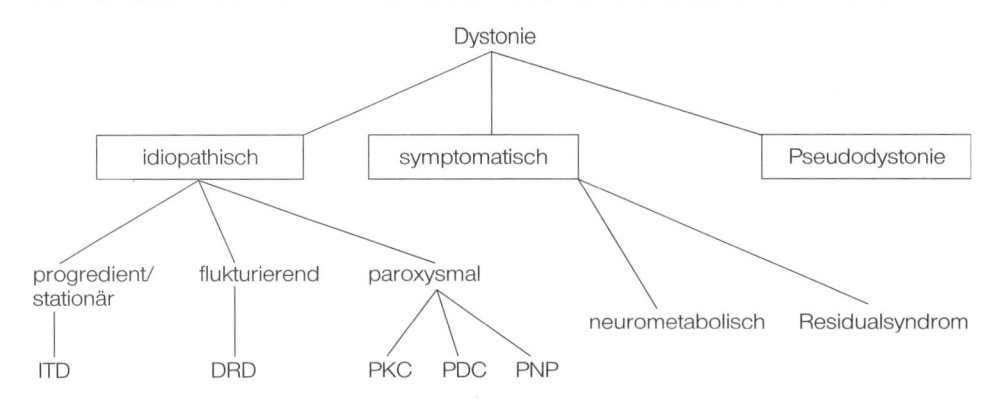

Abb. 27 Dystonie-Klassifikation
ITD: Idiopathische Torsionsdystonie
DRD: DOPA-responsive Dystonie (Segawa-Syndrom)
PKC: Paroxysmale kinesigene Choreoathetose
PDC: Paroxysmale dystonie Choreoathetose
PND: Paroxysmale nächtliche Dystonie
Zu den Pseudo-Dystonien wird u. a. das Sandifer-Syndrom gezählt, eine tortikollisähnliche Verkrampfung meist kleiner Kinder bei Vorliegen einer Hiatushernie bzw. eines Refluxes (s. S. 176).

Symptome und Verlauf
Abhängig vom Manifestationsalter:
– Kindliche Form: meist Beginn an der unteren Extremität, speziell Zehengang bzw. unilaterale Fußinversions/Plantarflexionshaltung, Generalisierung in den folgenden 5 – 10 Jahren, meist Lordose, schwerer Verlauf
– Erwachsenen-Form: in den letzten Jahren wurde registriert, daß auch die (meisten? der) in dieser Lebensphase manifest werdenden fokalen Dystonien dazu gehören (Kopf – Hals – Rumpf – obere Extremität)

Genetik
– Autosomal-dominante Vererbung (9q 32–34)

DOPA-responsive Dystonie (DRD)
Synonyme
– Segawa-Syndrom, (progressive) (Torsions-)Dystonie mit Tagesschwankungen/Fluktuationen, (hereditäres) Parkinson-Dystonie-Syndrom

Manifestationsalter
– 1. – 16. Lebensjahr (Mittel 4. – 6.)

Symptomatik
– Fast immer zuerst Gangstörung, Stürze, Dystonie speziell der Beine, später oft auch von Armen und Rumpf; Parkinson-Symptome; Tagesschwankungen (bei etwa 70%; bei Progredienz dann weniger deutlich)

Besondere Relevanz
– Häufigkeit zwar nur etwa 10% der ITD; aber dauerhaft günstige therapeutische Beeinflußbarkeit, auch der nicht seltenen Pyramidenbahnsymptome, insofern DD auch: spastische Paraparese, spastische Diplegie

Therapie
– L-Dopa (+), 1–3(–20) mg/kg/d in 2–3 Einzeldosen, erste Wirkung innerhalb von Tagen bis 2 Wochen

Genetik
– (Z. T.) autosomal dominante Vererbung,

Tab. 20 Einteilung der paroxysmalen Choreoathetose

	Dyston	Kinesigen
Beginn	1.–5. (–22.) Lebensjahr	5.–12. (2.–18.) Lebensjahr
Symptome	Dystonie zuerst einer Extremität, Generalisierung; oft Dys-/Anarthrie, Gesichts- und Rumpfbeteiligung	Nach plötzlicher Bewegung initial meist unilaterale Extremitätendystonie/-choreoathetose
Dauer	>10 Min. bis Stunden	Sekunden (<5 Min.)
Frequenz	Wöchentlich (täglich bis monatlich)	Täglich (bis 100 x) (bis monatlich)
Therapie	Clonazepam, Oxazepam (Valproat, Acetazolamid)	Phenytoin, Phenobarbital, Carbamazepin (Flunarizin)
Genetik	z.T. autosomal dominant	z.T. autosomal dominant

inkomplette Penetranz; Genlokus nicht entsprechend ITD

Paroxysmale nächtliche Dystonie: s. III/6, S. 171

Benigne paroxysmale frühkindliche Dystonie:

Manifestationsalter
– 1. Lebensjahr

Symptome
– Dystonie speziell der oberen Extremität, meist unilateral, oft Pronation-Volarflexion, z. T. bewegungsgetriggert, z. T. mit Opisthotonus-Tortikollis

Frequenz/Dauer
– Mehrfach täglich bis monatlich; Sekunden bis Stunden

Weitere Befunde
– Unauffällig, keine Bewußtseinsstörung (manchmal motorische Retardierung)

Verlauf
– Spontanremission im 1. – 4. Lebensjahr

Benigner paroxysmaler Tortikollis

Manifestationsalter
– 1. Lebensjahr

Symptome
– Speziell Kopfneigung (dabei z. T. Blässe, Unruhe, Erbrechen, Standunsicherheit)

Dauer/Frequenz
– Minuten bis 3 (max. 14) Tage; wöchentlich bis monatlich

Verlauf
– Spontanremission bis 3. (5.) Lebensjahr; z. T. später Manifestation einer paroxysmalen Vertigo (s. III/6) oder Migräne

Benigner paroxysmaler tonischer Aufblick

Manifestationsalter
– 1. Lebensjahr (1 Kind 20. Monat)

Symptome
– Tonischer Aufblick (manchmal mit Tagesschwankungen, Down-beat-Nystagmus, Ataxie, motorischer Retardierung)

Frequenz/Dauer
– Täglich bis wöchentlich; Minuten bis Stunden (Tage)

Weitere Befunde
– Unauffällig

Verlauf
- Remission bis 5. (1 Kind 15.) Lebensjahr

Therapie
- L-Dopa?

Genetik
- Z. T. autosomal dominante Vererbung

(Hereditäre) myoklonische Dystonie

Manifestationsalter
- Frühe Kindheit

Symptome
- Kurze, heftige Myoklonien speziell der Arme und im Halsbereich (die benigne hereditäre Chorea befällt dagegen eher die Beine), z. T. Schreibkrampf, weitere Dystoniemanifestationen

Charakteristisch
- Besserung auf Alkohol

Weitere Befunde
- Unauffällig

Genetik
- (?) autosomal dominante Vererbung; Genlokus wohl nicht identisch mit ITD

Hauptsächlich in Frage kommende neurometabolisch-degenerative Erkrankungen (s. III/11 und III/17 in diesem Kapitel)
- *M. Wilson*
- *Störungen im Stoffwechsel der Aminosäuren und organischen Säuren (u. a. Glutarazidurie I)*
- *Mitochondriopathien wie M. Leigh*
- *Lysosomale Speicherkrankheiten*
- *Ataxia teleangiectatica*
- *Lesch-Nyhan-Krankheit*
- *Neuroakanthozytose*
- *Hallervorden-Spatz-Krankheit*
- *Chorea Huntington*
- *Zeroidlipofuszinose*
- *(progressive) Pallidumatrophie*
- *Bilaterale Striatumnekrose*

- *(M. Fahr; als eigenständiges Krankheitsbild umstritten)*

Bedeutung der Kernspintomographie

In erster Annäherung kann behauptet werden: Wenn der (zerebrale) Kernspintomographie-Befund unauffällig ist, liegt mit hoher Wahrscheinlichkeit eine idiopathische Dystonie vor, wenn Signalabweichungen bestehen, handelt es sich um eine symptomatische. Neben der Darstellung struktureller Läsionen im engeren Sinne hat die Methode aber auch eine hohe diagnostische Affinität zu etlichen neurometabolischen Erkrankungen.

- M. Hallervorden-Spatz
  T2-Signal↓↑ Pallidum
- M. Wilson
  T2-Signal↑↓ Striatum
- M. Leigh
  T2-Signal↑ Striatum
- Glutarazidurie I
  T2-Signal↑ Striatum

Weitere Diagnostik und Dokumentation

• **Stufe 1 der Diagnostik** (keine Hinweise für das Vorliegen einer symptomatischen Form) und Dokumentation sollte u. E. folgendes beinhalten:
- Analyse von Kupfer (Blut und Urin), Coeruloplasmin; Aminosäuren und organischen Säuren (Urin)
- Kernspintomographie
- augenärztliche Untersuchung
und außerdem
- Videoaufnahme
- Effekt auf L-Dopa
- Familienanamnese, genetischer Aspekt

• **Stufe 2**
- Blutgasanalyse, Laktat, Pyruvat (Mitochondriopathien wie M. Leigh)

Harnsäure (Lesch-Nyhan-Krankheit)
Alpha-Fetoprotein, Immunglobuline (Ataxia teleangiectatica)
Infekt- und immunologische Diagnostik (u. a. Lupus- und Antiphospholipid-Antikörper)
Lysosomale Enzyme (speziell Metachromatische Leukodystrophie und GM-Gangliosidosen)
Vitamin D, Parathormon (M. Fahr), Schilddrüsenhormone
– EMG, NLG, SEP, EEG; ggf. ERG Abdomensonographie
– U. U. Biopsien

Zusammenfassung

▶ Unter den Dyskinesien ist die dystone Bewegungsstörung aufgrund der variablen klinischen Manifestation häufig besonders schwer als solche zu erkennen. Manchmal kann neben der Videoaufzeichnung und interdisziplinären Analyse der Symptomatik auch die Elektromyographie charakteristische Befunde liefern und damit helfen, die Dystonie z. B. von einer pyramidalmotorischen oder konversionsneurotischen Störung abzugrenzen.

▶ Der differentialdiagnostische Zugang orientiert sich dann an der Frage, ob es sich um eine idiopathische oder eine symptomatische Form handelt. Die Verlaufs- und Manifestationscharakteristika (z. B. Progredienz bei neurometabolischen Erkrankungen oder paroxysmal-episodische Manifestation bei einigen idiopathischen Dystonie-Entitäten) sowie das Manifestationsalter und die Verteilung der dystonen Störung ermöglichen die weitere klinische Einordnung.

▶ Zerebrale Kernspintomographie und neurometabolische Analysen stehen im Zentrum der Zusatzdiagnostik.

▶ Unter therapeutischen Gesichtspunkten ist der Versuch der Behandlung mit L-DOPA hervorzuheben, falls es unter klinischen Gesichtspunkten nicht ausgeschlossen erscheint, daß eine Dopa-responsive Dystonie (Segawa) vorliegt.
Implikationen der molekulargenetischen Forschung bezüglich Diagnostik und Beratung sind zu beachten.

Athetose

Was bleibt nach dem bei der Dystonie Besprochenen (s. Definition) für die Athetose?

– Eine Bewegungsstörung speziell der Extremitäten, distal betont?
– Die langsamere Geschwindigkeit?
– Der wurmartig-drehende Charakter?
– Das Moment der andauernden Bewegung, die weniger fixierte Haltungsauffälligkeit?
– Nur die Assoziation im Begriff der Choreoathetose bleibt sicher.

Typischerweise wird eine unwillkürliche, ununterbrochene Bewegung speziell der Hände, meist mit Überstreckung der Fingergrund- und Mittelgelenke in Handgelenksvolarflexionshaltung, athetotisch genannt. Die hier angegebenen Charakteristika sind sicher relevant, erscheinen aber für eine Abgrenzung von der Dystonie nicht ausreichend (s. o.). Spezifische neurophysiologische, computer- und kernspintomographische Befunde sowie eigene klinisch und genetisch definierte Krankheitsentitäten würden die Autonomie der Athetose stützen. Sie scheinen aber nicht vorzuliegen.

Insofern sollte u. E. die Athetose als besondere Form der Dystonie geführt werden (mit den Charakteristika einer distalen, ununterbrochenen, abnormen Bewegung).

Chorea

Definition und phänomenologische Abgrenzung

Die Chorea ist eine
- unwillkürliche
- irreguläre, unregelmäßige Bewegung (fehlende zeitlich-räumliche Ordnung)
- von schnellem, abruptem Charakter.

Manchmal fällt nur eine milde, unwillkürliche Verstärkung der Gestik und der mimischen Ausdrucksbewegungen auf. Im typischen Fall liegt aufgrund der polytopen, fließend-wandernden Verteilung das Bild einer allgemeinen Bewegungsunruhe, Zappeligkeit vor.

Differentialdiagnostische Überlegungen zum Phänomen „Chorea":

Polytope, irreguläre Myoklonien
Sie bieten (obwohl polytop) kaum ein so allgemein unruhiges, fließendes Bild; Bahnung eher durch Willküraktivität (bei der Chorea dagegen durch emotionalen Streß); choreatische Hyperkinesen wirken oft wie Bruchstücke von z. B. gestischen oder mimischen Bewegungen, werden (anfangs) eher in Verlegenheits- bzw. Willkürbewegungen eingebaut; elektromyographisch beim Myoklonus Kokontraktion (bei der Chorea auch isolierte Aktivierung einzelner Muskeln)

Tics
Eher stereotype, einfache oder komplexe Bewegungsmuster ganz überwiegend im Gesichts-, Kopf-, Hals-, Schulterbereich (bieten wiederum nicht das allgemeinzappelige Bild der Chorea); sind partiell unterdrückbar

Ballismen
Am ehesten Variante der Chorea: schleudernde, ausfahrende Bewegungen (also mit größerer Amplitude), meist mit proximalem Schwerpunkt; typischerweise Hemiballismus)

Hyperkinetisches Syndrom (Attention deficit disorder)
Störung der Aufmerksamkeit, Ausdauer und der emotionalen Steuerung, motorische Unruhe, meist Verhaltensprobleme, Teilleistungsstörungen

Die Beobachtung und klinische Untersuchung sollte Auffälligkeiten im Liegen, Sitzen, Stehen und im Rahmen verschiedener Bewegungsabläufe erfassen. Die choreatischen Hyperkinesen können manchmal durch bestimmte Arm- oder Handhaltungen bzw. -bewegungen, durch kognitive Anstrengungen (Kopfrechnen) oder andere Streßfaktoren provoziert werden. Bei diskreter Ausprägung kann die Symptomatik durch leichtes Festhaltenlassen der Finger des Untersuchers erspürt werden. Eine mimische Beteiligung, auch eine Sprechstörung findet sich nicht selten.
Die Relaxation der choreatischen Muskelzuckung ist verzögert, als Gordonsches Kniephänomen wird das langsame Zurücksinken des Unterschenkels nach PSR-Auslösung bezeichnet. Diese klinischen Charakteristika können helfen, das Phänomen „Chorea" von anderen hyperkinetischen Symptomen abzugrenzen.
Nicht selten ist mit der Chorea eine Muskeltonusminderung assoziiert, es handelt sich dann um eine hyperkinetisch-hypotone Bewegungsstörung.

Differentialdiagnostischer Zugang

Die Frage, ob ausschließlich eine Chorea vorliegt oder ob sich weitere neurologische Befundabweichungen finden lassen, ist für die differentialdiagnostische Annäherung wesentlich. Anamnestische Kriterien ermöglichen manchmal eine Zuordnung in Richtung einer (benignen) familiären Chorea, eines neurometabolisch-

```
                    ┌─────────────┐
                    │   Befunde   │
                    │   Anamnese  │
                    └─────────────┘
                    ↙             ↘
      Auschließlich Chorea        Weitere Symptome
             ↓                           ↓
```

- Benigne familiäre Chores
- Paroxysmale Choreoathetose
- Chorea Sydenham
- Nach Medikamenten-/Ovulationshemmereinnahme; Schwangerschaft

- Neurometabolisch-degeneratives Leiden
- Residualsymptom nach zentraler Läsion

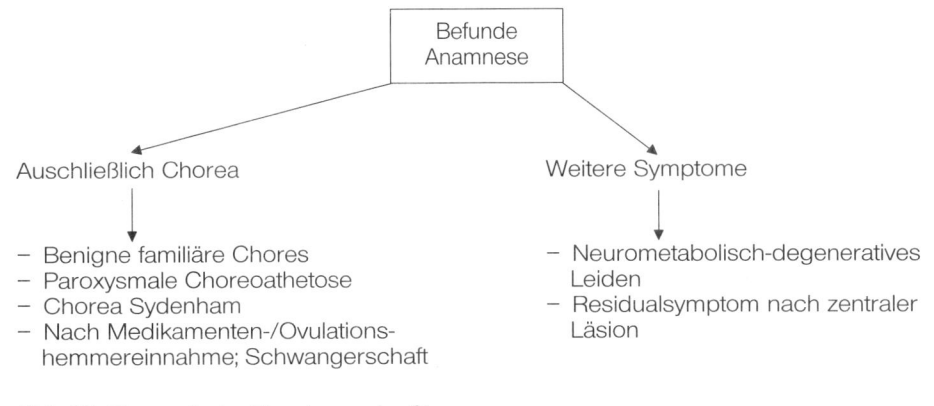

Abb. 28 Diagnostische Einordnung der Chorea.

degenerativen Leidens oder eröffnen die Diagnose eines Residualsymptoms.

Von besonderer Bedeutung sind die

• Diagnostik in Richtung einer Chorea Sydenham (therapeutische Relevanz s. u.)

• Kernspintomographie bei weiter ungeklärter Symptomatik:
- Fokale Läsion i. e. S. (vaskuläre Auffälligkeiten, Tumoren, umschriebene Entzündungen)
- Symptome einer systemisch-metabolischen Erkrankung

Ursachen

Chorea Sydenham:

Manifestationsalter
- Häufigkeitsgipfel 6. – 10. Lebensjahr, häufiger bei Mädchen

Symptome
- Meist schleichender Beginn, choreatische Zuckungen, speziell im Gesicht und der oberen Extremität, neben der mimischen Beteiligung z. T. Sprechstörung, auch Hemichorea; Verstärkung meist bei Willkürbewegungen; muskuläre Hypotonie; Unruhe, psychische Auffälligkeiten, emotionale Labilität oft zu Beginn

Verlauf
- Normalerweise Vollremission innerhalb von 2 – 3 Monaten; Rezidivgefahr

Diagnosestellung
- Klinische Symptomatik; AST und Antihyaluronidase sowie AntiDNAse müssen nicht mehr erhöht sein; differentialdiagnostische Abgrenzung u.a. von der Lupus-assoziierten Chorea

Bedeutung u. a.
- Kardiale Klärung (rheumatische Klappenveränderungen bei etwa einem Drittel der Nicht-Behandelten)

Pathogenese
- Zusammenhang mit Streptokokkeninfektion, die aber meist Monate zurückliegt; selten vorher rheumatisches Fieber

Therapie
- Akut und chronisch-prophylaktisch Penizillingabe; u. U. Neuroleptika im Rahmen der Hyperkinesen

Lupus-erythematodes-assoziierte Chorea:

Symptome
- Ähnlich Chorea Sydenham; die Bewegungsstörung kann Jahre vor weiteren systemischen Manifestationen auftre-

ten; z. T. dann einziges neurologisches Symptom oder kombiniert mit Ataxie, Anfällen, psychischen Auffälligkeiten

Diagnosestellung
– Lupus-Antikörper

Benigne familiäre Chorea:
Manifestationsalter
– Meist Kindesalter

Symptome
– Häufig nur Chorea, selten motorische Retardierung, Hypotonie, Intentionstremor, Dysarthrie, Dystonie; im Jugend-Erwachsenenalter häufig (Teil)Remission;

Weitere Befunde
– Unauffällig

Genetik
– Autosomal dominante Vererbung

Therapie
– Versuch mit Tiaprid (3 x 50 – 3 x 300 mg/d)

Paroxysmale Choreoathetosen, s. Dystonie (III/12, S. 233)

Chorea Huntington:
Manifestationsalter
– Meist Erwachsenenalter, 4. Dekade; aber auch kindliche Manifestation, zwischen 3. und 7. Lebensjahr, dann Vererbung meist über den Vater

Symptome
– Im Kindesalter oft hypokinetisch-rigide Form, Okulomotorikstörung, Anfälle, mentaler Abbau oft schon initial; rasche Progredienz

Bildgebende Verfahren
– Ventrikelerweiterung, Atrophie im Bereich des Kaudatuskopfes

Genetik
– Autosomal dominant; Gendefekt auf Chromosom 4

Neuroakanthozytose:
Manifestationsalter
– Häufig im Erwachsenenalter, selten im ersten Lebensjahrzehnt

Symptome
– Choreatische Zuckungen speziell im Gesicht, daneben auch an den Extremitäten; psychoorganische Veränderungen, kognitiver Abbau; z. T. Aktionsdystonie orolingual beim Essen, (vokale) Tics, Selbstmutilationen im Mund-/Lippenbereich; z. T. axonale Neuropathie

Verlauf
– Progredient; letal nach 10 – 20 Jahren

Diagnostik
– Klinische Symptomatik; Akanthozyten im Blutbild; (im EMG oft Denervierung; CT-Befund entspricht z. T. dem der Chorea Huntington)

Genetik
– Unklar; familiäre und nicht-familiäre Fälle beschrieben

Therapie
– Symptomatisch

Weitere Erkrankungen:

Immunologisch-infektiös
– Chorea Sydenham
– Lupus-assoziierte Chorea

(Residual)Symptom
– Zerebralparese (u. a. nach Kernikterus)
– Trauma
– Medikamente (Antiepileptika wie Phenytoin, Phenobarbital, Primidon, Carbamazepin, Ethosuccimid; Stimulantia wie Methylphenidat; Neuroleptika; L-Dopa; Isoniazid; Lithium; Reserpin; Kontrazeptiva)
– Toxine (Kohlenmonoxid)
– Enzephalitis

(Neuro)metabolisch-degenerativ
– Ataxia teleangiectatica (s. III/11, S. 219)
– M. Wilson

- Lesch-Nyhan-Krankheit
- Neuroakanthozytose
- Thyreotoxikose
- Idiopathische Torsionsdystonie (s. Dystonie)
- Chorea Huntington

Weitere Erkrankungen mit möglicher Chorea s. III/11 und S. 231 ff. (Ursachen)

Vaskulär
- Purpura Schönlein-Henoch
- Polyzythämie
- Moya-Moya-Syndrom
- Infarktereignis anderer Art

Idiopathisch
- Benigne familiäre Chorea
- Paroxysmale Choreoathetosen (s. Dystonie, S. 233)

Zusammenfassung

▶ Die choreatische Bewegungsstörung kann zum einen die Erkrankung selbst darstellen (idiopathische Form wie die benigne familiäre Chorea), zum anderen kann sie Symptom einer z. B. neurometabolisch-degenerativen Grunderkrankung sein und geht dann meist mit weiteren klinischen Befundabweichungen einher.
Die Beachtung des Manifestationsalters, der Art der Begleitsymptomatik, des Verlaufs und der Familienanamnese ermöglicht nicht selten eine klinische Verdachtsdiagnose.

▶ Die choreatische Zuckung hat eine gewisse topische Bedeutung: typisch ist eine Läsion im Striatum-Bereich, die häufig (bei den symptomatischen Formen) kernspintomographisch dargestellt werden kann.
Als besondere Entität mit therapeutischer Relevanz ist die Chorea Sydenham herauszustellen.

Ballismus

Es handelt sich um eine Bewegung, die
- unwillkürlich (sozusagen die Eintrittskarte in den Club der Dyskinesien),
- rasch (was den Ballismus u. a. mit der Chorea verbindet),
- schleudernd, ausfahrend ist,
- sowie meist einen proximalen Schwerpunkt hat (also eine Bewegung aus dem Schulter- oder Beckengürtel heraus)

Der Ballismus kann damit als Sonderform der choreatischen Bewegungsstörung angesehen werden.

Er tritt überwiegend als unilaterale Störung auf, meist kombiniert mit einer Hemiparese. Ihm liegt dann eine (zur Symptomatik kontralaterale) Läsion im Bereich des Nucleus subthalamicus bzw. der entsprechenden Verbindungen zugrunde. Das Symptom „Ballismus" hat also vor allem eine topische Bedeutung, weniger eine pathognomonische, obwohl eine gewisse Affinität zu vaskulären Störungen besteht, zu:
- Ischämien, Blutungen, Angiomen; außerdem zu:
- Tumoren,
- Infektionen (Enzephalitiden, Tuberkulose, Lues, Sarkoidose u. a.)
- Weiteren Residualsyndromen (nach Trauma, Ikterus)
- Neurometabolischen Erkrankungen (s. Chorea, Dystonie)

Im Vordergrund steht also bei primär ätiopathogenetisch nicht zuzuordnenden ballistischen Störungen die topisch orientierte Diagnostik, z. Z. die Kernspintomographie.

Myoklonien

Definition und phänomenologische Abgrenzung

Unter einer Myoklonie wird eine

- unwillkürliche,
- schnelle, kurze
  Bewegung verstanden, hervorgerufen durch
  a) eine Muskelkontraktion (positive Myoklonie)
  b) eine Innervationspause (negative Myoklonie).

Die Myoklonie wird charakterisiert nach:

Stärke
Grad des Bewegungseffektes

Lokalisation
z. B. fokal, segmental, generalisiert

Zeitkriterien
- Häufigkeit (z. B. pro Minute oder Stunde)
- Kontinuierlich – intermittierend
- Unregelmäßig – rhythmisch

Provokation
- Durch (bestimmte) Bewegungen (= Aktionsmyoklonie), Haltungen
- Akustische, optische, kutane Sinnesreize
- Spontan, keine Provokationsfaktoren

Abgrenzung des Symptoms „Myoklonie":

Choreatische Zuckung
S. dort: Chorea mit zeitlich-räumlich irregulärem Gesamtbild (eher Einbau in Gestik und Mimik)

Tics
Sind stereotyper, imitieren eher eine normale Geste oder Bewegung, sind partiell unterdrückbar, äußern sich oft auch vokal und zusammen mit Zwangssymptomen.

Tremor
Kann in seltenen Einzelfällen mit Myoklonien verwechselt werden, die aber selbst in ihrer rhythmischen Variante nicht so stark oszillieren wie der Tremor; außerdem oft andere Provokationsbedingungen (s. Tremor); ggf. elektromyographische Analyse: bei der Myoklonie simultane (nicht alternierende) Entladungen; die Myoklonie stellt sozusagen ein rhythmisches „Hin" dar, während bei vielen Tremorformen ein „Hin und Her" registriert wird.

Klonus
Spezielle Myokloniemanifestation; i. e. S. (soweit nicht noch physiologisch) ein durch eine kurze Muskeldehnung provoziertes Enthemmungsphänomen bei zentralen (pyramidalen) Läsionen, meist mit entsprechenden weiteren klinischen Symptomen; Frequenz bei 6 Hz.

Faszikulationen
Entladungen einzelner oder nur weniger motorischer Einheiten, die nicht zu einem Bewegungseffekt führen; geringere Amplitude und kürzere Dauer im EMG als Myoklonien.

Differentialdiagnostische Fragen

• Liegen ausschließlich Myoklonien vor?
In Frage kommen
- Physiologische Form (z. B. Einschlafzuckungen)
- Essentielle Variante (z. T. autosomal dominant; s. unten)

• Wo könnten die Myoklonien ihren Ursprung haben?

Kortikal
Myoklonie oft unilateral und distal betont; EEG-Korrelat im allgemeinen vorhanden; oft vergrößertes kortikales evoziertes Potential, z. B. nach Medianusstimulation = Giant-SEP und vergrößerter Long-latency-

Reflex; im EMG meist kurze Potentiale < 100 ms

Subkortikal-retikulär
Eher bilaterale, ausgedehntere Aktivierung proximaler Muskeln; im allgemeinen kein EEG-Äquivalent; weitere Hirnstamm-, extrapyramidalmotorische oder zerebelläre Symptome häufig assoziiert

Spinal
Oft rhythmische, z. T. segmentale Myoklonie mit niedriger Kontraktionsfrequenz; im EMG meist längeranhaltende Bursts bei 150 – 500 ms; Vorkommen insgesamt selten, u. a. im Rahmen von spinalen Raumforderungen, Myelitiden

Peripher-neurogen
Sehr selten: Im Rahmen von peripheren Nervenschädigungen fokal-segmentale Myoklonie

- Ist die Krankheit
- progredient (ein neurometabolisch-degeneratives Leiden, im Einzelfall z. B. eine Masern- oder HIV-vermittelte entzündlich-immunologische Erkrankung) oder
- stationär, z. B. ein Residualsyndrom nach Hypoxie?

An dieser Stelle soll nochmals betont werden, daß die verschiedenen Ansätze zur weiteren Einordnung nicht alternativ oder sukzessive zum Einsatz kommen, sondern in der Praxis im allgemeinen ineinandergreifen.

Ursachen

Physiologische und essentielle Varianten

Physiologische Myoklonien
- Z. B. beim Einschlafen oder als Schreckreaktion

Essentielle Myoklonien
Symptome
a) Kurze, schwache, unregelmäßig-asymmetrische Zuckungen, 10 – 50 mal/min, bei Willkürinnervation Abschwächung; Beginn Kindheit, Erwachsenenalter
b) Komplexe Myoklonien eher im Hals-Schulter-Armbereich
c) Willkürinnervationsgetriggerte, eher proximale Myoklonien

Variante(?)
– Nächtliche Myoklonien, z. T. kombiniert mit „Restless legs"

Besonderheit
– In einigen Fällen Besserung auf Alkohol

Weitere Befunde
– Meist unauffällig, nur gelegentlich essentieller Tremor; normales EEG, keine Epilepsie

Genetik
– Z. T. autosomal dominant

Behandlung
– Versuch mit Clonazepam, Carbamazepin, Valproat, Tetrabenazin

Neurometabolisch-degenerative Krankheiten

Ein Morbus Wilson ist wie bei fast allen (ungeklärten) dyskinetischen Störungen aufgrund der Therapierelevanz auszuschließen; viele metabolisch-degenerative Erkrankungen können auch mit Myoklonien einhergehen (s. auch Abschnitt „Dystonie" und III/11); zu denken ist vor allem an
– Lysosomale Speicherkrankheiten
– Zeroidlipofuszinosen
– Evtl. auch an Mitochondriopathien.

GM2-Gangliosidose, Morbus Tay-Sachs
- Besondere Schreckhaftigkeit in den ersten Monaten, im 2. Lebensjahr tonische Anfälle

Juveniler Morbus Gaucher
- Neben Myoklonien, Okulomotorikstörung, Anfälle, mentaler Abbau

Typ I Sialidose
- Myoklonien und Visusstörung, kirschroter Makulafleck, Manifestationsalter 8. – 15. Lebensjahr

Typ II Sialidose
- Mit dysmorphen Stigmata, ebenfalls autosomal-rezessiver Erbgang, Manifestationsalter 10. – 30. Lebensjahr

*Zeroidlipofuszinosen
Spät-infantiler Typ (s. auch S. 221)*
Manifestationsalter
- 2. – 4. Lebensjahr

Symptome
- Anfälle, Myoklonien, später allgemeiner Abbau, Spastik, Ataxie, Fundusveränderungen

Bildgebende Verfahren
- Langsam progrediente Hirnatrophie, z. T. zerebellär betont

EEG
- Typische Reaktion auf langsame Beflickerung (1/Sek): Positive spike-waves

Diagnose
- Sicherung durch typische bioptisch-elektronenmikroskopische Befunde; eventuell auch elektronenmikroskopisch sichtbare Einschlußkörperchen in Lymphozyten (häufiger beim juvenilen Typ); zumindest im Verlauf tapetoretinale Degeneration; pränatale Diagnose s. unten

Genetik
- Autosomal-rezessive Vererbung

*Zeroidlipofuszinosen
Juveniler Typ*
Manifestationsalter
- 4. – 10. Lebensjahr

Symptome
- Visusverschlechterung, später psychische Veränderungen, extrapyramidal-motorische Störungen, Dysarthrie, Spastik, Myoklonien, Anfälle

Bildgebende Verfahren
- Hirnatrophie

Diagnose
- Vakuolisierte Lymphozyten; Biopsie (Haut, Konjunktiva, Rektumschleimhaut): elektronenmikroskopisch typische Einschlußkörperchen; tapetoretinale Degeneration

Pränatale Diagnostik
- Bei beiden Typen eventuell Elektronenmikroskopie des Chorionzottenbiopsats

Genetik
- Autosomal-rezessiver Erbgang

MERRF = Myoklonusepilepsie mit Ragged red fibers

Mitochondriale Enzephalomyopathie, wohl z. T. Überschneidung mit Ramsay-Hunt-Syndrom

Manifestationsalter
- Variabel, eher 2. Lebensjahrzehnt (5. – 40. Jahr)

Symptome
- Ataxie, Myoklonien, im Vordergrund außerdem oft Minderwuchs, Hörminderung

Diagnose
- Muskelbiopsat

Als weitere neurometabolisch-degenerative Krankheiten kommen in Frage
- Juveniler Niemann-Pick
- Metachromatische Leukodystrophie
- Infantile neuroaxonale Dystrophie
- Adrenoleukodystrophie

- Hallervorden-Spatz-Krankheit
- Dyssynergia cerebellaris myoclonica = Ramsay-Hunt-Syndrom (s. III/11, S. 222)

Epilepsien

Myoklonien werden bei etlichen Epilepsien beobachtet.

> Zusammenstellung nach Manifestationsalter:
> - Neonatale myoklonische Enzephalopathie (u. a.)
> - BNS-Anfälle
> - Myoklonische Epilepsien des frühen Kindesalters
> - Myoklonisch-astatisches Anfallsleiden
> - Myoklonische Absencen
> - Epilepsia partialis continua

Außerdem:

Progressive Myoklonusepilepsien (vermutlich heterogene Gruppe)

Unverricht-Lundborg:
Beginn mit Anfällen, 6. – 13. Lebensjahr; dann speziell nächtliche bis morgendliche Myoklonien, keine (wesentliche) Demenz

Lafora-Einschlußkörper-Krankheit:
Beginn später, 8. – 18. Lebensjahr; Anfälle, Demenz, zerebelläre Symptome

Bei beiden Formen entsprechen die Myoklonien nicht den Anfällen, korrelieren also nicht mit den im EEG sichtbaren Entladungen; therapeutisch steht die Epilepsiebehandlung im Vordergrund (Valproat, Clonazepam).

Residualsyndrome

Lance-Adams-Syndrom

- Aktions- und Intentionsmyoklonien nach schweren (komatösen) hypoxischen Hirnschädigungen

- Myoklonien während des Komas, z. T. auch erst danach, teilweise mit zerebellärer Ataxie; geringe therapeutische Beeinflußbarkeit

Infektiös-immunologische Erkrankungen

SSPE = Subakute sklerosierende Enzephalitis

Manifestationsalter
- Kindes- bis Jugendalter

Symptome
- Obligatorisch: permanente, meist rhythmische Myoklonien, mehrfach pro Minute

EEG
- Generalisierte, polyphasische Gruppen von > 1 Sekunde Dauer

Ätiologie
- Slow-Virus-Infektion, wahrscheinlich im Zusammenhang mit einem Masernvirus

Myoklonische Enzephalopathie (s. auch III/11, S. 218)

Manifestationsalter
- 1. – 5. Lebensjahr

Symptome
- Myoklonien, Ataxie, chaotische Augenbewegungen (Opsoklonus), psychoorganische Beeinträchtigung

Relevanz
- Neuroblastomdiagnostik

Therapie
- Behandlung mit Steroiden, ACTH

Sonderform

Gaumenmyoklonie, Gaumensegelnystagmus

Symptome
- Meist rhythmische, schnellfrequente Zuckungen des Gaumens, teils auch benachbarter Muskeln, teils mit Pendel-

nystagmus oder Klickgeräuschen durch Beteiligung der Tubenmuskulatur; Gaumenzuckungen im Schlaf oft persistierend; Manifestation manchmal Monate nach möglichem Läsionsereignis

Topische Bedeutung
– Zentraler tegmentaler Trakt, dentato-rubro-oliväre Verbindungen

Diagnostik
– Kernspintomographie mit entsprechender Fokussierung

Behandlung
– Nicht sehr aussichtsreich (Trihexyphenidyl, Carbamazepin, ggf. Botulinustoxin bei Ohrklick)

Zusammenfassung

▶ Nach Analyse des Symptoms (und Abgrenzung der Myoklonie von anderen Bewegungsstörungen) allgemeine Einordnung in den Verlauf und die weitere Symptomatik und Korrelation zum Manifestationsalter.

▶ Zuordnung in Richtung einer benignen, ausschließlich mit Myoklonien einhergehenden, physiologischen oder essentiellen Form oder in Richtung einer symptomatischen Manifestation mit weiterem Klärungsbedarf.

▶ Versuch der topischen Einordnung des Symptoms „Myoklonie" (Myoklonien können nicht nur im Gehirn generiert werden)

▶ Entscheidung, ob es sich um epileptische Myoklonien handeln könnte: EEG-Ableitungen:
a) Bedeutung für die nosologische Zuordnung (Epilepsiesyndrome i. e. S. bzw. Enzephalopathie mit Epilepsie)
b) Bedeutung für die Behandlung

▶ Das Ursachenspektrum, nach dem sich auch die anamnestischen Fragen und diagnostischen Maßnahmen richten müssen, umfaßt

– Physiologische oder essentielle Varianten
– Residualsyndrome (z. B. nach Anoxie, Ischämie, Trauma, Intoxikation u. a. mit Quecksilber, Äthylalkohol, Wismutsalzen)
– Symptom einer internistischen Grunderkrankung, die sich auch in anderen Auffälligkeiten, oft einem organischen Psychosyndrom, zeigt (hepatische oder renale Störung, Elektrolytverschiebungen wie Hyponatriämie, Hypoglykämie)
– Neurometabolische Leiden
– Infektiös-immunologisch vermittelter Myoklonus (wie bei SSPE, Creutzfeld-Jakob-Krankheit, HIV, akute [z. B. Herpes-]Enzephalitis)

Tremor

Definition und phänomenologische Abgrenzung

> Beim Tremor handelt es sich um eine
> – unwillkürliche,
> – regelmäßige, rhythmische, oszillierende Bewegung (eines oder mehrerer Körperteile) mit konstanter Frequenz und
> – bestimmten elektromyographischen Charakteristika (s. u.)

Die phänomenologische Abgrenzung des Symptoms „Tremor" von anderen Hyperkinesen ist meist nicht schwierig; einzig die Verwechslung mit regelmäßigen (Aktions-)*Myoklonien* ist uns in den letzten Jahren einmal unterlaufen. Ggf. muß myographisch untersucht werden.
Beim Tremor zeigt sich dann:
– Eine bestimmte Beziehung zwischen Frequenz und Dauer der EMG-Bursts
– Ein charakteristisches Muster für einige Tremorformen, z. B. für den orthostatischen Tremor (14 – 18 Hz Bursts im Bereich der Beinmuskulatur)

- Beim Ruhe-Tremor meist eine reziproke alternierende Innervation von Agonisten und Antagonisten
- Beim Halte-Tremor meist nur eine Agonistenaktivierung.

Die neurophysiologische Analyse ermöglicht auch die Unterscheidung des Tremors von der *Asterixis* (negativer Myoklonus), bei der ein tremorähnliches Bild durch hauptsächlich bei Halteinnervation myographisch registrierbare Entladungspausen auftritt. Asterixis wird vor allem bei Intoxikationen beobachtet; wahrscheinlich entspricht auch der bei ausgestreckten Armen registrierbare „Flapping-Tremor" (z. B. im Rahmen einer Leber- oder Nierenstörung) eher einer negativen Myoklonie; er soll aber – da er allgemein als Tremor bezeichnet wird – weiter hier aufgeführt werden.

Der *Klonus* stellt, soweit er nicht als erschöpflicher Klonus noch physiologisch ist, einen Teil des spastischen Syndroms, Zeichen der Pyramidenbahnläsion dar.

Differentialdiagnostischer Zugang

Die Tremoranalyse

Wesentlich ist zum einen die Einteilung nach der *Frequenz:*

8 – 12 Hz	(verstärkter) physiologischer Tremor (Sympathomimetika, Hypoglykämie, Angst, Streß, Hyperthyreose)
5 – 9 Hz	Essentieller Tremor (u. a.)
4 – 5 Hz	Parkinson(ähnlicher) Tremor
2,5 – 4 Hz	Zerebellärer Tremor

zum anderen die Abhängigkeit vom *Innervationszustand:*

Ruhe-Tremor:	Parkinson(ähnlicher) Tremor
Halte-Tremor:	Essentieller Tremor (u. a.)
Aktions-Tremor:	Essentieller Tremor
Intentions-Tremor:	Zerebellärer Tremor

Der im Alter häufige Ruhe-Tremor wird in der Neuropädiatrie selten gesehen; wenn doch, dann weist er auf eine Störung im entsprechenden Basalgangliensystem hin, z. B. im Rahmen eines neurometabolisch-degenerativen Leidens.

Der (z. B. beim Vorhalten der Hände erst auffallende) Halte-Tremor und der (sich z. B. beim Führen eines Glases zum Mund zeigende) Aktionstremor sind häufiger; beide sprechen für einen essentiellen Tremor (s. u.).

Der sich im Verlauf der Bewegung kurz vor Erreichen des Ziels verstärkende bzw. dort erst manifest werdende Intentionstremor wird besonders bei Kleinhirnschädigungen gesehen. Eine Mischung von Halte- und Intentionstremor ist auch eine neurologische Komplikation bei Leber- und Nierenfunktionsstörungen (z. T. entsprechend dem „Flapping-Tremor"; s.o.).

Die Kombination von Ruhe-, Halte- und Intentionstremor wird u.a. bei Multi-System-Degenerationen, Multipler Sklerose, Morbus Wilson und weiteren den Hirnstamm schädigenden Läsionen beobachtet. Die Frequenz ist dann niedrig (2 – 5 Hz), und es treten bei intendierten Bewegungen oft myokloniforme Auslenkungen auf.

In diesem Abschnitt soll folgendes hervorgehoben werden:

- Die Tremoranalyse allein führt manchmal schon zur Diagnose: beispielsweise ist ein isolierter Halte- und Aktionstremor mit einer klinisch geschätzten oder elektromyographisch bestimmten Frequenz von etwa 7 Hz ein essentieller Tremor, zumindest bei entsprechender Familienanamnese. Eine weitere Diagnostik ist nicht angezeigt, eine Behandlung nur bei Leidensdruck sinnvoll.

- Die dargestellte Tremoranalyse hat topisch-funktionelle Bedeutung: So ist z. B. bei einem Intentionstremor bis zum Beweis des Gegenteils eine (ipsilaterale) Kleinhirnhemisphärenläsion anzunehmen;

die Relevanz für die Diagnostik liegt auf der Hand.

• Aus der Tremoranalyse ergeben sich im Einzelfall pragmatisch-therapeutische Ansätze: Auch wenn letzthin eine weitere ätiopathogenetische Einordnung nicht möglich sein sollte, wird ein dem Parkinson-Syndrom ähnlicher Tremor auch primär so behandelt (wenn notwendig), also mit Anticholinergika bzw. Dopaminergika.

Die weitere diagnostische Annäherung gelingt mit den Fragen:

• Liegen Hinweise auf eine Progredienz vor, beispielsweise auf eine neurometabolisch-degenerative Störung oder eine Raumforderung, oder scheint es sich um eine stationäre Problematik zu handeln?

• Welche Begleitsymptome liegen vor, welche anderen neurogenen oder nichtneurogenen Systeme scheinen beteiligt zu sein?
Die Tremorentitäten i. e. S. wie der essentielle Tremor lassen keine weiteren Störungen erkennen, während z. B. bei der Pelizaeus-Merzbacher-Erkrankung ein Nystagmus und spastische sowie extrapyramidal-motorische Symptome zusätzlich zu erwarten sind.

Ursachen

Physiologische und essentielle Formen

Physiologischer und verstärkter physiologischer Tremor

Kleinamplitudiger, klinisch meist kaum sichtbarer Tremor, Frequenz 7 – 12 Hz
Verstärkt bei
 – Stress, Angst, Anstrengung
 – Medikamenteneinnahme (adrenerge Agonisten, auch Nikotin)
 – Schilddrüsenüberfunktion

Essentieller Tremor:
Manifestationsalter
 – Junges Erwachsenenalter; aber auch bereits im 1. Lebensjahrzehnt

Symptome
 – Manchmal harmlose, Sekunden dauernde Schauderattacken im Kleinkindesalter als Vorboten; dann Aktions- und Halte- Tremor speziell der Arme und Hände, Frequenz etwa 5 – 8 Hz, z. T. mit Kopf- und Hals-, selten auch Stimmbeteiligung

Besonderheit
 – Meist Besserung nach Alkoholgenuß

Genetik
 – Z. T. autosomal-dominante Vererbung

Therapie
 – Falls erforderlich: Beta-Rezeptoren-Blocker wie Propranolol (1 – 2 mg/kg/d) Primidon (2 – 10 mg/kg/d)

Sonderformen

Spasmus nutans (s. auch III/7, S. 191)
Manifestationsalter
 – Zweite Hälfte des ersten Lebensjahres

Symptome
 – Kopfwackeln bzw. Kopftremor (2 – 3/ Sekunde), Kopfschiefhaltung und meist schnellfrequenter, kleinamplitudiger, selten unilateraler, nicht immer nur horizontaler Nystagmus

Weitere Befunde
 – Unauffällig, kein organisches Korrelat faßbar

Verlauf
 – Spontanremission meist im 2. – 4. Lebensjahr

Bobble-head-doll-Syndrom
Manifestationsalter
 – Säuglinge, vor allem 7. Woche bis 5. Monat

Symptome
- Grober, langsamer, regelmäßiger Kopftremor (1 – 3/Sekunde), horizontal oder vertikal, verschwindet im Schlaf, Abschwächung bei willkürlichen Kopfbewegungen; Symptomatik insgesamt ähnlich dem Spasmus nutans

Ursache
- Meist Fehlbildungen mit langsam entstehender Hirndrucksymptomatik, etwa bei basalen Subarachnoidalzysten, Zysten im Bereich des 3. Ventrikels und bei Aquäduktstenosen

Paroxysmaler, dystoner Kopftremor

Manifestationsalter
- Jugendalter

Symptomatik
- Attacken von horizontalem Kopfwakkeln (Nein-Tremor), 1 – 30 Minuten Dauer; Kopfneigung

Weitere Befunde
- Unauffällig

Genetik
- Keine familiäre Häufung bekannt

Therapie
- Versuch mit Clonazepam

Jactatio capitis

kann nach den definitorischen Kriterien des Tremors nur mit Einschränkung hier aufgeführt werden, ist differentialdiagnostisch aber von Bedeutung:
Kopfwackeln bei Säuglingen und Kleinkindern, im allgemeinen ohne weitere Auffälligkeiten oder Krankheitswert, gelegentlich Hinweis auf Deprivation oder andere Entwicklungsstörung

Medikamenten- und toxininduzierter Tremor

- Sympathomimetika
- Schilddrüsenhormone
- Neuroleptika; Antidepressiva; Lithium
- Steroide
- Medikamenten- und Drogenentzug
- Schwermetalle, Kohlenmonoxid u. a.

Neurometabolisch-degenerative Krankheiten

- M. Wilson
- Pelizaeus-Merzbacher-Erkrankung
- Ataxia teleangiectatica (s. III/11, S. 219)
- Idiopathische Torsionsdystonie; DOPA-responsive Dystonie (s. „Dystonie")
- Morbus Parkinson, weitere Systemdegenerationen (pallido-nigral, olivo-ponto-zerebellär, striato-nigral)
- Dyssynergia cerebellaris myoclonica (s. III/11, S. 222 Ramsay-Hunt-Syndrom)
- Bei peripheren Neuropathien (z. T. bei HMSN = Hereditären-motorisch-sensiblen Neuropathien)

Metabolische Störungen

- Leberfunktionsstörungen
- Nierenfunktionsstörungen
- Hyperthyreoidismus und Hyperparathyreoidismus
- Hypomagnesiämie, Hypokalzämie, Hypoglykämie

Tremor als Symptom bei

- Raumforderungen
- Multipler Sklerose; anderen entzündlichen oder immunologischen Prozessen
- Trauma, Insult

Psychogener Tremor

Anamnese und klinische Befunde

Familienanamnese:
- Tremor (welcher Art?) bei weiteren Familienmitgliedern? Mit Besserungstendenz auf Alkohol oder nach Einnahme bestimmter Medikamente?

- Weitere neurologische Störungen, Parkinson-Symptome, andere motorische Besonderheiten (Tremor auch z. B. bei idiopathischer Torsionsdystonie), Hinweise für eine genetische Neuropathie (Tremor auch bei frühmanifester Polyneuropathie im Sinne eines Roussy-Lévy-Syndroms), Entwicklungsstörungen?

Eigenanamnese
- Erstmanifestation des Tremors (M. Wilson z. B. mit rein neurologischer Symptomatik im 1. Lebensjahrzehnt sehr selten)
- Tremormanifestation nach Medikamenteneinnahme, Trauma, Infektion u. a.
- Verlauf: z. B. fluktuierend, progredient
- Abhängigkeit vom Innervationszustand (Ruhe-, Halte-, Aktions- und Intentionstremor), von Streß, Alkohol, Medikamenteneinnahme

- Weitere bekannte Gesundheitsstörungen (Leber, Niere, Hormonsystem, Elektrolyte, Medikamenteneinnahme)

Befunde und Dokumentation
Tremorlokalisation
- Hände (Kopf und u. U. Stimme) z. B. typisch für essentiellen Tremor

Tremorfrequenz
- S. S. 245.

Tremorabhängigkeit
- z. B. Innervationsbedingungen (s. o.)

Weitere Symptome
- Extrapyramidalmotorischer Art wie Rigor und Akinese, Dystonie; Spastik; Hinweise auf Affektion der Leber, Niere, Schilddrüse

Schriftprobe, Videoaufzeichnung

Zusammenfassung

▶ Der relativ häufige (benigne) essentielle Tremor muß als solcher erkannt werden; damit können Ängste genommen und bei starkem Leidensdruck ein Behandlungsversuch eingeleitet werden.

▶ Weitere, häufige Ursachen eines Tremors sind
- Einnahme bestimmter Pharmaka
- Bestimmte internistische Grundkrankheiten (hepatischer, renaler oder endokrinologischer Art)

▶ Er steht selten bei
- neurometabolischen Störungen (ein M. Wilson ist auszuschließen)
- oder raumfordernden (meist zerebellären) Prozessen
im Vordergrund.

▶ Der Zugang zur weiteren diagnostischen Einschätzung ergibt sich primär aus der **Tremoranalyse** hinsichtlich:
- Innervationsabhängigkeit (Ruhe-, Halte-, Aktions-, Intentionstremor) und
- Frequenz

Daraus läßt sich entweder direkt die Diagnose stellen (essentieller Tremor) oder aber eine topisch bzw. funktionell orientierte Verdachtsdiagnose ableiten (z. B. ipsilaterale Kleinhirnhemisphärenläsion bei Intentionstremor mit einer Frequenz von etwa 2 – 4 Hz). Damit hängt dann der weitere diagnostische Plan zusammen (in diesem Fall z. B. bildgebende Verfahren). Daneben kann diese klinische Einordnung aber auch therapeutische Relevanz haben; eine belastende Tremorsymptomatik bei ungeklärter progredienter Enzephalopathie kann u. U. wie ein essentieller Tremor behandelt werden.

Danach leiten zwei Fragen weiter:
1. **Kinetik:** Ist das Leiden progredient, oder stationär? Bei Unklarheiten muß ein M. Wilson ausgeschlossen werden. Von herausragender Bedeutung ist die zerebrale Kernspintomographie, da sie sowohl die Diagnose strukturell-läsioneller Veränderungen als auch verschiedener metabolischer Störungen ermöglicht.

2. Worauf deutet die **Begleitsymptomatik** hin, welche weiteren Systeme sind involviert? Beispiele:
- Ataxie und Nystagmus (ggf. Hirndrucksymptome) als Kleinhirnzeichen
- Leber-, Nierenfunktionsstörungen, Störungen des Elektrolythaushaltes
- Peripher-neurogene Zeichen wie Atrophien, Reflexabschwächung, u. U. Hohlfüße (Tremor z. B. beobachtet bei der hereditären sensomotorischen Neuropathie Charcot-Marie-Tooth, beim Roussy-Lévy- und Guillain-Barré-Syndrom und auch bei Neuropathien im Rahmen einer Gammopathie, s. auch S. 277)

Tics

Definition

Ein Tic ist eine
- unwillkürliche,
- vorübergehend unterdrückbare,
- schnelle Bewegung
- von kurzer Dauer,
- stereotyper Manifestation
- und/oder eine entsprechende vokale Äußerung.

Im Gegensatz zur choreatischen Zuckung wird oft eine natürliche Geste imitiert; außerdem läßt die Tic-Symptomatik bei Willkürbewegung eines anderen Körperteils sowie bei Konzentration und Aufmerksamkeit nach und wirkt vor allem stereotyper als die Chorea.
Die weitere phänomenologische Differentialdiagnose erstreckt sich auf Myoklonien (s. dort) und Manierismen, die u. U. zusammen mit weiteren psychischen Auffälligkeiten beobachtet werden.

Klinische Einordnung

Typische Tics sind z. B. Zwinkern, Stirnrunzeln, kurze Bewegungen im Schulter-Halsbereich sowie auf der vokalen Ebene räuspernd-schniefende Äußerungen.
Das Manifestationsalter der Tics ist das Kindes- und Jugendalter. Die Symptome verschwinden, fluktuieren bzw. variieren im typischen Fall; das Zwinkern wird z. B. nach Monaten von einer schnellen tortikollis-ähnlichen Geste abgelöst. Die Spontanremissionsrate ist recht hoch. Tics werden nicht bei neuropädiatrisch relevanten neurometabolisch-degenerativen Erkrankungen beobachtet. Eine weitere Diagnostik ist im typischen Fall also nicht indiziert!
Unterschieden werden:
- Vokale von motorischen Tics;
- Fokale Tics von einem multiplen Tic-Syndrom,
- Einfache Tics wie Zusammenkneifen der Augen von komplexen Tics wie Hüpfen
- Bei Dauer > 1 Jahr wird von einem chronischen Tic gesprochen.

Dies hat insofern Bedeutung, als die Spontanremissionshoffnung bei der multiplen, komplexen, chronischen Symptomatik nur noch gering ist.

Gilles-de-la-Tourette-Syndrom:

Manifestationsalter
- Meist vor der Pubertät (2. – 15. Lebensjahr)

Symptome
- Chronische, multiple Tics speziell im Kopf- und Gesichtsbereich, auch Vokalisationen, Räuspern bis Koprolalie, z. T. komplexe Bewegungen, (z. B. Stampfen); häufig kombiniert mit Attention-deficit-disorder, Zwangssymptomen. Weitere neurologische Störungen passen nicht zum Tourette-Syndrom, welches nicht als progredientes neurologisches Leiden imponiert

Genetik
- Möglicherweise autosomal-dominanter Erbgang (Gen auf dem langen Arm von Chromosom 18 ?); aber nicht ganz

klare Zuordnung, Ende des Spektrums der Tic-Störungen insgesamt?

Therapie
– Tiaprid (einschleichend bis 3 x 50 oder 3 x 100 mg/d), andere Neuroleptika (Pimozid, Haloperidol), Clonidin; psychotherapeutische Betreuung, Begleitung der Familie

Zusammenfassung

Das Wichtigste ist, Tics als solche zu erkennen:

▶ Zum einen wird dadurch der ungerechtfertigte Druck (meist von Seiten der Eltern) genommen, diese „dumme Angewohnheit" endlich abzulegen. Die Versicherung, das Kind sei gesund und die Auffälligkeiten seien erst einmal nicht weiter zu beachten, führt nicht selten zu einer Besserung.

▶ Zum anderen können Aussagen zum Spontanverlauf und den daraus resultierenden Konsequenzen gemacht werden. Es wird zunächst abgewartet und im allgemeinen erst beim chronisch-multiplen Tic-Syndrom eine Behandlung eingeleitet, wobei die Neuroleptika-Verordnung durch psychotherapeutische Maßnahmen zu flankieren ist, da häufig depressive oder anankastische Symptome primär oder reaktiv auftreten.

▶ Tics sind im Gegensatz zu allen anderen vorgestellten Dyskinesien nie symptomatisch, nie Teil einer zugrundeliegenden Erkrankung.

Differentialdiagnostische Fallstricke

Wie bereits dargestellt wurde, ist das Moment des „Unwillkürlichen" der kleinste gemeinsame Nenner der Dyskinesien, der aber als Definition nicht hinreicht, u. a. zur Abgrenzung gegenüber epileptischen Manifestationen. Schon das Attribut „abnorm" muß nicht immer treffend sein, da ja manche der aufgeführten Bewegungsstörungen auch normale Bewegungen imitieren können. Abnorm bezieht sich dann nur auf das pathophysiologische Korrelat, die Pathogenese.

Die Bewegungsstörung ist Symptom, nicht (Krankheits-)Diagnose. Ausnahmen sind die Tics und die als „essentiell" (s. essentielle Myoklonien), „idiopathisch" (s. idiopathische Torsionsdystonie) oder „benigne" (s. benigne hereditäre Chorea) bezeichneten Entitäten. Das richtige Ansprechen der Symptomatik hat insofern diagnostische Relevanz, als bestimmte Erkrankungen typischerweise mit bestimmten Dyskinesien einhergehen; außerdem ist die Symptomatik Ausdruck einer Störung eines bestimmten, teilweise auch topisch lokalisierbaren, zerebralen Regelkreises.

In der richtigen phänomenologischen Einordnung liegt aber gerade die besondere Schwierigkeit, u. a. da die Erscheinungsformen so mannigfaltig sind. Schon das Erkennen der Zugehörigkeit zur Gruppe der hier zusammengefaßten Bewegungsstörungen bereitet oft Probleme. Die „Psyche" auf der einen und die „Epilepsie" auf der anderen Seite sind wohl die beiden großen Grenzflüsse, in die man immer mal wieder fallen wird.

Dyskinesien und psychosomatische Symptome

Die Verstärkung der Bewegungsstörung bei emotionalen Belastungen kann dazu führen, daß Triggerung und Ätiopathogenese verwechselt werden. In diesen Zusammenhang gehört auch die Beobachtung, daß die Bewegungsstörung auftritt und dann wieder vollständig verschwunden zu sein scheint, nicht nur in Abhängigkeit von der psychischen Verfassung, sondern auch von bestimmten Innervationsvorgaben, bestimmten Intentionen, Haltungen und Bewegungen (s. Tremor oder Dystonie, die z. B. nur beim Schreiben manifest werden können, und nicht bei anderen feinmotorischen Manipulationen mit der gleichen Hand). Das speziell bei der Dystonie (intra- und interindividuell) oft sehr variable und zum Teil komplexe klinische Bild kann ebenfalls den an eine klare, eindeutige Beziehung zwischen organischer Ursache und Erscheinungsbild gewöhnten Arzt irritieren. Schließlich gibt es für die meisten der in diesem Kapitel angesprochenen Dyskinesien keine einfachen klinisch-objektiven Befundparameter, z. B. im Gegensatz zum spastischen Syndrom keine Eigenreflexsteigerung und kein Babinski-Zeichen. Ohne diese Absicherungsmöglichkeiten aber verbleiben manchmal in bezug auf die organische Genese erhebliche Zweifel.

Was also tun bei Unklarheiten? Wiederholte genaue Beobachtungen, Videodokumentationen, interdisziplinäre Besprechungen, außerdem die Bereitschaft, die diagnostische Einschätzung immer wieder kritisch zu überprüfen und im Verlauf offen zu halten; bei den geringsten Zweifeln ist eine großzügige weitere Diagnostik sinnvoll (z. B. Verifizierung einer extrapyramidal-motorischen Störung auf der elektrophysiologischen Ebene, Stoffwechselanalysen und Einsatz bildgebender Verfahren): Dies alles wird helfen, die Irrwege in Grenzen zu halten.

Dyskinesien und Epilepsie

Auf der anderen Seite läßt speziell der paroxysmal-abrupte Charakter einiger der hier vorgestellten Bewegungsstörungen nicht selten die Frage aufkommen, ob es sich um eine epileptische Manifestation handeln könnte (v. a. bei paroxysmalen Dystonien und bei choreatisch-ballistischen Störungen; Myoklonien sind z. T. in der Tat kortikal evoziert und gelten dann als epileptisches Phänomen; die anderen Myoklonieformen aber sind oft schwierig abzugrenzen).

Die Beachtung einer möglichen Bewußtseinsstörung, Dauer und Abhängigkeit von der Vigilanz (häufig Triggerung der epileptischen Anfälle durch Müdigkeit oder Schlaf) kann differentialdiagnostisch helfen. Gegebenenfalls muß mehrfach versucht werden, ein elektroenzephalographisches Korrelat zu registrieren; auf der anderen Seite ist es oft elektromyo- bzw. polygraphisch möglich, einen für eine extrapyramidal-motorische Bewegungsstörung typischen Befund zu erheben. Aber auch ein Kind mit einer Dystonie kann epileptische Anfälle haben...

Literatur

1. Aicardi, J.: Diseases of the Nervous System in Childhood. Mac Keith, London 1992
2. Campistol, J., Pratsn J. M., Garaizar, C.: Benign paroxysmal tonic upgaze of childhood with ataxia. A neuroophthalmological syndrome of familial origin? Dev. Med. Child Neurol. 35 (1993) 431–448
3. Deonna, T.: Dopa-sensitive progressive dystonia of childhood with fluctuations of symptoms – Segawa's syndrome and possible variants. Neuropediatrics 17 (1986) 81–85
4. Deonna T., Ziegler, A. L., Nielsen, J.: Transient idiopathic dystonia in infancy. Neuropediatrics 22 (1990) 220–224
5. Drillien C. M.: Abnormal neurologic signs in the first year of life in low-birthweight infants: possible prognostic significance. Dev. Med. Child Neurol. 14 (1972) 575–584
6. Fahn, S.: Concept and classification of dystonia. Advanc Neurol. 50 (1988) 1–8
7. Fenichel, G. M.: Clinical Pediatric Neurology. Saunders, Philadelphia 1993
8. Niemann, G., Krägeloh-Mann, I., Michaelis, R.: Tremor als Leitsymptom im Rahmen progredienter Enzephalopathie-Syndrome: Kasuistik und Differentialdiagnose. In: Aktuelle Neuropädiatrie 1989, hrsg. von F. Hanefeld, D. Rating, H.J. Christen. Springer, Berlin 1990
9. Obeso, J. A., Gimenez-Roldan, S.: Clinicopathological correlation in symptomatic dystonia. Advanc. Neurol. 50 (1988) 113–122
10. Oppenheim, H.: Über eine eigenartige Krampfkrankheit des kindlichen und ju-

gendlichen Alters (Dysbasia lordotica progressiva, Dystonia musculorum deformans). Neurol. Zbl. 10 (1911) 1090–1107

11. Rondot, P., Bathien, N. G., Ziegler, M.: Bewegungsstörungen in der Neurologie. Enke, Stuttgart 1991

12. Rothenberger, A.: Wenn Kinder Tics entwickeln – Beginn einer komplexen kinderpsychiatrischen Störung. Fischer, Stuttgart 1991

13. Swaiman, K. F.: Movement Disorders. In: Pediatric Neurology, ed. by K. F. Swaiman. Mosby, , St. Louis, Baltimore 1989

13. Erworbene Hemiparese

Worum es geht

> Gemeint ist eine Parese der oberen und unteren Extremität auf einer Körperseite. Fakultativ ist das Gesicht mitbetroffen.
> Die nosologische und phänomenologische Stellung der „erworbenen Hemiparese" wird durch *Abbildung 29* verdeutlicht.

Die hemiparetische Zerebralparese ist im Kapitel II/1 erläutert; der differentialdiagnostische Zugang zu den Tetraparesen kann in den Kapiteln „Hypotone Paresen jenseits des Säuglingsalters" (III/15) und „Weitere Para- und Tetraparesen" (III/16) nachgelesen werden; zur Hemidystonie und Ataxie siehe die Kapitel „Dyskinesien" (III/12) und „Ataxie" (III/11).
Die Hemiparese ist definiert durch die Verteilung der Symptomatik, die auf eine Körperseite begrenzt ist und die mit der Begrenzung der Ursache korreliert. Die Symptomatik weist also auf eine umschriebene, fokale Läsion hin. Dies hat Relevanz für die möglichen Ätiopathogenesen. Eine umschriebene Störung ist natürlich weniger bei einer den ganzen Körper, das ganze Nervensystem betreffenden Schädigung zu erwarten, z. B. nicht so sehr bei toxischen oder metabolischen Ursachen. Gut damit kompatibel sind dagegen vaskuläre Ereignisse und traumatische Einwirkungen.
Neben diesem sehr allgemeinen Aspekt zur Ätiopathogenese gilt aber, daß die Hemiparese als ausschließlich klinisch definiertes Symptom für sich genommen völlig unspezifisch ist. Man kann nur davon ausgehen, daß das (im allgemeinen kontralaterale) Pyramidenbahnsystem beeinträchtigt ist. Diese Überlegung leitet zum topischen Aspekt i. e. S. über.
Eine motorische Halbseitensymptomatik ist fast immer Ausdruck einer zentralen Störung (in den meisten Fällen einer zerebralen Läsion); seltener kommen auch hochspinal sitzende Schädigungen in Frage. Nur bei diesen Lokalisationen ist es möglich, daß auf relativ kleinem Raum so viele neurogene Strukturen be-

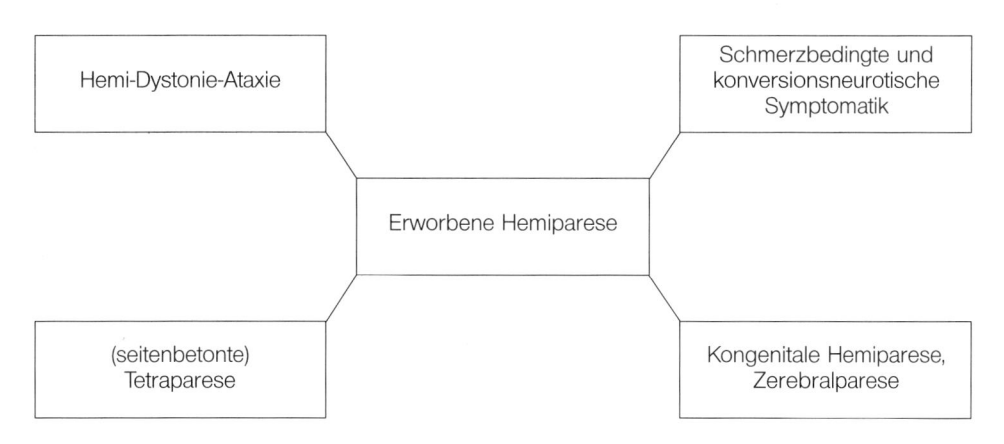

Abb. 29 Nosologische und phänomenologische Stellung der erworbenen Hemiparese.

einträchtigt werden, daß sich eine Hemisymptomatik ausbilden kann. Insofern ist die Hemiparese ein dankbares Objekt der diagnostischen Bemühungen: Man weiß etwa, wo man nachzuschauen hat.

Die Tatsache, daß es sich fast immer um eine zentral-neurogene Beeinträchtigung handelt, also um eine Funktionsstörung des ersten motorischen Neurons, bedeutet aber nicht, daß sich dies auch in der Art der klinischen Symptomatik ausdrücken muß. Es wird also nicht immer eine Spastik beobachtet, nicht immer sind die Muskel-Eigenreflexe gesteigert und das Babinski-Zeichen positiv. Gerade eine akute (zentrale) Läsion tritt ja zunächst durch eine schlaffe Parese in Erscheinung.

Akute Hemiparese, Differentialdiagnostischer Zugang

Nachdem die Hemiparese klinisch gesichert (und z. B. von der Hemidystonie oder schmerzbedingten Einschränkung der Willkürmotorik abgegrenzt) ist, führt das Kriterium des Verlaufs diagnostisch weiter. Akut oder subakut auftretende Hemiparesen lassen sich oft durch die genaue Analyse der Situation, aus der heraus die Symptomatik auftrat, weiter differenzieren.

Die Situation bei Erstmanifestation (Abb. 30)

Die Umstände und Rahmenbedingungen, die vor und bei Manifestation der Störung vorlagen, müssen also genau eruiert werden. Dabei sind folgende Aspekte wichtig:

• Trat die Hemiparese aus einer Situation der **körperlichen oder psychischen Anspannung** auf? Könnte es sich also um eine hypertensive Blutung handeln – u. U. bei bestehender arterio-venöser Malformation?
Oder lagen im Gegensatz dazu Ischämiedisponierende Umstände vor? Dazu könnte das Auftreten der Hemiparese morgens nach dem Schlaf passen.

• Könnte eine **traumatische Genese** vorliegen? Läßt sich ein Schädel-Hirntrauma eruieren, könnte also z. B. ein subdurales Hämatom die Ursache sein? Auch nach scheinbar als Bagatell-Trauma einzuschätzenden Verletzungen kann sich innerhalb von Stunden eine Hemisymptomatik einstellen, wahrscheinlich meist durch eine druckwelleninduzierte Ischämie im Hirnstammbereich. Oder gab es innerhalb der letzten 24 Stunden eine Verletzung im Hals- oder Mundbereich mit Schädigung der A. carotis, die zu einer ischämischen bzw. embolischen Störung geführt haben könnte?

• War das Kind in den Stunden oder Tagen **vorher krank**? Lag ein **fieberhafter Infekt** vor? Könnten z. B. Untersuchungen auf eine Endokarditis wegweisend sein? Oder könnte eine Vaskulitis, z. B. der Schub eines Lupus erythematodes, zugrunde liegen? Gibt es Hinweise auf eine Enzephalitis, eine Herpesinfektion oder einen Abszeß? Fieber, Kopfschmerzen, Erbrechen und Bewußtseinsstörung wären damit wie auch mit einer septischen Sinusthrombose vereinbar.

• Trat die Hemiparese vor bzw. im Rahmen eines **Krampfanfall**s auf? (s. u.) Folgendes kommt dann in Betracht:
– Die Parese könnte durch die postiktale Depression der neuronalen Aktivität bedingt sein (postiktale Todd-Parese; im allgemeinen gute Prognose).
– Ein wichtiger Spezialfall stellt in diesem Zusammenhang das HHE-(**H**emikonvulsions - **H**emiplegie - **E**pilepsie-) Syndrom dar, eine bei Kindern im Alter von 6 Monaten bis 3 Jahren auftretende Epilepsie mit besonderer Statusgefahr,

lang anhaltender oder nach dem Anfall persistierender Hemiparese mit unter therapeutischen und prognostischen Aspekten skeptisch einzuschätzenden Möglichkeiten und heterogenem ätiopathogenetischen Spektrum.
– Andererseits könnte die Hemiparese primär sein, und deren Ursache (z. B. eine Ischämie oder eine Raumforderung) könnte dann sekundär den Anfall induziert haben (bzw. für beide Komponenten zeitgleich verantwortlich sein).

• Hatte das Kind **Kopfschmerzen, Übelkeit, Sehstörungen**? Könnte eine Migräne accompagnée vorliegen?
Von der Migräne abzugrenzen wäre u. a. die alternierende Hemiplegie des Kindesalters (s. S. 261).

Die akut auftretenden Ausfälle sind besonders gut mit einer Blutung, einer Ischämie (auf Grund einer Thrombose oder Embolie) und mit einem Anfallszusammenhang vereinbar.

Dispositionen und Grundkrankheit

Die Analyse der aktuellen Situation reicht nicht aus. „Hemiparese nach ischämischem Insult" beispielsweise ist in der Neuropädiatrie keine suffiziente Diagnose. Es muß sich immer die Frage anschließen, warum sich die Ischämie einstellte (oder die Blutung, der Anfall usw.). Verschiedene Grunderkrankungen können zu einer Hemiparese führen:

• Verschiedene kardiale Ursachen (Herzfehler, Mitralklappenprolaps, Rhythmusstörungen, Endokarditis) disponieren zu Thromboembolien und zerebralen Aszessen.

• Weitere Beispiele für systemische Erkrankungen bzw. Befunde mit einer erhöhten Disposition zu Thromboembolien sind:
 – Antiphospholid-Antikörper-Syndrom
 – Protein-C-, -S- und ATIII-Mangel
 – Sichelzellanämie
 – Polyzythämie
 – Homozystinurie

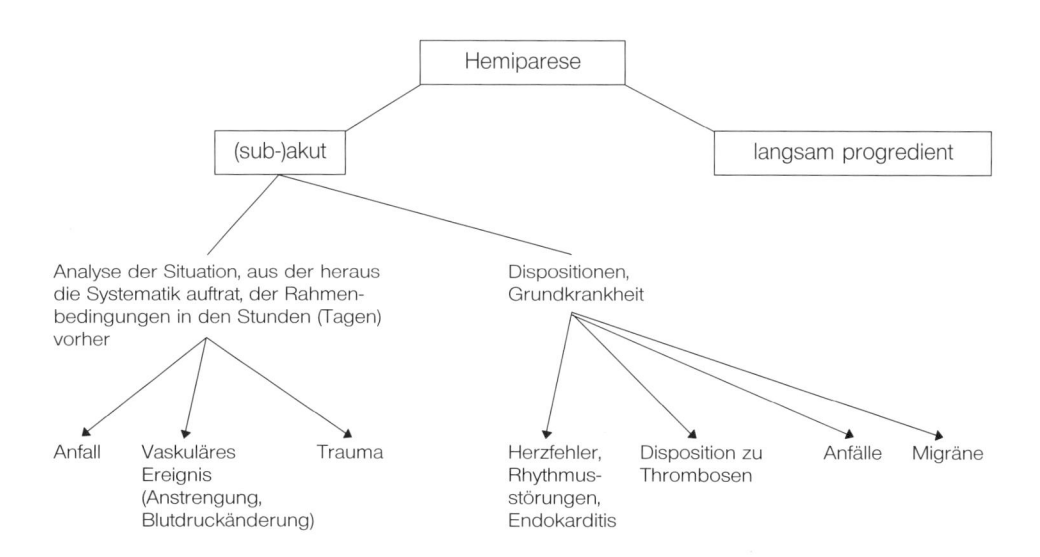

Abb. 30 Differentialdiagnostische Überlegungen bei akuter Hemiparese.

- Polyarteriitis nodosa und Lupus erythematodes
- Starke Dehydratation (als Folge Sinusthrombose)

• Eine hämorrhagische Diathese (Disposition zur intrakraniellen Blutung) besteht u. a. bei:
- Systemischen Störungen (Leukämie, Gerinnungsstörungen, z. B. Hämophilie, Hypertonie [z. B. renaler Genese])
- Anatomischen Varianten, z. B. vaskulären Malformationen

• Migräne; Anfallsleiden

Die genannten Aspekte werden in Abb. 30 zusammengefaßt.

Topischer Aspekt

Daneben wird man auch bei akuter Symptomatik versuchen, klinisch eine Lokalisationsdiagnostik durchzuführen.
Die psychoorganische Beeinträchtigung und das Auftreten von Anfällen sprechen ganz allgemein für eine **zerebrale Läsion**. Eine supranukleäre Hirnnervenstörung (z. B. eine konjugierte Bulbusabweichung zur klinisch nicht betroffenen Seite) oder eine Aphasie würden speziell auf eine **kortikal-subkortikale Störung** hinweisen. Die Betonung der hemiparetischen Symptomatik im Bereich der unteren Extremität läßt an eine Läsion im Versorgungsgebiet der A. cerebri anterior denken; falls Arm und Gesicht stärker beeinträchtigt sind als das Bein, deutet dies auf eine Störung im Bereich der A. cerebri media hin.

Für eine Läsion im **Hirnstammbereich** sprechen eine nukleäre bzw. peripher in Erscheinung tretende Hirnnervenstörung wie eine Abduzensparese und andererseits das Vorliegen eines gekreuzten Hirnstammsyndroms, bei dem die Hemiparese auf der einen (kontralateralen) und Hirnnervenausfälle auf der anderen (ipsilateralen) Seite auftreten. Häufig kombinieren sich Hirnstammsymptome mit dann auch ipsilateralen zerebellären Ausfallserscheinungen.

Bei einer **spinalen Läsion** gibt es naturgemäß keine supraspinalen Symptome (keine Hirnnervenausfälle, keine Beeinträchtigung im Gesicht, keine psychoorganischen Störungen); dagegen wird man häufig ein sensibles Querschnittsniveau registrieren können.

Tab. 21 Manifestationszeitpunkte

1.–3. Lebensjahr	– Anfallsassoziierte Formen, HHE-Syndrom (s. u.), alternierende Hemi-Grand-mal-Epilepsie – Embolische Komplikationen bei zyanotischen Herzfehlern – Sichelzellanämie – Alternierende Hemiplegie des Kindesalters – Moya-Moya-Syndrom – Infarktereignis ohne eindeutige Erklärung
3.–7. Lebensjahr	– Zerebraler Abszeß (kardial-embolisch entstanden) – Thrombose der intrakraniellen Venen und Sinus bei zyanotischen Herzfehlern (und Drehydratation) – MELAS-Syndrom (s. S. 261) – (Hirnstammtumoren)
>5. Lebensjahr	– Migräne – Arterio-venöse Malformationen – Takayasu-Arteriitis (Riesenzellarteriitis bei älteren Mädchen und jungen Frauen)

Manifestationsalter

Die mit einer Hemiparese einhergehenden Entitäten sind ihrem Manifestationsalter nach (soweit es ein typisches gibt) in *Tabelle 21* aufgegliedert.

Rezidivierende Symptomatik

Das genaue Erfragen früherer neurologischer Symptome („Vorboten" der Hemiparese) bietet oft die Chance, das Spektrum der in Frage kommenden Ursachen einzugrenzen. Direkt anzusprechen sind: flüchtige motorische oder sensible (unilaterale) Symptome, extrapyramidalmotorische Störungen, visuelle oder okulomotorische Besonderheiten, aphasische oder apraktische Auffälligkeiten und Bewußtseinsstörungen.

Die fluktuierende bzw. rezidivierende Symptomatik – oft an transitorisch-ischämische Attacken erinnernd – weist natürlich darauf hin, daß eine entsprechende Disposition vorliegen muß, sei es anatomischer (z. B. Herzfehler oder Verlaufsanomalie der A. carotis) oder metabolischer Art (z. B. MELAS-Syndrom), aber auch in bezug auf die Blutviskosität.

Für folgende Syndrome und Erkrankungen ist ein rezidivierendes, meist alternierendes Auftreten der Hemiparese bzw. weiterer neurologischer Ausfallserscheinungen typisch:

Disposition zur Embolie:
- Herzfehler, Mitralklappenprolaps, Endokarditis
- Hyperkoagulation (Antiphospholipid-Antikörper-Syndrom, AT-III- bzw. Protein-C-Mangel, Polyzythämie)

Disposition zur Thrombose:
- Rauchen und hormonelle Kontrazeption
- Moya-Moya-Syndrom
- Vaskulitis (z. B. bei Lupus erythematodes)
- Sichelzellanämie

Vaskuläre Malformationen

Migräne
Alternierende Hemiplegie des Kindesalters

Metabolische Störungen (Disposition zur Thromboembolie)
- MELAS-Syndrom
- Homozystinurie

Anfallsassoziierte Hemiparese
- Postiktal bei fokal-motorischen Anfällen unterschiedlicher Genese (Todd-Parese)
- Hemikonvulsions-Hemiplegie-Epilepsie-Syndrom (HHE-Syndrom) mit rezidivierender, aber nicht alternierender Symptomatik
- Alternierende Hemi-Grand-mal-Epilepsie des frühen Kindesalters

Hemiparese und Epilepsie

Die akut auftretende Hemiparese des Kindesalters manifestiert sich häufig im Rahmen eines epileptischen Anfalls. Besonders in der Altersgruppe der Ein- bis Dreijährigen stehen diese anfallsassoziierten Formen im Vordergrund. Der differentialdiagnostische Zugang kann sich daran orientieren (*Abb. 31*).

Hemiparese als Folge eines epileptischen Anfalls

Ist das Anfallsgeschehen primär und tritt die Hemiparese im Rahmen einer Epilepsie-Entität auf?
Hierzu gehören:

- Die Todd-Parese, eine meist Minuten bis Stunden anhaltende Schwäche nach einem fokalen motorischen Anfall, unabhängig von der weiteren Nosologie. Es muß sich also nicht immer um eine Epilepsie i. e. S. handeln, sondern es könnte auch ein (z. B. einmaliger) symptomatischer Anfall vorliegen.

Erworbene Hemiparese

```
                    ┌─────────────────────┐
                    │  Akute Hemiparese   │
                    └─────────────────────┘
                     ╱                    ╲
          ┌──────────────────┐      ┌──────────────────┐
          │ Mit Krampfanfall │      │ Ohne Krampfanfall│
          └──────────────────┘      └──────────────────┘
                 │ häufiger
```

Im Rahmen einer **Epilepsie**, je nach

Symptomatischer Anfall, z. B. bei
– Blutung, Ischämie
– Raumforderung

Art und Dauer der Anfälle:
- Alternierendes Hemi-Grand-mal (fieberinduzierte, seitenwechselnde, meist Minuten dauernde Anfälle)
- HHE-Syndrom (fieberinduzierte, nicht alternierende, klonische oft Stunden anhaltende Anfälle)

Alter:
- 1.–3. Jahr: alternierendes Hemi-Grand-mal; HHE-Syndrom
- 3.–10. Jahr: Epilepsia partialis continua

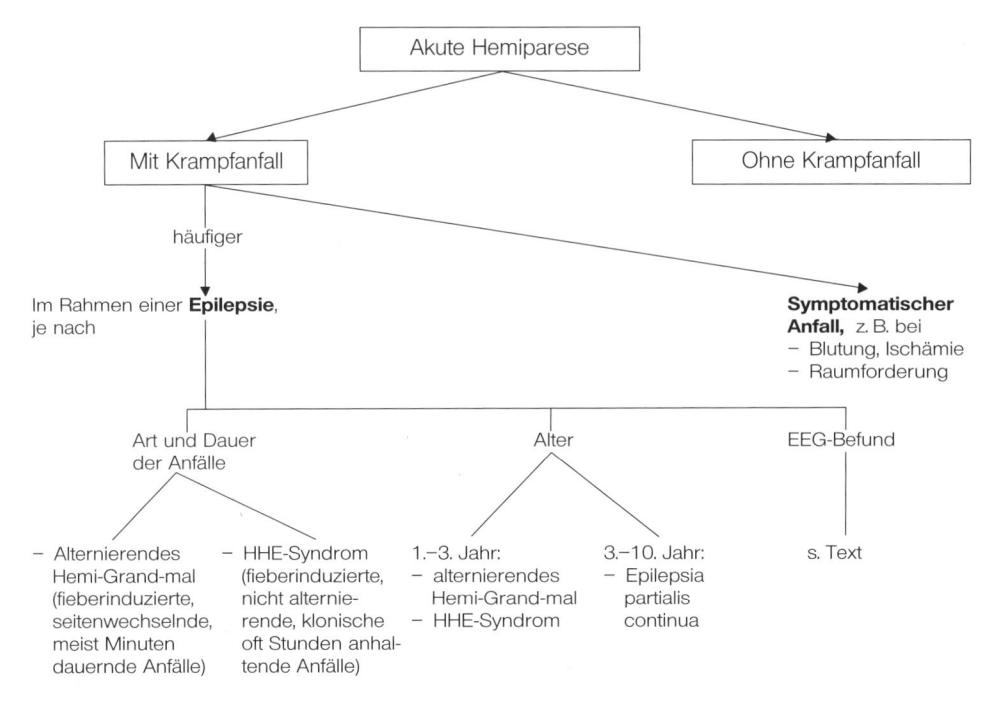

EEG-Befund: s. Text

Abb. 31 Hemiparese und epileptischer Anfall.

• Meist Minuten bis Stunden halten auch die postiktalen Paresen im Rahmen der sich im späten Säuglings- oder Kleinkindesalter manifestierenden alternierenden Hemi-Grand-mal-Epilepsie an. Wie der Name sagt, betreffen die Anfälle (und ggf. auch die Paresen) nicht konstant eine Seite; dies ist ein Unterscheidungskriterium zum HHE-Syndrom. Im EEG fehlen zumindest in der ersten Zeit fokale Veränderungen, später können schlafinduzierte (generalisierte!) Spike-waves auftreten.

• Die Rasmussen-Enzephalopathie entspricht der im Klein- und Schulkindesalter auftretenden altersgebundenen Epilepsia partialis continua (Kozevnikov). Fokale motorische Anfälle, Myoklonien mit im Verlauf wechselnder Lokalisation und das allmähliche Auftreten neurologischer (progrediente Hemiparese) und psychoorganischer Symptome (dementieller Abbau) kennzeichnen das klinische Bild. Im EEG finden sich eine Allgemeinveränderung und multifokale hypersynchrone Potentiale. Ob ätiologisch eine Viruserkrankung zugrunde liegt, ist nicht völlig geklärt.

• Das altersunabhängige Kozevnikov-Syndrom, ebenfalls als Epilepsia partialis continua bezeichnet, ist eine Sonderform der symptomatischen fokalen Epilepsie mit tage- bis monatelang anhaltenden fokal-motorischen Anfällen. Ätiologisch ist u. a. an einen Tumor, eine vaskuläre Malformation oder eine gliöse Veränderung zu denken. Im EEG fallen fokale hypersynchrone Aktivitäten bzw. ein kombinierter Herdbefund auf.

• Beim Hemikonvulsions-Hemiplegie-Epilepsie-Syndrom (HHE-Syndrom) treten die unilateralen, z. T. aber auch generalisierenden, überwiegend klonischen Anfälle initial im allgemeinen im Rahmen eines langanhaltenden, komplizierten Fieberkrampfes auf. Die Hemiparese wird postiktal bemerkt, persistiert bzw. rezidiviert und verstärkt sich nach dem nächsten Anfall. Bei den meisten Kindern entwickeln sich später partial-komplexe Anfälle. Die Ätiologie ist heterogen, häufig ist eine bestimmte Ursache nicht zu finden. Das EEG zeigt interiktal die unilaterale Grundrhythmusstörung und später oft einen kombinierten Herdbefund.

Symptomatischer Anfall
Die Alternative ist ein (oder einige wenige) symptomatischer Anfall, der gemeinsam mit der Hemiparese sein Korrelat z. B. in einer Blutung oder einer Raumforderung findet.
Die hier getroffene Unterscheidung ist aber teilweise nur didaktisch, da sich die Formen überschneiden. Denn, wie schon angedeutet, liegen auch den oben aufgeführten Epilepsie-Entitäten manchmal faßbare Läsionen zugrunde, und Hemiparese und Anfall können dann gemeinsam als symptomatisch eingeschätzt werden. Dennoch rechtfertigen diagnostische, therapeutische und prognostische Konsequenzen die getroffene Unterscheidung.

Chronisch-progrediente Hemiparese

Differentialdiagnostischer Zugang

Die Einordnung der langsam progredienten Hemisymptomatik orientiert sich zunächst an der Analyse der Beschwerde- und Befundkonstellation. Hirndrucksymptome wie Kopfschmerzen, Erbrechen, psychoorganische Beeinträchtigung, makrozephale Entwicklung, Stauungspapille machen einen Tumor wahrscheinlich. Fieber und entsprechende Laborparameter weisen auf eine infektiöse Genese hin.
Nach der klinischen Untersuchung kann meist eine topisch orientierte Verdachtsdiagnose gestellt werden (s. o.)
Die zerebrale Kernspintomographie weist nicht nur die strukturell-raumfordernde Läsion, sondern auch die metabolischen Myelindefekte nach.
Folgende Ursachen kommen in Frage:

- Hirntumor
- Hirnabszeß

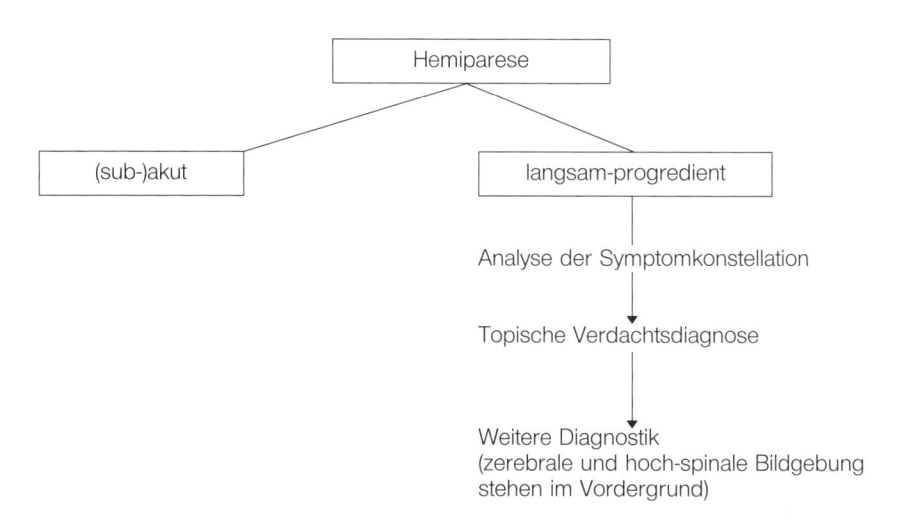

Abb. 32 Differentialdiagnostisches Vorgehen bei progredienter Hemiparese.

- Arterio-venöse Fehlbildung
- Sturge-Weber-Syndrom

• Demyelinisierende Erkrankungen
- Adrenoleukodystrophie
- M. Krabbe
- Multiple Sklerose

Ursachen

Vaskuläre Störungen

Arterielle Thrombosen

- Systemische Disposition: Sichelzellanämie, Lupus erythematodes, Homozystinurie, Lipoproteindefekte
- Trauma mit Carotis-Verletzung
- Anatomische Disposition wie das Moya-Moya-Syndrom (und Fehlanlagen, s. u.)

Venöse Thrombosen

Thrombose der zerebralen Venen oder Sinus
- entweder aufgrund einer Hyperkoagulationsneigung (bei Dehydratation, Polyzythämie) oder
- infektiöser Art (septische Thrombose z. B. bei Otitis media, Mastoiditis, Sinusitis)

Embolie
- Kardialer Genese (Herzfehler mit Rechts-Links-Shunt, Klappenvitien, Endokarditis), mit Abszessen als Folge

Fehlbildungen
- Arterio-venöse Malformationen
- Venöse Malformationen wie das Vena-Galeni-Aneurysma
- Im Rahmen erweiterter Dysplasien wie dem Sturge-Weber-Syndrom
- Anatomische Varianten des Verlaufs der A. carotis („Kinking" und „Looping")

Migräne

Die wichtigsten Syndrome

Moya-Moya-Syndrom

Manifestationsalter
- (Klein-)Kindesalter (besonders 2.–9. Lebensjahr)

Symptome
- Hemiparesen, meist alternierend; Frequenz mehrfach pro Monat; Dauer Sekunden bis Stunden;
Weitere fokale neurologische Ausfälle, z. B. A- oder Dysphasien, im Sinne von transitorisch-ischämischen Attacken;
Krampfanfälle (Hemikonvulsionen bei etwa 50%);
Kopfschmerzen (Differentialdiagnose Migräne)

Pathogenese
- Heterogen, überwiegend sporadisches Auftreten; vermutlich primär ist die insgesamt progrediente Okklusion der proximalen zerebralen Arterien (Arteriitis) mit der namensgebenden Anastomosenbildung

Diagnostik
- Doppler-/Duplexsonographie; (MRT-) Angiographie; zerebrale Magnet-Resonanz-Tomographie

Komplizierte Migräne (s. auch III/5, S. 164)

Manifestationsalter
- Variabel, häufig Schulalter

Symptome
- Skotome, Dysästhesien, Schwäche besonders im Arm- oder Gesichtsbereich meist für einige Stunden, Hirnstammsymptome (je nach Betroffensein des Carotis- oder des Vertebralis-Versorgungsbereichs)

Komplikation
- Zerebraler Insult mit bleibenden Ausfällen

Familienanamnese
- Migränedisposition

Sonderform
Familiäre hemiplegische Migräne:
– Familienmitglieder mit hemiparetischer Migränesymptomatik, Auslösung z. T. durch ein banales Schädeltrauma, Dauer einen bis einige Tage, autosomal-dominante Vererbung

Zusatzuntersuchungen
– EEG mit polymorpher Verlangsamung auf der zur Parese kontralateralen Seite während und nach der Attacke
– Dopplersonographie
– MRT

Alternierende Hemiplegie des Kindesalters

Manifestationsalter
– 1. (2.) Lebensjahr

Symptome
– Alternierende Hemiparese;
– weitere paroxysmale Symptome während der Attacken oder im Intervall, dystone Verkrampfungen wie Tortikollis, Nystagmus; später persistierende neurologische Ausfälle und geistige Retardierung

Pathogenese
– Ungeklärt, different von Migräne und Epilepsie

Hemikonvulsions-Hemiplegie-Epilepsie (HHE)-Syndrom

Manifestationsalter
– Meist 1.–3. Lebensjahr

Symptome
– Lang anhaltende halbseitige, klonische Anfälle, oft zu Beginn fieberinduziert mit anschließender Hemiparese; später partial-komplexe Anfälle; Seitenkonstanz der Anfälle und der Parese (im Gegensatz zum alternierenden Hemi-Grand-mal des Kleinkindesalters)

Prognose
– Schlecht; Hemiparese meist bleibend;

kognitive Retardierung in fast allen Fällen

EEG
– Hypersynchrone Aktivitäten kontralateral zur Hemiparese; im Intervall Amplitudenreduktion, Verlangsamung, u. U. persistierende hypersynchrone Aktivitäten

Pathogenese
– Heterogen; meist keine spezifische Ursache auffindbar; vaskulär und entzündlich vermittelte Schädigungen müssen ausgeschlossen werden (MRT)

Metabolische Störungen

Von den metabolischen Störungen müssen in diesem Zusammenhang die Homozystinurie (Aminoazidurie mit meist mäßiger psychomotorischer Retardierung und nicht seltenen thromboembolischen Komplikationen, S. 155) und das MELAS-Syndrom erwähnt werden.

MELAS-Syndrom

Mitochondrial myopathy, **E**ncephalopathy, **L**actic **A**cidosis and **S**troke-like episodes

Manifestationsalter
3.–11. (–30.) Lebensjahr

Symptome
– Episoden mit Lähmungen (Hemiparesen), Sehstörungen, z. T. Erbrechen, Kopfschmerzen, Anfällen; Minderwuchs, Hörminderung

Labor
– Meistens Laktat im Serum und Liquor erhöht; CK oft erhöht

MRT
– Hyperintense Signalgebung des zerebralen (und auch zerebellären) Kortex und der angrenzenden weißen Substanz

Diagnosesicherung
– Muskelbiopsie mit Analyse (Nachweis des mitochondrialen Defektes)

Insulinpflichtiger Diabetes mellitus

Symptome
- Akute Hemiparese aus dem Schlaf heraus; Remission nach Stunden oder 1–2 Tagen

CT
- Unauffällig

Pathogenese
- Unklar, Migräne?

Infektiöse Ursachen

- *Zoster ophthalmicus*

  z. B. nach intrauteriner Varizellen-Infektion; kontralateral zum Zoster Hemiparese, möglicherweise im Rahmen einer zerebralen Angiitis

- *Weitere Virusinfektionen*

  Coxsackie, Echoviren

- *Borreliose*

Diagnostik

Ein starres Schema zur Basisdiagnostik ist nicht sinnvoll; die folgende Zusammenstellung soll eine rasche Übersicht und Auswahl ermöglichen. Nach den vorangegangenen differentialdiagnostischen Überlegungen sollte es anhand dieser „Checkliste" möglich sein, nach Anamnese- und Befunderhebung weitere Untersuchungen (rational und rationell) zu veranlassen.

Klinisch
Neurologische Untersuchung (u. a. Festlegung der Läsionstopik)
Bewußtseinslage (z. B. Bewußtseinsstörung bei postiktaler Hemiparese)
Blutdruckmessung
Auskultation der A. carotis und des Schädels (z. B. AV-Malformation)
Palpation der Pulse

Blut und/oder Urin
Blutbild (Sichelzellanämie, Polyzythämie, Thrombozytopathie)
BSG, BZ, Nierenparameter
AT III, Protein C und S, Antiphospholipid-Antikörper, Lupus-Antikoagulans und weitere Auto-Antikörper
Lipidelektrophorese, Laktat (MELAS-Syndrom)
Infektserologie (z. B. Borrelien); Blutkultur
Aminosäuren im Urin (Homozystinurie)

Liquor (nach Ausschluß einer Hirndrucksymptomatik):
Zellzytologie, Immunglobuline und oligoklonale Bande (Hinweise für eine entzündliche bzw. immunologische Ursache; Varizellen, Borrelien; Autoantikörpermuster)
Laktat (MELAS-Syndrom)

Doppler-/Duplexsonographie
Einschätzung der extra- und intrakraniellen Durchblutungsverhältnisse (Moya-Moya-Syndrom, Vaskuläre Malformationen, Karotisobliteration, Verlaufsanomalien der A. carotis u. a.)

EEG
Anfallsassoziierte Hemiparesen unterschiedlicher Genese (s. o.)
Herdbefunde (Infarkt, Raumforderungen, Enzephalitis, Migräne)

Bildgebende Verfahren (Sonographie, CT, MRT und Spektroskopie)
Darstellung bzw. Ausschluß eines Infarkts, einer Raumforderung, einer vaskulären Malformation
Darstellung eines Hirnödems (z. B. nach halbseitigem Anfall)
Darstellung einer De- oder Dysmyelinisierung (MRT) oder eines anderen metabolischen Korrelats (z. B. MELAS-Syndrom)

Angiographie und MRT-Angiographie
Konventionelle Angiographie im Rahmen der primären Diagnostik aufgrund der heutigen Möglichkeiten (Dopplersono-

graphie und MRT) etwas in den Hintergrund getreten
Nachweis von Aneurysmen, weiteren vaskulären Malformationen, Moya-Moya-Syndrom

Kardiologische Untersuchung
Zyanotische Herzfehler
Klappenauffälligkeiten, Mitralklappenprolaps
Endokarditis

Zusammenfassung

▶ Nachdem die Hemiparese klinisch gesichert ist (und z. B. eine Hemidystonie, die zusammen mit einer Parese bei einer paroxysmalen Choreoathetose auftreten kann, ausgeschlossen ist), bestimmt die Kombination der Überlegungen **„wo die Läsion zu suchen ist"** mit der **Einteilung des Verlaufs** in akute und langsam-progrediente Störungen das weitere Vorgehen.

▶ Bei einer **akut aufgetretenen Hemiparese** gilt:
Die Situation, die Rahmenbedingungen vor und beim Auftreten der Symptomatik müssen genau eruiert werden (Beispiel: Hemiparese im Anschluß an einen Anfall). Die Anamnese wird dann auf mögliche Dispositionen und Grunderkrankungen, die für die Hemiparese Bedeutung haben könnten, fokussiert (Beispiel: Herzfehler). Die Beachtung des topischen Aspekts konkretisiert die weitere Diagnostik (muß kortikal, im Hirnstamm oder spinal nachgeschaut werden?).
Die Diagnostik zielt dann auf die Darstellung des Korrelats der Hemisymptomatik. Sonographisch, computertomographisch oder kernspintomographisch wird z. B. das Areal der Ischämie oder Blutung dargestellt bzw. elektroenzephalographisch die pathogenetisch relevante Veränderung der neuronalen Aktivität dokumentiert.
Auf keinen Fall darf man dabei stehen bleiben: „Hirnblutung mit konsekutiver Hemiparese" z. B. ist keine suffiziente Diagnose. Entscheidend ist die Frage, warum es blutete, warum es zu einer arteriellen oder venösen Thrombose oder einem Abszeß kam oder warum eine so erhebliche (halbseitige) Reduktion der neuronalen Aktivität vorliegt. Aus den entsprechenden Fragen und Antworten ergeben sich weitere diagnostische, therapeutische und prophylaktische Konsequenzen.

▶ Bei einer sich **langsam entwickelnden Hemiparese** steht dagegen die genaue Analyse der Symptomkonstellation im Vordergrund. Hieraus leitet sich die topische Verdachtsdiagnose ab (Beispiel: progrediente Hemiparese bei Verdacht auf Prozeß im Hirnstammbereich, falls nukleär-periphere Hirnnervenausfälle evident sind). Die Diagnostik ist dann entsprechend zu fokussieren.
Daneben kann das Manifestationsalter den diagnostischen Ablauf mitbestimmen. (Hirnstammtumoren z. B. treten mit einem Häufigkeitsgipfel zwischen dem 3. und 8. Lebensjahr auf).

Literatur
1. Aicardi, J.: Epilepsy in Children. Raven, New York 1986
2. Aicardi, J.: Diseases of the Nervous System in Childhood. Mac Keith, London 1992
3. Fenichel, G. M.: Clinical Pediatric Neurology. Saunders, Philadelphia 1993
4. Golden, G. S.: Cerebrovascular disease. In: Pediatric Neurology, ed. by K. F. Swaiman. Mosby, St. Louis 1994
5. Matthes, A., Schneble, H.: Epilepsien. 5. A. Thieme, Stuttgart 1992

14. Hypotonie des Neugeborenen und Säuglings

Worum es geht

Es erscheint gerechtfertigt, die Problematik der muskulären Hypotonie des Neugeborenen und Säuglings als eigenständiges Kapitel darzustellen. In diesem Alter imponiert vor allem die Reduktion des Muskeltonus und nicht so sehr die Schwäche (Parese).
Der Tonus ist die Resultante verschiedener, teilweise voneinander abhängiger Variabeln. Ein normaler Muskeltonus setzt funktionstüchtige zerebrale, spinale, peripher neurogene und myogene Strukturen voraus. Auf diesen verschiedenen Ebenen wiederum sind es ganz differente Beeinflussungsmodalitäten, die letztlich das klinische Bild der Hypotonie bedingen können. Allein für sich genommen ist also die muskuläre Hypotonie völlig unspezifisch, und es bedarf weiterer Angaben und Befunde, um eine sinnvolle diagnostische Einordnung vornehmen zu können.
Da der Verhaltenszustand ganz wesentlich den Muskeltonus mitbestimmt, muß er bei jedem Untersuchungsbefund mit angegeben werden. Eventuell sind mehrfache Untersuchungen bei verschiedenen Verhaltenszuständen durchzuführen.
Darüber hinaus fallen in diesem Alter auch viele später zur Spastik führenden Erkrankungen als (primär) hypotone Störung auf. Andererseits kann die muskuläre Hypotonie auch ein harmloser, transitorischer neurologischer Befund sein. Nicht nur die aktuelle intraindividuelle, sondern auch die Längsschnitt-Variabilität ist also groß.
Zur muskulären Hypotonie des Neugeborenen und des jungen Säuglings wurde bereits einiges im Kapitel I/6 gesagt. Hier soll es ergänzend um die Darstellung der differentialdiagnostischen Strategien gehen.

Differentialdiagnostischer Zugang

Zentrale oder periphere Hypotonie?

Diese Alternative steht im Zentrum der differentialdiagnostischen Überlegungen.
Zentrale Hypotonien sind Hypotonien bei zerebralen Störungen im eigentlichen Sinne und bei systemischen Affektionen, genauer:

● Zerebrale Anlage-/Aufbaustörungen (Chromosomenstörungen wie das Down- oder das Prader-Willi-Syndrom; Hirnfehlbildungen wie Migrationsanomalien z. B. mit Balkenhypoplasie; weitere Dysmorphie-Syndrome)

● (Sub-)akute Hirnschädigungen (z. B. die perinatale hypoxisch-ischämische Enzephalopathie, die sich erst später in einer Spastik äußert)

● Systemische Affektionen neurometabolischer Art (z. B. das Zellweger-Syndrom) und allgemein-systemischer Art (z. B. Hypothyreose, Elektrolytstörungen oder nach toxisch-medikamentöser Exposition)

- Benigne zentrale Hypotonie: eine als Variante der normalen Entwicklung einzuschätzende Tonusabweichung; die kommunikative und allgemein-kognitive Entwicklung erscheinen regelrecht, die Schwäche ist nicht sehr erheblich und die Muskeleigenreflexe sind auslösbar; oft findet sich eine mäßige statomotorische Retardierung.

Für eine zentrale Hypotonie spricht folgendes:
– Eine Störung der globalen Entwicklung, die sich bei ganz kleinen Kindern z. B. in einer Beeinträchtigung der Kontaktaufnahme zeigen kann, weist auf eine zentrale Genese hin. Das Interesse und die Anteilnahme sind nicht altersentsprechend, der Blick ist weniger wach.
– Etwas später kann der Sprachentwicklungsstand zur Beurteilung mit herangezogen werden.
– Die Kombination einer rumpfbetonten muskulären Hypotonie mit hypertonen oder dystonen Anteilen im Bereich der Extremitäten spricht für eine zentrale Hypotonie.
– Die Frage, ob eine Abweichung des Kopfumfangs als Hinweis auf eine Hirnwachstumsstörung besteht, ist von großer Wichtigkeit.
– Zerebrale Krampfanfälle sind mit einer rein myogenen oder peripher-neurogenen Störung nicht kompatibel.
– Kraniofaziale Dysmorphien können auf eine auch das zentrale Nervensystem betreffende Entwicklungsstörung hinweisen.

Eine **periphere Hypotonie** wird bei Läsionen des zweiten motorischen Neurons und bei Myopathien beobachtet. Im einzelnen kommen folgende Lokalisationen in Frage:

- Läsionen im Bereich der Vorderhornzellen (z. B. spinale Muskelatrophie; Dysraphien wie die Meningomyelozele)

- Neuropathien (z. B. angeborene Hypomyelinisierungsneuropathie)

- Beeinträchtigungen der neuromuskulären Transmission (z. B. Myasthenie)

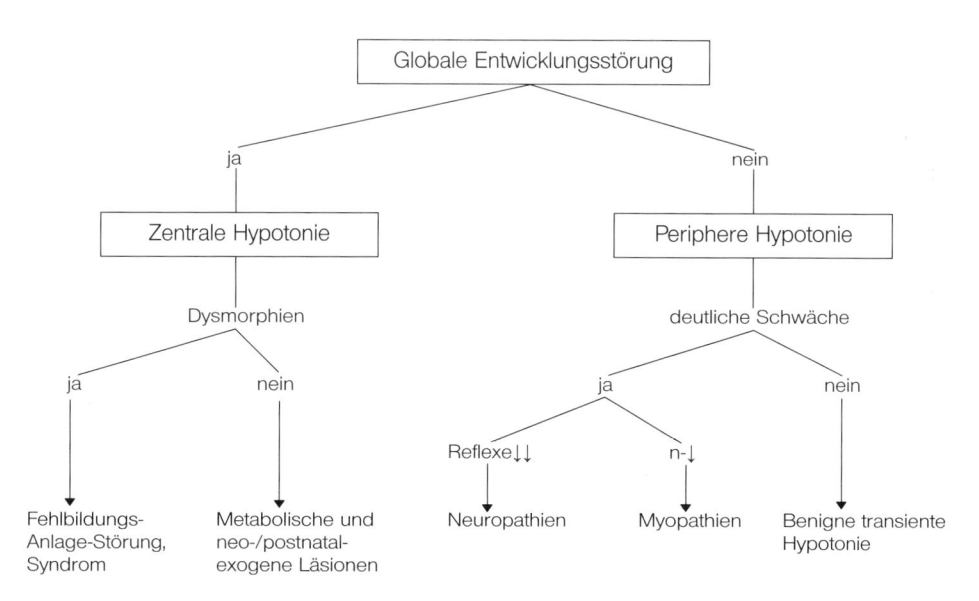

Abb. 33 Differentialdiagnose muskulärer Hypotonie.

```
                        Hypotonie
                   ┌───────┴───────┐
                zentral          peripher
        ┌──────────┼──────────┐   ┌──────┬──────┬──────┐
   Zerebrale  Chromosomen-  Stoffwechsel- Untersuchung NLG und Kreatinkinase
   Bildgebung (molekular-   analysen     der Mutter    EMG
              genetische)                (Familie)
              Untersuchung
```

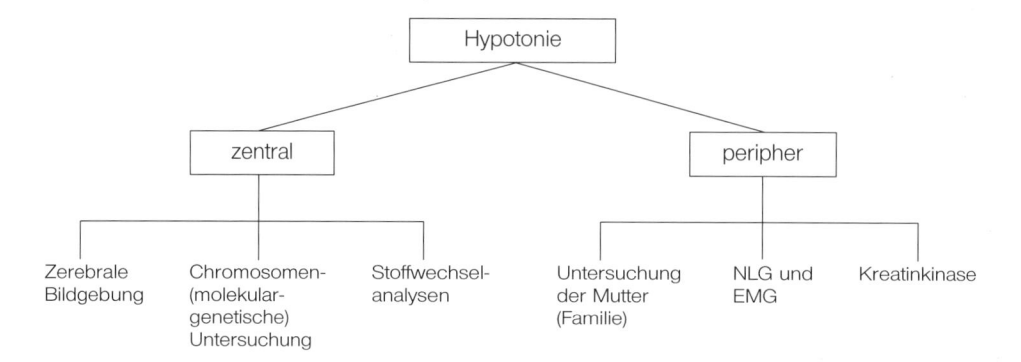

Abb. 34 Diagnostik bei Hypotonie.

- Myopathie (z. B. myotone Dystrophie, strukturell definierte Myopathien wie die Nemaline-Myopathie)

Die peripheren Hypotonien sind bis auf wenige Ausnahmen durch das Fehlen der oben genannten zentralen Kriterien definiert. Darüber hinaus liegt fast immer – im Gegensatz zu den meisten zentralen Formen – auch eine muskuläre Schwäche vor. Innerhalb dieser Gruppe ermöglicht die Prüfung der Muskeleigenreflexe eine weitere Differenzierung. Die neurogenen Störungen (Vorderhornbereich bis zur neuromuskulären Transmission) gehen mit fehlenden bzw. deutlich abgeschwächten Eigenreflexen einher; bei den Myopathien sind die MER dagegen primär im allgemeinen nur leicht abgeschwächt.
Die Elektrophysiologie (NLG und EMG) und die Bestimmung der Muskelenzyme stellen dann die nächste Dimension der Diagnostik dar. Außerdem ist die genaue Untersuchung der Eltern (bei der myotonen Dystrophie speziell der Mutter) indiziert.
Die Differentialdiagnose und Diagnostik bei zentraler bzw. peripherer Hypotonie werden in den Abbildungen 33 und 34 zusammengefaßt.

Verlauf und Manifestation

Ein weiterer differentialdiagnostischer Zugang orientiert sich am Verlauf bzw. der Manifestation:

Frühe Manifestation, d. h. prä/neonatal (manchmal intrauterin verminderte Kindsbewegungen, Polyhydramnion, neonatale Gelenkkontrakturen):
– Kongenitale/neonatale Myasthenie
– Myotone Dystrophie
– Spinale Muskelatrophie Typ I
– Strukturell definierte Myopathie wie die Nemaline-Myopathie
– Glykogenose Typ II
– Zellweger-Syndrom
– Zerebrale Aufbaustörung bzw. Syndrome, z. B. Prader-Willi-Syndrom

Zeichen der Progredienz erkennbar:
– Neurodegenerative Krankheiten (z. B. spinale Muskelatrophie)
– Neurometabolische Erkrankungen (z. B. Zellweger-Syndrom; M. Pompe mit metabolischer Myopathie)
– Strukturell definierte Myopathien lassen bei schwerer Ausprägung im ersten Lebensjahr z. T. eine Progredienz erkennen (z. B. Nemaline-Myopathie und kongenitale Fasertyp-Dysproportion)

Stabiler Zustand oder Besserung erkennbar:
– Zentrale benigne Hypotonie

```
                    ┌─────────────────────┐
                    │ Muskuläre Hypotonie │
                    └─────────────────────┘
         ┌──────────────────┼──────────────────────┐
    ┌─────────┐      ┌──────────────┐     ┌────────────────────┐
    │  allein │      │ mit Schwäche │     │ mit zerebralen Symptomen │
    └─────────┘      └──────────────┘     └────────────────────┘
         │                  │                      │
```

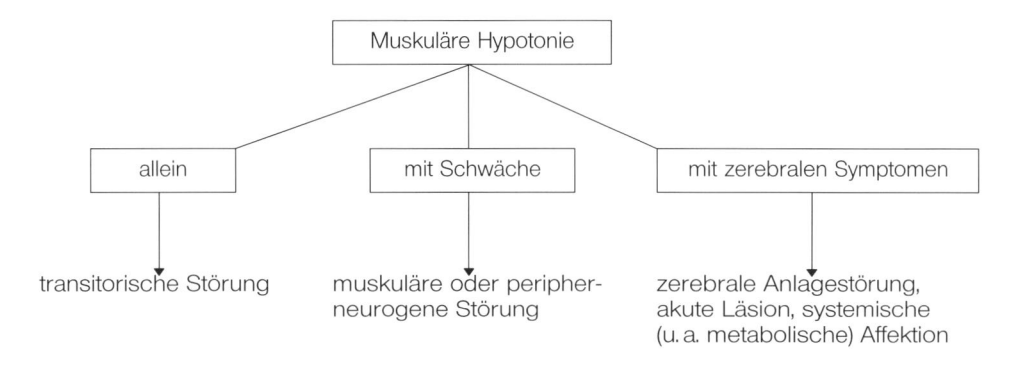

transitorische Störung   muskuläre oder peripher-   zerebrale Anlagestörung,
                          neurogene Störung   akute Läsion, systemische
                                                      (u. a. metabolische) Affektion

Abb. 35 Muskuläre Hypotonie und weitere Symptome.

- Zentrale Hypotonie im Rahmen von Syndromen (z. B. Prader-Willi-Syndrom)
- Strukturell definierte Myopathien (z. B. Fingerprint-Myopathie)

Belastungsabhängigkeit der Hypotonie (und Schwäche) erkennbar:
- Myasthenie
- Metabolische Myopathie (z. B. bei Mitochondriopathie)

Begleitsymptomatik

Eine schematisch-vereinfachte Darstellung zur Differentialdiagnose der muskulären Hypotonie des Neugeborenen und Säuglings ergibt sich aus *Abbildung 35*. Weitere Begleitsymptome erlauben es teilweise, eine klinische Verdachtsdiagnose zu stellen (s. auch III/15, S. 276):

Hypotonie und Ateminsuffizienz
- Kongenitale Muskeldystrophie
- Myotone Dystrophie
- Spinale Muskelatrophie
- Strukturell definierte Myopathien (v. a. neonatale Nemaline-Myopathie und X-chromosomale myotubuläre Myopathie)
- Metabolische Myopathien (Mitochondriopathien, Glykogenose Typ II)
- Myasthenische Syndrome

Hypotonie und Dysmorphie-Zeichen
- Zentrale Hypotonien:
  Chromosomenstörungen, Syndrome (u. a. Prader-Willi-Syndrom)
  Zellweger-Syndrom
  GM1-Gangliosidose
- Auch einzelne periphere Hypotonie-Formen:
  Myotubuläre (= zentronukleäre) Myopathie
  Multicore-Krankheit
  Nemaline-Myopathie

Hypotonie und Ophthalmoplegie/Ptose
- Kongenitale Muskeldystrophie
- Myotone Dystrophie
- Myotubuläre Myopathie
- Mitochondriale Myopathie
- Myasthenische Syndrome
- Kongenitale Fasertyp-Dysproportion (selten)

Ursachen

Die Liste der in Frage kommenden Ursachen ist lang, ein schematisches „Abarbeiten" sicher nicht sinnvoll. Die oben dargelegten diagnostischen Strategien ermöglichen eine gezielte weitere Diagnostik.

Zentrale Hypotonie

Zerebrale Fehlbildungen, Syndrome

- Chromosomenstörungen, u. a. das Down-Syndrom, die Trisomie 13, das Cri-du-chat-Syndrom oder das Prader-Willi-Syndrom (s. III/2 und III/4, S. 158)
- Weitere klinisch oder bildgebend definierte Syndrome (z. B. Cohen-Syndrom)
- Migrationsanomalien, häufig mit Balkenmangel
- Zerebrale Aufbaustörungen mit Schwerpunkt im Bereich der hinteren Schädelgrube, kongenitale Ataxien, Dysraphien (z. B. Dandy-Walker-Malformation, Joubert-Syndrom; s. auch III/11, S. 223)

Erworbene zerebrale Läsionen

- Perinatale hypoxisch-ischämische oder hämorrhagische Läsionen (u. U. auf dem Wege zur Spastik)
- Prä-/perinatale Infektionen

Neurometabolische Erkrankungen (sie imponieren primär hypoton, später oft spastisch)

- Peroxisomale Erkrankungen (z. B. Zellweger-Syndrom)
- Lysosomale Speicherkrankheit (z. B. GM1-Gangliosidose, Mannosidose, Fucosidose) (s. auch III/17, S. 295)
- Aminoazidopathien (z. B. Ahornsirupkrankheit, Hyperlysinämie, Nichtketotische Hyperglyzinämie)
- Infantile neuroaxonale Dystrophie (die ebenso unter den peripher-neurogenen Störungen aufgeführt werden könnte)

Allgemein-metabolische, endokrine und weitere systemische Affektionen

- Schilddrüsendysfunktionen
- Hyperkalzämie, Hypokaliämie, (Pseudomangel-)Rachitis
- Thiamin- oder Vitamin B12-Mangel
- Osteogenesis imperfecta
- Zöliakie

Medikamente und Toxine

- große Mengen von Sedativa (z. B. von Barbituraten) oder Magnesium an die Mutter
- Botulismus
- Hyperbilirubinämie

Benigne zentrale Hypotonie

Periphere Hypotonie

Peripher-neurogene Störungen

- Spinale Muskelatrophie Typ I/II
- Hereditäre motorisch-sensible Neuropathie (Typ III – Dejerine-Sottas – beginnt manchmal sehr früh)
- Angeborene Hypomyelinisierungsneuropathie

Myopathien

- Transiente neonatale und kongenitale Myasthenie
- Kongenitale myotone Dystrophie
- Kongenitale Muskeldystrophie; selten frühe Manifestation einer Muskeldystrophie Duchenne
- Strukturell definierte Myopathie wie die Nemaline-Myopathie oder die Central-Core-Myopathie
- Polymyositis (selten)

Metabolische Myopathien

- Mitochondriopathien
    - Mitochondriale Lipid-Glykogen-Speicher-Myopathie u. a. mit Defekten der Atmungskette
    - Defekte des Carnitin-Acyl-Carnitin-Übertragersystems
- Glykogenosen, früh manifest sind v. a. der M. Pompe (Typ-II-Glykogenose) und das Forbes-Syndrom (Typ-III-Glykogenose)

Bindegewebsveränderungen
- Benigne Bänderschlaffheit und Hypermobilität der Gelenke (z. T. familiär)
- Ehlers-Danlos-Syndrom
- Marfan-Syndrom

Zusatzuntersuchungen und Beratung

> Eine muskuläre Hypotonie erscheint nur dann nicht weiter klärungsbedürftig, wenn sie:
> 1. Nicht extrem ausgeprägt ist
> 2. Keine Progredienz zeigt
> 3. Nicht mit einer deutlichen Schwäche (Parese, Hypokinesie) oder erheblichen Abschwächung der Muskeleigenreflexe einhergeht
> 4. Keine zusätzlichen Symptome einer zentralen Störung zeigt (z. B. kognitive Entwicklungsstörung, Anfälle)
> 5. Nach familienanamnestischen Kriterien unverdächtig erscheint.

Blut
- Blutbild, BSG, Blutzucker, Elektrolyte, Blutgase CK, Nieren- und Leberwerte je nach klinischem Verdacht
- Carnitin, Laktat und Pyruvat, Biotinidase, überlangkettige Fettsäuren, lysosomale Enzyme
- Chromosomenanalyse und/oder molekulargenetische Untersuchungen (z. B. auf Prader-Willi-Syndrom oder bei v. a. myotone Dystrophie)
- Gliadin-Antikörper; Botulinustoxin
- Nebennierenhormone, Vitamin D, Thiamin, Vitamin B_{12}

Urin
- Aminosäuren und organische Säuren, pH-Wert
- Myoglobin
- Carnitin

Liquor (bei konkreter Fragestellung indiziert)

- Basiswerte
- Laktat (bei Verdacht auf Mitochondriopathie)

Tensilontest bei Verdacht auf Myasthenie

Elektromyographie, Messung der Nervenleitgeschwindigkeit

Bildgebende Verfahren
Sonographie und ggf. MRT der Muskulatur zur Einschätzung der Beschaffenheit der Muskulatur, u. U. Abgrenzung einer neurogenen Störung von einer Myopathie
Spektroskopie der Muskulatur, z. B. Phosophorspektren vor und nach körperlicher Belastung bei Verdacht auf hypermetabolische Myopathie (Luft-Disease)
Sonographie und/oder Kernspintomographie des Schädels (z. B. Ventrikelerweiterung bei der kongenitalen myotonen Dystrophie und anderen kongenitalen Muskeldystrophien)
Abdomensonographie (z. B. Nierenveränderungen beim Zellweger-Syndrom oder Hepatomegalie beim M. Pompe)

Kardiologische Untersuchung
- Kardiale Beteiligung (z. B. bei Myopathien mit Carnitin-Mangel)

Prüfung der respiratorischen Funktion

Augenärztliche Untersuchung
- Normabweichungen u. a. bei peroxisomalen Störungen

Muskelbiopsie

Untersuchung der Familie, Beratung
- Untersuchung (klinisch, ggf. laborchemisch und elektrophysiologisch) der Mutter und weiteren Familienangehöriger
- Information über mögliches Narkoserisiko
- Information über mögliche genetische Konsequenzen

Zusammenfassung

▶ Die muskuläre Hypotonie des Neugeborenen und Säuglings ist sowohl in pathogenetischer Hinsicht als auch unter topischen Aspekten ein unspezifisches Symptom (und schon gar nicht eine Diagnose).

▶ Zunächst ist zu klären, ob es sich überhaupt um ein Symptom einer Erkrankung oder einer Läsion handelt oder ob eine Normvariante bzw. ein **Durchgangssyndrom** vorliegt.
Falls die Anamnese keine besonderen Risikofaktoren und keine Progredienz aufdeckt, falls keine deutliche Minderung der Muskelkraft und Abschwächung der Muskeleigenreflexe und keine erhebliche statomotorische Retardierung zu beobachten sind und falls auch keine Zeichen einer zentralen Beeinträchtigung (wie eine Störung der kommunikativen, sprachlichen oder kognitiven Entwicklung) evident sind, ist man berechtigt abzuwarten und den Verdacht auf eine benigne, transiente Symptomatik zu äußern.

▶ Ansonsten lautet die topisch und pathogenetisch wesentliche Frage: **Zentrale oder periphere Hypotonie?**
Für erstere sprechen eine allgemeine Entwicklungsstörung, das Auftreten von Krampfanfällen, ein Abweichen des Kopfumfangs oder das Vorhandensein von Dysmorphiezeichen. Zerebrale Bildgebung, Chromosomenuntersuchung u. U. mit molekulargenetischer Analyse und metabolische Diagnostik sind dann primär indiziert.

▶ Unter einer **peripheren** Hypotonie werden die peripher-neurogenen Störungen (z. B. spinale Muskelatrophie, Polyneuropathien) sowie die Myopathien (z. B. myotone Dystrophie und weitere strukturell definierte Myopathien; metabolische myogene Störungen) einschließlich der neuromuskulären Transmissionsstörungen (den Myasthenien) verstanden.
EMG und NLG, der Tensilon-Test, die Bestimmung der Muskelenzyme, die Muskelbiopsie und die z. T. damit zusammenhängenden neurometabolischen Untersuchungen stehen im Zentrum der diagnostischen Schritte.

▶ Der genetische Aspekt hat Bedeutung hinsichtlich der klinischen, laborchemischen oder elektrophysiologischen Untersuchung der Mutter oder der anderen Familienangehörigen, um zu einer Diagnose zu gelangen; ferner sind u. U. Familienangehörige über eine entsprechende Disposition und dem damit zusammenhängenden erhöhten Narkoserisiko zu informieren; und zum dritten muß die Familienplanung angesprochen werden.

Literatur
1. Aicardi, J.: Diseases of the Nervous System in Childhood. Mac Keith, London 1992
2. Dubowitz, V.: The floppy infant. In: Kindesentwicklung und Lernverhalten, hrsg. von I. Flehmig, L. Stern. Fischer, Stuttgart 1986
3. Dubowitz, V.: Atlas der Muskelerkrankungen im Kindesalter. Hippokrates, Stuttgart 1991
4. Fenichel, G. M.: Clinical Pediatric Neurology. Saunders, Philadelphia 1993
5. Jerusalem, F., Zierz, S.: Muskelerkrankungen. 2. A. Thieme, Stuttgart 1991
6. Mortier, W.: Muskel- und Nervenerkrankungen im Kindesalter. Thieme, Stuttgart 1994
7. Neuhäuser, G.: Differentialdiagnose der Muskelhypotonie beim Säugling und Kleinkind. Nervenheilkunde 6 (1987) 114–117

15. Hypotone Paresen jenseits des Säuglingsalters

Worum es geht

In diesem Kapitel geht es um Kinder jenseits des Säuglingsalters, bei denen die Muskelschwäche im Vordergrund steht. Mit hypoton sollen hier alle nicht spastischen Paresen gemeint sein. Beispiele aus der Sprechstunde wären: Vorstellung eines achtjährigen Mädchens, das seit einem Tag an einer progredienten Gangstörung leidet. Bei der Untersuchung könnte dann das Fehlen der Beineigenreflexe bei deutlicher distal betonter Paraparese auffallen. Differentialdiagnostisch wäre u. a. an ein Guillain-Barré-Syndrom zu denken. Oder: Vorstellung eines vierjährigen Knaben mit mäßiger motorischer Retardierung und jetzt erheblicher proximal betonter Schwäche, Watschelgang und kräftig imponierenden Waden, bei dem Sie Diagnostik in Richtung einer Muskeldystrophie veranlassen würden.

Die Stellung und Differentialdiagnose der hypotonen Parese sollen durch die *Abbildung 36* erläutert werden. Ein Nicht-Können oder -Wollen aus anderen Gründen ist von der echten Parese abzugrenzen (z. B. schmerzbedingte Einschränkung der Willkürmotorik und hysterische Symptomatik).

Eine Parese ist definiert als Einschränkung der willkürlichen Kraftentfaltung. Diese ist abhängig von:

Ebene 1: Intakten kortikal-zerebralen Strukturen, die die willentliche Aktion initiieren, planen und das Programm geben

Ebene 2: Einer ungestörten Weiterleitung über die spinale Strecke bis zur segmentalen Höhe vor Austritt aus dem Rückenmark

Ebene 3: Einer suffizienten peripherneurogenen Aktivität ab der Umschaltung auf das zweite motorische Neuron

Ebene 4: Einer ausreichenden neuromuskulären Überleitung und muskulären Kontraktion

Vor allem Läsionen auf den Ebenen 3 und 4 führen zu einer hypotonen Schwäche. Dementsprechend geht es in diesem Kapitel zu einem großen Teil um Myopathien und Neuropathien.

Schädigungen der bis dahin intakten neurogenen Strukturen auf den Ebenen 1 und 2 imponieren im typischen Fall als eine motorische Beeinträchtigung mit erhöhtem Muskeltonus. Zwei Aspekte sind aber zu beachten: Zum einen führen die entsprechenden Läsionen, so sie akut auftreten, initial zu einer hypotonen Symptomatik, die dann erst allmählich von der Spastik abgelöst wird (Beispiel: spinale Schockphase), und zum anderen liegt der Beginn des 2. motorischen Neurons noch im Rückenmark; insofern kann bzw. muß eine dort lokalisierte Schädigung eine schlaffe Lähmung bewirken.

Nicht die Schädigung eines primär gesunden Gehirns, sondern eine zerebrale Entwicklungs- bzw. Aufbaustörung ist oft mit einer (zentral bedingten) muskulären Hypotonie verbunden (z. B. Down- und Prader-Willi-Syndrom). Hier ist es die Tonusstörung und nicht die Parese, die im Vordergrund steht.

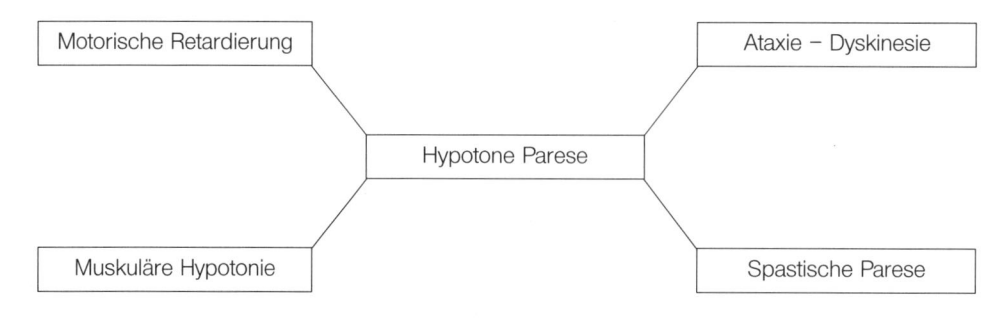

```
        Motorische Retardierung                    Ataxie – Dyskinesie

                            Hypotone Parese

        Muskuläre Hypotonie                        Spastische Parese
```

Abb. 36 Stellung und Differentialdiagnose der hypotonen Parese.

Klinische Untersuchung

Beobachten

Schwächesymptome
Gangbild, Zehen- und Fersengang, Beckengürtelstabilität (Trendelenburg-Zeichen), monopedaler Stand und monopedales Hüpfen, Aufstehen aus der Hocke, vom Boden und vom Stuhl, Bewältigung von Treppen und Erklettern eines Stuhls, Aufrichten aus vornüber gebeugter Haltung, Aufrichten in den Sitz aus Rückenlage, Arm-Halte-Versuch und Hantieren über dem Kopf.

Atrophien
Früh und stark ausgeprägt bei peripher-neurogenen Störungen (im Gegensatz zu den zentral-neurogenen und den myopathischen Läsionen); weitere Verursachung durch Nicht-in-Anspruchnahme der Muskulatur (Inaktivitätsatrophie), weitgehend unabhängig vom Grund der eingeschränkten Belastung.

(Pseudo)Hypertrophien
Echte Hypertrophien sind im Zusammenhang mit einer Parese selten; bei Pseudohypertrophie Ersatz der Muskulatur durch Binde- und Fettgewebe; typisch für Muskeldystrophien. Dieses Symptom wird aber auch bei der spinalen Muskelatrophie Kugelberg-Welander, bei metabolischen Myopathien wie dem infantil-juvenilen Typ des M. Pompe und beim Syndrom des engen Spinalkanals beobachtet.

Faszikulationen
Sichtbare und oft subjektiv merkbare kleine Zuckungen der Muskulatur einzelner motorischer Einheiten; typisch für peripher-neurogene Prozesse, besonders Vorderhornerkrankungen im akuten Stadium.

Weitere Symptome, die auf eine Parese hinweisen können
Skelettfehlbildungen, Hohlfüße (früh manifest bei Systemdegenerationen, z. B. hereditären motorisch-sensiblen Neuropathien); Hinweise auf dysraphische Störungen vor allem im Lumbosakralbereich; trophische Störungen.

Erhebung weiterer Befunde

• Dokumentation der Muskelkraft in Ergänzung der Beobachtungen (z. B. entsprechend der noch vorhandenen Fähigkeit, Willkürbewegungen gegen Widerstand oder gegen die Schwerkraft auszuführen)

• Palpation der Muskelkonsistenz

• Überprüfung des Muskeltonus: passives Durchbewegen mit unterschiedlicher Winkelgeschwindigkeit und Einschätzen des Bewegungsausmaßes

• Umfangsmessungen

- Testung einer myotonen Reaktion, einer Dekontraktionshemmung: Kann z. B. die Hand nach kräftigem Faustschluß schnell wieder geöffnet werden oder zeigt sich nach kurzer Perkussion ein auffälliger Muskelwulst, z. B. im Bereich der Zunge oder der Daumenballenmuskulatur?

- Überprüfung der Muskeleigenreflexe

- Fremdreflexe, Babinski-Phänomen

- Prüfung der Hirnnervenfunktionen: Sind okulomotorische und/oder bulbäre Ausfälle vorhanden? Sensibilitätsstörungen: Welche Qualitäten sind betroffen, wie sieht die Verteilung aus? (Zuordnung zu einem bestimmten Nerven, einem Plexus- oder Wurzelteil? Peripher betont, sokken- oder handschuhförmig? Sensibles Niveau?)

- Lumbosakraler Befund: Bewegungseinschränkung, Klopfschmerz, Haut- oder Behaarungsanomalien

- Analreflex

- Kardialer Befund (also nicht nur Beeinträchtigung der quergestreiften, sondern auch der glatten Muskulatur)

- Organomegalie (Hinweis auf eine Speicherkrankheit)

- Befunde bei Familienangehörigen

Zusammenfassung der Angaben und Befunde zur Parese

Schweregrad

Verteilung
proximal oder distal; Beteiligung der supraspinalen Muskeln; einseitig, asymmetrisch oder symmetrisch

Zeitcharakteristika
- akutes Auftreten mit Progredienz
- akutes Auftreten ohne Progredienz
- langsame Progredienz
- episodisch-periodische Manifestation (s. auch III/6, S. 175)

Abhängigkeit von
- körperlicher Belastung (besondere Ermüdbarkeit)
- bestimmten Stoffwechselsituationen, Nahrungsaufnahme

Differentialdiagnostischer Zugang

Welche Strukturen sind beeinträchtigt, bedingen die muskuläre Schwäche? Sowohl die Parameter, die bei der Beantwortung dieser Frage helfen als auch die Rückschlüsse, die aus der Analyse des Verlaufs bzw. der Manifestation gezogen werden können, sollen hier skizziert werden. Das Zusammenführen dieser beiden Zugangswege zeigt – wie im Schnittpunkt der Lichtkegel zweier an unterschiedlichen Stellen montierter Scheinwerfer – das in Frage kommende ätiopathogenetische Spektrum. Der topische Aspekt analysiert das ‚Wo‘, die Annäherung über den Verlauf das ‚Was‘.

Welches System ist betroffen?

Befunde, die für eine **Myopathie** sprechen
- Rein motorisches Problem
- Proximale Verteilung der Schwäche
- Sensibilität intakt
- Miktion und Defäkation unbeeinträchtigt
- Muskuläre Hypotonie und Eigenreflexabschwächung im Vergleich zur Schwäche nicht inadäquat deutlich (bei einer Myopathie steht die Schwäche und nicht die Eigenreflexabschwächung und muskuläre Hypotonie im Vordergrund)
- Direkte Hinweise auf eine Muskelstörung wie:
  - (Pseudo-)Hypertrophien
  - Teigige, veränderte Muskelkonsistenz bei Palpation
  - Myalgien

– Da das Gehirn kein Muskel ist, gehören zerebrale Symptome wie psychoorganische Beeinträchtigungen oder Anfälle nicht zum Krankheitsbild einer Myopathie. Die Natur hat es dem Didaktiker aber auch hier wieder schwer gemacht, da verschiedene primär muskuläre Erkrankungen typischerweise auch mit einer kognitiven Schwäche einhergehen. Dazu gehören die myotone Dystrophie, weitere Muskeldystrophien und einige strukturell definierte Myopathien, z. B. die Fingerprint-Myopathie.

Befunde, die für eine **Neuropathie** sprechen
– Typisches Verteilungsmuster (bei einer Polyneuropathie z. B. meist distal betont; mögliche Zuordnung zu einem Nerven, einem Plexusteil oder einer Wurzel)
– Atrophien im Vergleich zur Parese meist deutlich ausgeprägt
– Muskel-Eigenreflexe früh abgeschwächt bzw. erloschen
– Da es sich bei den peripher leitenden neurogenen Strukturen meist um gemischte Nerven handelt, finden sich häufig auch sensible Ausfälle
– Faszikulationen

Befunde, die für eine **Spinale Störung** sprechen
– Die motorischen Ausfälle haben typischerweise eine genaue Höhenbegrenzung, es liegt meist eine Paraparese vor (s. auch III/16).
– Im lumbosakralen Bereich Behaarungs- oder Pigmentanomalien, Klopfschmerz; lokale, z. T. gürtelförmige Schmerzen
– Blasen- und/oder Mastdarmstörungen (starkes Indiz für eine Schädigung im Konus-, Kauda- oder entsprechenden Plexus-lumbosacralis-Bereich; der Analreflex ist dann nicht selten ausgefallen)
– Sensibilitätsstörungen bei Kaudaläsionen; ein sensibles Querschnittsniveau weist auf die Lokalisation einer spinalen Schädigung hin.

Befunde, die eine **zerebrale Genese** nahelegen
– Psychoorganische Beeinträchtigungen
– Krampfanfälle (topisches Zeichen)
– Neben der hypotonen Parese können Symptome der Schädigung des ersten motorischen Neurons (Babinski, Eigenreflexsteigerung) oder der extrapyramidalen Motorik bestehen
– Supranukleäre Hirnnervenausfälle, z. B. zentrale Fazialisparese

Verlauf

Die Modalität des Verlaufs (akuter Beginn, schnelle oder langsame Progredienz oder stationärer Zustand nach akutem Auftreten) bzw. der Manifestation (z. B. paroxysmal-episodisch) korreliert annähernd mit der zugrundeliegenden Pathogenese. Allerdings überschneiden sich die entsprechenden Spektren: Normalerweise akute Erkrankungen können sich auch einmal langsam-progredient manifestieren bzw. mit einer solchen Variante bekannt sein. Eigentlich chronisch-progrediente Leiden werden andererseits manchmal akut registriert oder können eine akzentuierte klinische Symptomatik zeigen, die an ein akutes Geschehen denken läßt. Dennoch – die differentialdiagnostische Annäherung über das Kriterium des Verlaufs bleibt essentiell.

Akute Symptomatik
Die klinische Untersuchung und die Laborchemie einschließlich Liquoranalyse können auf ein *infektiöses* Geschehen hinweisen (z. B. Guillain-Barré-Syndrom, Poliomyelitis, transverse Myelitis).
Die Anamnese ist leitend, um eine *toxischmedikamentöse* (z. B. Botulismus) bzw. *traumatische* Genese aufzudecken.
Bildgebung, Laborchemie und kardiale Untersuchung können den Verdacht auf eine *vaskulär* vermittelte Schädigung er-

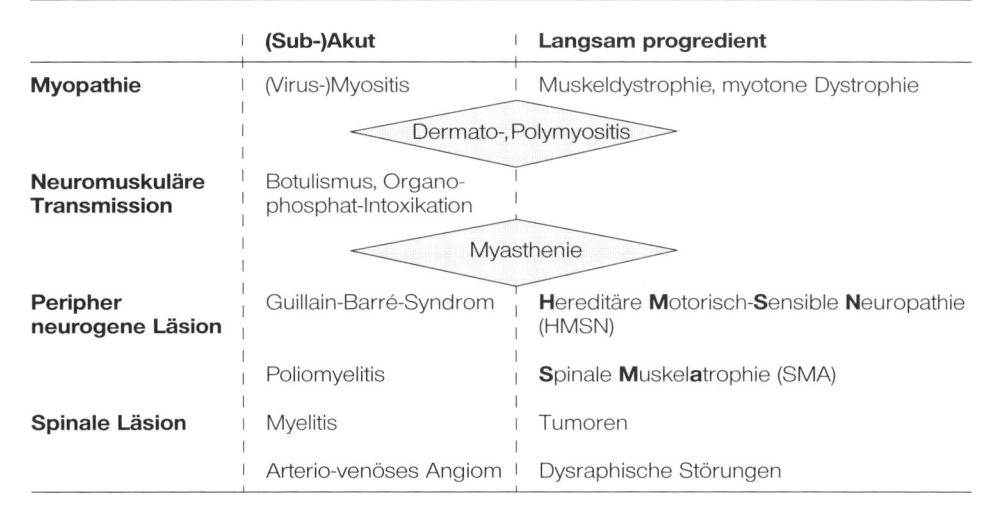

	(Sub-)Akut	Langsam progredient
Myopathie	(Virus-)Myositis	Muskeldystrophie, myotone Dystrophie
	⟨ Dermato-, Polymyositis ⟩	
Neuromuskuläre Transmission	Botulismus, Organophosphat-Intoxikation	
	⟨ Myasthenie ⟩	
Peripher neurogene Läsion	Guillain-Barré-Syndrom	**H**ereditäre **M**otorisch-**S**ensible **N**europathie (HMSN)
	Poliomyelitis	**S**pinale **M**uskel**a**trophie (SMA)
Spinale Läsion	Myelitis	Tumoren
	Arterio-venöses Angiom	Dysraphische Störungen

Abb. 37 Akute und chronische Erkrankungen mit hypotoner Parese.

härten (z. B. Embolie oder Ischämie kardialer Ursache, Spinalis-anterior-Syndrom, spinales arterio-venöses Angiom).
Ein *spinaler* oder *zerebraler Tumor* geht im allgemeinen nicht mit einer akuten, sondern mit einer langsam progredienten Symptomatik einher.

Progredienter Verlauf
Was die (para-)infektiösen und toxischen Pathogenesen für die akuten Verlaufsformen sind, stellen die *metabolisch-degenerativen* Erkrankungen und an zweiter Stelle die *raumfordernd wirkenden* Prozesse für die chronisch-progredienten Verlaufsformen dar (z. B. Muskeldystrophie, spinale Muskelatrophie, hereditäre motorisch-sensible Neuropathie).
Die Familienanamnese und die neurometabolisch/degenerativ fokussierte Diagnostik (laborchemisch, molekulargenetisch, bildgebend) sind die wesentlichen Instrumentarien der ätiopathogenetischen Klärung.
Die häufigsten akuten und chronischen Erkrankungen, bei denen eine hypotone Parese im Vordergrund steht, sind unter Beachtung des topischen Aspektes in *Abbildung 37* zusammengefaßt.

Akute Episodische Manifestation
Hier sind es zum einen metabolische Störungen, die – ohne weitere strukturelle Schädigung – zu einer Beeinträchtigung der Muskelkraft führen, zum anderen können vaskulär vermittelte Störungen einer vorübergehenden Symptomatik zugrunde liegen. Folgende drei Aspekte sollen in diesem Zusammenhang hervorgehoben werden:

● Die überaus genaue Nachzeichnung der Situation, aus der heraus die Parese auftrat, kann von entscheidender Bedeutung für die klinische Verdachtsdiagnose sein. Beispiele: Parese nach körperlicher Belastung und gleichzeitig vorhandenen fieberhaften Infekt kann für eine mitochondriale Störung sprechen; Parese nach Einnahme einer kohlenhydratreichen Nahrung oder aus einer Entspannungssituation nach körperlicher Belastung heraus spricht für eine familiäre hypokaliämische Lähmung (s. III/6, S. 175).

● Die Diagnose der zugrundeliegenden Stoffwechselbesonderheit kann u. U. nur während der symptomatischen Episode möglich sein. Blut- und Urinproben müssen daher sofort analysiert bzw. asserviert werden. Im Intervall kann der Defekt u. U. völlig maskiert sein. Beispiel: Nachweis der Myoglobinausscheidung im Urin während der Anfälle von Paresen und Muskelkrämpfen im Rahmen der paroxysmalen paralytischen Myoglobinurie.

• Etliche hier zu nennende metabolische Störungen haben eine genetische Basis. Unter Umständen gelingt die Diagnosesicherung über die Untersuchung eines Familienangehörigen. Andererseits kann die Diagnose für Familienangehörige in dem Sinne Bedeutung haben, daß eine manifeste Krise bei Kenntnis der Problematik vermieden werden kann.

Weitere differentialdiagnostisch wertvolle Parameter

Beteiligung der fazialen, okulären und/oder bulbären Muskulatur

Dies bedeutet, daß zum einen eine (auch) supraspinale Störung vorliegen muß. Zum anderen sind exogen-systemische Affektionen damit besonders gut kompatibel. In Frage kommen beispielsweise eine Infektion (z. B. Poliomyelitis) oder eine Intoxikation (z. B. Botulismus). Außerdem ist diese Beteiligung für eine Reihe von endogen-systemischen Leiden typisch, z. B. für die myotone Dystrophie, die Myasthenie, die mitochondriale Myopathie und unter den in erster Linie strukturell definierten Myopathien für die Nemaline-Myopathie, die zentronukleäre Muskelkrankheit und die fazio-skapulohumerale Form der Muskeldystrophie. Eine okuläre Symptomatik wird auch bei der Multicore-Krankheit gesehen.

Kardiale Beteiligung

Falls eine diagnostisch nicht ohne weiteres einzuordnende hypotone Parese vorliegt, sollte immer auch eine kardiologische Untersuchung vorgenommen werden. Wenn auch die glatte Muskulatur betroffen ist, muß nach einer Myopathie (und z. B. nicht nach einer Neuropathie) gesucht werden.

In Frage kommen:
– Muskeldystrophie (u. a. Duchenne)
– Myotone Dystrophie (Rhythmusstörungen – allerdings nicht bei der kongenitalen Form)
– Zentronukleäre Muskelkrankheit
– Multicore-Krankheit
– Mitochondriale Störungen, Atmungskettendefekte
– Myopathien mit Carnitinmangel
– Weitere metabolische Myopathien, z. B. der M. Pompe

Ursachen und Beispiele

Myopathien

Muskeldystrophien Duchenne und Becker:

Der Lokus des Gendefektes auf dem X-Chromosom ist bekannt (Xp21). Aufgrund dieses Defektes wird zu wenig Dystrophin gebildet, ein Strukturprotein, das seit einigen Jahren nachgewiesen werden kann. Bei der Duchenne-Form liegt der Dystrophinanteil unter 3 % des Normalen, während bei der Becker-Form der Wert meist zwischen 3 und 20 % liegt bzw. die Struktur des gebildeten Dystrophins abnorm ist. Das Manifestationsalter der Muskeldystrophie Duchenne liegt zwischen einem und fünf Jahren. Gangstörung, Zehengang, häufiges Fallen können Initialsymptome der meist proximal betonten Parese sein. Die Kompensationsstrategien beim Aufstehen vom Boden sind charakteristisch: „Hochklettern" an den Beinen unter Zuhilfenahme der Hände. Die Symptomatik schreitet langsam fort. Schwäche und Kontrakturen führen zur Rollstuhlpflichtigkeit meist zwischen dem 9. und 13. Lebensjahr. Die Becker-Form zeigt ein späteres Manifestationsalter und einen milderen Verlauf mit längerer Lebenserwartung.

Nach klinischer Verdachtsdiagnose und Bestimmung der Kreatinkinase-Aktivität (v. a. in den ersten 7 Jahren deutliche Erhöhung) und ggf. elektromyographischer Untersuchung bietet sich zur Sicherung der Diagnose folgendes an:

- Molekulargenetische Analyse aus EDTA-Blut: Es können inzwischen fast alle Deletionen bei Muskeldystrophie Duchenne und Becker erfaßt werden; diese wiederum machen knapp 70 % aller relevanten Mutationen aus.

- Wenn dann noch Unklarheiten bestehen, entweder da die molekulargenetische Untersuchung keine Deletion gezeigt hat oder da die Unterscheidung der beiden Dystrophie-Formen gewünscht wird: Muskelbiopsie mit Dystrophinbestimmung sowohl immunhistochemisch als auch im Westernblot.

Dermato-(Poly-)myositis

Die Symptomatik stellt sich oft im Anschluß an einen viralen Infekt ein. Erythem und Schwellung zeigen sich bevorzugt im Wangen- und Augenlidbereich, an den Brust- und Halspartien sowie an den Streckseiten der Extremitäten. Die Schwäche ist im allgemeinen proximal betont, betrifft besonders die Beckengürtel-, Oberschenkel- und auch die Halsmuskulatur. Myalgien sind nicht selten, ebenso eine deutliche Reduktion des Allgemeinbefindens mit Gewichtsverlust. Die CK wie auch die Blutsenkungsgeschwindigkeit sind in den meisten Fällen erhöht. Elektromyographisch kommt ein myopathisches Muster zur Darstellung, oft kombiniert mit Denervierungshinweisen. Die Diagnose wird bioptisch gesichert. Die Assoziation mit bestimmten HLA-Typen unterstreicht die Bedeutung des Immunsystems bei der Pathogenese dieser Erkrankung.

Juvenile Myasthenie

Die Symptomatik ist der Erwachsenen-Myasthenie ähnlich. Ptose, Doppelbilder und bulbäre Schwäche stehen anfangs im Vordergrund, später dann die meist generalisierten Paresen. Die Belastungs- bzw. Tageszeitabhängigkeit ist ein diagnostisch wichtiges Kriterium. Der Tensilon-Test, die Bestimmung der Azetylcholin-Rezeptor-Antikörper und die Elekromyographie erlauben im allgemeinen die Diagnosestellung.

Neuropathien

Guillain-Barré-Syndrom = Polyneuroradikulitis

Das Guillain-Barré-Syndrom kann praktisch in jedem Alter auftreten. Es ist die häufigste kindliche Polyneuropathie-Form. Oft beginnt die Symptomatik Tage bis wenige Wochen nach einem respiratorischen oder gastrointestinalen Infekt. Die meist symmetrische Schwäche im Bereich der Beine schreitet innerhalb von Stunden bis Tagen voran, kann aufsteigen und zur Zwerchfellparese mit Atemnot führen. Die Achillessehnenreflexe sind deutlich abgeschwächt bzw. fehlen. Eine Hirnnervenbeteiligung u. a. mit Fazialisparese ist häufig; sensible Ausfälle stehen nicht im Vordergrund.

Der Liquor zeigt nach der ersten Woche die typische Eiweißerhöhung bei normaler Zellzahl. An Borrelien und Mykoplasmen ist zu denken, da diese Infektionen antibiotisch und damit nicht nur symptomatisch behandelt werden können. In seltenen Fällen ist differentialdiagnostisch eine Poliomyelitis oder eine Organophosphat-Intoxikation zu erwägen.

Hereditäre motorisch-sensible Neuropathien = HMSN

Diese wurden früher als neurale Muskelatrophien bezeichnet. Der Typ 1 (Charcot-Marie-Tooth) soll etwas näher erläutert werden: Oft wird zwischen dem 5. und 20. Lebensjahr die Gangstörung mit einer Schwäche der Fuß- und Unterschenkelmuskulatur registriert. Es kommt zur Ausbildung eines Hohlfußes, allmählich atrophiert besonders die Unterschenkelmuskulatur, und speziell der Achillessehnenreflex ist deutlich abgeschwächt oder erloschen. Sensible Störungen sind im allgemeinen nur gering ausgeprägt; manchmal können verdickte Nervenstämme getastet werden. Die Nervenleitgeschwindigkeit ist deutlich reduziert. Die Genetik ist wohl heterogen, die Mehrzahl wird wahrscheinlich autosomal-dominant vererbt.

Spinale Muskelatrophien = SMA

Die spinalen Muskelatrophien sollen hier erwähnt werden, da sie als peripher-neurogene Störungen imponieren, auch wenn nicht der periphere Nerv in seinem Verlauf, sondern die Motoneurone im Rückenmark betroffen sind. Wie bei den hereditären Neuropathien lassen sich auch hier verschiedene Typen klinisch unterscheiden. Bei Typ I (Werdnig-Hoffmann-Krankheit) fallen schon im Neugeborenen- oder frühen Säuglingsalter Hypotonie und Parese auf (s. III/14). Der Typ III (Kugelberg-Welander) zeigt einen variablen Beginn im Kindes- oder Jugendalter. Oft wird nach einem Infekt oder einer Zeit der Immobilisation eine Gangstörung mit einer Schwäche im Beckengürtel registriert. Die lumbale Lordose erscheint verstärkt, die Eigenreflexe sind deutlich abgeschwächt oder erloschen. Die Schwäche schreitet langsam fort. Typ II ist durch einen intermediären Verlauf gekennzeichnet.

Etwa zwei Drittel der Fälle sind als hereditär einzuschätzen, meist liegt ein autosomal-rezessiver Erbgang vor. Eine indirekte Genotypanalyse ist möglich; hierfür muß die Diagnose sicher sein. Untersuchungen der DNS werden dann bei Patient und Familienangehörigen durchgeführt.

Neuropathie und (neuro-)metabolische Erkrankungen

Der Begriff Neuropathie bzw. Polyneuropathie soll hier stehen für eine peripherneurogene Beeinträchtigung. Diese umfaßt sowohl die Axonopathie, bei der primär die Axone betroffen sind, als auch die Neuropathie im eigentlichen Sinne, bei der sich der pathogenetische Prozeß an den Schwannschen Zellen abspielt und damit eine De- oder Dysmyelinisierung vorliegt.

Welche Bedeutung hat nun die Diagnose einer Neuropathie, falls die gesamte klinische Konstellation für ein metabolisches bzw. neurometabolisch-degeneratives Leiden spricht? Die Polyneuropathie ist unter Zuhilfenahme der neurophysiologischen Befunde genauer einzuschätzen und kann dann u. U. einer bestimmten Erkrankung zugeordnet werden.

Folgende Parameter müssen geklärt werden:

● Ist die peripher-neurogene Störung distal oder proximal betont?
(Die distale Betonung ist die Regel; bei der Porphyrie, der spinalen Muskelatrophie und der Tangier-Erkrankung, also dem familiären Alpha-Lipoproteinmangel, ist die Symptomatik aber oft proximal deutlicher).

● Handelt es sich überwiegend um eine motorische oder um eine sensible Neuropathie? Sind autonome Ausfälle nachweisbar?
(Die motorischen Fasern sind z. B. bei den hereditären motorisch-sensiblen Neuropathien, bei der Porphyrie und auch bei der eigentlich nicht in diesen Abschnitt gehörenden Diphtherie und der Blei-Intoxikation stärker betroffen; beim Diabetes mellitus, bei der Urämie sowie beim Vitamin-B_{12}-Mangel stehen die sensiblen Ausfälle im Vordergrund; Beispiele für eine Beteiligung der vegetativen Neurone sind die Neuropathien im Rahmen einer Amyloi-

dose, eines Diabetes mellitus oder einer familiären Dysautonomie Riley-Day).

• Überwiegt die demyelinisierende Komponente (Reduktion der Leitgeschwindigkeit) oder die axonale Schädigung (Reduktion der Amplitude)?

Die Tragweite der genauen Charakterisierung des Neuropathie-Typs soll anhand einiger (neuro-)metabolischer Erkrankungen mit obligater oder fakultativer peripher-neurogener Beteiligung erläutert werden.

Metachromatische Leukodystrophie

– Hypotone Schwäche, Abschwächung der Eigenreflexe, psychomotorische Retardierung und Regression, dann auch Pyramidenbahnzeichen; bei der hier zu besprechenden spät-infantilen Form meist im 2. oder 3. Lebensjahr
– Distal betonte, demyelinisierende Neuropathie

M. Krabbe

– Im 1. Lebensjahr psychomotorische Retardierung, Rückschritte; Irritabilität, sensorische Übererregbarkeit, Opisthotonus, Hypertonie; Sehstörung, Kloni
– Überwiegend motorische, demyelinisierende Neuropathie; bei der spät-manifesten Form sensomotorische, demyelinisierende Neuropathie

GM2-Gangliosidose (M. Tay-Sachs, M. Sandhoff und Varianten)

– Unterschiedlich früh manifeste psychomotorische Retardierung, Seh- und Hörstörung, Anfälle, Spastik, Ataxie, Dystonie; z. T. Befunde entsprechend einer spinalen Muskelatrophie
– Oft sensibel betonte, überwiegend axonale Neuropathie

Cockayne-Syndrom

– Minderwuchs, Progerie, Ataxie, Retinitis pigmentosa, Taubheit, kognitive Entwicklungsstörung
– Sensomotorische, demyelinisierende Neuropathie

Adrenoleukodystrophie und Adrenomyeloneuropathie

– Manifestation im Kindes- bis Jugendalter mit Symptomen der Nebenniereninsuffizienz und einer spastischen Paraparese
– Motorische Neuropathie mit demyelinisierender Komponente

M. Refsum

– In der Kindheit Nachtblindheit; später Retinitis pigmentosa, Hörstörung, atrophische Paresen, manchmal zerebelläre Ataxie
– Distale (hypertrophe), sensomotorische, überwiegend demyelinisierende Polyneuropathie

Niemann-Pick-Krankheit

– Hepatosplenomegalie, kognitiver Abbau, kirschroter Makula-Fleck
– Typ I manchmal mit motorischer, wohl überwiegend demyelinisierender Polyneuropathie

M. Fabry

– Schmerzhafte Mißempfindungen an Händen und Füßen; Hautmanifestation und renale Funktionsstörungen in der Kindheit oder im Jugendalter
– Distale, sensible, axonal betonte Polyneuropathie

M. Leigh und mitochondriale Enzephalomyopathien

– Variable Symptomatik mit Ataxie, Dysarthrie und extrapyramidalmotorischen Bewegungsstörungen

- Demyelinisierende Komponente beim Kearns-Sayre-Syndrom; sonst sensomotorische Neuropathie mit demyelinisierenden und axonalen Anteilen

Neuroakanthozytose

- Orofaziale Dyskinesien
- Distale und axonal betonte Neuropathie, (Vorderhornzellverlust)

Abetalipoproteinämie

- Retinitis pigmentosa, auffällige Erythrozyten, Schwäche, Ataxie, z. T. Symptomatik ähnlich einer spinozerebellären Degeneration
- Überwiegend sensible, gemischt axonal-demyelinisierende Neuropathie

Porphyrie

- Oft durch Medikamente oder hormonelle Umstellungen ausgelöste Krisen mit Bauchschmerzen, hepatischen Störungen, psychoorganischer Beeinträchtigung
- Motorische, nicht nur distale, axonale Neuropathie zwei oder drei Tage nach der abdominellen Krise

Diabetes mellitus

- Distal betonte, sensible oder sensomotorische, überwiegend demyelinisierende Neuropathie; häufig autonome Neuropathie; im späten Alter dann auch mal proximale, motorische Neuropathie

Niereninsuffizienz

- Distale, sensible oder sensomotorische, primär axonale Degeneration (auch Nitrofurantoin kann eine axonale Neuropathie verursachen)

Spinale Ursachen

Querschnittsmyelitis

Die Querschnittssymptomatik tritt manchmal nach einem viralen Infekt auf, selten als Borreliosemanifestation oder im Rahmen einer differentialdiagnostisch zu erwägenden Multiplen Sklerose. Schmerzen können die meist rasch progrediente schlaffe Paraparese begleiten; Blasen- und Mastdarmstörungen sowie sensible Ausfälle fehlen selten.

Der Liquor ist nicht regelhaft verändert, Pleozytose und/oder Proteinerhöhung sind nicht obligat. Die kernspintomographische Untersuchung ist wichtig zur Abgrenzung gegenüber spinalen Raumforderungen. Teilweise läßt sich eine Mark-Schwellung mit Signalbetonung auf den T2-gewichteten Bildern oder eine Gadoliniumanreicherung darstellen.

Weitere mögliche Ursachen

- *Arterio-venöses Angiom*
- *Dysraphische Störungen; diskrete, fast okkulte Formen; Tethered cord-Symptomatik*
- *Tumoren oder weitere vaskuläre Läsionen (z. B. Spinalis-anterior-Syndrom) im Rückenmark*

Anamnese

Die folgende Zusammenfassung soll eine Vergewisserung ermöglichen, daß alle wesentlichen Aspekte erfragt werden.

Familienanamnese

- Stammbaum
- Aborte, früh verstorbene Kinder
- Muskel- oder Nervenleiden; besonders schmächtige Muskulatur, unsicheres Gangbild, Hohlfüße, Krämpfe, verwaschene Sprache; weitere neurologische Auffälligkeiten
- Motorisches Entwicklungsprofil bei Geschwistern und Eltern
- Ernährungsgewohnheiten, Medikamente, Toxinexpositionsmöglichkeiten

Eigenanamnese

Zur hypotonen Parese
- Verlauf und Manifestation (akutes Auftreten, stationärer Zustand, langsame oder schnelle Progredienz, paroxysmal-episodische Manifestation)
- Auslöser: körperliche Belastung, Hunger oder Nahrungsaufnahme, Körper- oder Außentemperatur, Infektionen
- Verteilung und Schweregrad: untere und/oder obere Extremität; distale oder proximale Betonung; faziale Beteiligung u. a.

Begleitende Symptome und Beschwerden:
- Bulbäre Symptome: Schwierigkeiten beim Schlucken und Kauen, Veränderung der Sprache bzw. des Sprechens
- Okuläre Symptome: Augenmuskel- oder Blickparesen, Ptose
- Sensibilitätsstörungen
- Vegetative Symptome: Blasen- oder Mastdarmstörungen, Schwitzen
- Bewußtseinsstörungen, psychoorganische Beeinträchtigung
- Schmerzen: Entstehen nicht im Muskelgewebe, sondern im Bereich der Faszien, Sehnen und Gefäße. Überlastungen und traumatische Einwirkungen sowie Entzündungen können sich durch Myalgien bemerkbar machen, außerdem einige neurometabolische Leiden. Nicht selten sind die Schmerzen fortgeleitet
- Fieber, Beeinträchtigung des Allgemeinbefindens

Weitere Angaben:
- Schwangerschaft: Kindsbewegungen, Polyhydramnion; Geburt und perinatale Anamnese
- Motorische und kognitive Entwicklung
- Besondere Erkrankungen (z. B. Niereninsuffizienz)
- Medikamente

Zusatzuntersuchungen

Eine starre Basisdiagnostik ist nicht sinnvoll, da die differentialdiagnostische Analyse dieser Symptomatik immer schon gewisse Verdachtsmomente ergeben wird. Das klinische Problem wird also immer konkret sein, eine der „unspezifischen geistigen Behinderung" vergleichbare unspezifische Parese gibt es nicht! Insofern wird hier eine diagnostische Liste zusammengestellt, aus der dann die wenigen wirklich in Frage kommenden Zusatzuntersuchungen ausgewählt werden müssen. Die bei den Blutuntersuchungen an erster Stelle genannten Parameter sowie die elektromyo- und neurographischen Messungen stehen sicher häufig am Beginn der differentialdiagnostischen Klärung. Bildgebende Verfahren, Spektroskopie der Muskulatur (u. U. auch des Gehirns), Funktionstests und bioptische Analysen werden an entsprechenden Zentren durchgeführt.

Blut
- CK; Blutbild, Leber- und Nierenwerte, Schilddrüsenhormone, BSG, Blutzucker, Blutgasanalyse
- Untersuchung auf Auto-Antikörper, Azetylcholin-Rezeptor-Antikörper
- Laktat und Pyruvat (ggf. vor und nach Belastung), Biotinidasebestimmung, Carnitin; u. U. lysosomale Enzyme, Phytansäure und überlangkettige Fettsäuren; Vitamin-B$_{12}$
- Bei konkretem Verdacht EDTA-Blut-Analyse zum molekulargenetischen Nachweis einer Muskeldystrophie oder myotonen Dystrophie
- Infektionsserologie (Borrelien, Coxsackie, Influenza, Polio, EBV, Herpes, Mykoplasmen)
- Hormonbestimmung (Cortisol, Parathormon)

Urin
- Aminosäuren und organische Säuren, Carnitin, Myoglobin

Liquor
– Eiweiß, Zellzahl, Zytologie und weitere Infektionsparameter, Laktat, metabolische Analysen (je nach konkreter Fragestellung)

Elektromyographie und Nervenleitgeschwindigkeit, u. U. evozierte Potentiale

Sonographie und MRT
– Muskulatur: Hilfe z. B. bei der Differenzierung einer Neuropathie von einer Myopathie oder Erhärtung der Verdachtsdiagnose Muskeldystrophie
– Je nach klinischer Konstellation z. B. kernspintomographische Untersuchung des spinalen Bereiches
– Zerebrale Sonographie oder Kernspintomographie

Spektroskopie
– Muskel- oder Gehirnspektroskopie bei Hinweis auf bestimmte metabolische (mitochondriale) Störungen

Biopsie der Muskulatur und/oder des Nerven

Funktionstests
– Laktat und Pyruvat unter definierten Bedingungen vor und nach Ischämie
– Glukosegabe; körperliche Belastung

Kardiologische Untersuchung
– Kardiomyopathie u. a. bei der Muskeldystrophie Duchenne

Abdomensonographie
– Organomegalie bei metabolischen Störungen, z. B. Niemann-Pick-Krankheit

Augen- und hals-nasen-ohrenärztliche Untersuchung
– Wegweisende Befunde u. a. beim M. Refsum, Cockayne-Syndrom

Zusammenfassung

▶ Primär gilt es, die Störung klinisch-phänomenologisch richtig zu benennen. Liegt also wirklich eine hypotone Schwäche vor oder könnte es sich z. B. um eine schmerzbedingte Einschränkung der Willkürmotorik oder eine Ataxie handeln?

▶ Die hypotone Parese ist im Hinblick auf Schweregrad und Verteilung (z. B. proximal oder distal; Betroffensein nur einer Extremität; Paraparese) genau zu beschreiben. Auslöse- bzw. Provokationsmechanismen sind zu erfragen.

▶ Eine wesentliche differentialdiagnostische Einordnung ergibt sich weiter aus der topischen Zuordnung des Symptoms „hypotone Parese". Passen das Muster der Schwäche, das Muskelprofil, das Reflexverhalten, das Fehlen oder Vorhandensein von sensiblen oder vegetativen Ausfällen und weiteren neurologischen Symptomen am ehesten zu einer Myopathie, zu einer peripher-neurogenen Schädigung oder zu einer spinalen Läsion?

▶ Die Beantwortung dieser Frage bestimmt die Reihenfolge der weiteren diagnostischen Schritte. Da es sich meist um neuromuskuläre Störungen handelt, kommt der elektrophysiologischen Untersuchung eine besondere diagnostische Bedeutung zu (Differenzierung von Myopathien, neuromuskulären Transmissionsstörungen, Myotonien und Neuropathien sowie Vorderhornerkrankungen).

▶ Die Verlaufsanalyse (akuter oder chronisch-progredienter Verlauf oder episodisches Auftreten) ermöglicht dann eine erste pathogenetisch orientierte Verdachtsdiagnose. Infektiöse/parainfektiöse Prozesse und Intoxikationen sowie vaskulär und traumatisch vermittelte Schädigungen sind typische Ursachen von akuten Paresen.

▶ Bei langsam progredienten Verläufen ist dagegen eher an neurometabolisch-degenerative Erkrankungen zu denken. Familienanamnestische Angaben und Befunde sind hier nicht selten wegweisend.

Der genetische Aspekt muß schon früh mit der Familie besprochen werden. Bei unklaren Verhältnissen ist ein Tumor immer auszuschließen.

Literatur
1. Dubowitz, V.: Atlas der Muskelerkrankungen im Kindesalter. Hippokrates, Stuttgart 1991
2. Dyck, P. J., Chance, P., Lebo, R., Carney, J. A.: Hereditary motor and sensory Neuropathies. In: Peripheral Neuropathy, ed. by P. J. Dyck, P. K. Thomas. Saunders, Philadelphia 1993
3. Fenichel, G. M.: Clinical Pediatric Neurology. Saunders, Philadelphia 1993
4. Jerusalem, F., Zierz, S.: Muskelerkrankungen, 2. A. Thieme, Stuttgart 1991
5. Mortier, W.: Muskel- und Nervenerkrankungen im Kindesalter. Thieme, Stuttgart 1994
6. Thomas, P. K.: Other inherited neuropathies. In: Peripheral Neuropathy, ed. by P. J. Dyck, P. K. Thomas. Saunders, Philadelphia 1993
7. Thomas, P. K., Ochoa, J.: Clinical features and differential diagnosis. In: Peripheral Neuropathy, ed. by P. J. Dyck, P. K. Thomas. Saunders, Philadelphia 1993

16. Weitere Para- und Tetraparesen

Worum es geht

Da sich dieses Kapitel in weiten Bereichen mit dem vorhergehenden überschneidet, sollen hier nur einige relevante diagnostische Strategien und Erkrankungen bezüglich zentraler Para- und Tetraparesen dargestellt werden.

Paraparese

Die Paraparese ist klinisch definiert als eine ausschließlich die Beine betreffende Einschränkung der Willkürmotorik. Die Plegie kennzeichnet die komplette Lähmung.

Differentialdiagnostischer Zugang

Auf die Bedeutung des **topischen Aspekts** und der *Begleitsymptomatik* für die Differentialdiagnose soll im folgenden etwas näher eingegangen werden.
Bei einer Paraparese ist je nach Topik zu denken an:

- Peripher-neurogene Schädigungen (selten auch Myopathien)

- Spinale Läsionen

- Die Mantelkantenregion des Gehirns, der einzige zerebrale Ort, an dem folgende Bedingungen erfüllt sind: zum einen ist die motorische Repräsentation dort so weit aufgefächert, daß eine entsprechende Läsion nicht automatisch auch die Bahnen für die Arme betrifft; zum anderen liegen die Felder für die beiden Beine dort nahe beieinander und können deswegen gemeinsam geschädigt werden.

Die spinale und die peripher-neurogene Schädigung sind sehr viel häufiger Ursache einer Paraparese als eine zerebrale Läsion.

Die zentrale Läsion ist definiert als eine Störung des ersten motorischen Neurons. Zentrale Paraparesen werden also durch spinale Schädigungen (oberhalb der im unteren Brustwirbelsäulenbereich erfolgenden Umschaltung auf das periphere Neuron) und zerebrale Läsionen verursacht. Auch diese lassen aber in der Anfangsphase oder bei Kombination mit einer peripher-neurogenen Schädigung nicht die eigentlich für eine zentral-motorische Störung typische Spastik erkennen (Beispiel: Spinale Querschnittsläsion in der akuten Schockphase).

Um den Läsionsort richtig bestimmen zu können, müssen weitere, die Paraparese begleitende oder ihr vorangegangene Beschwerden und Befunde gewertet werden. So bedarf es keiner besonderen differentialdiagnostischen Künste, um zu erkennen, daß ein mit der Paraparese auftretender epileptischer Anfall auf eine zerebrale Ursache hindeutet, oder daß gürtelförmige Schmerzen im BWS-Bereich eine spinal orientierte Diagnostik vordringlich machen (s. auch III/15, S. 274). Der topische Zugang wird also durch die Beachtung der Begleitsymptomatik operationalisiert.

Die **Symptomkonstellation** wird nicht allein von der Topik, sondern auch von der Pathogenese bestimmt. So können durch Bewegungen und Husten verstärkte Rückenschmerzen, die anfangs mit Fieber einhergehen und dann oft gürtelförmig ausstrahlen, auf einen epiduralen Abszeß hinweisen. Eine langsam progrediente spastische Paraparese, kombiniert mit zerebellären, pseudobulbären und sensiblen Ausfällen, wäre dagegen gut mit der autosomal-rezessiv vererbten Form der spastischen Spinalparalyse vereinbar.

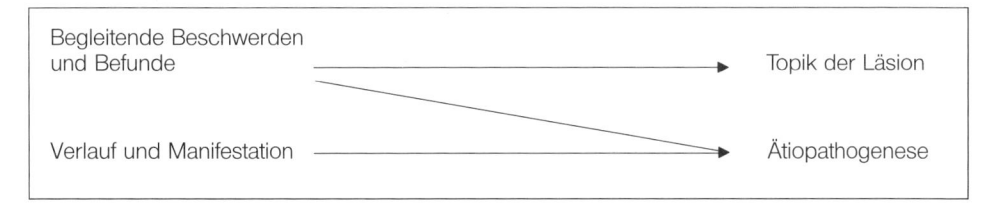

| Begleitende Beschwerden und Befunde | ⟶ | Topik der Läsion |
| Verlauf und Manifestation | ⟶ | Ätiopathogenese |

Ursachen und Diagnostik

Im folgenden sind einige typische Ursachen einer zentralen Paraparese zusammengestellt. Die differentialdiagnostisch abzugrenzende, häufigste peripher-neurogen bedingte Parese der unteren Extremität dürfte das Guillain-Barré-Syndrom sein (s. III/15, S. 277). Den Erkrankungen und exogenen Läsionen ist die primär indizierte Diagnostik jeweils zugeordnet. Die überragende Bedeutung der Kernspintomographie für die zerebrale und besonders für die spinale Diagnostik wird hieraus deutlich.

Zerebrale Ursachen

– Im Prinzip kommen alle entsprechend lokalisierten Läsionsmodalitäten in Frage: Tumor, Blutung, Ischämie im Bereich der A. cerebri anterior beidseits (*primäre Diagnostik: Computer- und Kernspintomographie*)

Spinale Ursachen

Kongenitale Fehlbildungen

– Dysraphien bei Myelomenigozele, Chiari-Malformationen, Syringomyelie; Anomalien des kraniozervikalen Übergangs
– Arterio-venöse Malformationen (*primäre Diagnostik: Kernspintomographie; Röntgen*)

Neurometabolisch-degenerative Erkrankungen

– Adrenoleukomyelodystrophie (*Diagnostik mittels Bestimmung der Überlangkettigen Fettsäuren*);
– Verschiedene Formen der spastischen Spinalparalyse (*Diagnosesicherung über Familienanamnese, Ausschluß anderer Ursachen*)

Infektiös-(immunologische) Ursachen

– Multiple Sklerose, Neuromyelitis optica (*Liquor; spinale und zerebrale Kernspintomographie; augenärztliche Untersuchung: afferente Pupillenstörung, Optikusveränderung; evozierte Potentiale*)
– Transverse Myelitis (manchmal im Rahmen einer MS oder Neuromyelitis optica, manchmal para- oder direkt infektiös (Borrelien, Zoster u. a.), häufig ohne klare ätiopathogenetische Zuordnung) (*spinale Kernspintomographie, Liquor, Erregernachweis*) (s. auch III/15, S. 280)
– Epiduraler Abszeß (meist hämatogen, häufigster Erreger S. aureus) (*Kernspintomographie, neuro- oder kinderchirurgische Intervention*)
– Diszitis (*Röntgen, Kernspin- und/oder Computertomographie, u. U. Szintigraphie; Versuch des Erregernachweises; neuro- oder kinderchirurgische Intervention*)

Tumor

– Astrozytome, Ependymome, Neuroblastome u. a., *(Kernspintomographie, Röntgen und Computertomographie zum Nachweis ossärer Veränderungen; Katecholaminmetabolite)*

Trauma

(Kernspintomographie, Röntgen und Computertomographie)

Vaskuläre Ereignisse

– Ischämien oder Blutungen müssen immer Anlaß sein, nach einer entsprechenden Disposition zu suchen, z. B. einer systemischen Blutungsneigung oder einer spinalen arterio-venösen Malformation *(Kernspintomographie)*.

Tetraparese

Die wesentlichen differentialdiagnostischen Überlegungen bei einer Tetraparese sind in den Kapiteln „Hypotone Parese jenseits des Säuglingsalters" (III/13) und „Erworbene Hemiparese" (III/15) sowie in den vorigen Abschnitten erwähnt. Zentrale Paresen sind nicht immer spastisch, aber eine Spastik ist immer Zeichen einer Läsion des zentralen Motoneurons. Insofern bliebe nur diese (spastische) Untergruppe der zentral-motorischen Symptome zu besprechen.

Drei Ansätze der differentialdiagnostischen Einordnung sollen angesprochen werden: Der topische Aspekt, die Begleitsymptomatik und das Kriterium des Verlaufs.

Topische Überlegungen ergeben, daß es sich im Falle einer umschriebenen Läsion in den allermeisten Fällen um eine zerebrale handelt, selten um eine hoch spinale. Seitenbetonung, das stärkere Betroffensein der oberen oder unteren Extremität, die Kombination mit nukleär-peripheren Hirnnerven- oder Kleinhirnausfällen präzisieren die topische Verdachtsdiagnose. Daneben kommen auch Systemdegenerationen bzw. neurometabolische Erkrankungen als Ursache einer Tetraparese in Frage, also Störungen, bei denen der topische Aspekt nur begrenzt weiterhilft.

Begleitsymptomatik. Eine isolierte spastische Tetraparese ist eine Rarität. Eine ausgedehnte exogene Läsion, die weitgehend das gesamte Pyramidenbahnsystem miteinbezieht, aber auch eine Systemdegeneration oder neurometabolische Erkrankung mit Tetraparese gehen im allgemeinen mit kognitiven Entwicklungsstörungen und weiteren neurologischen Symptomen einher. Da die spastische Parese wenig spezifisch ist, sollte je nach konkreter Befundkonstellation den differentialdiagnostischen Überlegungen der entsprechenden Kapitel (z. B. „Geistige Behinderung", „Ataxie" oder „Dyskinesien") gefolgt werden.

Verlauf. Lassen die Symptome ein (sub-) akutes Auftreten, langsame Progredienz oder einen stationären Zustand erkennen? Das Spektrum der zugrundeliegenden Ursachen ist breit. Akute Störungen werden zum einen bei exogenen Beeinträchtigungen beobachtet (z. B. vaskuläres Ereignis oder Trauma), zum anderen bei neurometabolischen Dispositionen, und schließlich sind akute Verschlimmerungen eines eigentlich langsam progredienten Geschehens nicht selten.

Paradebeispiel der im wesentlichen stationären tetraspastischen Symptomatik ist der entsprechende Typ der Zerebralparesen (s. II/1).

Eine Progredienz wiederum läßt einerseits an eine Raumforderung und andererseits an eine neurometabolisch-degenerative Erkrankung denken (z. B. metachromatische Leukodystrophie, Adrenoleukodystrophie, spastische Spinalparalyse). (Zur Differentialdiagnose s. o.)

Zusammenfassung

▶ *Zentrale* Para- und Tetraparesen sind allein aufgrund der paretischen Symptomatik nicht immer zu erkennen, da eine Spastik (noch) nicht vorliegen muß. Insofern ist das gesamte Bild der Beschwerden und Befunde sowohl unter topischen als auch unter pathogenetischen Aspekten zu werten. (z. B. Kopfschmerzen, psychoorganische Veränderungen und Hirnnervenstörungen als Hinweis auf eine zerebrale Ursache oder Rückenschmerzen, Miktionsstörungen und Sensibilitätsstörungen mit proximaler Begrenzung im Rumpfbereich bei einer spinalen Läsion).

▶ Bei der eindeutig nicht peripher-neurogen bedingten **Paraparese** stehen die spinalen Läsionen bezüglich Häufigkeit und klinischer Relevanz im Vordergrund der diagnostischen Überlegungen. Bei akutem oder subakutem Auftreten stellt sich immer die Frage, ob es sich um eine Querschnittssymptomatik handeln könnte. Diese wiederum ist häufig Ausdruck einer spinalen Kompression, die eine Notfallsituation darstellt. Die wichtigste Untersuchungsmethode bei Verdacht auf einen spinalen Prozeß ist die Kernspintomographie, die – auch zu jeder Nachtzeit – anzufordern ist, um dann entscheiden zu können, ob eine rasche operative Dekompression notwendig ist.

▶ Da die **tetraparetische Symptomatik** wenig spezifisch ist, sind weitere differentialdiagnostische Überlegungen (s. III/11, 12 und 17) einzubeziehen. Kriterien des Verlaufs und der Manifestation ermöglichen darüber hinaus oft eine Einengung des in Frage kommenden Ursachenspektrums.

Literatur
1. Aicardi, J.: Diseases of the Nervous System in Childhood. Mac Keith, London 1992
2. Fenichel, G. M.: Clinical Pediatric Neurology. Saunders, Philadelphia 1993

17. Geistige Behinderung (psychomotorische Retardierung, kognitive Entwicklungsstörung)

Definitionen und Ursachenspektrum

Die geistige Behinderung als deutliche, nicht nur vorübergehende intellektuelle Entwicklungsstörung ist durch einen IQ < 70 (2 Standardabweichungen unter dem Mittelwert) definiert bzw. operationalisiert. Hierunter fallen etwa 2–3 % der Bevölkerung.

> Die *mentale Retardierung* wird in Anlehnung an die *WHO-Kriterien* folgendermaßen eingeteilt:
> Leicht: IQ 69–50: Lesen und Schreiben eingeschränkt erlernbar, auch einfache Mengenoperationen
> Mäßig: IQ 49–35: Einfache verbale Kommunikation; ausreichende lebenspraktische Fähigkeiten
> Schwer: IQ 34–20
> Schwerst: IQ < 20

Der häufig benutzte Begriff *„psychomotorische Retardierung"* verdeutlicht die speziell in den ersten Lebensjahren große Nähe von kognitiven und motorisch-koordinativen Entwicklungsstörungen (s. auch „Motorik", S. 289); problematisch ist, daß er nahelegt, ein Aufholen sei möglich oder sogar wahrscheinlich. Sobald eine klare Einschätzung des intellektuellen Entwicklungsstandes möglich ist, erscheint der Begriff *„kognitive Entwicklungsstörung"* oder *„geistige Behinderung"* angemessener.

Sowohl die milderen als auch die schwereren Grade der geistigen Behinderung sind beim männlichen Geschlecht häufiger. In etwa 40–80 % läßt sich mit dem derzeit zur Verfügung stehenden diagnostischen Rüstzeug eine Ursache finden. Die häufigsten Ätiopathogenesen der schwereren Ausprägungsgrade lauten wie folgt:

1. Chromosomenanomalien (z. B. Down-Syndrom) und molekulargenetisch identifizierbare Ursachen (z. B. Angelman-Syndrom) ca. 30 %
2. ZNS-Fehlbildungen, einschließlich Dysraphien und die meisten (kongenitalen) Hydrozephalus-Formen ca. 10 %
3. Weitere identifizierbare Fehlbildungssyndrome ca. 5 %
4. Neurometabolisch-degenerative und endokrine Störungen ca. 5 %
5. Exogene pränatale sowie peri- und postnatale Läsionen (u. a. Zerebralparesen) ca. 15 %

Bei den milderen Formen dürften genetisch-familiäre Faktoren ohne weiter faßbare Basis und psychosoziale Rahmenbedingungen eine größere Rolle spielen.

Es ist heute nicht mehr zu rechtfertigen, die im Titel dieses Kapitels angegebenen Symptome zur Diagnose zu machen, ohne daß gründliche Reflexionen über die mögliche Ätiopathogenese angestellt wurden. Dafür sind die Kenntnisse heute zu umfassend, z. B. auf molekulargenetischem Gebiet. Dies kann auch für die weitere Familienplanung Bedeutung haben.

Das Symptom „geistige Behinderung" bzw. „psychomotorische Retardierung" ist aber etwa so spezifisch wie „Unwohlsein" auf der subjektiven Symptomebene oder „Mikrozephalie" auf der Befundebene. Wie kommt man nun rational und rationell zu einer Diagnose; welche Fragen müssen gestellt werden, um zumindest die primäre Zuordnung zu bestimmten Ätiopathogenese-Gruppen vornehmen zu können? Das folgende Kapitel soll diese Frage beantworten.

Klinisches Bild, Frühsymptome

Motorik

Eine muskuläre Hypotonie, manchmal auch eine auffällige Spontanmotorik sind nicht selten in den ersten Lebensmonaten oder -jahren Ausdruck einer Entwicklungsstörung, die sich später als ein reines Problem der Kognition manifestiert. Eine motorische Retardierung, anfangs in den meisten Fällen kombiniert mit einer muskulären Hypotonie, kann aber auch auf eine persistierende globalere Entwicklungsstörung hinweisen, z. B. im Rahmen einer stationären Enzephalopathie. Schließlich können Störungen der komplexeren Motorik (die Kinder wirken plump), der koordinativen Fähigkeiten und auch des Körperschemas oft Hand in Hand mit dem kognitiven Entwicklungsstand gehen. Die Beziehungen zwischen motorischer und kognitiver Entwicklung sind sicher komplex. Das In-die-Hand-Nehmen und Untersuchen ist ein Be-Greifen im doppelten Sinn. Von entsprechenden Abhängigkeiten wird ja auch in den verschiedenen Therapie- und Förderungsansätzen ausgegangen. Andererseits überrascht den Kliniker gelegentlich das gute intellektuelle Profil eines schon früh durch eine schwere extrapyramidalmotorische Bewegungsstörung beeinträchtigten Kindes.

Sprache

(s. auch I/5, III/18 „Sprachentwicklungsstörungen") Die sprachliche Kompetenz hat eine enge Beziehung zum kognitiven Entwicklungsstand. Dies gilt in besonderem Maße für die ersten Lebensjahre, für die die einzelnen Schritte der sprachlichen Entwicklung gut festgelegt sind. Allgemein gilt, daß nach Ausschluß einer Hörminderung eine Sprachentwicklungsstörung immer den Verdacht auf eine kognitive Entwicklungsbeeinträchtigung lenkt. Dennoch gibt es natürlich auch sprachungebundene geistige Leistungen, beispielsweise das räumliche Zuordnen verschiedener geometrischer Figuren.

Spiel

Das Einschätzen des allgemeinen Entwicklungsstandes gelingt im Alter von 2 $1/2$ bis etwa 4 oder 5 Jahren besonders gut über die Analyse des Spielverhaltens (mit 2 $1/2$ Jahren kleine Rollenspiele, mit 3 $1/2$ bis 4 Jahren erweiterte Rollenspiele mit anderen und mit 5 Jahren Regelspiele) (s. I/1 und 5). Die Variabilität und Konstruktivität des Spiels ist besonders zu beachten.

Verhalten

Folgende Auffälligkeiten können auf eine kognitive Entwicklungsstörung hindeuten: Eingeschränkte Reaktion auf optische oder akustische Reize; nonverbale Kommunikations-Interaktionsstörung, Reagieren auf Gestik und Mimik; Beeinträchtigung der Aufmerksamkeit, der Konzentrationsspanne; fehlendes bzw. eingeengtes Interesse für Umwelt, Spielsachen und Personen (die Fixierung auf bestimmte Teile kann zum autistischen Symptomenkomplex gehören, den etwa 5 % der geistig behinderten Kinder zeigen); Veränderungsangst; Stereotypien, Distanzminderung.

Kopfumfang

Die Mikrozephalie ist ein Zeichen für ein nicht normales Hirnwachstum, das meist mit einer mehr oder weniger deutlichen kognitiven Beeinträchtigung einhergeht (s. III/3).

Differentialdiagnostischer Zugang

Progrediente versus stationäre Enzephalopathie

Diese Alternative ist Ausgangspunkt der differentialdiagnostischen Überlegungen (*Abb. 38*). Kriterien für eine Progredienz sind Entwicklungsknick, Rückschritte und (neue) neurologische Symptome. Daß nicht jeder dieser Parameter obligat auf eine progrediente Erkrankung hinweist, wurde bereits in Kapitel III/1 S. 128 erläutert und hängt z. B. mit epileptogenen Verschlechterungen zusammen oder auch mit der Möglichkeit, daß sich das klinische Bild einer abgeschlossenen zerebralen Läsion ändern kann, (z. B. bei den Zerebralparesen). Andererseits kann die Progredienz einer Erkrankung durch die dennoch wirksame Weiterentwicklung lange Zeit kaschiert werden. Insofern wird man manchmal selbst diese so allgemeine und grundlegende Frage unbeantwortet lassen und den Verlauf beobachten müssen.

Dysmorphien und weitere wegweisende Befunde

Die Unterteilung nach dem Vorhandensein oder Fehlen von Dysmorphien oder kleinen Anomalien überschneidet sich z. T. mit dem erstgenannten differentialdiagnostischen Zugang, da Dysmorphien und Dysraphien ganz überwiegend bei **stationären Störungen** vorkommen (s. III/2). Das Vorhandensein von Dysmorphien definiert sozusagen eine Untergruppe in der großen Klasse der stationären Enzephalopathien, nämlich die mit einer schon in den ersten Schwangerschaftsmonaten wirksam werdenden Störung (z. B. Chromosomenanomalien oder einige pränatale Infektionen) und grenzt diese Gruppe von

```
                    ┌─────────┐
                    │ Verlauf │
                    └────┬────┘
              ┌──────────┴──────────┐
         ┌────┴─────┐         ┌─────┴──────┐
         │ stationär│         │ progredient│
         └────┬─────┘         └─────┬──────┘
              │                     │
        ┌─────┴──────┐      ┌───────┴────────────┐
        │ Dysmorphien│      │ Manifestationsalter│
        └─────┬──────┘      │   Begleitsymptome  │
              │             └───────┬────────────┘
          ┌───┴───┐                 │
         ja      nein        Kernspintomographie
```

- Chromosomenanomalien; ggf. molekulargenetische Analyse
- Weitere Syndrome
- Exogene Läsionen in den ersten SSM; u.a. pränatale Infektionen

- Läsion eher nach Abschluß der Organogenese (u.a. Zerebralparesen)
- Andere Syndrome, angeborene Störungen ohne Fehlbildungshinweise

- Neurometabolisch degenerative Krankheit

- Infektionen, Raumforderungen (seltener)
- Hydrozephalus

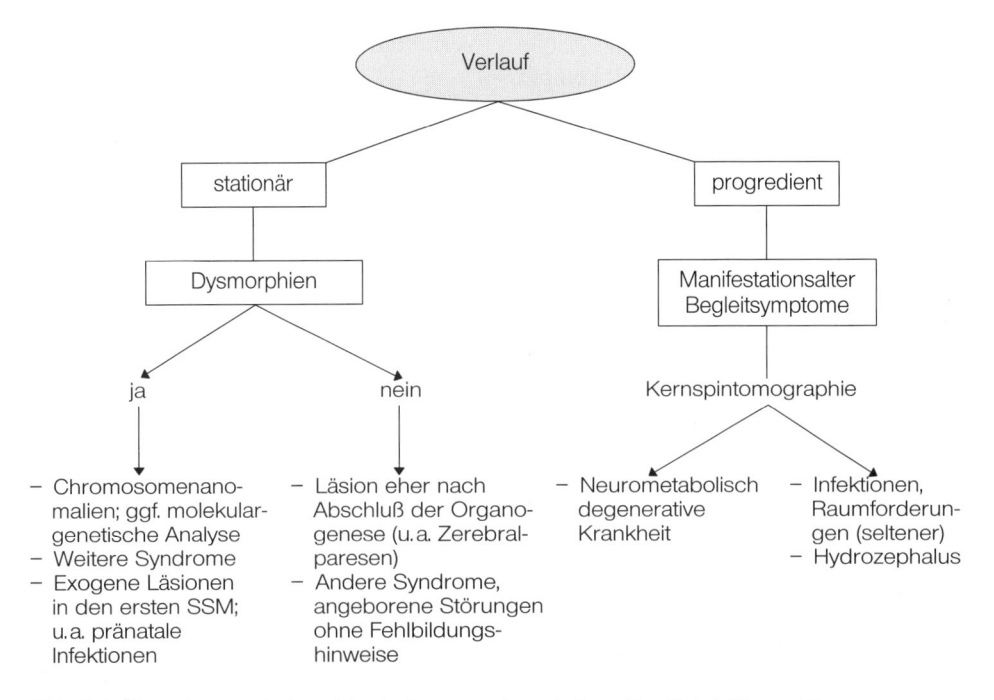

Abb. 38 Ätiopathogenetisch nicht primär zuzuordnende kognitive Entwicklungsstörung.

den erst später erlittenen zerebralen Läsionen (wie den Zerebralparesen i. e. S.) ab. Dysmorphien legen folgende **Diagnostik** nahe:
- Chromosomenanalyse; bei Verdacht auch molekulargenetische Untersuchung
- Zerebrale Bildgebung, u. a. Kernspintomographie
- Suche nach weiteren versteckten Fehlbildungen (abdomensonographisch und kardiologisch, ggf. röntgenologisch)
- Pränatale Infektionsparameter; Fragen nach anderen exotoxischen Belastungen
- Bei bestimmten Konstellationen Bestimmung einiger metabolischer Parameter

Innerhalb der Gruppe der **progredienten** Enzephalopathien führen dagegen meist neurologische Symptome und/oder bestimmte somatische Besonderheiten diagnostisch weiter. Unter den neurologischen Befundabweichungen sind die raren (z. B. visuell-okuläre Symptome; extrapyramidalmotorische oder zerebelläre Bewegungsstörungen) aussagekräftiger als die häufigen (z. B. Spastik). Bei der allgemein-körperlichen Untersuchung ist besonders auf eine Hepato(spleno)megalie, eine Makrozephalie und auf Haut- und Haarauffälligkeiten zu achten:

Hepato(spleno)megalie
- Mukopolysaccharidosen
- Glykoproteinstörungen (= Mukolipidosen, z. B. Mannosidose, Fucosidose)
- Sphingolipidosen (GM1/2-Gangliosidose, M. Gaucher, M. Niemann-Pick)
- Peroxisomale Erkrankung (Zellweger-Syndrom, Adrenoleukodystrophie)
- Galaktosämie

Haut und Haare
- Hyperpigmentationen: Adrenoleukodystrophie, M. Niemann-Pick, Neurofibromatose
- Hypopigmentationen: Tuberöse Sklerose, Ito-Syndrom, Chédiak-Higashi-Syndrom
- Dünne und atrophische Haut: Cokkayne-Syndrom
- Ichthyosis: Sjögren-Larsson-Syndrom
- Haarauffälligkeiten: Menkes-Syndrom
- Subkutane Knötchen: M. Farber, zerebrotendinöse Xanthomatose, Neurofibromatose

Makrozephalie (s. auch III/5)
- Hydrozephalus unterschiedlicher Genese
- Mukopolysaccharidosen
- M. Tay-Sachs, M. Canavan, M. Alexander
- Glutarazidurie Typ 1
- Phakomatosen

Okulär-visuelle Symptome und Hörminderung: s. III/8 und 9

Manifestationsalter

Daneben lohnt es immer, innerhalb der Gruppe der neurometabolisch-degenerativen Krankheiten das Manifestationsalter (z. T. auch die Geschwindigkeit der Progredienz) diagnostisch in Rechnung zu ziehen, da diese Parameter ebenfalls genetisch determiniert sind. Andererseits wird dieses Kriterium wieder verwässert, da das Spektrum des möglichen Manifestationsalters bei etlichen Krankheiten weit ist, bzw. da für einige metabolische Leiden eine früh- und eine spätinfantile sowie eine juvenile Form bekannt sind. Wenn dann noch eine neonatale und eine adulte Variante existieren, bleiben nicht mehr viele Lebensjahre, die ausgeschlossen werden können. Als Anhaltspunkt sind in der folgenden *Tabelle 22* die (meist) progredienten Enzephalopathien mit kognitiver Entwicklungsstörung nach Manifestationsalter zusammengestellt.

Tab. 22 Progrediente Enzephalopathien: Zuordnung zum typischen Manifestationsalter

Manifestation in den ersten 2 bis 3 Lebensjahren

- Störungen im Stoffwechsel der Aminosäuren und organischen Säuren
- Hypothyreose
- Lysosomale Störungen: Unter den Sphingolipidosen die GM1- und GM2-Gangliosidosen, frühe Formen des M. Gaucher und M. Krabbe und der Metachromatischen Leukodystrophie, Niemann-Pick Typ A; außerdem Mukolipidosen (Typ II und IV), Mukopolysaccharidosen (Typ I) und Glykoprotein-Abbaustörungen (Mannosidose Typ I, Fucosidose Typ I und II und Sialidose Typ II) und das DDD-Syndrom
- Mitochondriale Störungen (u. a. M. Leigh, Laktazidosen, Progressive infantile Poliodystrophie, Menkes-Syndrom)
- Neurokutane Syndrome (Tuberöse Sklerose, Chédiak-Higashi-Syndrom)
- M. Canavan, M. Alexander; Pelizaeus-Merzbacher-Krankheit
- Peroxisomale Erkrankungen (Zellweger-Syndrom, neonatale Adrenoleukodystrophie)
- Galaktosämie
- Infantile neuronale Zeroidlipofuszinose; Infantile neuroaxonale Dystrophie
- Lesch-Nyhan-Syndrom
- (Neonatale myotone Dystrophie)
- Rett-Syndrom (s. u.)

Manifestation nach dem 2. bis Ende des 6. Lebensjahres

- Lysosomale Störungen (Juvenile GM2-Gangliosidose, Niemann-Pick Typ C, späte Form des M. Krabbe; unter den Glykoproteinabbaustörungen die Aspartylglycosaminurie und die Mannosidose Typ II; von den Mukopolysaccharidosen die Typen II, III und VII)
- Mitochondriale Störungen, z. B. späte Form der Poliodystrophie
- Spät-infantile neuronale Zeroidlipofuszinose
- Ataxia teleangiectatica
- Xeroderma pigmentosum
- Marinesco-Sjögren-Syndrom

Manifestation nach dem 5. Lebensjahr

- Lysosomale Störungen (M. Gaucher Typ III, späte Form der Metachromatischen Leukodystrophie)
- Mitochondriopathien wie die Myoklonus-Epilepsie mit ragged red fibers (MERRF), seltene Varianten des M. Leigh
- Adrenoleukodystrophie
- Progressive Myoklonusepilepsie (Lafora)
- Juvenile neuronale Zeroidlipofuszinose
- (Myotone Dystrophie)
- Chorea Huntington
- Hallervorden-Spatz-Krankheit

Daneben sind in allen Altersklassen eine zerebrale Raumforderung, eine chronische Entzündung und ein sich entwickelnder Hydrozephalus auszuschließen. Außerdem muß die mögliche pathogenetische Rolle des psychosozialen Umfeldes geprüft werden.

Ursachen

Es können hier unmöglich alle Krankheiten, die mit einer kognitiven Entwicklungsstörung einhergehen, dargestellt werden. Ursache sind in einem hohen Prozentsatz chromosomale Aberrationen (z. B.

das Down-Syndrom). Daneben werden in den letzten Jahren zunehmend Differenzierungsstörungen des Gehirns (z. B. Migrationsanomalien) magnetresonanztomographisch beschrieben und pathogenetisch sonst nicht weiter klärbaren geistigen Behinderungen zugeordnet.

Wegen ihrer besonderen Häufigkeit oder therapeutischen Relevanz werden einige Syndrome und Erkrankungen genauer beschrieben. Außerdem sollen charakteristische Symptome der pränatalen Infektionen, der Sphingolipidosen und der Mukopolysaccharidosen zusammengefaßt werden, um eine rasche Orientierung zu ermöglichen und damit entscheiden zu können ob eine diesbezügliche gezielte Diagnostik vordringlich ist. Ansonsten sei auf die in den vorigen Abschnitten erläuterte Differentialdiagnose bzw. auf Syndrombücher und Datenbanken verwiesen (s. auch III/2).

Fragiles-X-Syndrom

Klinisches Bild
– Autistische Verhaltensweisen, Hyperaktivität
– Kognitive Entwicklungsstörung
– Somatisch:
  – langes, schmales Gesicht, große Ohren
  – große Hoden (meist postpubertär)
  – überstreckbare Gelenke
  – Kopfumfang im mittleren bis oberen Bereich

Anamnese/genetischer Aspekt
Vererbung im allgemeinen über das X-Chromosom der Mutter:
– Positive Familienanamnese bezüglich geistiger Behinderung (Brüder der Mutter)
– Meist männliche Individuen

Diagnostik
– Primär molekulargenetisch

Angelman-Syndrom

Symptome
– Primäre, globale Retardierung, besonders deutliche (expressive) Sprachentwicklungsstörung, auch im Verlauf nur Silben oder einzelne wenige Worte; meist autistoide Symptome
– In den meisten Fällen zerebrale Krampfanfälle (oft rhythmische Bursts bei 3 Hz, v. a. bei Augenschluß)
– Frühe ataktisch-dyskinetische Bewegungsstörung
– Auffallend fröhliches Wesen, Lachausbrüche
– Kraniofaziale Besonderheiten (meist Brachyzephalie, Prognathie, großer Mund)

Genetik/Diagnostik
– Deletion am Chromosom 15 (15q11.2–12) molekulargenetisch meist nachweisbar, im Gegensatz zum Prader-Willi-Syndrom mütterlicher Herkunft

Rett-Syndrom

Symptome
– In den ersten 6–18 Monaten im wesentlichen unauffällige Entwicklung
– Später Mikrozephalie
– Allmählicher Verlust des intentional-operationalen Handgebrauchs, typische manuelle Stereotypien
– Autistische Symptome, globale erhebliche Entwicklungsstörung, keine weitere Sprachentwicklung
– Dann Anfälle, Ataxie, Skoliose und später meist kombinierte Läsionszeichen des ersten und zweiten motorischen Neurons sowie trophische Störungen

Ätiopathogenese
– Ungeklärt; nur Mädchen betroffen; neurodegenerative Erkrankung? Bisher kein biologischer Marker bekannt

Es wird hier wieder einmal die Problematik (und Vorläufigkeit) der Trennung der „Syndrome" von anderen Erkrankungen, speziell den neurometabolisch-degenerativen deutlich (s. auch III/2). Die *noch* ungeklärte Ätiopathogenese läßt die entsprechende Symptomatik zum Syndrom werden. Weiter sollte dieser Begriff im engeren Sinne u. E. den stationären Charakter der Grundkrankheit implizieren, worüber man beim in bestimmte Stadien einteilbaren Verlauf des Rett-*Syndroms* zumindest diskutieren kann.

Embryofetales Alkoholsyndrom (typische Befunde bei schwerer Ausprägung)
– Prä- und postnatal: Minderwuchs und Mikrozephalie
– Kognitive Entwicklungsstörung
– Somatisch:
  – Kurze Lidspalten und kurzer Nasenrücken, verstrichenes Philtrum, schmales Lippenrot, Mikrognathie
  – Z. T. Herzfehler

Psychosozialer Minderwuchs
Symptome
– Minderwuchs, Mikrozephalie
– Psychomotorische, kognitive Entwicklungsstörung
– Verhaltensstörungen, (auto-)aggressive Tendenzen, Eß- und Trinkstörungen

Labor
– Wachstumshormonspiegel erniedrigt

Diagnose
– Anamnese und Symptomkonstellation; sehr deutliches Aufholwachstum der Körperlänge und des Kopfumfangs nach Änderung der psychosozialen Bedingungen; dann auch kognitive Weiterentwicklung und Erholung der hormonellen Parameter

Vitamin-B$_{12}$-Mangel-Syndrom
Symptome
– Entwicklungsstörung, u. U. Rückschritte in der zweiten Hälfte des 1. oder im 2. Lebensjahr, Hypotonie, Apathie, gestörte Kontaktaufnahme, z. T. Dyskinesien, Mikrozephalie

EEG
– Verlangsamung

CT/MRT
– Globale supratentorielle A-/Hypotrophiezeichen

Ätiopathogenese
– B$_{12}$-Mangel durch Ernährung der Mutter ausschließlich von Produkten pflanzlicher Herkunft (auch keine Milchderivate); die vollgestillten Kinder erhalten so schon intrauterin und dann postnatal zu wenig Vitamin B$_{12}$

Diagnose
– Anamnese; makrozytäre Anämie, Methylmalonazidurie; Vitamin-B$_{12}$-Spiegel bei Mutter und Kind

Therapie
– Vitamin-B$_{12}$ anfangs hochdosiert i.m. (z. B. 1 mg Hydroxycobalamin)

Hinweise auf eine pränatale Infektion
(STORCH = **S**yphilis, **To**xoplasmose, **Rö**teln, **C**ytomegalie, **H**erpes):
– Infektions-(Expositions-)Hinweise während der Schwangerschaft
– Sonst nicht geklärte Dysmorphien/Disruptionen
– Verdächtige Zeichen in der Neonatal- bzw. frühen Säuglingszeit: Gelbsucht, Anämie, Thrombozytopenie, Exanthem, Hepatosplenomegalie
– Außerdem: Mikrozephalie, Chorioretinitis
– Im Rahmen der weiteren Zusatzuntersuchungen: intrakranielle Verkalkungen

Für eine HIV-Infektion sprechen:
– Symptome meist in den ersten 2 Lebensjahren
– Verlust erworbener Fähigkeiten, Mikrozephalie, Spastik
– Häufung opportunistischer Infekte (Pneumocystis carinii, disseminierte Candidiasis)

Hinweise auf eine Sphingolipidose
(M. Gaucher, GM1- und GM2-Gangliosidose, Metachromatische Leukodystrophie, M. Krabbe, Niemann-Pick-Krankheit)

Symptome
- Manifestation oft in/nach den ersten Lebensmonaten
- Frühe Reagibilitäts- und Kontaktaufnahmestörung, Apathie, aber auch besondere Irritabilität, Opisthotonushaltung
- Hypotonie, Spastik, Ataxie
- Kirschroter Makulafleck, Visus- und Okulomotorikstörung
- Schluckstörungen, Dysarthrie
- Hepato(spleno)megalie
- Makrozephalie
- Kraniofaziale Dysmorphiezeichen

Diagnose
- Meist Enzymnachweis in Leukozyten und Fibroblasten; MRT, NLG und augenärztliche Untersuchung können wegweisende Befunde liefern; pränatale Diagnose möglich

Genetik
- Meist autosomal-rezessiver Erbgang (innerhalb dieser Gruppe zeigt nur der später u. a. mit Hautsymptomen in Erscheinung tretende M. Fabry einen x-chromosomalen Erbgang)

Es gibt jeweils verschiedene, sich teilweise später manifestierende Varianten.

Hinweise auf eine Mukopolysaccharidose bzw. Mukolipidose

Symptome
- Auffällige, grobe Fazies mit eingesunkener flacher Nasenwurzel, Hypertelorismus, wulstigem Mund
- Großer Kopf, auch prämature Synostosen
- Skelettdeformitäten, Minderwuchs, Kyphoskoliose, eingeschränkte Gelenkbeweglichkeit, breite Hände
- Struppige Haare, teigige Haut
- Viszeromegalie
- Hernien
- Hörminderung
- Korneatrübung
- Kognitive und sprachliche Entwicklungsstörung, Abbau

Diagnose
- Mukopolysaccharid- bzw. Oligosaccharidnachweis im Urin; Enzymdefektnachweis; pränatale Diagnose meist möglich

Genetik
- Meist autosomal-rezessiver Erbgang (Ausnahme: x-chromosomaler Erbgang des Typs II der Mukopolysaccharidosen).

Das Manifestationsalter der verschiedenen Typen ist unterschiedlich (besonders häufig 2. bis 5. Lebensjahr).

Anamnese

Schwangerschafts- und Eigenanamnese
- Schwangerschaftsverlauf (exogene Einflüsse wie Alkohol, Medikamente, Infektionen)
- Während der Schwangerschaft gynäkologische Besonderheiten wie Poly-/Oligohydramnion (Störung mütterlicherseits u. a. mit embryofetaler Deformationsgefahr oder fetale Ursache, z. B. Schluck- oder Miktionsstörung), Wachstumsstörungen (Länge, Kopfumfang, einzelne Gliedmaßen), Erhöhung des AFP und weitere laborchemisch nachweisbare Abweichungen
- Kindsbewegungen (Syndrome mit primärer muskulärer Hypotonie und Hypokinesie; einige frühmanifeste metabolische sowie neuromuskuläre Störungen)
- Geburtsdaten (könnte perinatal eine Schädigung eingetreten sein oder waren schon bei Geburt Hinweise auf eine frühere Beeinträchtigung vorhanden, z. B. eine primäre Mikrozephalie)
- Postnatales Verhalten (u. a. besondere Reaktionen auf bestimmte Ernährung)

- Entwicklungsdaten (Fixieren, Lächeln auf Gesicht, motorische und sprachliche Meilensteine)
- Speziell Fragen nach: Anfällen, Hören und Sehen, besonderen Erkrankungen
- Entwicklungskinetik: seit wann evidente Störung? wird diese zunehmend deutlicher? Rückschritte?

Familienanamnese (Stammbaum):
- Familienähnlichkeiten, kognitives Profil der Eltern (und Geschwister) und deren früherer Entwicklungsverlauf
- Hinweise auf
a) chromosomale/monogene Störung (genetisch-statische Enzephalopathie)
b) neurometabolisch-degenerative Erkrankung (genetisch-progrediente Enzephalopathie)
- Tot-/Fehlgeburten
- Soziale Situation; Alkohol und Drogen; (chronische) Erkrankungen der Eltern; besondere Ernährungsgewohnheiten

Diagnostik

(Basis-)Diagnostik-Stufe 1
- MRT (CT)   (s. Kommentar 1)
- EEG
- Chromosomenanalyse (zum Fragilen-X-Syndrom s. Kommentar 2)
- Stoffwechselanalysen: Aminosäuren und organische Säuren
                       (s. Kommentar 3)
- Augenärztliche und pädaudiologische Abklärung

Bei ungeklärten kognitiven Entwicklungsstörungen wird diese Diagnostik empfohlen. Basis-Diagnostik heißt, daß keine richtungsweisenden neurologischen oder allgemein-somatischen Befunde vorliegen und auch keine Rückschritte zu beobachten sind. Nach dieser primären Diagnostik wird der Stand nach 3- bis 6monatiger Verlaufsbeobachtung erneut eingeschätzt. Außerdem ergänzen eine gründliche körperliche Untersuchung sowie die Bestimmung einiger allgemeiner Laborparameter (s. unten) das diagnostische Programm, da im Einzelfall auch nephrologische, kardiologische, endokrinologische oder nutritiv-gastrointestinale Faktoren eine Rolle spielen können.

▶ **Kommentar 1**
Müssen bei Kindern oder Jugendlichen mit ungeklärter geistiger Behinderung bildgebende Verfahren zur Untersuchung des Zerebrums eingesetzt werden? Natürlich ist dies auch eine Frage von Kosten und Nutzen, die besonders in der letzten Zeit immer aktueller wird. Wir denken dennoch, daß die positive Befundrate, die je nach Kollektivauswahl etwa zwischen 5 und 20 % liegt, eine solche Untersuchung rechtfertigt.

Muß es eine Kernspintomographie sein? Wünschenswert ist sie u. E. auf alle Fälle: Zerebrale Fehlbildungen, Fehlentwicklungen, speziell Migrationsstörungen (z. B. Heterotopien) können oft nur kernspintomographisch dargestellt werden, und in den nächsten Jahren wird wohl zunehmend deutlich werden, daß derartige Befunde ein Korrelat der kognitiven Entwicklungsstörung darstellen; (also hat dann u. U. die Suche ein Ende; oft sind weitere kostspielige neurometabolische Analysen nicht mehr indiziert, und es kann eine gewisse Aussage zum Verlauf gemacht werden. Da es sich im allgemeinen nicht um neurometabolisch-degenerative Erkrankungen handelt, ist kein Abbau zu erwarten). Außerdem ist die Kernspintomographie bei verschiedenen neurometabolischen Störungen zur Diagnostik besonders geeignet; das Paradebeispiel sind aufgrund der exzellenten Differenzierung von weißer und grauer Substanz die Leukodystrophien.

▶ **Kommentar 2**
Bei fast allen männlichen Individuen mit ungeklärter geistiger Behinderung sollte eine Untersuchung auf ein Fragiles-X-

Tab. 23 Die wesentlichen Säulen der Diagnostik

Von ätiopathogenetischer Relevanz:		
Bildgebende Verfahren (MRT)	**Chromosomen- (molekulargenetische) Analyse**	**Stoffwechselanalysen**
• Strukturelle Anomalien: Fehlentwicklungen, z. B. Migrationsstörungen; Defektzustände • Hinweise auf metabolische Störungen (wie Leukodystrophien und Mitochondriopathien)	• einschl. großzügiger Indikationsstellung in Richtung Fragiles-X-Syndrom	• Vorschlag für Basisuntersuchungen: Screening auf Aminosäuren und organische Säuren im Urin; Schilddrüsenwerte, CK, Leber-, Nierenwerte und Elektrolyte; BZ und Blutgasanalyse
Von besonderer pragmatischer Relevanz:		
EEG	**Augenärztliche Untersuchung**	**Pädaudiologische Untersuchung**
• Meist mit Schlaf-Ableitung • Hypersynchrone Aktivitäten als Begleitphänomen vieler Enzephalopathien • Frage der Behandlung; dadurch eventuell bessere Entwicklungschancen?		

Syndrom veranlaßt werden. Dieser Verdacht steht im Raume, wenn das Bild nicht den auf S. 293 dieses Kapitels zusammengestellten Charakteristika völlig widerspricht. Die Klärung wird heute primär mit Hilfe der Molekulargenetik durchgeführt, da diese Methodik sensitiver und valider (und nicht teurer) ist. Es soll erwähnt werden, daß auch bei Mädchen mit einem Fragilen-X-Syndrom Symptome auftreten können.

▶ **Kommentar 3**
Auf Aminsäuren und organische Säuren wird im Rahmen der Basisdiagnostik untersucht, da diese zum einen die häufigsten hier in Frage kommenden metabolischen Störungen sind und sich zum anderen nicht selten ohne weitere diagnostisch spezifische somatische oder neurologische Befunde manifestieren.

Soll außerdem routinemäßig – auch ohne spezielle Verdachtsmomente – ein Screening auf Mukopolysaccharidosen durchgeführt werden? Immerhin geht gerade der häufigste Typ (Sanfilippo) nicht obligat mit einem Mukopolysaccharidosetypischen Phänotyp (aber mit mentaler Beeinträchtigung) einher. Insofern auch hier: großzügige Indikationsstellung, ob nun im Rahmen des ersten diagnostischen Durchgangs oder nach einer gewissen Verlaufsbeobachtung sei dahingestellt.

Diagnostik-Stufe 2
- Stoffwechselanalysen (lysosomale, mitochondriale, peroxisomale Erkrankungen, Mukopolysaccharidosen und -lipidosen u. a.)
- Bei entsprechendem Verdacht: Molekulargenetische Analysen
- Abdomensonographie (Hinweis auf Speicherkrankheit oder Fehlbildungen)
- Elektrophysiologie (NLG, EMG, SEP, VEP, ERG)
- Bei speziellen Fragestellungen: Zerebrale Spektroskopie (z. B. zum Laktatnachweis); Belastungstests; Biopsien

Zusammenfassung

▶ Zuerst muß das kognitive Entwicklungsproblem als relevant erkannt werden; manchmal weist dann die besondere Färbung der Problematik schon auf die Ursache hin (autistische Symptome z. B. treten im Zusammenhang mit dem Rett-Syndrom auf).

▶ Danach weitere diagnostische Zuordnung über die Fragen:
- Stationäre oder progrediente Enzephalopathie? – Das Ursachenspektrum unterscheidet sich – und insofern auch die dorthin führende Diagnostik. Innerhalb der Gruppe der progredienten Störungen und der neurometabolisch-degenerativen Erkrankungen sind es das Manifestationsalter und die Geschwindigkeit der Progredienz einerseits sowie die Begleitsymptome andererseits, deren Analyse diagnostisch weiterhilft. Unter den Begleitsymptomen gilt es soweit möglich rare, u. U. pathognomonische als Leitsymptome zu wählen.
- Finden sich Dysmorphien (im weitesten Sinne)? Diese definieren innerhalb der stationären Enzephalopathien eine bestimmte Untergruppe, nämlich die Störungen, bei denen die Pathogenese in die ersten Schwangerschaftsmonate zu lokalisieren ist.
- Schließlich soll hier nochmals auf die Bedeutung der Familienanamnese hinsichtlich Intelligenzniveau und psychosozialem Umfeld hingewiesen werden. Gibt es außerdem familiäre Hinweise auf
a) ein neurometabolisch-degeneratives Leiden (u. U. ist die Diagnosestellung bei älteren Geschwistern oder bei anderen Familienmitgliedern eher möglich)
b) eine chromosomale Störung, eine statische Enzephalopathie

▶ Einleitung der entsprechenden Diagnostik (Basisdiagnostik und gezielte weitere Untersuchungen; s. S. 296, 297 und 298)

▶ Gespräch, wenn möglich mit beiden Eltern:
- Bei Unklarheiten nur deskriptive Diagnose; Verlaufskontrollen.
- U. U. gleichzeitig schon Information über mögliche/wahrscheinliche genetische Implikationen; ggf. weitergehende Beratung nach Diagnosestellung.
- Klärung, inwieweit eine spezifische Therapie möglich ist.
- Beratung über die Förderungsmöglichkeiten und rechtlich zustehenden sozialmedizinischen Unterstützungen (Pflegegeld, Behindertenausweis, Hilfsmittel); natürlich im allgemeinen nicht alles im Rahmen der Erstvorstellung. Ggf. Kontaktvermittlung zu einer Elternselbsthilfegruppe. Weitere Gespräche, Kontrollen anbieten.

Literatur
1. Aicardi, J.: Diseases of the Nervous System in Childhood. Mac Keith, London 1992
2. Fenichel, G. M.: Clinical Pediatric Neurology. W. B. Saunders, Philadelphia 1993
3. Internationale Klassifikation der Krankheiten (ICD) 9. Revision. Kohlhammer, Stuttgart 1988
4. Neuhäuser, G., Steinhausen, H. C. (Hrsg.): Geistige Behinderung. Kohlhammer, Stuttgart 1988
5. Schaefer, G. B., Bodensteiner, J. B.: Evaluation of the child with idiopathic mental retardation. In: J.B. Bodensteiner (ed.): The Pediatric Clinics of North America, Vol. 39, ed. by J. B. Bodensteiner. Saunders, Philadelphia 1992
6. Swaiman, K. F.: Mental retardation. Intellectual and motor deterioration. In: Pediatric Neurology, ed. by K. F. Swaiman. Mosby, St. Louis 1989

18. Sprachentwicklungsstörungen

Einordnung der Sprachentwicklungsstörung

Allgemeines zur normalen und gestörten Sprachentwicklung wurde im Kapitel I/5 ausgeführt. Hier geht es vor allem darum, einen Leitfaden zur diagnostischen Einordnung kindlicher Sprachentwicklungsstörungen zu vermitteln.

Ein regelrechter Sprachentwicklungsstand *(Ebene IV)* setzt die Intaktheit verschiedener Funktionsebenen voraus:

Ebene I kennzeichnet den akustischen Sinneseingang und die beim Sprechen beteiligten neuro-muskulären Strukturen (die organische Grundausstattung).

Ebene II stellt die zerebrale Dekodierung des Gehörten, die Verarbeitung und Verknüpfung sowie die Planung und Koordinierung des Sprechaktes dar. Auf dieser Ebene liegt der häufigste Grund kindlicher Sprachentwicklungsstörungen.

Ebene III deutet an, daß sich Sprache nur in der Kommunikation, in der Interaktion entwickeln kann. Das Kind braucht jemanden, der spricht, fragt und zuhört; die emotionalen und psychosozialen Rahmenbedingungen müssen kommunikationsanregend sein *(Abb. 39)*.

Schon daraus wird deutlich, daß die Sprachentwicklungsstörung ein Symptom ist, das genauer weiterer differentialdiagnostischer Abklärung bedarf, die wesent-

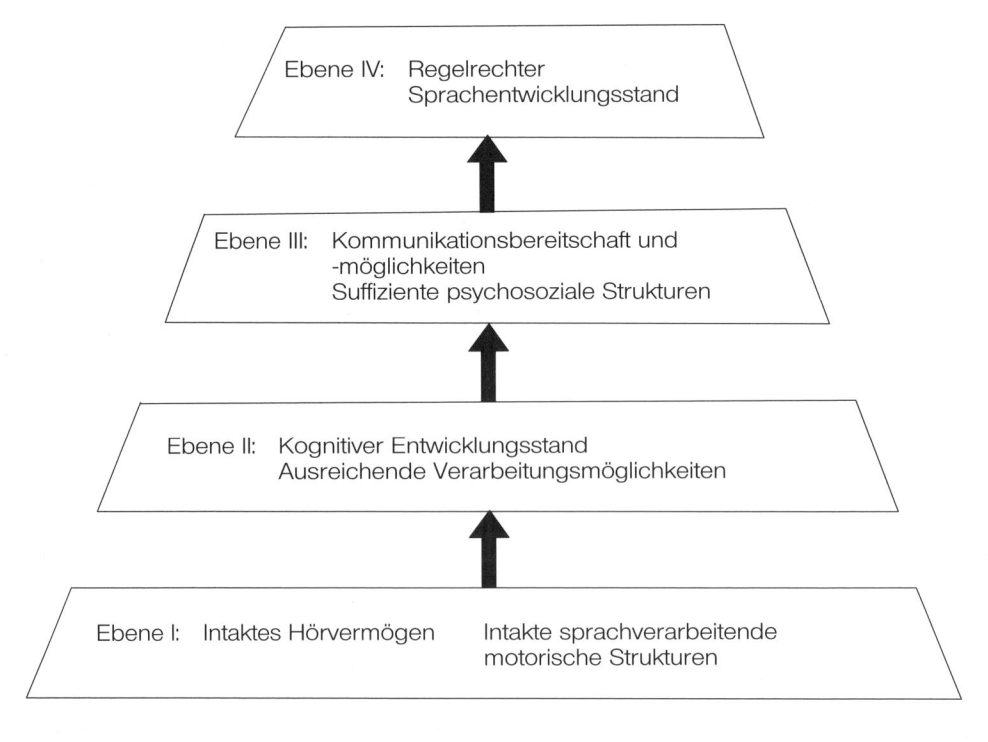

Ebene IV: Regelrechter Sprachentwicklungsstand

Ebene III: Kommunikationsbereitschaft und -möglichkeiten
Suffiziente psychosoziale Strukturen

Ebene II: Kognitiver Entwicklungsstand
Ausreichende Verarbeitungsmöglichkeiten

Ebene I: Intaktes Hörvermögen   Intakte sprachverarbeitende motorische Strukturen

Abb. 39

```
Teilleistungsstörung,        Autismus         Deprivation, pathologische
Entwicklungsvariante                          psychosoziale Situation
                    ↘          ↓          ↙
                    Sprachentwicklungs-
                         störung
                    ↗          ↑          ↖
      Kognitive                                    Hörstörung
  Entwicklungsstörung
```

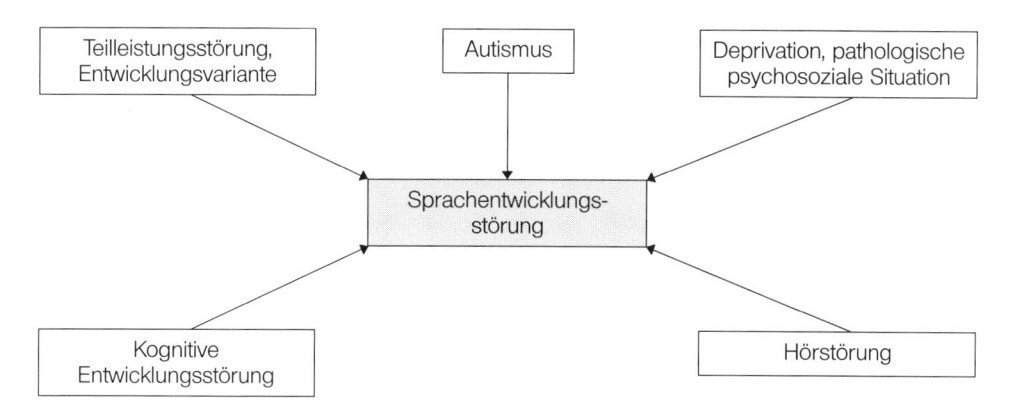

Abb. 40 Ursachen der Sprachentwicklungsstörungen.

lichen Ursachen sind in *Abb. 40* dargestellt.

Klassifikationen

Terminologie und Klassifikation in diesem Feld, mit dem sich Pädaudiologie, Logopädie, Phoniatrie und Linguistik befassen, sind nicht einheitlich. Insofern kann auch die folgende Zusammenstellung nur ein Versuch sein, im wesentlichen von der Phänomenologie ausgehend etwas Klarheit zu schaffen. Es geht darum, erst einmal festzulegen und zu benennen, was damit gemeint ist, wenn die Eltern äußern, ihr Kind spreche nicht altersgemäß: Spricht es noch keine Dreiwortsätze, kann es bestimmte Silben nicht aussprechen, stottert es oder plappert es nur vor sich hin, ohne einen adäquaten sprachlichen Kommunikationsakt einzugehen?
Abbildung 41 faßt die Begriffe, die weiter unten näher erläutert werden, im Sinne einer Klassifikation zusammen:

Definitionen

Sprachentwicklungsstörung. Abweichungen vom normalen Spracherwerb; in diesem Sinne ein deskriptiver Oberbegriff. Die Sprachentwicklungs*verzögerung* wird dabei als eine oft erst retrospektiv als solche zu erkennende Unterform gewertet. Nicht alle Sprachstörungen aber interferieren mit der Sprach*entwicklung*.

Dyslalie. Nicht adäquater Gebrauch einzelner Laute oder Lautverbindungen (Fehlbildungen, Auslassungen, Ersatz). Dabei handelt es sich um ein rein sprachliches Phänomen, die entsprechende Lautbildung im nicht sprachlichen Kontext ist prinzipiell möglich; dies ist ein Unterscheidungsmerkmal zur Dysarthrie. Beispiel: Zischlautfehler als häufigste Dyslalie werden als Sigmatismus bezeichnet.

Dysgrammatismus. Störung der Satzbildung, der Grammatik.

Aphasie. 1. Im engeren Sinn: Sprachverlust nach Spracherwerb; erworbene kortikal-zerebrale Läsion; häufigster Fall in der Neuropädiatrie: Aphasische Störungen (meist rezeptiver und expressiver Art) nach Schädel-Hirn-Trauma. – **2. Im weiteren Sinn (besser Dysphasie):** Zentrale (zerebrale) Sprachstörung, eine die Dekodierung, Verarbeitung, Verknüpfung und/oder das expressive Programm betreffende Beeinträchtigung. Nur in dieser erweiterten Definition ist der Begriff einer kongenitalen Aphasie sinnvoll. Bei der auch als

```
                    Sprachstörung              Sprechstörung    Kommunikationsstörung    Stimmstörung
                   /        |      \              |                                        |
         Nicht die Ent-    Sprachentwicklungs-                                         Dysphonie
         wicklung be-      störung                                                      /      \
         einträchtigende  /      \                                                    /          \
         Störung         /        \                                                 /              \
         /    \         /          \                                              /                  \
     Wort-  Satz-   Sprach-     Artikulation   Redefluß                      Larynx-            Nasen-
     schatz bildung spezifische                                              funktion           resonanz
                   Lautbildung
       |      |        |            |            |         |        |           |                  |
      Dys-        Dyslalie  Dysarthrie  Dysglossie  Poltern  Stottern  Mutismus              Rhinophonie
      grammatismus
```

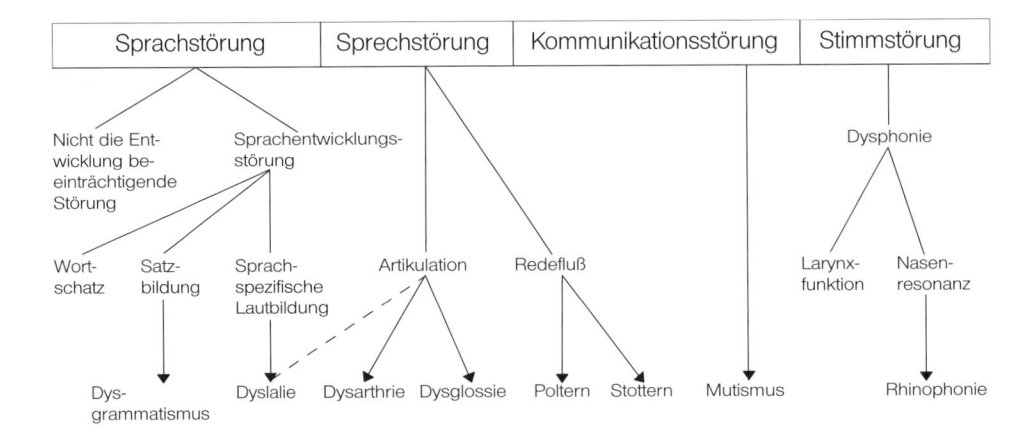

Abb. 41 Klassifikation von sprach- und stimmgebundenen Störungen (in Anlehnung an *Wendland* 1992).

rezeptive Dysphasie oder auditive Agnosie bezeichneten kongenitalen Aphasie ist die Deutung der akustischen Signale nicht möglich, obwohl sie gehört werden und obwohl die allgemeine Intelligenz dazu ausreichend ist; die Kinder verstehen das gesprochene Wort nicht.

Sprechstörungen. Dazu gehören i. e. S. die Störungen des Redeflusses (Poltern und Stottern); im weiteren Sinn können auch Artikulationsstörungen wie die Dysarthrie hierzu gezählt werden.

Dysarthrie. Artikulationsstörung aufgrund einer zentral-neurogenen Läsion (z. B. veränderte Artikulation bei spastischer Tetraparese).

Dysglossie (häufig der Dysarthrie subsumiert). Artikulationsstörung aufgrund einer peripher-neurogen oder muskulären Beeinträchtigung oder einer Störung des Endorgans selbst.

Stimmstörungen = Dysphonien. Störungen der Stimmqualität z. B. bezüglich Lage, Reinheit, Klang, Konstanz, Belastbarkeit. Also Veränderungen der Stimme, deren Erkennen nicht an Sprache gebunden ist. Beispiel: Heiserkeit (z. B. bei Entzündungen oder Anlagestörungen im Kehlkopfbereich), die schon beim Lautgeben („iiii") bemerkbar ist.

Rhinophonie. Entspricht dem Näseln, einer Unterform der Stimmstörungen bei veränderter Nasenresonanz.

Mutismus. Psychoreaktive Verweigerung der Lautäußerungen (also kein rein deskriptiver Begriff).

Differentialdiagnostischer Zugang

Die Einordnung der Sprech- oder Sprachproblematik orientiert sich zum einen an der oben dargestellten **genaueren Charakterisierung des vorliegenden Phänomens**. Bei einer nicht adäquaten Lautbildung ist z. B. zu entscheiden, ob es sich um eine Dysarthrie oder eine Dyslalie handelt. Die Dysarthrie erfordert primär eine neurologische Untersuchung, an die sich die Entscheidung anschließt, ob bildgebende Verfahren, neurophysiologische oder metabolische Diagnostik mit herangezogen werden müssen. Die Dyslalie dagegen legt zuerst die logopädische Einschätzung und die Beurteilung des Hörvermögens nahe.

```
                    ┌─────────────────────────────────────┐
                    │ Expressive Sprachentwicklungsstörung │
                    └─────────────────┬───────────────────┘
                                      │
                          ┌───────────┴──────────┐
                          │   Sprachverständnis  │
                          └───────────┬──────────┘
                    gestört                        normal
        ┌──────────────────────┐          ┌──────────────────────┐
        │ Kognitive Entwicklung │          │   Artikulation –    │
        └──────────────────────┘          │    Orale Motorik     │
                                          └──────────────────────┘
```

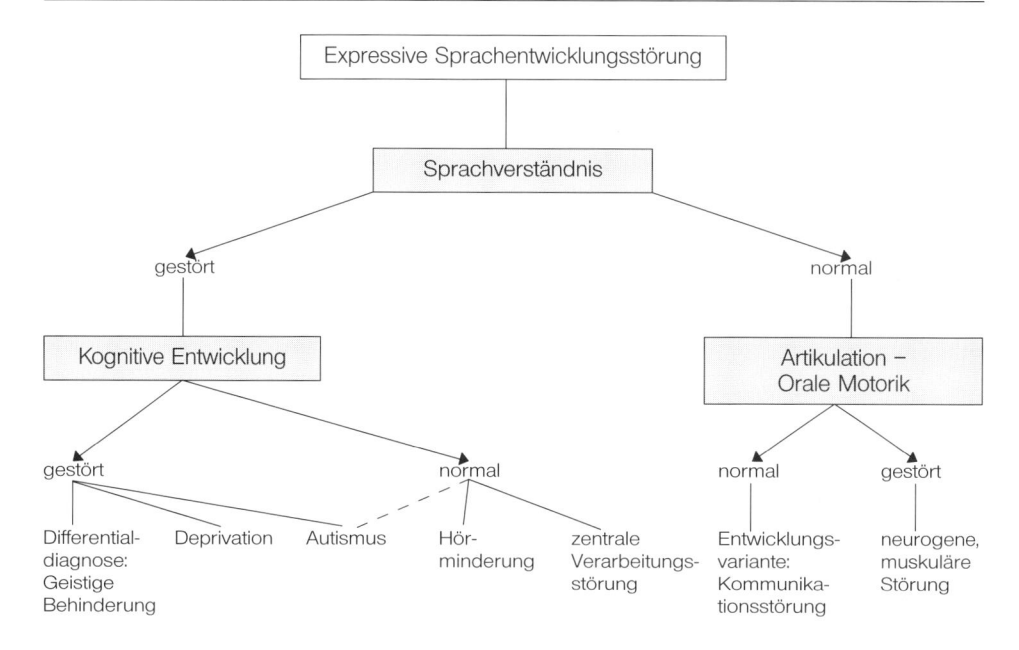

Abb. 42 Differentialdiagnose der Sprachentwicklungsstörung (in Anlehnung an *Largo 1984*).

Unter "Kognitive Entwicklung": gestört → Differentialdiagnose: Geistige Behinderung; normal → Deprivation, Autismus, Hörminderung, zentrale Verarbeitungsstörung.

Unter "Artikulation – Orale Motorik": normal → Entwicklungsvariante: Kommunikationsstörung; gestört → neurogene, muskuläre Störung.

Bei der am häufigsten vorkommenden, vor allem expressiv imponierenden Sprachentwicklungsstörung (z. B. keine ausreichenden Mehrwortsätze, eingeschränkte Grammatik und Wortschatz) leiten die Kriterien „**Sprachverständnis**" und „**kognitiver Entwicklungsstand**" diagnostisch weiter *(Abb. 42)*.

Daneben ermöglicht die Beachtung des Verlaufs der Sprachentwicklungsstörung manchmal eine weitere Einordnung. Ein **Verlust der Sprachfähigkeit** und auch das **Fehlen jeglicher Fortschritte** (nach anfangs regelrechtem Verlauf) lenken die diagnostischen Überlegungen in eine andere Richtung als bei einer kontinuierlichen Abweichung. Eine Progredienz der Symptomatik kann verursacht werden durch:

1.) Neurometabolisch-degenerative oder raumfordernde Läsionen (im allgemeinen mit weiteren neurologischen und psychoorganischen Beeinträchtigungen)

2.) Später erworbene Hörminderungen

3.) Epileptische Syndrome wie das **Landau-Kleffner-Syndrom**, das zu den benignen Partialepilepsien gerechnet wird:
– Manifestation zwischen dem 2. und 7. Lebensjahr
– Klinisch müssen Anfälle nicht evident sein; z. T. fokal-motorische, hemifaziale Anfälle wie bei der Rolandi-Epilepsie
– Aphasie mit zuerst auditorischer, verbaler Agnosie
– EEG: häufige, meist bilaterale, asymmetrische Spike- bzw. Sharp-wave-Gruppierungen; schlafprovoziert, besonders im NonREM-Schlaf
– Möglichst frühe Behandlung könnte für die Sprachentwicklung von entscheidender Bedeutung sein

4.) Psychosozial bedingte Störungen

Anamnese

Sprachentwicklungsstörung
– Wie ist die Störung genau zu charakterisieren (z. B. Dyslalie oder Dysarthrie; fehlende Zweiwortsätze im Alter

von 2½ Jahren; fehlendes situationsunabhängiges Verständnis für verbale Aufforderungen; flüssiges Reden ohne kommunikativen Sinn)?
- Wie sah die bisherige Sprachentwicklung aus (Lautieren und Silbenketten, sprachliche Kontaktaufnahme; gibt es Rückschritte oder holt das Kind auf; wann wurde die Auffälligkeit entdeckt, was ereignete sich in der Zeit davor)?

Eigenanamnese
Prä-, peri- und postnatale Auffälligkeiten
Psychomotorische Entwicklung
Kognitive, motorische, weitere neurologische Defizite oder Anfälle (früher oder parallel zum Auftreten des Sprachentwicklungsproblems)
Schluck- oder Kauschwierigkeiten
Häufige Infekte im HNO-Bereich, Hinweise auf eine Hörminderung

Familienanamnese
- Sprachentwicklung, kognitiver Stand und Sprachkompetenz der Eltern
- Kommunikation zu Hause (spricht man miteinander, wer hört zu, wer spricht mit wem, wer ist außer den Eltern beziehungsrelevant für das Kind, wieviele Sprachen werden zu Hause gesprochen)
- Weitere Personen mit Sprachentwicklungsstörung oder geistiger Behinderung (z. B. Fragiles X-Syndrom) oder neurologische Leiden in der näheren oder entfernteren Verwandtschaft

Untersuchungen

In der Sprechstunde

• Hinweise auf eine Hörminderung; Mund- und Zungenbewegungen, Kauen, Schlucken und Schreien

• Spontansprache des Kindes (Beurteilung hinsichtlich Aussprache, Wortschatz, Länge und Grammatik der gesprochenen Sätze, Sinn des Gesprochenen) Kommunikationsmöglichkeiten (versteht das Kind, setzt es Aufforderungen oder Fragen um, antwortet es adäquat? Wenn das Kind nicht verbal antwortet, was macht es dann? Versteht es, zeigt es?)

• Kognitive Einschätzung

• Kommunikations- und Interaktionsaspekt: Sprechfreude, Störungsbewußtsein des Kindes oder der Eltern; wie gehen die Eltern auf das Kind ein? Schauen sie es an? Lassen sie es reden? Erscheint der Rede- und Leistungsdruck sehr hoch? Kommt ein Gespräch in Gang? Übernehmen immer ein Elternteil oder Geschwister für das Kind die verbale Kommunikation?

Weitere Diagnostik

• Pädaudiologische Klärung

• Logopädische Diagnostik

• Psychologische Tests (Frage: Teilleistungsstörungen?)

• EEG

• Untersuchung des Gehirns mit bildgebenden Verfahren

Zusammenfassung

▶ Zuerst muß die vorliegende Sprech- oder Sprachentwicklungsstörung genau definiert werden (z. B. bezüglich Artikulation, Satzlänge und Aufbau, Sprachverständnis).

▶ Die diagnostische Einordnung orientiert sich dann an dieser Charakterisierung (Beispiel: Falls das Problem als Dysarthrie adäquat beschrieben ist, sind die neurologische Untersuchung und ggf. weitere diagnostische Verfahren primär indiziert).
Bei der entwicklungsneurologisch-neuropädiatrisch häufigsten Form der Sprachentwicklungsstörung, bei der der Stand bezüglich Wortschatz, Satzlänge und Auf-

bau nicht altersentsprechend ist, muß zunächst die allgemein-kognitive Entwicklung beurteilt werden. Falls sie nicht wesentlich gestört erscheint, ist an eine Hörminderung und an eine zentral-rezeptive Verarbeitungsstörung (eine umschriebene, modalitätsspezifische zerebrale Teilleistungstörung) zu denken.

Daneben muß der Verlauf der Sprachstörung beachtet werden. Ein Sprachabbau erfordert Diagnostik zum Ausschluß einer zerebralen Raumforderung, eines neurometabolischen Leidens und einer Epilepsie (z. B. Landau-Kleffner-Syndrom).

▶ Die wesentlichen Aspekte zur Klärung kindlicher Sprachentwicklungsstörungen ergeben sich aus folgenden Fragen:
1. Hört das Kind?
2. Ist der kognitive Entwicklungsstand altersentsprechend oder ist die Sprachentwicklungsstörung Ausdruck einer allgemeineren geistigen Retardierung?
3. Versteht das Kind, auch rein sprachliche Aufforderungen (wichtig für die Festlegung einer möglichen Teilleistungsstörung)?
4. Wie ist die emotionale Situation des Kindes, wie sind die psychosozialen Strukturen?

Literatur
1. Beaumanoir, A.: The Landau-Kleffner syndrome. In: J. Roger et al. (ed.): Epileptic Syndromes in Infancy, Childhood and Adolescence, ed. by J. Roger et al. Libbey, London 1992
2. Brett, E. M.: Paediatric Neurology. Churchill Livingstone, Edinburgh 1991
3. Largo, R.: Sprachentwicklung in den ersten Lebensjahren. In: Entwicklungsneurologie, hrsg. von R. Michaelis, R. Nolte, M. Buchwald-Saal, G. Haas. Kohlhammer, Stuttgart 1984
4. Wendland, W.: Sprachstörungen im Kindesalter: Materialien zur Früherkennung und Beratung. Thieme, Stuttgart 1992
5. Wirth, G.: Sprachstörungen – Sprechstörungen – Kindliche Hörstörungen. Deutscher Ärzte-Verlag, Köln 1994

19. Wenn es diagnostisch nicht weitergeht

... kann dies daran liegen, daß die zugrundeliegende Störung nach dem augenblicklichen Kenntnisstand ätiopathogenetisch nicht weiter eingeordnet werden kann. Oft bleibt nichts anderes übrig, als den Verlauf abzuwarten. Entscheidend ist es dann, dem Drang und Druck zur Kategorisierung und diagnostischen Benennung zu widerstehen, künftige Überlegungen nicht durch die Etikettierung zu blockieren. Dies gilt es, gemeinsam mit den Eltern auszuhalten.

Folgende Überlegungen können dann doch noch diagnostisch weiterhelfen:

1. Die Störung könnte phänomenologisch nicht richtig eingeordnet worden sein: Könnten z. B. differentialdiagnostische Überlegungen in Richtung einer Ataxie weiterhelfen und die bisherigen Klärungsversuche der (scheinbar) zugrundeliegenden muskulären Hypotonie und motorischen Retardierung ergänzen?

2. Vielleicht hilft eine neue Wertung und Gewichtung der vorhandenen Auffälligkeiten weiter? So können beispielsweise gerade die bisher dem Dermatologen überlassenen schuppenden Hautveränderungen den Schlüssel zur syndromatologischen Einordnung liefern – und nicht die eigentlich im Vordergrund stehenden neurologischen Probleme. Vielleicht erkennt man aber auch eine infratentorielle Anlagestörung als irrelevante familiäre Besonderheit, die keinen Bezug zur gegenwärtig relevanten Problematik hat.

3. Weiterhin kann es notwendig sein, einige der bisher als wegweisend eingeschätzten Befunde zu hinterfragen. Weist beispielsweise die Verminderung der Nervenleitgeschwindigkeit wirklich auf eine Störung mit peripher-neurogener Beteiligung hin? – Es paßt selten alles, und es gibt viele Fehlermöglichkeiten bei der Erhebung der entsprechenden Befunde. Die als pathologisch eingeschätzten Parameter sowie – bei entsprechendem klinischen Verdacht – die bisher erhobenen Normalwerte sind u. U. zu kontrollieren (bei einem unserer Jugendlichen wurde ein M. Wilson erst im Rahmen dieser „zweiten Runde" richtig diagnostiziert).

4. Sind Provokationsmöglichkeiten erkennbar (z. B. körperliche Belastung bei Verdacht auf Myasthenie oder bestimmte andere Myopathien; Glukosebelastung bei möglicher Störung im Pyruvatkomplex)? Diagnostik in speziellen Situationen (z. B. Schlaf-EEG) oder während einer Krise ist hier ebenfalls von Bedeutung.

5. Schließlich ist die Behandlung ex juvantibus in Betracht zu ziehen (z. B. Steroide; Immunglobuline; Antiepileptika; gefäßwirksame Medikamente). Stehen Risiken und möglicher therapeutischer oder diagnostischer Gewinn in einer vertretbaren Relation?

6. Könnte die Familienanamnese oder -untersuchung weiterhelfen? Entsprechende Angaben sind zu überprüfen: Fehl-/Totgeburten; erkennbarer Vererbungsmodus; diskrete Auffälligkeiten bei der Untersuchung der Eltern, der Geschwister, (z. B. Hohlfüße als Hinweis für eine bisher nicht registrierte genetische Neuropathie; eine diskrete myotone Reaktion der Mutter eines motorisch und geistig behinderten Kindes als Hinweis auf eine myotone Dys-

trophie). Gegebenenfalls sind laborchemische, neurophysiologische und bildgebende Untersuchungen von Familienmitgliedern angezeigt.

7. Das Zusammenstellen und Besprechen aller Befunde kann am Anfang und am Ende der diagnostischen Fehlersuche stehen. Wer ist ansprechbar und kompetent für welche Probleme?

Sachverzeichnis

Aberration, chromosomale 156
Abetalipoproteinämie 187, 216, 217, **220**, 225, 280
Achondroplasie 148
Adipositas 157
Adrenoleukodystrophie 197, 217, 224, 225, 279
Adrenoleukomyelodystrophie 285
Adrenomyeloneuropathie 279
Affektkrämpfe 174
Agenesien, ZNS 18
Agyrie 23, 24, 86
Ahornsirup-Krankheit 214, 219, 224
Aicardi-Syndrom 24
Akkommodation 52
Akustikusneurinom 198
Alkohol 130, 151, 152
– teratogen 19, 25, 29
Alkoholschädigung 29, 127
Alkoholsyndrom, embryofetales 294
Alport-Syndrom 197
Alptraum 172
Amaurose 128
– Lebersche kongenitale 183
Aminoazidopathien 268
Amnioninfektionssyndrom 42
Anenzephalie 18
Anfall, epileptischer 173
Anfälle, zerebrale 145, 161, 215, 216, 217, 279
(s. auch Epilepsie)
Angelman-Syndrom 81, 98, 100, 151, 152, 215, 223, 225, **293**
Anisokorie 180, 181
Anomalien 130, 131, 134
Anoxie, fetale 24
Anpassungsstörungen, kardio-respiratorisch 42
Antiphospholipid-Antikörper-Syndrom 222, 255
Aphasie 301
Apraxie, okulomotorische 189, 213, 216, 219
Arhinenzephalie 18
Arnold-Chiari-Fehlbildung 18, 98, 142, 144
(s. auch Chiari-Malformation)
Arthrogryposen 25, 81, 100, 131
Asphyxie, siehe Hypoxien, natale 35
Assimilation 52

Asterixis 245
Astrozyten 22, 24
Asymmetrien, Haltung u. Bewegung, Tonus, Reflexe 59, 75, 79
Ataxia teleangiectatica 215, **219**, 224, 234, 238
Ataxie 86, 89, 98, 209, 211, 214, 216, 217, 218, 243, 268, 279, 295
– acetazolamid-responsive familiär-episodische 218
– akute zerebelläre 217
– mit episodischer Dystonie 218
– paroxysmale 218
Ataxie-okulomotorische Apraxie-Syndrom 219
Athetose 227, 228, **235**
Attachment 55, 56
Attentional deficit disorder 106
Aufblick, benigner, paroxysmaler, tonischer 233
Aufmerksamkeitsstörung 104, 106, 108
Augenmotorik 75, 78
Autistische Symptome 289, 293
Automatismen, motorisch, neonatal 59, 75, 78, 79
Axonwachstum 21, 22, 24

Balken, Anlagestörung 23
(s. auch Corpus callosum)
Ballismus 227, 228, 236, 239
Bardet-Biedl-Syndrom 186
(s. auch Laurence-Moon-Bardet-Biedl)
Basalganglien
– neurale Nekrosen 34
– System 227
Behinderung, geistige 288
Behr-Krankheit 215, 222
(s. auch Morbus Behr)
Behr-Syndrom 225
Bewegungsstörung
– extrapyramidal-motorische 142, 147, 227, 279
– zentrale 80
Biotinidase-Defekt 142, 216
Blickparese 215
Blutungen, subarachnoidal 35
Bobble-head-doll-Syndrom 191, **246**

Borreliose 204, 262, 277, 280
Brown-Syndrom 188

Carnitin-Acetyltransferase-Defekt 219
CDG-Syndrom 132, 186, **221**
  (s. auch DDD-Syndrom)
Chiari-Malformation 217, 223
Chorea 147, 216, 227, 228, **236,** 237, 240
  – benigne familiäre 238
  – Huntington 234, **238,** 239
  – Sydenham 237
Choreoathetose 215, 219, 233, 238
Chorioretinitis 152
Chromosomenaberrationen 18, 24, 81, 86, 87, 100, 116
Chromosomenanalyse 137, 152, 296
Chromosomenanomalie 127, 149, 151, 152, 155
Cluster-Kopfschmerz 164
Cockayne-Syndrom 187, 197, 216, **221,** 225, **279**
Cogan-Syndrom 189, 213
  (s. auch Apraxie, okulomotorische)
Cohen-Syndrom 268
Cornelia-de-Lange-Syndrom 24, 157
Corpus-callosum-Agenesien 142
Cri-du-chat-Syndrom 151, 268

Dandy-Walker Fehlbildung 18, 24, 98, 142, 145, **223,** 268
DDD-Syndrom 132, 186, 215, **221,** 224, 225
Deformationen 131, 136
Degeneration, tapetoretinale 185
  (s. auch Retinitis pigmentosa)
Dendritenbaum 21, 22, 24, 26, 29
Dendritenwachstum 21, 26
Dermato-(Poly-)myositis 277
Diabetes mellitus 160, 262, 280
  – teratogen 19
Diagnostik 126, 137, 297, 298, 306
Dialoge
  – Sprachentwicklung 54, 55
Differentialdiagnose 126
Diparese 89
Diplegie 89
  – ataktische 97
Disruptionen 131
Down-Syndrom 151, 268
Drop Attack 169
Duane-Syndrom 188
Dysäquilibrium-Syndrom 223
Dysarthrie 302
Dysglossie 302

Dysgrammatismus 301
Dyskinesien 35, 75, 89, 208, 209, 227, 228, 250
Dyslalie 301
Dyslexie 104, 106, 108
Dysmetrie 212
  – okuläre 189
Dysmorphien 18, 82, 130, 131, 151
Dysostosis mandibulofacialis 135, 196
Dysphasie 302
Dysphonien 302
Dysplasien 131, 136
  – septo-optische 146, 193
  – ZNS 18
Dysrhaphien 18, 142, 265, 280, 285
Dystonie 147, 216, 227, 228, **229,** 230, 239, 279
  – benigne paroxysmale frühkindliche 233
  – DOPA-responsive (Segawa-Syndrom) 230, 232
  – hereditäre myoklonische 234
  – paroxysmale 233
  – symptomatische 231
Dystrophie
  – myotone 210, 266, 267, 268, 276, 292
    (s. auch Myotone Dystrophie)
  – neuroaxonale 191, 268

Entwicklung
  – kognitive 51 ff., 64, 67, 68
  – makrozephale 139
  – mikrozephale 145, 149
  – Sprache 53 ff., 67, 68
  – Sprechen 53 ff.
Entwicklungsfelder 132, 134
Entwicklungsmodelle 45 ff.
Entwicklungsschienen 46
Entwicklungsscreening 56, 58
Entwicklungsstörung
  – kognitive 288
  – psychosoziale 128
Entwicklungstests 56, 57 ff.
Entwicklungstheorien 45 ff.
Enzephalocelen 18
Enzephalopathien
  – hypoxisch-ischämisch 34, 35, 36, 87
  – intrauteriner Genese 30
  – multizystische 30, 34
  – myoklonische 215, **218,** 225, **243**
  – progressive 81, 128, 129, 290, 291, 292
  – stationäre 128, 131, 137, 290
Epilepsie 18, 24, 28, 75, 78, 79, 243, 251
  – benigne 165, 303

- Rolandi 172
Erkrankungen, neurometabolische, neurometabolisch-degenerative 128, 131, 137, 156, 278
 (s. auch Neurometabolische Erkrankungen)
Extrapyramidal-motorische Störung, System 127, 227, 228
Exzitabilität 75

Fanconi-Anämie 197
Faszikulationen 240
Fazialisparese 201 ff.
Fehlbildungen 130, 131, 152
- Mittelhirn 18
- zentrale 18, 81
Fehlbildungs-Retardierungssyndrome 87, 130, 131
Fehlbildungssymptome 137
Fehlernährung 28
Feinmotorik s. Handmotorik
Fertigkeiten 50
Fetale Hypotrophie 29
Flapping-Tremor 245
Folsäuremangel 18
Fragiles-X-Syndrom 155, **293**
Friedreich-Ataxie 127, 187, 216, 217, **221**, 225
Frontalhirn 21, 26
Frühgeborene 73
Frustrationstoleranz 61, 105
Fukosidose 186
Fukuyama-Syndrom 25

Galaktosämie 142
Gangliosidose
 - GM-1 142
 - - infantile 132
 - GM-2 24, 142, 224, 242, 279
 - - juvenile 216, **220**
Gastroösophagealer Reflux 176
 (s. auch Sandifer-Syndrom)
Gaumenmyoklonie 243
Gaumensegelnystagmus 243
Geburtstraumen 34, 35, 99, 100
Gefäßverschlüsse
 - pränatale 24, 28
 - zentrale 35
Geistige Retardierung 18, 24
Gestosen 28, 29
Gifte, intrauterin 30
Gilles-de-la-Tourette-Syndrom 249
Glia 18
Glutarazidurie Typ 1 142, **147**

Glykogenosen 268
Goldenhar-Syndrom 196
Gradenigo-Syndrom 161
Gregg-Syndrom 18, 132
Greifreflexe, Hände 51, 72
Grenzsteine, Entwicklung 57, 62 ff.
Grobmotorik s. Körpermotorik
Großwuchs 154 ff.
Guillain-Barré-Syndrom 188, 203, 205, 207, 225, **277**

Hallervorden-Spatz-Krankheit 187, 234, 292
Haltereaktionen 48, 72
Haltungskontrolle 75, 78, 79
Hämatom, subdural 34, 35
Hand-Augen-Koordination 60
 - intermodale Leistung 110
Handmotorik 50, 60, 64, 67, 68
Harding-Ataxie 217, 222
Hartnup-Krankheit 214, 218
Haut und Haare 291
Hemikonvulsions-Hemiplegie-Epilepsie (HHE)-Syndrom 254, 257, 258, **261**
Hemiparese 253 ff.
 - bilaterale 89
 - spastische 39, 89, 91, 99
 - und Krampfanfall 254, 257
Hemiplegie, alternierende 171, 173, **261**
Hemisymptome 78
Hepato(spleno)megalie 279, 291
Herpes 294
Herzinsuffizienz 147
Herzrhythmusstörungen 42, 276
Hexadaktylie 157
Hirndruck 141, 152, 161, 163
Hirnnerven 75, 78
Hirnnervenausfälle 79
Hirnnervenkernaplasie 188
 (s. auch Duane-Syndrom)
Hirnödem 34
Hirnstammanfälle 175
HIV-Infektion 294
Holoprosenzephalie 18
Homozystinurie 154, 155, 261
Horner-Syndrom 118, 180, 222
Hörstörung 75, 78, 79, 194, 195, 198, 216, 217, 279, 295
Hydranenzephalie 23, 28, 30, 34
Hydrozephalus 18, 24, 28, 34, 98, 144, 160, 217
 - externer 144
Hyperaktivität
 - bei MCD 105

- motorische 72, 75, 78
Hyperexzitabilität 75, 77, 79
Hyperkinesen 127, 228
Hyperkinetisches Syndrom 106
Hyperekplexie 175
Hypertelorismus 157
Hypertension 163, 207
Hypertonie, muskuläre 75, 76, 146, 160, 161, 176
Hypoaktivität, motorische 75, 78
Hypobetalipoproteinämie 220
Hypoexzitabilität 75, 78, 79
Hypoglykämie 42
Hypomelanosis Ito 24, 142
Hypomyelinisierungsneuropathie 268
Hypotelorismus 136
Hypotonie
 - benigne 77, 265, 268
 - muskuläre 73, 75, 76, 79, 100, 145, 158
 - des Neugeborenen und Säuglings 264 ff.
 - periphere 76, 79, 100, 265, 268, 270
 - zentrale 76, 79, 81, 100, 264, 268, 270
Hypotrophie, intrauterine 29
 - Medikamente 29
 - schädigende Faktoren 29
Hypoxie
 - fetale, pränatale 28
 - natale 35, 36

Incontinentia pigmenti Bloch-Sulzberger 24
Induktion 17
Infektionen
 - perinatale 34
 - pränatale 18, 19, 24, 28, 34, 127, 149, 152, 194
Infektionsparameter, pränatale 137
Inkonsistenzen 47
Intentionstremor 216, 245, 248
Intermodale Störungen 105
Invariabilität 45, 47

Jactatio capitis 247
Jervell-Lange-Nielsen-Syndrom 197
Joubert-Syndrom 24, 98, 215, **223**, 225, 268

Katarakt 145, 158, 215
Kawasaki-Syndrom 222
Kearns-Sayre-Syndrom 187, 280
 (s. auch Mitochondriopathie)
Kiemenbogensyndrom 135
Kindesmißhandlung 145
Klinefelter-Syndrom 155
Klippel-Feil-Syndrom 196

Klippel-Trenaunay-Syndrom 142
Klonus 240, 245
Kognitive Leistung des Klassifizierens 60
Konzentrationsfähigkeit 61
Konzentrationsschwäche 105
Koordinationsstörungen 208, 209, 211
 - motorische 80, 105
 - zentrale 80
Kopfschmerzen 145, 154, 159–167
Kopftremor, paroxysmaler dystoner 247
Kopfwachstum 139, 141
 - Frühgeborene 139
 - Vitamin B_{12}-Mangel 141
Körpermotorik 48 ff., 64, 67, 68
Körperschema 60
Kortex 21, 26, 32
 - Modulorganisation 26
 - Neuronenkreise 27
Kortexläsionen 32
Krabbeln 48
Kurzzeitgedächtnis 61, 105

Lagereaktionen 72, 80
Lähmungen
 - episodisch (dyskaliämische) 175, 275
 - familiäre 275
 - hypokaliämische 275
Lance-Adams-Syndrom 243
Landau-Kleffner-Syndrom 128, **303**
Laurence-Moon-Bardet-Biedl-Syndrom 157, **158**, 196
 (s. auch Bardet-Biedl-Syndrom)
LEOPARD-Syndrom 197
Lernstörung 80, 104, 106, 107
Lesch-Nyhan-Krankheit 234, 239
Leukodystrophie 127, 128, 156, 197, 215, 216, 220, 224, 225, 279
Leukomalazien, periventrikuläre 30, 32, 87, 152
Lissenzephalie 23, 86, 131
Listeriose 24, 28
Lungenunreife 42
Lupus erythematodes 222

Machado-Joseph-Krankheit 217, 222
Magische Phase 52
Magnet-Resonanz-Tomographie, s. Zerebralparesen
Makrosomie 146
Makrozephalie 136, 139, 141, 146, 147, 291, 295
 - familiäre 145
 - relative 139

Mangelernährung 28
Mantelkantenprozeß 100
Mantelkantenregion 284
Marinesco-Sjögren-Syndrom 215, 222, 225
Marklager, periventrikulär 30, 32
Marklagerblutungen, periventrikulär 30, 32
Masturbation 176
MCD
 – Ätiologie 116
 – Begabungsstruktur 114, 115, 120
 – Diagnostik 112
 – Ernährungsfaktoren 117
 – Informationsverarbeitung 107, 118, 119
 – Neurologie 112, 113
 – primäre Symptome 105
 – sekundäre Symptome 105
Medikamente, fetopathogen 29, 30
 – teratogen 19
Megalenzephalie 143, 146, 147
MELAS-Syndrom 160, **261**
Melkersson-Rosenthal-Syndrom 205
Meningitis 160, 161
Meningozelen 18, s. auch Myelozele
Menkes-Syndrom 24, 132
MERRF 242
Migräne 160, 161, 162, **164,** 173, 184, 188, 214, 255, 260
Migration 20, 23
Migrationsphase 17, 18, 21
Migrationsstörungen 23, 24, 86, 132, 137, 152, 268
Mikrenenzephalie 18
Mikropolygyrie 131
Mikrozephalie 18, 28, 34, 35, 79, 95, 127, 145, 149 ff.
Miller-Fisher-Variante 205
Minderwuchs 156, 157, 158, 216, 279, 295
 – psychosozialer 152, **294**
Minimales cerebrales Dysfunktions-Syndrom, MCD 104, 108
Mitochondriopathie 81, 100, 197, 215, 224, 225, 268
Möbius-Syndrom 203
Modalität
 – auditiv 109
 – taktil-kinästhetisch 110
 – vestibulär 110
 – visuell 109
Monoparese, spastische 99
Morbus Alexander 142, **147**
 – Bassen-Kornzweig 224
  (s. auch Abetalipoproteinämie)
 – Behr 222 (s. auch Behr)

 – Canavan 142, **147,** 193
 – Fabry 279, 295
 – Fahr 234
 – Gaucher 188, 242
 – Krabbe 260, **279**
 – Leigh 192, 215, **219,** 225, 234, 279
 – Pompe 266, 268, 272
 – Refsum 186, 187, 216, 217, **221,** 224, 225, 279
 – v. Recklinghausen-Syndrom 142, 196
  (s. auch Neurofibromatose)
 – Wilson 234, 238
Moro-Reflex 72, 75, 79
Moya-Moya-Syndrom 222, **260**
MRT 296
Mukolipidose 132, 197, 295
Mukopolysaccharidose 132, 142, 186, 197, 295, 297
Multiple Sklerose 217, 225, 260
Muskel, Hypotonie 73, 76, 158
 (s. auch Hypotonie, muskuläre)
Muskelatrophie, spinale 81, 100, 268, 272, **278,** 279
Muskeldystrophie
 – Becker 276
 – Duchenne 276
Muskeleigenreflexe 75
Muskeltonus 75
 – Störungen 75, 76, 79
Mutismus 302
Myasthenie 42, 187, 265–269, 275–277
Myelinisierung 21, 29
Myelodysplasien 81
Myelozele 131, s. auch Meningomyelozele
Myoklonien 217, 218, 227, 228, 236, **240,** 243, 244
 – essentielle 241
 – physiologische 241
Myoklonusepilepsien 243
Myokymie 189, 218
Myopathien 81, 100, 273, 276
 – angeborene 100
Myotone Dystrophie 25, 42, 81, 100, 210, 266, 267, 268, 276, 292

Narkolepsie 175
Nekrosen
 – fokal 34
 – kortikal 30, 34
 – multifokal 34
 – parasagittal 34
Neuralrohr 17, 20
Neuroakanthozytose 234, **238,** 239, 280

Neuroblasten   17
Neuroblastom   218, 243
Neurofibromatose   136
  (s. auch Morbus von Recklinghausen)
  – v. Recklinghausen   24, 136
  – Typ 2   197, 198
Neurokutane Syndrome   18, 24, 136, 142, 152
Neurometabolische Erkrankungen   42, 86, 87, 128, 152
Neuronensäule   20
Neuropathien   274, 278, 279, 280
  (s. auch Polyneuropathie)
  – hereditäre motorisch-sensible   100, 268, **277**
Neurotransmitter   22, 24, 30, 106, 116, 118
Niemann-Pick-Krankheit Typ C   188, 215, 216, **220**, 225, 279
Niereninsuffizienz   280
Noonan-Syndrom   157
Nystagmus   183, 189, 190, 217, 218, 219
  – optokinetischer   182

Objektpermanenz   52
Ohr   134, 135
Okular-Bobbing   189
Okulomotoriusparese   161, 180
Olivo-ponto-zerebelläre Atrophie   216, 217, **222**
Ophthalmoplegie   215, 216, 219, 220
  – internukleäre   188
Opitz-Trigonozephalie-Syndrom   136
Opsoklonus   189, 218, 243
Optikusatrophie   147, 152, 158, 215, 216, 217
  – Lebersche   184
Organogenese   19, 130

Pachygyrie   23, 131
Pallidumatrophie   234
Parallelspiele   56
Paraparese   284
  – spastisch   99, 279
Paresen   208, 209, 271
  – hypotone, schlaffe   79, 275
Paroxysmal-transitorische Störungen   168 ff.
Paroxysmen, okzipitale   165
Pavor   172
Pelizaeus-Merzbacher-Krankheit   191, 246
Pendred-Syndrom   197
Periventrikuläre Blutungen, intrauterin   30
  – Leukomalazien, s. Leukomalazien
Perzeption
  – taktil-kinästhetische   60
  – visuelle   60

Phakomatosen   18, 24
  (s. auch Neurokutane Syndrome)
Phenylketonurie   151
Pierre-Robin-Syndrom   135
Pigmentanomalien   136
Plastizität siehe Regenerationsfähigkeit
Plazentainsuffizienz   28, 29
Plegie   209
Plexusparese, Arm   35, 99
Poliodystrophien   128
Polyglobulie   42
Polymikrogyrie   23
Polyneuropathie   216, 217, 278, 279
  (s. auch Neuropathie)
Porenzephalie   23, 28, 30
Porphyrie   280
Potter-Sequenz   24, 132
Prader-Willi-Syndrom   42, 81, 100, **158,** 266, 268, 293
Pränatalphase
  – dritte   17, 25
  – erste   17, 18
  – zweite   17, 18, 19
Problemlösungsstrategien   61
Proliferation   17
Proliferationsphase   17, 18
Proteus-Syndrom   142
Provokationstests   72
Pseudoagenesie   19
Pseudotumor, cerebri   145, 160, **165,** 188
Psychoorganisches Syndrom, frühkindliches   106
Psychosoziale Störung   128, 157
  (s. auch Minderwuchs)
Psychosyndrom, frühkindliches, exogenes   106
Pupillotonie   181
Pyramidenbahnen   23, 33
  – Läsionen   24, 33, 127
Pyruvat-Decarboxylase-Dehydrogenase-Defekt   219

Querschnittsmyelitis   280

Ramsay-Hunt-Syndrom   217, **222,** 242
Reflexe, neonatale   75, 78, 79
Reflux, gastroösophagealer   176
  (s. auch gastroösophagealer Reflux)
Refsum-Erkrankung   197
  (s. auch Morbus Refsum)
Regenerationsfähigkeit ZNS   38
Regressionen, Neurone   27
Residualsyndrom   81, 88

Retardierung, psychomotorische 136, 288
Retinitis pigmentosa 152, 157, 158, 185 ff.,
  216, 217, 279, 280
  (s. auch Degeneration, tapetoretinale)
Rett-Syndrom 81, 151, 152, 215, 223, **293**
Rhinophonie 302
Riley-Smith-Syndrom 142
Risiko
  – Anamnese 57, 58
  – Befund 57, 58
Röteln 18, 24, 28, 198, 294
Rötelnembryopathie 18, 132
  (s. auch Gregg-Syndrom)
Rubinstein-Taybi-Syndrom 156

Sandifer-Syndrom 176, 232
Schablonen, motorische 79
Schauderattacken 246
Schizenzephalie 131
Schlafstörung 171
Schlafwandeln 172
Schulterzugreflex 72
Schwerhörigkeit 157, 158
  (s. auch Hörstörung)
Seckel-Syndrom 157
Segawa-Syndrom 230, 232
  (s. auch Dystonie)
Sehstörungen 75, 79, 154, 215, 279
Sequenz 132, 134
Seriale Störungen 105
Sialidose 242
Silbenverdoppelung 54
Silver-Russell-Syndrom 157
Sitzen, frei 48
Sjögren-Larsson-Syndrom 186
Smith-Lemli-Opitz-Syndrom 24
Sotos-Syndrom **146,** 154, 155, 158
Soziale Kompetenz 55, 65, 67, 68
Spannungskopfschmerz 160, **165**
Spasmus nutans 191, 246
Speicherkrankheit, lysosomale 216, 217, 234,
  268
  (s. auch Sphingolipidose)
Sphingolipidose 291, 292, 295
Spielsituation 57, 59
Spinale Läsionen, Ursachen 274, 280, 284
Spinalparalyse, spastische, familiäre 100, 285
Spines 21, 22, 26, 29
Spitzfüße 101
Sprache
  – expressiv 60, 65, 67, 68
  – Pseudo- 54, 55
  – rezeptiv 60

Sprachentwicklungsstörung 300, 302, 303
Sprachentwicklungsverzögerung 105
SSPE 243
Startle-Erkrankung 175
Status marmoratus 34
Stauungspapillen 145, 165
Stellreaktionen 72, 75, 79
Stereotypien, Haltung u. Bewegung 79
Stickler-Syndrom 196
Stoffwechselentgleisung 42
Striatumnekrose 234
Sturge-Weber-Syndrom 99, 260
Swinging-flashlight-Test 181
Symbolsprache 54
Synaptogenese 18, 21, 24, 26, 106
Syndrom
  – der enzephalokraniokutanen Lipo-
    matose 142
  – hyperkinetisches 236
  – neurokutanes 136, 142, 152
    (s. auch Neurokutanes Syndrom)
  – okulo-zerebro-renales 146
Syndromsuche 133
Synkopen 174
Syphilis 294

Taubheit 135, 279 (s. auch Hörstörung)
Teilleistungsstörungen 106
Teratome, zentrale 18
Tetraparesen 284, 286
  – Einteilung 89
  – spastische 89
  – Untergruppen 89, 91, 93
Thalamus, neurale Nekrosen 34
Thyreotoxikose 239
Tic 227, 228, 236, 240, **249**
Todd-Parese 254, 257
Tolosa-Hunt-Syndrom 161, 188
Torsionsdystonie 231
Tortikollis **176,** 233
Toxine, teratogen 19
Toxoplasmose 24, 28, 198, 294
Transitorische neurologische Symptome 73,
  79 ff.
Tremor 212, 227, 228, 240, **244,** 246
  – essentieller 246
  – Flapping 245
Trisomien 24, 29
Tuberöse Hirnsklerose 24, 142
Tumor 160, 161, 215, 217
Turner-Syndrom 157

Ulegyrie 34

Untergewicht 158
Usher-Syndrom 197

Variabilität 45, 46, 47
Vena-Galeni-Aneurysma 147
Verarbeitungsstörung, zentrale 106
Verarbeitungsschwäche, sensorische 105
Verhaltensstörungen 105, 109
Verhaltenszustand 71, 72, 75
Vertigo, benigne paroxysmale kindliche 174
Vierfüßlerstand 48
Vigilanzschwankungen 105
Virusinfektionen 18, 19, 24, 28
Visusstörung 182, 217, 295
Visusverlust 184, 216
Vitamin-B_{12}-Mangel-Syndrom 294
Vitamin-E-Mangel 216, **220**
Vitien, kardiale 42

Waardenburg-Syndrom 196, 197
Wahrnehmungsstörung, zentrale 106
Wallenberg-Syndrom 222
Warburg-Syndrom 145
Weaver-Syndrom 146, 155
Wiedemann-Beckwith-Syndrom 155
William-Beuren-Syndrom 136

Zehengang 101
Zelldifferenzierung, neuronale 21
Zellteilung, neuronale 17
Zellweger-Syndrom 24, 42, 127, 132, 186, 197, 266, 267, 268
Zentralnervensystem
– Makrostrukturen 17, 22, 23, 26
– Mikrostrukturen 17, 22, 23, 26
Zerebellum, A-, Hypoplasie, Dysgenesie, Störung 19, 127, 131
Zerebralparesen 81, 86
– ataktische 97, 223
– Ätiologie 87, 90
– Definitionen 87, 88
– dyskinetische 96
– Epidemiologie 87, 90
– hemiparetische 91, 128
– hypotone 73, 88, 100
– Klassifikation 88, 89
– Magnet-Resonanz-Tomographie 30, 36, 37, 86, 87
– nicht klassifizierbar 98
– perinatale Komplikationen 87
– Prävalenz 90
– spastisch, minimal 99
– spastische 73, 79, 80, 81
– – Untergruppen 89, 91
Zeroidlipofuszinose 128, 186, 187, 215, 216, **221**, 225, 234, **242**
Zoster ophthalmicus 262
Zytomegalie 24, 28, 132, 198, 294